Traditionelle Heilkundige – Ärztliche Persönlichkeiten im Vergleich der Kulturen und medizinischen Systeme
Traditional Healers – Iatric Personalities in Different Cultures and Medical Systems

Beiträge und Nachträge zur 6. internationalen Fachkonferenz Ethnomedizin in Erlangen, 30.9. – 3.10.1982

Herausgegeben im Auftrag der
Arbeitsgemeinschaft Ethnomedizin
von
Wulf Schiefenhövel
Judith Schuler und
Rupert Pöschl

Springer Fachmedien Wiesbaden GmbH

CIP-Kurztitelaufnahme der Deutschen Bibliothek

Traditionelle Heilkundige – ärztliche Persönlichkeiten im Vergleich der Kulturen und medizinischen Systeme:
Beitr. u. Nachtr. zur 6. Internat. Fachkonferenz Ethnomedizin in Erlangen, 30.9.–3.10.1982
= Traditional healers – iatric personalities in different cultures and medical systems / hrsg. im Auftr. d. Arbeitsgemeinschaft Ethnomedizin von Wulf Schiefenhövel ...
(Curare: Sonderband; 1986,5)
ISBN 978-3-528-07934-5 ISBN 978-3-663-13901-0 (eBook)
DOI 10.1007/978-3-663-13901-0

NE: Schiefenhövel, Wulf [Hrsg]; Internationale Fachkonferenz Ethnomedizin ⟨06, 1982, Erlangen⟩; Curare / Sonderband; PT

Das Titelbild zeigt den Heilkundigen Koae Rabau aus dem Dorf Arabure, Sprach- und Kulturgruppe der Roro, Central Province, Papua Neuguinea, bei der Behandlung eines Patienten mittels Extension der Fingergelenke (Zeichnung von H. Kacher nach einem 1971 aufgenommenen Foto von W. Schiefenhövel).

1986

ISBN 978-3-528-07934-5

Gewidmet den Heilkundigen aller Völker

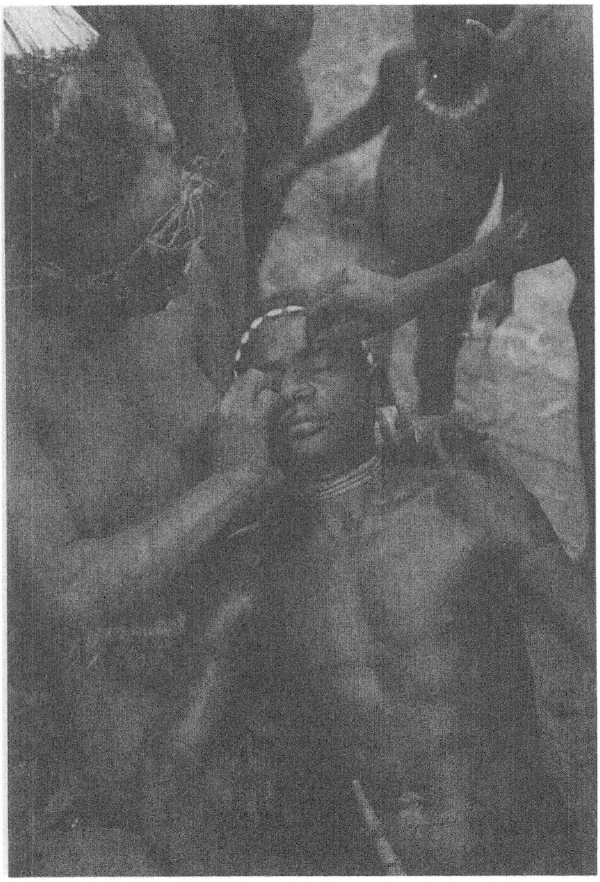

Die Heilkundige Kwasikner aus dem Dorf Dingerkon und ein heilkundiger Mann, Ethnie der Eipo, Bergland von Irian Jaya (West-Neuguinea), behandeln Tintiningde, der sich eine stark blutende Oberschenkelverletzung zugezogen hatte. Sie führen den „Augenbrauenzauber" aus, der bei Ohnmachtszuständen angewendet wird. (Foto: W. Schiefenhövel 1976)

Die 6. internationale Fachkonferenz zum Thema „Traditionelle Heilkundige – Ärztliche Persönlichkeiten im Vergleich der Kulturen und medizinischen Systeme" fand mit finanzieller Unterstützung der Stiftung Volkswagenwerk im Anatomischen Institut der Universität Erlangen-Nürnberg (Vorstand: Prof. Dr. Dr. J. W. Rohen) statt. Beiden Institutionen sei auch an dieser Stelle nochmals gedankt. Die organisatorische und wissenschaftliche Leitung der Tagung lag bei Rupert Pöschl und Wulf Schiefenhövel.

Referenten aus Indien, Indonesien, Kamerun, Peru, den Philippinen, Südkorea, den USA, Dänemark, Finnland, Frankreich, Österreich, der Schweiz, Ungarn und der Bundesrepublik Deutschland berichteten über Ergebnisse ihrer ethnomedizinischen Forschungen bzw. über ihre volksheilkundliche Tätigkeit. – Die für die Publikation verfügbaren Manuskripte wurden durch elf Beiträge ergänzt, die zur geographischen und inhaltlichen Abrundung des eigentlich unerschöpflichen Themas beitragen mögen.

Die Herausgeber danken Sabine Eggebrecht, Julia Fischer-Ortman, Annette Heunemann und Clemens von Saldern für ihre sehr wertvolle Hilfe bei der Erstellung der Druckvorlagen, Walter Siegfried für einen großen Teil der französischen Zusammenfassungen und dem Vieweg Verlag für die bewährte Kooperation.

Inhalt

Der Heilkundige, Wahrzeichen menschlicher Gesellschaft. Vorwort

Wulf Schiefenhövel, Judith Schuler

Wenn wir Menschen Schmerz fühlen, Verletzungen erhalten und von Krankheit betroffen sind, bedienen wir uns einer Reihe von Mechanismen zur Abwehr der Bedrohung unseres Selbst. Manche dieser Verhaltensweisen sind ganz offensichtlich angeboren. Dazu zählen primär unwillkürlich genutzte Schutzreflexe, z.B. die Schonung verletzter oder schmerzender Extremitäten, Schonhaltungen des Rumpfes ("Embryonalhaltung") und das Einnehmen vertikaler Oberkörperhaltungen bei behinderter Lungenfunktion, typischerweise bei Asthmazuständen unterschiedlicher Genese. Das Weinen gehört, wie andere aus dem kindlichen Verhaltensrepertoire erhalten gebliebene Appelle, etwa solche, die "parentales" Betreuungsverhalten Kranken gegenüber auslösen, ebenso zu derartigen universalen Reaktionen auf körperliche und seelische Bedrohung (EIBL-EIBESFELDT 1984).

Darüber hinaus zeigen kranke oder belastete Menschen bestimmte Formen gerichteten Suchverhaltens, etwa die Geophagie oder andere Ausprägungen der Pica, deren bekannteste die Schwangerschaftsgelüste sind. Man kann annehmen, daß der Mensch, unabhängig von jeder Instruktion durch Vorbilder, weitergehende Fähigkeiten hat, bei bestimmten Erkrankungen spezifische lindernde und heilende Medizinen aufzufinden. Das dürfte besonders für naturnah lebende Ethnien zutreffen und eine Basis zum Verständnis dafür sein, daß eine so große Vielfalt an Arzneipflanzen und -stoffen genutzt wird.

Weitere therapeutische, den religiösen Zugriff auf außermenschlich gedachte Instanzen einbeziehende Maßnahmen erschließen sich dem Kranken sowie seinen Verwandten und Freunden aufgrund der medizinischen Tradition ihrer jeweiligen Kultur. So verfügt also das Individuum in menschlichen Gemeinschaften über ein reiches Repertoire krankheitsbekämpfender Handlungen. - Da ist eigentlich erstaunlich, daß die Kulturen ganz offenbar nicht mit diesem Arsenal auskommen, daß sie die Institution der Heilkundigen schaffen, daß es überall Frauen und Männer gibt, denen besondere Aufgaben in der Abwehr und Linderung von Krankheit zufallen.

Als Homo sapiens in seinem ersten Habitat entstanden war, dürfte er bezüglich seiner Wahrnehmungs- und Motivationsstruktur bereits die typischen, unverwechselbar menschlichen Züge gehabt haben - einschließlich des Empfindens unbestimmter Angst und des Bedürfnisses, sie mittels der Religion zu bekämpfen. In frühen Zeiten haben unsere Vorfahren offensichtlich sakrale Höhlenbilder angefertigt, ihre Toten zum Teil aufwendig bestattet und andere Stätten der religiösen Weihe geschaffen. Die innere Idee dieser Tätigkeiten stützt die Aussage, daß etwa zwischen dem Cromagnon und uns Heutigen kaum ein wesentlicher

Unterschied bezüglich der geistigen Fähigkeiten und der psychisch-motivationalen Ausstattung festzustellen ist. Aus dieser Sicht erscheint es weniger wahrscheinlich, daß das medizinhistorische Modell (vgl. H.SCHADEWALDT) einer quasi evolutiv sich entwickelnden Medizinkultur, also einer Entwicklung von "einfachen, empirischen" zu "magischen" Behandlungsformen vom Laienhelfer zum Heilkundigen zutrifft; chiropraktische, pflanzentherapeutische und religiöse Medizin - und damit den Heiler mit priesterlicher Funktion - hat es wohl stets gleichzeitig parallel zueinander gegeben. Der "Medizinmann", der mit Wissen um körperliche Gebrechen, mit Vision und Intuition für das Physiologische und das Psychische Begabte, hat demnach im Kreis der anderen am ersten von Menschen entzündeten Feuer gesessen. Ohne den Heilkundigen läßt sich die frühe Geschichte unserer Art nicht denken. Daß aus ihm der "Heilige" werden konnte, beruht auf Bedingungen, die erst in den Hochkulturen entstanden, wie Ch. SCHARFETTER in seinem Beitrag zu diesem Band zeigt.

In einigen der oft nur wenige hundert Menschen zählenden, eine eigene Sprache sprechenden Völker des Berglands von Neuguinea kennt man herkömmlicherweise keine institutionalisierten Führer (wohl wechselnde "Initiativpersonen", "Big Men", die in bestimmten Fällen Aufgaben und Verantwortung für die Gemeinschaft übernehmen); als Spezialisten für die Abwehr von Krankheit nehmen die Heiler dort eine wichtige Position ein, bilden, wie in anderen Kulturen auch, sozusagen den ersten Berufsstand. OHNE ARZT IST GEORDNETES MENSCHLICHES GEMEINWESEN NICHT DENKBAR - neben der Fähigkeit des Laien, sich wie oben skizziert intuitiv vor Krankheit zu schützen, ist das ein weiteres, unserer Meinung nach biopsychologisch begründbares Universale. Zur Zeit existentieller Bedrohung durch oft personifiziert gedachte schadende Mächte bedürfen wir alle, Papua, Indianer und Zentraleuropäer, der Institution des Heilkundigen, dessen Tätigwerden per se, d.h. ganz unabhängig von der Art der wie immer gearteten therapeutischen Handlung, Linderung für das Leid des Patienten zu bewirken scheint.

Diesen Schluß legen auch die Beiträge dieses Bandes nahe, die von einer großen therapeutischen Vielfalt zeugen: Es kommt offenbar nicht so sehr darauf an, was der Heilkundige tut, sondern darauf, daß der Patient "umgestimmt" wird, so daß er die "innate powers of healing" (K. SETYONEGORO in seiner Eröffnung der ethnomedizinischen ASEAN Konferenz Ende 1979 in Jakarta) aktivieren kann. H. FIGGE spricht in seinem Beitrag für diesen Band von der "Heilungsbereitschaft der Hilfesuchenden" und verweist damit ebenfalls auf den vermutlich außerordentlich wichtigen Vorgang der Stimulation regenerativer Prozesse. Der beliebte österreichische Heilkundige *, über den J. SCHULER in diesem Band berichtet, gibt dasselbe therapeutische Postulat zu Protokoll, wenn er sagt, daß die aktive Veränderung des Verhaltens und der Einstellungen entscheidend für die Heilung sind.

Daß es sich vor allem um eher subakute, beeinträchtigende, z.T. auch um im weitesten Sinne psychosomatisch entstandene und psychiatrische Beschwerdebilder, handelt als um akute, lebensbedrohliche Zustände, die auf derartige volksmedizinische Therapien ansprechen, ist selbstverständlich auch dem Ethnomediziner bewußt. Es erscheint fast als Ironie: Die schlimmste

Geißel in den weniger entwickelten tropischen Ländern sind die (im weitesten Sinne) infektiösen Erkrankungen, und gerade gegen sie vermag die Volksmedizin zumeist weniger auszurichten als unsere hochentwickelte Pharmazie (vgl. H. VELIMIROVIC in diesem Band).

Es mag einen "unspezifischen Heiler-Effekt" geben, etwa das, was man hierzulande z. T. etwas abschätzig als die "Droge Arzt" bezeichnet. Wenn man einige Heiler aus einer gegebenen Ethnie quasi als Consiliarii zu einem Patienten rufen würde, kämen sie, das ist jedenfalls die Erfahrung aus Melanesien, wahrscheinlich selten zu einer einheitlichen Diagnose. Daß sie desungeachtet ihre Rolle als Ärzte, wenn auch selbstverständlich mit unterschiedlichem Erfolg, ausfüllen, ist vermutlich gerade in dem 'Heiler-Effekt' begründet, zu dessen Wirksamwerden ohne Zweifel eine gehörige Portion Wissen und (im besten Sinne) Intuition, also Heilkunst nötig ist.

Die Antwort des menschlichen Organismus auf materielle und immaterielle Stressoren ist trotz der unleugbaren Verschiedenheit der Kulturen prinzipiell ähnlich. Wenn aber die unendlich bunt erscheinende Palette der therapeutischen Ansätze nichtsdestoweniger dazu führt, daß Patienten überall auf der Erde immer wieder von den Heilern ihrer Heimat Behandlung erbitten, müssen Vorgänge eine Rolle spielen, die im Heilungssuchenden selbst, nicht in der Weise der Therapie begründet sind.

Seit Stichwörter wie "Psychoimmunologie" von Ordinarien verwendet werden, die kaum der Koketterie oder gar der Kumpanei mit "alternativen" Heilweisen bezichtigt werden können (DEMLING 1985), mögen auch unspezifische Therapieversuche, wie sie für ethnomedizinische 'settings' typisch sind, für den "Schul"mediziner neue Aspekte enthalten. Im besten Sinne vielversprechend sind Forschungsansätze, die seit einem Jahrzehnt klare Zusammenhänge zwischen Erleben/Emotion und Immunsystem belegen können. In einer lesenswerten Synopse faßt W.P. KASCHKA (1985, dort auch Literatur) die bisher bekannten bzw. vermuteten neuroimmunologischen Pfade zusammen: "Während die Enkephaline das Immunsystem offenbar direkt durch Bindung an spezifische Rezeptoren auf der Zelloberfläche der T-Lymphozyten beeinflussen, besitzen Thymosine wahrscheinlich die Fähigkeit, durch Modulation neuroendokriner Parameter verschiedenartige indirekte Effekte auf das Immunsystem auszuüben" (KASCHKA 1985: 1099).

Die verschlungenen Verbindungen zwischen der Seele und dem Körper lassen sich, wie W.P. KASCHKA zeigt, mit dem Instrument der klinischen Forschung offensichtlich viel einfacher für die Entstehung von Krankheiten als für solche Vorgänge offenlegen, wo traditionelle Therapie zum Verschwinden der Störung führt. Es ist sehr zu wünschen, daß auch in dieser Richtung verstärkte interdisziplinäre Anstrengungen unternommen werden, an denen sich die Ethnomedizin in sinnvoller Weise beteiligen könnte.

Im Licht dieser Zusammenhänge verdient eine seit einiger Zeit erscheinende Anzeigenserie einer bekannten pharmazeutischen Firma kritische Reflexion. "Rituelle, versus rationale Schmerzbekämpfung", so lautet der Text der mit Fotos angereicherten Annonce für ein Schmerzmittel. Das Bild eines Heilkungen etwa, der auf dem Bauch seines Patienten steht, soll die rituelle Behandlungsweise repräsentieren. Die dem Medikament zugewiesenen Attribute "schnell, wirksam, verträglich" implizieren die Unwirksamkeit ritueller Heilmethoden. "Rational" versus "rituell" zeigt, welch ethnozentrische Bewertungsmaßstäbe bei der Konfrontation verschiedener medizinischer Systeme angelegt werden. Daß auch bei uns zulande ärztliche Schmerzbehandlung tunlichst ein gewisses Maß an Ritus, an erlebnisorientierter Umstimmung beim Patienten enthalten sollte, ist nicht mehr im geistigen Blickfeld der Werbekampagne.

Daß nicht eine bestimmte Vorgehensweise der Heilkundigen, eine Art Königsweg der psychosomatisch-therapeutischen Beeinflussung, sondern die auf verschiedene Weise auslösbare psychoimmunologische (oder auch anders zu beschreibende) Antwort des Patienten entscheidendes Element der Therapie ist, wird auch durch ein weiteres Charakteristikum volksmedizinischer Behandlungen gestützt. Längere und intensive Kontakte zwischen Heiler und Patient, die man bezüglich der "modernen" Medizin gern als verlorengegangenes, von ihrer archaischen Schwester aber bewahrtes therapeutisches Geheimnis ansieht, müssen nicht notwendigerweise Bestandteil der Begegnung zwischen Arzt und Patient sein, wie es auch von M. MÜNZEL in diesem Band für das Medizinsystem der Kamayura dargestellt wird. Das Urbild jeder gruppentherapeutischen Sitzung, der sogenannte Trance-Tanz der Kalahari-Bewohner (vgl. M. BIESELE), wo sich Heilkundige und Patienten vielfach, etwa unter Übertragung des Körperschweißes, berühren, ist keineswegs ubiquitär vertreten, obwohl es das Erfordernis der Be-<u>Hand</u>-lung in herausragender Weise erfüllt.

Eher scheint die Einbeziehung religiöser Akte, die Anrührung spiritueller Wahrnehmungsfelder des Patienten eine bedeutsame Rolle zu spielen, die vermutlich zentraler Bestandteil jener meist als "psychosomatisch" bezeichneten therapeutischen Beeinflussung ist. Magisch-religiös war unsere Spezies, wie erwähnt offensichtlich von Anfang an - und ist es bis heute. Die Empfänglichkeit unseres Zentralnervensystems für religiöse Reize, gerade im Fall von Krankheit und Leid, könnte darin eine Wurzel haben.

Mit der Quelle oder dem Repräsentanten des Numinosen in Berührung zu kommen, ist offenbar ein wirksames therapeutisches Grundelement und nicht notwendigerweise an die jeweilige religiöse Überzeugung des Patienten geknüpft. Es ist wahrscheinlich, daß gerade emotionale und religöse Stimuli (bevorzugt das limbische System einbeziehende, rechtshemisphärisch verarbeitete Reize?) die erwähnten Enkephaline freisetzen, und so auf biopsychologische Weise die Perzeption von Schmerz mindern und die Förderung der Heilung bewirken.

Weitere Effekte der volksmedizinischen Behandlungsformen dürften darauf zurückzuführen sein, daß Spannung und Angst reduziert werden mittels oft einfacher, einleuchtender Erklärungsmodelle und eschatologischer Sinngebung, die den Kranken sein Leiden neu sehen läßt. Auch ist denkbar, sogar wahrscheinlich, daß bisweilen der objektive klinische Befund nach der Behandlung durch den Heilkundigen nicht, wohl aber die subjektive Wahrnehmung der Störung geändert ist. Nicht zuletzt wird eine

Rolle spielen, daß regenerative und reparative Leistungen unseres Körpers auch in unbehandelten Fällen Symptome verschwinden lassen, bzw. akzeptable Defektheilungen zustande bringen. Alles das trägt dazu bei, daß der Heilkundige als bisweilen heftig attackierte paramedizinische Institution bestehen bleibt, deren therapeutische Effizienz eher auf der wie auch immer gearteten Begegnung zwischen Heiler und Patient als auf der Anwendung technischer oder pharmazeutischer Möglichkeiten beruht.

Jede Gesellschaft benötigt den Arzt, sie selektiert geeignete Personen, drängt sie bisweilen, z.T. gegen ihren Willen, die Aufgabe des Heilers zu übernehmen, so wie es T. GRYNAEUS für die Therapeuten des Erysipels (des "St. Antonsfeuers") in Ungarn beschreibt. Solchermaßen persönliche Berufung wie sie auch durch Initialerlebnisse (vgl. A. PRINZ) oder in der Berufung durch Krankheit (D.H. KANG & D. SICH) geschieht, mag dem Auserwählten ausgeprägtes Selbstbewußtsein sowie besonders stabile Motivation vermitteln und damit sein ärztliches Handeln erleichtern - die Selektionsmechanismen unseres medizinischen Systems sind da viel indirekter.

Einer der Höhepunkte der damaligen Fachkonferenz war ohne Zweifel der Bericht des aus dem Allgäu stammenden Heilkundigen "MÜLLER". Als Gebetsheiler vor ein mit Wissenschaftlern besetztes internationales Auditorium zu treten und dort Rede und Antwort zu stehen (vgl. den in diesem Band abgedruckten Teil des Tonbandtranskripts), ist keine leichte Aufgabe. Ausländische Teilnehmer waren überrascht, daß mitten in der Bundesrepublik traditionelle Heiler tätig sind. Auch für viele unserer Landsleute mag es neu sein, daß täglich Kranke Rat und Heilung bei Volksheilern suchen, die ohne Rechtsgrundlage handeln und bisweilen angezeigt werden (vgl. B. KIRFEL und E. RUDOLPH). Deren Behandlungsweisen verdienen wohlwollendes wissenschaftliches Interesse und präzise Analyse (etwa in der Form ethnomedizinischer Dissertationen), einmal in volkskundlich- völkerkundlicher Hinsicht, denn sie sind ja Teil unseres kulturellen Erbes, aber auch aus der Sicht der medizinischen und biopsychologischen Forschung, insbesondere im Sinne der angesprochenen Zusammenhänge zwischen Erleben und körpereigener Abwehr. Das Durchschnittsalter der deutschen Heilkundigen ist hoch, Nachfolger sind selten in Sicht. Wer wird ihren Platz einnehmen? Kulturfremde Therapie-Importe, die im Sinne einer gesellschaftlichen Mode in Nordamerika und Europa Konjunktur haben, sind nicht unproblematisch (vgl. Ch. SCHARFETTER und M. MÜNZEL) und mögen dazu verführen, sie als einfach umsetzbare, schnell wirksame "Rezepte" zu konsumieren. Andererseits kann man darauf vertrauen, daß sich letztlich nur solche paramedizinischen Heil-Institutionen halten werden, die die Bedürfnisse der Kranken abdecken.

In etlichen nicht-europäischen Ländern haben nicht-staatliche und staatliche Stellen begonnen, die Rolle der Volksheiler in einem "modernen" Gesundheitssystem neu zu bewerten (vgl. die Beiträge von H. FINK & M. SCHUTGENS, T. MARETZKI, C. ROERSCH & L. van der HOOGTE, K. SETYONEGORO & R. SALAN). Während die healers, guérisseurs, curanderos, dukun-dukun von der etablierten, stets weitgehend kosmopolitisch ausgerichteten offiziellen

Medizin meist als "Scharlatane" und unwillkommene Konkurrenten um Gunst und Portemonaie des Patienten angesehen wurden, hat sich im letzten Jahrzehnt in Ländern der "Dritten Welt" eine gesundheitspolitische Richtung entwickelt, die Duldung oder gar Integration der Volksheilkundigen anstrebt. Maßgebend für diese Haltung ist die Erkenntnis, daß sich ein ausschließlich auf das "westliche" Medikalsystem gestütztes Gesundheitswesen selbst bei größter finanzieller und organisatorischer Anstrengung in absehbarer Zeit nicht wird aufbauen lassen. 70% und mehr der Bevölkerung dieser Länder, einschließlich der akademisch Gebildeten (!) nehmen u.a. die Volksheilkundigen in Anspruch, wenn sie krank sind.

Daß Patienten auch ohne formale Gesundheitserziehung in der Lage sind, die unterschiedlichen Therapieangebote sinnvoll zu nutzen, zeigt sich im Phänomen des "medical shopping": Mit einer Pneumonie geht man zur posta medica, zum Dispensarium der Mission oder in ein Krankenhaus, wenn es nicht zu weit entfernt ist; bei 'susto', auch als 'quedada' bezeichnet, einem für Europäer unscharfen Syndrom, von peruanischen Cholos als "Verlust der Seele" bezeichnet, läßt man eine volksmedizinische Therapie durchführen (vgl. R. ABLASSMEIER). Ähnliches medikales Auswahlverhalten beschreiben P. HINDERLING und T. MARETZKI in ihren Beiträgen. Auch die Heilkundigen selbst passen sich dem medizinischen und sozioökonomischen Wandel an, wie R. HAGEY für die Philippinen zeigt. Es wird interessant sein, den Prozeß der weiteren allmählichen Annäherung verschiedener Medikalsysteme zu beobachten. Für die etablierte naturwissenschaftliche Medizin ist die hie und da erkennbare vorsichtige Öffnung gegenüber abweichenden Medizinsystemen nicht a priori selbstverständlich und daher besonders begrüßenswert. Für die Ethnomedizin können die volksmedizinischen Konzepte der Laien und das Wissen und Handeln der Heilkundigen Ansporn zu wissenschaftlicher Auseinandersetzung und Chance für interessante Erkenntnisse sein.

Die Herausgabe dieses Bandes mit Beiträgen aus verschiedenen Disziplinen geschieht in dem Wunsch, einem möglichst großen Leserkreis von Fachleuten erarbeitete, aber vermutlich allgemein interessierende Informationen und Schlußfolgerungen über Heilkundige aus unterschiedlichen Kulturen und medizinisch-religiösen Systemen zugänglich zu machen und den Dialog, idealerweise auch die Zusammenarbeit zwischen den Vertretern der naturwissenschaftlichen Medizin und den Volksheilkundigen zu fördern.

Literatur

DEMLING, L. (1985) Psychoimmunologie und Rechtsprechung. Fortschritte der Medizin 103: 14

EIBL-EIBESFELDT, I. (1984) Die Biologie des menschlichen Verhaltens. Grundriß der Humanethologie. Piper, München

KASCHKA, W.P. (1985) Psychoimmunologie - Durchbruch oder Irrweg? Fortschritte der Medizin 103: 1099-1101

Seewiesen und Göttingen im Februar 1986

Wulf Schiefenhövel, Judith Schuler

Der Heilkundige.
Einführende medizingeschichtliche Aspekte

Hans Schadewaldt

Wie stellen sich die Heilkundigen in der medizingeschichtlichen Entwicklung dar? Es ist gut, daß hier dieser Begriff verwendet wird, der zur Erläuterung der therapeutischen Rolle besser geeignet ist als häufig verwendete Termini wie Medizinmann, Zauberer etc. Vielleicht sollte man davon ausgehen, daß verschiedenste Vorstellungen über Gesundheit und Krankheit existieren, die eng mit dem Selbstverständnis derjenigen Personen zusammenhängen, die sich als Heiler verstehen oder von der Gesellschaft als solche bezeichnet werden. Auf der anderen Seite gibt es auch eine Entwicklung, die von der Selbst- und Kameraden- oder Nächstenhilfe weg allmählich zu einem Stande führte, den wir mit dem allgemeinen Begriff Heiler oder, in unserem Sprachgebrauch, mit dem des Arztes verbinden, und somit sind zuerst ganz kurz die verschiedensten Stufen, so wie sie sich in der medizingeschichtlichen Betrachtung darstellen, zu erläutern, die zu dem geführt haben, was wir in Europa die sogenannte 'wissenschaftliche Schulmedizin' nennen.

Es steht am Anfang eigentlich der Versuch der Selbsthilfe; es gibt in dieser Phase noch keinen differenzierten Heiler, sondern jeder versucht, Wunden oder Schmerzen mit den von ihm gefundenen empirischen Methoden zu heilen. Die frühere Auffassung, daß magische Vorstellungen am Anfang der Entwicklung der Medizin standen, ist nicht mehr haltbar. Wir können also von einer Erfahrungsheilkunde sprechen, die tradiert wird von Vater oder Mutter auf den Sohn und die Tochter und von dem einen Stamm auf den nächsten. Es stellt sich dabei die Frage, ob eine 'Diffusion' stattgefunden hat.

Diese Diffusionstherorie, die heute sehr häufig vertreten wird, ist von soziologischen und geographischen Aspekten abhängig. Andere Gelehrte meinen, daß Adolf BASTIAN (geboren 1826 in Bremen, gestorben 1905 in Port of Spain), der Völkerkundler und Begründer des Berliner Völkerkundemuseums, der gleichzeitig als Marinearzt in der Welt herumreiste, mit seinem 'Elementargedanken' recht hatte. Dies begründete er mit dem elementaren Gebärdenspiel, etwa beim Lachen und Weinen, das überall auf der Welt verstanden wird. Dagegen ist die Symbolik für 'Ja' und 'Nein' schon als eine Kulturleistung zu beobachten. Die Gebärde für 'Ja' ist nicht überall in der Welt die gleiche, sie kann auch 'Nein' bedeuten.

Der Elementargedanke hat im übrigen eine gewisse Stützung durch die Lehre vom Unterbewußten erhalten, wobei man natürlich davon ausgehen muß, daß die Konstellation der Gehirne aller auf der Welt lebenden Menschen nicht ganz wesentlich verschieden ist, so daß dann auch derartige Vorstellungen durchaus autochthon entstehen könnten. Dies ist aber natürlich eine schwer zu entscheidende Frage, Diffusionstheorie oder Elementargedankentheorie, weil hierbei das Problem der gegenseitigen Beeinflussung auftaucht.

Nach dieser Phase der Empirie, um zum Beginn der medizinhistorischen Darstellung zurückzukehren, kam es jedoch offensichtlich zu ersten Überlegungen und zu der Frage, warum nur einer unter dreien oder hundert und gerade dieser zu einer bestimmten Zeit krank wurde, warum gerade der eine Patient eine Fraktur erleidet und der andere eben nicht über das Holz stolpert, oder von dem Speer getroffen wird, und wieso bei einer (Infektions-) Krankheit bei gleichem Erscheinungsbild einige überleben und andere zu Tode kommen. Dies ist der Zeitpunkt, an dem der Mensch beginnt, sich selbst reflektierend gegenüber zu stehen. Und somit beginnt sich die erste Theorie zu entwickeln, die man vielleicht als 'Fremdkörpertheorie' benennen kann - die Vorstellung also, daß die Krankheit nicht zum menschlichen individuellen Organismus als solchem gehört, sondern als Fremdkörper in ihn eindringt; Dornen etwa sind dafür ein typisches Beispiel. Wie sie wissen, wird in Afrika heute ja noch in vielen Populationen von dem 'es', das krank ist, gesprochen und nicht etwa, wie wir es tun, vom 'Ich' das krank ist, z.B. Fieber hat.

Es ist bezeichnend, daß diese unterschiedliche Betrachtungsweise noch bis zu Rudolf VIRCHOW (1821-1902) die Pathologie beschäftigte und auch heute wieder beschäftigt: Die Frage, ist die Krankheit, also etwa das Entstehen eines Krebses, eine aus der Zelle heraus erklärbare Regulationsschädigung, oder ist sie durch Viren oder andere Reizkörper oder durch von außen in den Organismus eindringende Fremdkörper ausgelöst worden. Diese Fremdkörpertheorie führte dann später in allen Kulturen dazu, daß die ersten Therapiemaßnahmen sehr früh zur Evakuierung dieser angeblich exogenen Noxen dienten. Hierbei ist der Aderlaß zu nennen, der sehr früh zu beobachten ist, das Erbrechen, der Durchfall und natürlich auch das Schwitzen. Alle diese Verfahren dienten dazu, die Materia peccans aus dem Körper auszutreiben (vgl. Beitrag SCHIEFENHÖVEL in diesem Band), und es handelt sich hierbei sicherlich um die frühesten Therapiemaßnahmen nach der Phase der rein symptomatischen Empirie.

Danach kam es jedoch zu einer weiteren Phase, in der diese Fremdkörper, die zuerst rein materiell gedacht worden sind, sozusagen spiritualisiert wurden - es kam zur Phase des 'Animismus' und zur Vorstellung, daß Krankheit ein belebtes, beseeltes Agens ist, das von bestimmten Krankheitsdämonen gesandt werden kann.

Diese nächste Phase ist dementsprechend die Dämonologie, die sicher in vielen Kulturen eine große Rolle spielte. Hiermit beginnt meiner Ansicht nach die Differenzierung eines bestimmten Heilberufes, weil zur Abwehr dieser Dämonen, aber auch zur diagnostischen Erkennung der entsprechenden Krankheit, die nunmehr schon differenziert gesehen werden muß - als Fieber, Schmerz oder sonstiges Symptom -, es besonderer Kenntnisse bedarf. Diese Kenntnisse kann man sich zum einen durch Erfahrung erwerben und zum anderen aber auch durch eine Art Ekstase. Es kommt also zu dem, was man dann später als 'Schamanentum' bezeichnet. Der Heiler und - jetzt benutze ich doch selbst den Ausdruck - 'Medizinmann', ein meines Erachtens nach etwas unglücklicher Ausdruck, den Europäer in Nordamerika zum ersten Mal gebildet haben - versuchte, diesen Dämon zu erkennen, Maßnahmen zur Abhilfe zu treffen, etwa auch die Krankheit emanativ auf einen anderen zu übertragen, damit sein Schützling auf diese Weise davor geschützt werden kann. Er versuchte sich sogar eventuell durch Verkleidung an die Stelle des Dämons zu setzen, und hier sind die Ursprünge der Zeremonialkleidung der Heiler und/oder anderer Charakteristika wie Gesänge, Tänze und dergleichen zu finden.

Der Schamane ist eine Persönlichkeit, die glaubt, daß der Geist des Dämons in ihn hineingefahren ist, der ihn sozusagen in sich aufnimmt und zeitweise sich in diesen Dämon selbst verwandeln kann. Meiner Ansicht nach muß man streng unterscheiden, ob der Heiler sich hier nur gewisse Praktiken zunutze macht, um Dämonen zu diagnostizieren und abzuwehren, oder ob er die Dämonen bereitwillig in sich aufzunehmen glaubt. Dies können angeblich nur bestimmte Persönlichkeiten, die durch zahlreiche Examina und Ordale in das echte Schamanentum initiiert wurden.

Die nächste Phase der Dämonologie, d.h. in dem Augenblick, wo gewisse Ideen zu religiösen Vorstellungen verwandelt werden, beginnt allgemein als 'Animismus' in gegliederten 'differenzierten' Systemen. Er wird durch die medizinische Theurgie abgelöst, eine Verbindung von Priesterschaft und Arzttum. Diese Verbindung ist dann durch Jahrtausende lang bekannt gewesen und wird auch in manchen Fällen heute wieder propagiert.

Dafür sei ein typisches Beispiel aus der Bantu-Philosophie genannt. Der Bantu ist einmal muntu. Muntu heißt eigentlich der 'Mensch', und der Plural ist bezeichnenderweise bantu - hier begegnet uns das weitverbreitete Phänomen, daß eine Ethnie sich als 'Menschen' bezeichnet und deshalb für Nachbarn und Freunde völlig andere Bezeichnungen benutzt. Die Bantu nehmen an, eine Kraft in sich zu tragen, die sie willkürlich steuern und lenken können und mit der so andere Kräfte beeinflußt werden können. Dies ist also eine ausgesprochen anthropozentrische Vorstellung, weitgehend anders als wir sie bei uns annehmen. Daneben gibt es noch eine zweite Kraft, kintu. Diese kann nicht mehr wie die erste Gruppe aus sich selbst heraus handeln, sie braucht den Anstoß durch muntu-Kräfte. Darüber hinaus gibt es noch eine dritte Kraft, hantu. Hantu ist die Kraft, die es erlaubt, Orte und Zeit zu überschreiten. Das ist nun eines der Phänomene dieser Heiler wie der Schamanen, daß sie tatsächlich der Überzeugung sind, daß es ihnen gelingt, den Ort zu überschreiten, so z.B. im Traum. Der Traum wird nicht als Traum, sondern als Wirklichkeit erlebt und die Zeit unterschiedlich empfunden. Diese Zeitverschiebung ist ja nicht erst seit Thomas MANN's 'Zauberberg' bekannt, so daß also die Zeiteinheit keineswegs chronologisch in ihrer Erinnerung abläuft, sondern unterschiedliche Wertigkeit in Länge und Intensität hat. Dies ist ein Ergebnis der hantu-Kraft. Daneben existiert als weitere die kuntu-Kraft. Kuntu sind die Kräfte, die eigenartigerweise überall die gleichen Phänomene auslösen: Lachen, Weinen, Gebärden, bei einer bestimmten Musik bestimmte Tänze, die sozusagen induziert werden. Die kuntu-Kraft geht von der Musik auf diese

Tanzarten über.

Ich möchte diese Vorstellungen als Philosophie bezeichnen. Diese sollte man im Grunde kennen, bevor man sich intensiver mit bestimmten Fragen der Theorie der Medizin bei diesen Völkern beschäftigt. Das Schwierige ist, daß bei einer anderen Population wieder andere Kräfte mit anderen Differenzierungen vermutet werden, so daß es keineswegs angeht, dieses Schema nun auf ganz Südafrika zu übertragen, oder im allgemeinen als Grundlage einer Philosophie der Medizin zu nehmen. Aber ich glaube - und dies ist vielleicht einer der wichtigsten Hinweise, die ich hier geben kann -, daß man dies berücksichtigen muß, wenn man in Zukunft über gewisse Phänomene urteilt. Dabei ist diese Philosophie außerordentlich schwer begreifbar, weil sie nicht niedergeschrieben ist und schwer zu verstehen, weil man nur selten einen Einheimischen findet, der sich so auf unser Denken einstellen kann, daß er in der Lage ist, diese Phänomene in unsere Sprache umzusetzen.

Es entwickelt sich in dieser Phase der Theurgie dann auch noch eine Lehre, die man vielleicht als Emanationstheorie bezeichnen kann, d.h. daß von bestimmten Stoffen eine Ausstrahlung ausgeht. In diesem Zusammenhang ist auf die Benutzung von bestimmten Fetischen, die durch Bestreichen etwa bei Schwangeren die Wehen verstärken oder auslösen sollen, hinzuweisen, wo die Emanationslehre eine große Bedeutung hat. Daß daneben noch zwei Theorien, die hämatische und die pneumatische, eine große Rolle spielen, ist wahrscheinlich allgemein bekannt. An dieser Stelle sei ein indisches Beispiel aus eigenem Erleben wiedergegeben, das ich nie vergessen werde.

Ich fuhr als Schiffsarzt auf einem Tanker mit einer indischen Besatzung. Es war gar kein Problem, den indischen Seeleuten auch intravenöse Injektionen zu verabfolgen. Aber in dem Augenblick, da ich das erste Mal eine Blutabnahme vornehmen wollte und der Betreffende sah, daß ihm Blut abgenommen werden sollte, kam es zu einem Raptus, und erst später erfuhr ich, daß die Abnahme des Blutes für diese Patienten als ein schädigender Akt angesehen wurde. Das Einspritzen hatten sie für gut empfunden; es gibt ja auch in Afrika viele Populationen, die ausschließlich Injektionen schätzen und nicht Tabletten. Aber die Entnahme des Blutes, das für die Inder eine Art Matrix der Seele war - auch bei uns galt ja noch lange im Abendland bis zur Entdeckung des Blutkreislaufs sanguis als eine Art vehiculum animae -, war für sie schrecklich.

Wenn wir nun stets von der europäischen Schulmedizin sprechen, wird hierbei immer wieder vergessen, daß auch dieser Begriff der 'Schulmedizin' schon an sich ein schillernder ist und gar nicht so sehr in Gegensatz gestellt werden sollte zu der sogenannten Volksmedizin. Denn was bei uns Schulmedizin ist, ist nichts anderes als das Ergebnis eines Übereinkommens über bestimmte Meinungen, die jetzt gelehrt werden, ohne daß einer von uns mit Sicherheit behaupten kann, daß diese Ansichten nun wirklich der Weisheit letzter Schluß sind. Hierbei sei an die Therapie der Lebererkrankungen erinnert. Ich habe vier Mal in meinem Leben unterschiedliche Therapieverfahren hierfür gelernt und jeder Lehrer hat darauf geschworen, daß nur dieses von ihm postulierte Verfahren eine Leberzirrhose verhüten könne.

Man sollte meines Erachtens nicht mehr so stark zwischen der europäischen Schulmedizin und zwischen den autochthonen Medizinen unterscheiden. In China ist diese Tendenz ja längst überholt, und auch in Indien sind viele Bestrebungen zu finden, die alte Sanskrit-Medizin in die Schulmedizin zu inkorporieren. Ich glaube, daß dies auch eines der Anliegen der Ethnomedizin Europas sein sollte, diese alte Trennung aufzuheben. Auf der anderen Seite sollte man sich daran erinnern, daß das, was gestern Schulmedizin war, morgen als gesunkenes Kulturgut eruptiv wieder herauskommen kann und dann auf einmal als Volksmedizin betrachtet wird. Ich denke hierbei z.B. an die Vorstellung, daß 7-Monatskinder eher Überlebenschancen haben sollen als 8-Monatskinder - eine rein symbolisch-magische Vorstellung aus der Antike. Damals galt dies als Schulmedizin.

Noch etwas scheint mir - und damit darf ich diese Ausführungen beenden - auffällig zu sein. Denn im Gegensatz zu unseren Diskussionen über ein ausgewogenes Arzt-/Patientenverhältnis (das des mündigen Patienten zum Arzt, der diesem Patienten als Bundesgenosse gegenübertritt) existiert wohl in der Welt der Heiler eine typische Auctoritas-Vorstellung. Woher diese Auctoritas kommt, ob sie aus der Persönlichkeit selbst ausstrahlt, oder ob sie von der Gesellschaft bewußt diesen Männern und Frauen, die ja meist nicht die Häuptlinge sind, zuerkannt wird, ist mir nicht bekannt. Die Heiler sind nicht austauschbar. Man geht zwar von einem Heiler, der weniger erfolgreich ist, zu einem anderen, der erfolgreicher zu sein scheint. Sie sind jedoch nicht generell austauschbar wie unsere Assistenzärzte nach ihrem 8-Stunden-Tag. Da ist meiner Ansicht nach eine viel stärkere personale Beziehung wirksam. Dies ist eines der großen und wichtigen Probleme. Denn es existiert offensichtlich da eine Auctoritas, von der ich noch nicht so recht weiß, woher sie kommt, wer die Autorität verleiht und ob die Persönlichkeit sozusagen dazu ernannt oder aufgefordert wird. Das ist eine interessante Frage, die noch näher untersucht werden sollte.

Zusammenfassung

In diesem Einleitungsreferat wird versucht, die Anfänge der Heilkunde über verschiedene Perioden zu erläutern. Am Anfang stand offensichtlich der Versuch der Selbsthilfe. Es gab noch keine speziellen Heilpersonen. Für diese Phase wird sowohl die Diffusionstheorie wie die Vorstellung vom Elementargedanken von Adolf BASTIAN in Anspruch genommen. Nach dieser Phase der Empirie hat eine Epoche der Fremdkörpertheorie dazu geführt, daß die Therapiemaßnahmen zur Evakuierung einer angeblichen exogenen Noxe wie Aderlaß, Erbrechen, Abführen und Schwitzen eingeführt wurden. In einer weiteren Phase schließlich kam es zur Dämonologie oder zum Animismus, der Vorstellung, daß Krankheiten ein belebtes beseeltes Agens seien, die von bestimmten Dämonen neutralisiert, auch im Sinne der Prophylaxe, werden müßten. Auf diese anhand der Bantu-Philosophie erläuterten Theorien der Dämonologie und des Animismus folgte die sogenannte Theurgie, d.h. die Vorstellung, daß Arzt und Priester in einer Person Krankheiten zu behandeln hätten. Zum Abschluß wird die Frage der Kompatibilität der sogenannten wissenschaftlichen Schulmedizin mit der sogenannten Volksmedizin diskutiert und darauf hingewiesen, daß hier nicht starre Grenzen, sondern Übergänge und gegenseitige

Einflüsse festzustellen wären, die es in der Zukunft weiter zu vertiefen gelte.

Summary

It was tried in this introductory report to discuss the beginnings of the healing art in different periods. At first was obviously the attempt to self-help. There were no special healers. For this period two theories are reclaimed, the ideas of cultural diffusion and the conception of elementary ideas by Adolf BASTIAN. After this phase of empirism followed the period of the foreign body theory, which had led to therapeutic measures in order to evacuate the exogenous damage by executing the letting of blood, vomiting, purging or sweating. In a further period demonology and animism were discussed under the conception that illness is a vivid animated agent which was sent by special demons. It was in this phase that a special healer-profession (shamans in some regions), developed based on the idea that the effectiveness of these demons could be neutralized and sometimes even prevented. This is explained by the Bantu philosophy providing a good example of the theory of demonology and animism. After this there was a time of theurgia, that is the idea that physician and priest in one person had to treat illnesses. Then the question of the compatibility of the so-called scientific school medicine with the so-called popular medicine is discussed and this reminded of the fact that in this field there are no fixed borders but rather transitional stages and reciprocal influences to be documented which should be subject of future ethnomedical research.

Résumé

L'auteur a essayé dans cette introduction à expliquer les commencements de l'art de guérir pendant des diverses périodes. Dès le début il y avait apparemment une tentative d'effort personnel. Il n'y avait pas encore des guérisseur spéciaux. Pour cette période on a discuté la théorie de diffusion ainsi que l'idée de la pensée élémentaire d'Adolf BASTIAN. Après cette phase de l'empirisme une époque de la théorie des corps étranges avait dominée les manipulations thérapeutiques pour l'évacuation des soi-disant matières nuisibles exogènes par la saignée, le vomissement, l'évacuation des matières fécales et la transpiration. Dans une autre étape c'etait la démonologie ou l'animisme qui on régné avec l'idée principale que toutes les maladies soient des agents vivants et animés qui soient dirigés par certain démons. Depuis là une profession des guérisseur commencait à se développer qui était nommé dans certains régions "chamanes", basant sur l'idée que l'efficacité des démons pourrait être neutralisée par des telles personnes qui quelque fois on eu aussi la capacité de prophylaxie. Cette théorie sera expliqué en discutant la soi-disant philosophie Bantu. Elle était suvivie par la théurgie, ca veut dire l'idée que médecin et prêtre dans une personne devait traiter des maladies. A la fin de la question de la compatibilité de la médecine scientifique avec la médecine popularie est discuté et l'auteur fait remarque quîl n'existe pas dans ce champ des confins inflexibles, mais des transitions et des influences réciproques qui devaient être appronfondies dans le future.

Tonbandtranskription des Referats redigiert durch den Autor und die Herausgeber

Einige Aspekte zur Frage der Typologie von Heilkundigen

Ekkehard Schröder

Kranksein ist ein zentraler Erfahrungsbereich im menschlichen Leben. Wer krank wird, braucht Hilfe. Die Hilfe wird dem Kranken einmal durch die Gemeinschaft selbst, in der er lebt gewährt, zum anderen durch Spezialisten, die die Hilfe im medizinischen Bereich gewährleisten, die Krankheiten heilen können. Bei ethnologischen, medizingeschichtlichen und auch ethnomedizinischen Untersuchungen können wir unser Augenmerk also auf drei an jedem Heilungsvorgang beteiligte Handlungsträger richten:

1. Der Kranke selbst (Homo patiens), 2. die heilende Instanz (Arzt, Medizinmann, Therapiegruppe) und 3. das soziale Umfeld (Familie, Nachbarn, Krankenhaus etc.). Letzteres ist in unterschiedlichen Graden am Heilungsgeschehen mitbeteiligt. In unserer abendländischen Medizin untersuchen wir in der Regel heutzutage die Dyade Arzt-Patient; wir stellen die Arzt-Patienten-Beziehung in den Mittelpunkt unserer Betrachtung. Häufig jedoch muß die Triade Arzt-Patient-soziales Umfeld ins Zentrum gestellt werden. Im Folgenden soll jedoch primär auf die auffälligste Erscheinung im Bereich des Heilens selbst eingegangen werden, auf die "heilende Persönlichkeit". Es soll also ein Versuch gemacht werden, im ursprünglichen Sinn des Wortes zu einer ethnoiatrischen Typologie beizutragen. Dazu möchte ich verschiedene Ansätze kurz referieren. Viele Ansätze können hier nicht diskutiert werden, wie die umfangreiche Diskussion über Betrug und Täuschung und Ansätze, die Rolle und Funktion der Heiler als symbolische Aktion interpretieren.

Es gibt in der Literatur verschiedene Definitionen sowie auch Versuche, eine Ordnung in die unterschiedlichen Heilergestalten zu bringen. Entprechend findet sich auch eine Fülle verschiedener Namen für die sehr unterschiedlichen Arztpersönlichkeiten. Ein Problem dabei ist, ob jeder dieser Heiler eben "Arzt" genannt werden kann, ein anderes ist, ob ein Laie mit geringem Fachwissen zu eben den "Heilern" gerechnet werden soll, auch wenn er nur in seinem unmittelbaren nachbarlichen Bereich mit Rat und Tat zu einer Genesung beitragen kann. Wir müssen also von ganz unterschiedlichen Voraussetzungen ausgehen, um eine gewisse Ordnung in die buntschillernde Welt der verschiedenen "medizinischen Experten" zu bringen.

Man könnte die Heiler unter soziologischem Aspekt betrachten, man könnte auch ihre Heilkunst psychologisch beschreiben oder historisch im Rahmen des sozialen Wandels, es wäre auch möglich, ihre verschiedenen Funktionen zu analysieren und im Rahmen einer ethnologischen Studie aufzuschlüsseln. Letzlich können wir jedoch im Rahmen einer wohlverstandenen Ethnografie immer wieder eine möglichst genaue Beschreibung des einzelnen

Heilers und seiner Handlung liefern, um so im phänomenologischen Sinn seine geschichtliche Einmaligkeit zu dokumentieren. Im folgenden möchte ich unseren heutigen Arzt mit in die Reihe der heilenden Persönlichkeiten einordnen. Wir finden in unserem Medizinsystem verschiedene Arztpersönlichkeiten vor, die nach ihren Funktionen getrennt werden können. Davon abgesehen finden sich jene Ärzte oder Heiler, die sich neben dem offiziellen Medizinbetrieb der Außenseitermethoden bedienen oder sich zu der sogenannten alternativen Heilszene rechnen. Darüber hinaus würde ich noch die verschiedenen Vertreter alter volksmedizinischer Heilweisen hier in Europa rechnen, wie z.B. Spruch- und Gebetsheiler im deutschsprachigen Alpenraum, in der Eifel und der Lüneburger Heide (KIRFEL 1984, RUDOLPH 1983, WAGNER 1984).

Hausarzt und Psychotherapeut

In unseren Krankenhäusern und Arztpraxen finden wir heute, wie ich meine, zwei unterscheidbare Heilertypen. Zum einen denke ich an den uns vertrauten Hausarzt und an den spezialisierten Arzt im Krankenhaus oder in der freien Praxis, zum anderen an den ärztlichen oder psychologisch ausgebildeten Psychotherapeuten, der in der Regel in verschiedenen Institutionen tätig ist. Zwischen Vertretern dieser beiden Gruppierungen kommt es häufig zu Animositäten, auch wenn diese nicht im ersten Moment so offenkundig erscheinen. Der Züricher Psychiater und Psychotherapeut Jörg WILLI (1979) hat uns dafür eine plausible Erklärung gegeben. WILLI führt das Mißtrauen und die gegenwärtige Kritik, die zwischen Hausärzten und Psychotherapeuten häufiger aufzufinden ist, auf den verschiedenen Erfahrungsbereich beider zurück. Im Rahmen der Krankenhausversorgung haben sie einen ausgesprochen unterschiedlichen Standort, sie bedienen sich eines unterschiedlichen Gesundheitsmodells, sie haben auch einen unterscheidbaren gesellschaftlichen Status, und letztlich erwartet der Patient verschiedene Dinge von ihnen. Der Hausarzt soll sofort helfen, wenn der Patient erkrankt ist, dies erledigt er meistens durch aktive und direkte Interventionen, er kennt in der Regel den Patienten gut. Patienten, die dagegen zu einem Psychotherapeuten kommen, haben meistens chronische Beschwerden, ihre Familie hat sich bereits auf ihr Kranksein eingestellt, die soziale Situation des Patienten hat sich durch das Leiden oft bereits einschneidend verändert. Eine wirksame Therapie ist deswegen nur durch einen tieferen Eingriff in die persönliche und soziale Homöostase des Patienten zu bewirken, d.h. der Psychotherapeut wird versuchen, diesen Patienten zu einer Änderung seines Selbstverständnisses anzuhalten und ebenso zu einer Änderung der Beziehungen zu seiner Mitwelt. Der Hausarzt wirkt im Akutstadium eines Leidens, aber auch bei chronischen Erkrankungen, als Stabilisator der bestehenden sozialen Verhältnisse.

Hausarzt und Therapeut gehen oft von verschiedenen Definitionen der Begriffe Krankheit und Gesundheit aus. Wenn etwa ein Patient sagt, er sei völlig gesund, so wird ein Psychotherapeut eher mißtrauisch. Dieser relativiert häufig den Gegensatz zwischen Krankheit und Gesundheit, was im Rahmen des psychischen Leidens für die Therapie oft sehr hilfreich sein kann. Für den Hausarzt dagegen ist ein Patient gesund, wenn er keine Beschwerden mehr hat, oder dies vorgibt. Das Ziel des Hausarztes ist darauf gerichtet, eine bestmögliche restitutio ad integrum zu erreichen. Man kann mit WILLI daher sagen,der Hausarzt sei eine soziale Institution, er habe in der Gemeinde eine Rolle ähnlich der des Lehrers, Pfarrers oder sogar Polizisten. Im traditionellen Sinn gehöre er zur sozialen Bezugsgruppe eines Patienten. Der Kontakt zu diesem ist direkt, spontan und psychagogisch. Die Beziehung ist auch stabil, krisenfest, nicht unbedingt an einen Erfolg der Behandlung geknüpft. Der Psychotherapeut dagegen ist keine derartige soziale Institution, seine Beziehung zum Patienten ist sehr viel intimer, dafür im Raum in der Zeit klar begrenzt und streng ritualisiert. Daher verfüge der Psychotherapeut auch über andere Möglichkeiten als ein Hausarzt, der, wie erwähnt, als systemkonformer, die bestehende soziale Wirklichkeit bekräftigender und stabilisierender Faktor anzusehen sei. Der Psychotherapeut wirke eher als Exponent einer Therapie, die der Individualität des einzelnen Patienten einen großen Freiheitsgrad gewährt. Er trage daher häufig systemverändernde Züge.

Therapeutischer Pluralismus

Medizinsoziologische und ethnologische Analysen über Heilung und Therapieformen beschreiben immer wieder ein sogenanntes pluralistisches Angebot an therapeutischen Heilinstanzen in den verschiedenen Kulturen, so auch bei uns in Europa. Mit VELIMIROVIC (1982) können wir feststellen, daß es in Europa noch Reste einer traditionellen Medizin gibt, des Weiteren verschiedene volksmedizinische Praktiken, die wir zumeist geschichtlich als von der Medizin der Klöster und Universitäten in die Laienmedizin abgesunkene und außerhalb des offiziellen Medizinbetriebes überlieferte Heilmethoden verstehen können. Daneben finden wir in Europa heute außereuropäische Medizinformen, die zumeist im Rahmen der sogenannten Alternativmedizin verwendet werden. Zum Teil fassen solche Medizinformen jedoch auch Fuß bei den Migrationsbewegungen der Gastarbeiter und Flüchtlinge aus nichteuropäischen Kulturkreisen. Schließlich gehört in den Rahmen des europäischen therapeutischen Pluralismus auch das breite Angebot populär-medizinischer Formen der Selbsthilfe (self help) und der Selbstversorgung (self care), des Weiteren bewußt und pointiert als "Alternative Medizin" deklarierte, nicht offizielle Heilmethoden oder die Aktivität therapeutischer Gruppen in eigener Regie, so z.B. die anonymen Alkoholiker, Selbsthilfegruppen im Rahmen der Frauenbewegung und andere. Wir können alle diese verschiedenen Formen unter dem verbindenden Begriff einer "nicht offiziellen Medizin" zusammenfassen, im Gegensatz zur sogenannten "Schulmedizin" mit ihrem akademisch-wissenschaftlichen Lehrgebäude und der gesetzmäßig und institutionell abgesicherten Existenzgrundlage. Es ist aber interessant zu wissen, daß die sogenannten Außenseitermethoden (z.B. Irisdiagnostik, Homöopathie, Neuraltherapie, Ozontherapie und viele andere) zum Teil auch von Hausärzten angewendet werden. Bei einer Untersuchung dazu (SCHRÖMBGENS 1978) zeigten von 3000 angeschriebenen Allgemeinärzten in Deutschland die 1.731 zurückgesandten Fragebögen folgendes Ergebnis auf: 61% der Ärzte verwenden mehr oder weniger häufig diagnostische und/oder therapeutische Außenseitermethoden; die meisten davon nur gelegentlich, einige in Ergänzung zur eigenen Heilkunst, 4% aber ausschließlich, wobei die Indikationen mehrheitlich bei chronischen oder stark psychisch überlagerten Krankheiten liegen. Während bei uns in Europa jedoch der größere Teil der Patienten durch die Vertreter der gesetzlich geregelten, also "legalen" Medizin versorgt werden (siehe unsere Staatsexamina und das gesetzliche Gesundheitssystem), finden wir in den Ländern der Dritten Welt meistens ein eher umgekehrtes Verhältnis. Auch dort existiert eine stark geregelte und legalisierte Medizin, die jedoch nur den Sektor der westlichen Medizin erfaßt und von staatlichen Institutionen getragen wird, daneben jedoch findet sich ein sehr großer Sektor von nicht legalisierten Medizinformen, durch die nach übereinstimmender Meinung mindestens drei Viertel der erkrankten Bevölkerung versorgt werden. Wir finden also in der täglichen Praxis ungefähr ein umgekehrtes Verhältnis der Verteilung von legal angewandter Heilkunde, sprich Schulmedizin, zu den Medizinformen, die aus der Sicht des modernen Verwaltungsstaates lediglich toleriert zum Teil sogar diskriminiert und verfolgt werden. Dies ist also die gesundheitspolitische Situation, in der wir heute die Vielfalt der verschiedenen Heilinstanzen in den einzelnen Ländern vorfinden.

Heiler unterscheiden sich von der Herkunft und der Funktion, vom Ausbildungsgrad, der Arbeitssituation (die mehr oder weniger noch nicht offiziell legitimiert ist) und auch in ihrer unmittelbaren Klientel. Die gesundheitspolitische Situation birgt natürlich mannigfaltige Probleme und Zukunftsaufgaben, wo der Versuch, verschiedene Heilkundige in ein modernes System zu integrieren , gewagt wird (SCHRÖDER 1983). Oft fällt auf, daß die traditionellen Heiler dort, wo sie direkt in ihrem kulturellen Umfeld wirken, meist eine sehr hohe Akzeptanz durch die Bevölkerung erfahren, auch wenn sie eine nicht legalisierte Methode praktizieren. Daher kann man viele Heiler mit unserem oben erwähnten Hausarzt vergleichen, der in seiner Gruppe eine konservierende, bekräftigende und stabilisierende Funktion ausübt. Andere Heiler dagegen sind wiederum mit der Situation des eingangs geschilderten Psychotherapeuten vergleichbar. Im einzelnen soll nun auf mögliche Aspekte einer Typologie eingegangen werden.

Der Medizinmann in seiner Gemeinschaft

In jeder Gemeinschaft wird versucht, das Kranksein als ein menschliches Grundphänomen zu begreifen und entsprechend der kulturgebundenen Denkeinstellung zu bewältigen. Auch dort, wo eine Krankheit rational erkannt wird, entsteht für den Menschen als psychisches Wesen eine beunruhigende Situation (vgl. HOFER), jedoch wird die Krankheit in der Regel nicht nur als ein individuelles Risiko aufgefaßt, sondern immer auch in ihren sozialen Konsequenzen mitgedacht (HOFER 1966). Der Mensch versucht, den Verlauf der Krankheit zu beeinflussen. Insofern ist diese auch von der viel radikaleren Situation des Todes zu unterscheiden. In diesen Gemeinschaften konzentriert sich das Abwehrbemühen gegen die bedrohliche Erkrankung in einem bestimmten Menschen, der für diese Aufgabe mit einer außergewöhnlichen Kraft ausgestattet ist. Er ist legitimiert, die normalen Grenzen zum "ganz anderen" zu überschreiten, wobei er die ihn tragende Gemeinschaft mittels seiner Person an der außermenschlichen Macht teilhaben lassen kann. Im Angelsächsischen wurde von dem Indianerforscher CATLIN der Begriff "medicine-man" geprägt, wobei Medizin hier als ein geheimnisvoll wirksames Prinzip bezeichnet wird, synonym mit Mysterium (mystery-man). Besonders eindrücklich wird die Rolle dieses Medizinmannes, wenn er als Mittler zwischen menschlichem Diesseits und außermenschlichem Jenseits in der Gestalt des Schamanen fungiert.

Nach HOFER gehört zur Struktur einer jeglichen Gemeinschaft auch die Möglichkeit der Unordnung und sogar des Zerfalls derselben. Die wichtige Aufgabe des Medizinmannes und speziell des eben erwähnten Schamanen liegt daher darin, Mißstände, Störungen und Krankheiten, Angstzustände, jegliche außergewöhnliche Ereignisse und Zufälle, die die Gemeinschaft beunruhigen, zu beheben, auszugleichen und das Ganze wieder zu harmonisieren. Die Kenntnis der Geister, des Jenseitigen, bedeutet für den Schamanen auch zugleich die Möglichkeit, einen Einfluß darauf auszuüben. Dabei kann er sich jedoch seiner Kräfte nie ganz sicher sein. Seine außergewöhnliche gesellschaftliche Stellung bedingt auch einen bestimmten Werdegang. Der Schamane erfährt eine Berufung, häufig erst im Rahmen einer längeren Leidenszeit (vgl. die Literatur zur Schamanenkrankheit). Im euro-asiatischen Schamanismus endet diese Zeit damit, daß der Schamane zur Trommel greift und nach ihrem Rhythmus das Erleben neu ordnet; die Schamanentrommel ist bekanntlich sein Hauptattribut. Schamanen werden geschult, das sie charakterisierende mystisch-ekstatische Einzelerlebnis wird von der Gesellschaft in bestimmten anerkannten Formen zugelassen. Der Schamane muß schließlich zeigen, daß er die Geister tatsächlich beherrschen kann. Wenn er in Aktion tritt, finden wir ein enges Verhältnis zwischen Schamane und Zuhörer, die kollektive Teilnahme verleiht dem Schamanen auch die Kraft für die ekstatische Versenkung, die nach festen Regeln in einem überlieferten und allen vertrauten Vorbild abläuft. Dadurch wird der Schamane wiederum kontrolliert. Er wird als krankhaft angesehen, wenn er sich der gebräuchlichen Form nicht anzupassen vermag. Im Rahmen seiner heilenden Aktion unternimmt der Schamane in Ekstase, die mit oder ohne Drogen, aber immer mit Trommel und Sprechgesang zwischen ihm und den Geistern herbeigeführt wird, seine "getanzte Reise" in das Jenseits, aus dem er z.B. die Seele des Patienten wieder zurückholen kann.

Während der eurasiatisch-nordamerikanische Schamane selbst in Ekstase arbeitet, wird der besondere Erkenntnis- und Wirkzustand der australischen Medizinmänner in Form eines Traumes erzeugt. Während der Behandlung wird die ursprünglich fremdartige, beunruhigende Erkrankung dann erklärt, auf etwas Bekanntes zurückgeführt und dadurch viel weniger bedrohlich. Die Wirkung der meisten Medizinmänner und des oben im speziellen Fall beschriebenen Schamanen erfolgt in der Regel in der Öffentlichkeit. Sie führen vor aller Augen einen dramatischen, zugespitzten Kampf gegen die Absender der Krankheit, die z.B. durch ein krank machendes Projektil, einen magischen Pfeil und anderes mehr, hervorgerufen werden kann. Bei einem solchen Kräftevergleich kann auch der helfende Medizinmann einmal unterliegen. Dies kann unter Umständen sogar für ihn oder den Kranken tödlich sein. Die intensive Bemühung um den Kranken durch den Medizinmann und die teilnehmende Gemeinschaft sowie die Ablenkung von der Krankheit durch die dramaturgische Gesamtleistung der

"Medizinmann-Aktion" wirkt aber im allgemeinen bessernd auf den Kranken.

Da der Medizinmann, wie er hier idealtypisch beschrieben wird, in seinem Können über andere hinausragt, wird er häufig auch gefürchtet. Seine Wirksamkeit wird als eine Wirklichkeit verstanden, was man auch daran sieht, daß Medizinmänner dieser Gattung getötet werden dürfen, wenn sie Mißtrauen erwecken oder Mißerfolg haben. Der Medizinmann hat die Seelenlage des Einzelnen zu beobachten und sich mit der Ausdrucksweise des Einzelnen vertraut zu machen. Kann er dies, so trägt er zur sozialen Sicherheit in der Gemeinschaft bei, wird zu einer Institution, die diese stabilisiert, ähnlich wie der oben erwähnte Hausarzt. Er ist eingebunden in ein Weltbild, das alle Menschen einer Kultur einheitlich begreifen und das um eine zentrale Idee aufgebaut ist.

Der Medizinmann heilt über den Weg der Affekte

Eine andere, auch typisierende Beschreibung findet sich bei STUMPFE (1983), der sich der Methode der Heilkundigen widmet. Er betrachtet den Medizinmann als die zentrale Figur im Rahmen der ethnomedizinischen Betrachtungsweise. Die Ausgestaltung des therapeutischen Ablaufs wird als die persönliche und individuelle Leistung des Medizinmannes verstanden und ist der Ausdruck der jeweiligen Heilerpersönlichkeit. STUMPFE betont die Rolle, weniger die Wirksamkeit des Medizinmannes, wenn er folgende notwendige Funktionen aufzählt, die zum therapeutischen Arbeitsfeld gehören:

1. Öffentlichkeit: die soziale Gruppe ist mitbetroffen und Kranksein wird in der Regel nicht versteckt,
2. die gleiche Lebensumwelt,
3. ein beeindruckendes Äußeres: der Medizinmann ist häufig mit Federn, Knochenteilen, Fetischen und Amuletten behängt und verfügt über üppig ausgestattete Wohn- und Praxisräume,
4. der Medizinmann ist ein Vermittler zu höheren Mächten, ein Durchgangsweg oder Medium, indem er sich in einen paranormalen Zustand versetzt und als Mensch in dieser Funktion nebensächlich wird,
5. die "Übermittlung des Kraftflusses" wird durch starken körperlichen Einsatz verdeutlicht. Die Gruppe, in der die Heilzeremonie stattfindet, wird durch die Aktion in eine gleichgerichtete Stimmung versetzt, dadurch wird das Publikum ohne Distanz, Skepsis oder Kritik in den Heilprozeß integriert. Der Medizinmann als dessen Mittelpunkt kann nun die Handlung und den Ablauf gestalten und steuern, die Richtung verstärken oder hemmen. Hier liegt der Schwerpunkt des therapeutischen Könnens der Medizinmänner.
6. Medizinmann und soziale Gruppe teilen die gleiche Glaubensbasis, wodurch die Vertrauensbasis des Patienten unerschütterlich wird,
7. der Kranke wird durch die heilende Bemühung in einen entsprechend entspannten Zustand versetzt, der Medizinmann kämpft für ihn,
8. die Krankheit wird sinnenhaft dargestellt, der Medizinmann kann zum Beispiel die Krankheit aussaugen oder ausmassieren oder den in den Körper gedrungenen bösen Geist wieder sichtbar machen (vgl. auch Beitrag SCHIEFENHÖVEL in diesem Band).

STUMPFE hebt bei seiner Darstellung hervor, daß solch ein Heilungsprozeß der modernen Medizin entgegengesetzt sei, weil diese im Kranksein etwas Intimes, etwas zu Verbergendes und häufig etwas Unverstandenes sieht. Der einzelne leide für sich, der Arzt erscheine in der nichtssagenden Uniformität des weißen Kittels. Die Therapie der Medizinmänner bezeichnet STUMPFE deswegen als "Affekt-Therapie". Er meint, daß verschiedene Therapieformen jeweils den Zugang zu verschiedenen Bereichen des Menschen suchen, so zum körperlichen, intellektuellen, oder affektiven. Entsprechend unterscheidet er die Organtherapie, die Intellekttherapie und die Affekttherapie; danach behandele die moderne Medizin den Organismus. Die heutigen Psychotherapeuten würden zumeist versuchen, durch Erklärung und Diskussion den Patienten über seinen Intellekt zu einem Verständnis seiner Fehlentwicklung zu bringen, ihm etwas einsichtig zu machen und neue Verhaltensweisen einzuüben. Die dritte dieser Therapieformen gehe über den Weg der Gefühle und Affekte. Hier stehe die Suggestibilität des Menschen im Mittelpunkt. Eben diesen Weg benützen die Medizinmänner als Eingangspforte zum leidenden Menschen. Deswegen müsse diese Therapieform eigentlich neben den heute bei uns üblichen bestehend gesehen werden. STUMPFE betont, daß die erstaunlichen Leistungen dieser Medizinmänner damit zu erklären seien, daß der Mensch eben durch Gefühle und Triebe sehr bestimmt sei und die Möglichkeit, diese zu steuern, eine wirksame Therapieform darstelle. In diesem Zusammenhang führt er als Extremform den Tod durch Verzauberung oder durch Verfluchung an.

Heiler im sozialen Wandel

Diese eben dargestellten ideal-typologischen Betrachtungsweisen sind natürlich sehr aufschlußreich und helfen uns bei einer beschreibenden Typisierung, wie sie hier versucht wird. Doch müssen noch weitere Aspekte angeführt werden. Eine kulturspezifische Sichtweise oder die eben zitierte typisierende Beschreibung lassen häufig die jeweiligen politisch-historischen Situationen unberücksichtigt, in denen die Menschen krank und die Heiler aktiv werden. Heutzutage unterliegen die beschriebenen Strukturen einem Wandel. Wesentlich ist hier der Zerfall der traditionellen Gemeinschaften geworden, durch den auch die alten Medikalsysteme in Bewegung geraten, wenn sie nicht sogar schon zerstört worden sind. Andererseits wiederum kann man die Bildung neuer Heilinstanzen beobachten, so z.B. synkretistische oder eklektische Formationen oder aber alte Überlieferungen in abgewandelter Form. Im Prozeß des sozialen Wandels wird das Stadt-Land-Gefälle sehr wichtig, ebenso die Landflucht, die oft tatsächlich ein medizinisches Vakuum hinterläßt, und eine sich überall neubildende Medizinkultur und -subkultur in den stark expandierenden städtischen Gebilden der heutigen Dritten Welt.

Eine Möglichkeit, solche Entwicklungen zu betrachten, wäre der Versuch, intakte autochthone Systeme zu beschreiben und Formen der Systemveränderung im Rahmen des sozialen Wandels und der sogenannten Akkulturation zu beobachten, also die Prozesse, die durch die Kolonisierung und die Kontaminierung aller Kulturen auf dieser Welt mit der westlichen Zivilisation und ihrer

Medizin eingeleitet wurden. Dies könnte man verfolgen bis zum anderen Ende des Spektrums, dem modernen staatlichen Gesundheitsbetrieb nach westlichem Muster. Solch eine Betrachtung würde unterstellen, daß die Entwicklung ubiquitär so abläuft. Sie soll hier jedoch lediglich als eine mögliche angeführt werden, da sie einige plausible Erklärungen zuläßt. Im Zuge des sozialen Wandels müssen sich natürlich auch die traditionellen Heiler anpassen. In diesem Zusammenhang ist es daher sinnvoll, sich grundlegende Zusammenhänge zwischen medizinischen Berufsgruppen und der Kultur zu vergegenwärtigen. Das Heilertum bzw. das Arztsein ist nach UNSCHULD (1977) auch als Prozeß einer Berufswerdung in verschiedenen Stufen zu sehen. Diese medizinische Professionalisierung hält mit jeder kulturellen Entwicklung aufs engste Schritt. So kann man versuchen, alte Kulturstufen im Rahmen eines Vergleichs mit heutigen zu rekonstruieren, wenn diese sich auf einer historisch früher einzuordnenden Stufe befinden. Wenn wir die medizinisch tätigen Menschen, also die hier zur Diskussion stehenden, im Rahmen einer solchen Berufswerdung betrachten, so können wir verschiedene Grade der Professionalisierung vorfinden. Dazu gehören sozio-kulturelle Urformen und Vertreter der heutigen Standesorganisationen in Gesellschaften hochindustrialisierter Zivilisationen. Bei einer Rekonstruktion des Prozesses der Berufswerdung finden wir in der Regel eine Auseinandersetzung um den Anspruch auf die Verfügung von medizinischen Mitteln durch eine bestimmte Berufsgruppe.

Ärztliche Berufsgruppen lassen sich nach UNSCHULD durch folgende neun Merkmale beschreiben:
1. Art der Entlohnung,
2. Fachsprache (soweit vorhanden bis zum Verlust direkter Kommunikation mit dem Patienten),
3. Symbole und Berufskleidung,
4. formelle Ausbildung im Rahmen der Sozialisationsprozesse,
5. Berufsethos,
6. Monopole und Lizenzen,
7. die Autonomie des Berufsstandes,
8. Tendenz zum Überschreiten der jeweiligen Kulturgruppe, Tendenz zur Internationalisierung der Profession,
9. sozialer Status der Profession.

Die medizinischen Mittel, um die sich die Auseinandersetzungen ranken, seien:
a. die Praktizierenden selbst, also Laien, Heiler, Ärzte,
b. medizinische Techniken zur Diagnosefindung, Anamneseerhebung, Untersuchung etc.,
c. das medizinische Wissen, so Drogenkunde, Kenntnis von Heilweisen usw.,
d. die zugrundeliegenden Konzepte der Krankheit, (Magie, ideologisches Konzept, Empirie).

Die Entlohnung durch die Klientel wird ebenfalls als ein verfügbares medizinisches Mittel verstanden. Dieses Raster nach UNSCHULD bietet uns bereits viele Möglichkeiten, einzelne Heilerkulturen verfeinerter zu beschreiben und den komplexen Funktionszuammenhang und die Wirkungsweise der heilenden Experten zu erfassen.

Der Heiler als Experte

Der Ethnologe HINDERLING schlägt den Begriff "Experte" als den sinnvollsten Oberbegriff vor, da in ihm das Gemeinsame von Divinator, Exorzist, Heilkundigem, Hexendoktor, Kräuterarzt, Kultführer, Orakelsteller, Schamane, Seher, Wahrsager, Zauberer, Hausarzt, usw. zu sehen ist (HINDERLING 1981). Im folgenden seien seine Ausführungen kurz referiert. Das Medikalsystem, in dem ein Heiler wirkt, wird von ihm als Bestandteil des jeweiligen kulturellen Systems beschrieben, insofern ist die Krankheit auch ein von der spezifischen Gesamtkultur abhängiges Erklärungssystem. Medizinsysteme haben innerhalb dieses kulturellen Systems bestimmte Organisationsformen, die nach folgenden Gesichtspunkten beschreibbar sind. Qualität und Quantität des Expertenpersonals, Rollendefinition der Experten, Ausbildungs- und Wissensstand der Experten, Struktur der Klientel und deren Verhalten, Diagnosetechniken, Heiltechniken, Ausstattung mit Geräten und Instrumenten, technische Möglichkeiten und letztlich Wissen um und Einsatzmöglichkeiten von Drogen und Medizinen. Der Prozeß des Krankseins kann nach HINDERLING gegliedert werden in das Auftreten der Symptome bis zur Diagnose, dann in den speziellen Funktionskreis der Diagnose und in den speziellen des therapeutischen Vorgehens. Diese Begriffe könne man sowohl in magisch religiösen Weltbildern als auch in parawissenschaftlichen Weltbildern und in unserem modernen naturwissenschaftlichen Weltbild benutzen. Bei genügender Abstraktion könne man Therapien auf wenige Grundformen reduzieren:
1. Reinigung,
2. Abwehr und Austreibung,
3. Trennung,
4. Wiederherstellung,
5. Versöhnungsrituale.

Nach dieser Abstraktion sind häufig Reinigungsrituale zu finden, wozu auch der Aderlaß gezählt wird. Bei der Austreibung und Abwehr gehe es um Geister, Fremdkörper, Bakterien, Keime usw. Die Wiederherstellung des Patienten, eigentlich das übergeordnete Ziel aller therapeutischen Bemühungen, sei charakterisiert durch folgende Möglichkeiten:
1. Einfangen einer geflohenen oder geraubten Seele,
2. Kräftigung einer durch Substanzverlust geschädigten Seele,
3. Wiederherstellung des ursprünglichen Gleichgewichtes der Kräfte, die physische Kräftigung durch irgendwelche Substanzen oder Arzneien,
4. im chirurgischen Bereich die funktionelle Wiederherstellung von Körperteilen oder Organen.

Zur Versöhnung gehören rituelle Handlungen wie Gebete, Reue und Bußhandlungen, Feste, usw.

Diagramm
(self evident translations omitted;
les traductions évidentes sont omises)

	Diagnose	Therapie
magisch-religiöses Weltbild (magical-religious system)	- Seher (seer, voyant) Divinator - Orakelsteller (oracle medium)	- Kultführer (cult leader, guide de culte) - Schamane - witch doctor sorcier - nganga exorcist - herbalist
parawissenschaftliches Weltbild (para-scientific system)		- Priester (priest, prêtre) - Arzt (medical doctor, médecin)

nach HINDERLING

Von Experten wird erwartet, daß sie die Krankheiten erkennen (Diagnostiker) und die Patienten heilen (Therapeut, Heiler usw.). Die Art und Weise, wie diese Tätigkeiten ausgeführt werden, hängt vom jeweiligen Medizinsystem ab, aber auch von der Lehre der Erkrankungen (Nosologie) in der jeweiligen Kultur. Dabei soll die Einteilung in Kulturgruppen mit magisch-religiöser Weltauffassung und solche mit einer parawissenschaftlichen Weltordnung erhalten bleiben, wie HINDERLING dies vorschlägt. Zu letzteren gehören nach ihm Kulturen mit einer Weltordnung, die nach bestimmten angenommenen kosmischen Gesetzen, Regeln oder Kräften existieren. Dazu zählt er die antiken Philosophien, aber auch die parawissenschaftlichen Weltordnungen bei vielen sogenannten Naturvölkern. Die heilenden Experten können nach dem obigen Schema im Rahmen der dominierenden Funktionskreise gesehen werden. Die Divinatoren, Orakelsteller und Seher treten in der Regel als Exegeten einer göttlichen Ordnung auf. Im Rahmen ihrer Wahrsagekunst nutzen sie den Vogelflug, die Leber- oder Eingeweideschau, Astrologie, Geomantie, verschiedene Orakelformen mit allen möglichen Requisiten wie Knochen, Würfel, Hölzer, Sandalen und anderes mehr, wobei die Lage der geworfenen Gegenstände zueinander zu Aussagen führt. Zum Teil wirken diese Diagnostiker als visionäre Seher oder Traumdeuter, jedoch werden alle Orakelsteller vor ihrer Divination gründliche Explorationen (Anamnesen) erheben. Diese erstrecken sich zum Teil über Tage hinweg. Dieser Typ des Heilers ist primär dem Funktionskreis der Diagnose zuzuordnen, häufig jedoch bildet diese Funktion nur einen Teil der jeweiligen individuellen Heilerexpertise.

Verschiedene Typen mit primär therapeutischen Funktionen

Diese sollen den Patienten vor allem in eine ungestörte Ordnung reintegrieren. Wo dies mit Gebeten und Feiern geschieht, ist der Therapeut häufig lediglich ein Kultführer. Hierher gehört auch der Schamane, der bereits weiter oben beschrieben wurde. Es sei angemerkt, daß in der Ethnologie vom

Schamanen dann gesprochen wird, wenn man das Phänomen in der sibirischen, eurasiatischen und nordamerikanischen Tradition der zirkumpolaren Völker beschreibt, andererseits lassen sich in jeder beliebigen Religion Wesenszüge finden, die denen der Schamanentradition entsprechen. Wir sprechen dann von dem sogenannten Schamanenkomplex. So gesehen sind in der Literatur über Malaysia, Afrika und Südamerika häufig Schamanen beschrieben.

Vom Schamanen abzugrenzen ist der Exorzist, der irgendwelche bösen Kräfte oder Geister, auch Partikel, aus dem Kranken heraustreibt. Dabei sind die Mittel gleichgültig, wobei sie beim Schamanen genau festgelegt sind. Der Exorzist tut dies aus eigener Kraft. Exorzisten finden wir über die ganze Welt verstreut; die witchdoctors sind dazuzurechnen.

Ein komplexer Heilertyp ist der bei den Bantu-Völkern vorkommende Medizinmann, nganga genannt, der als Divinator auftritt und zugleich über zahlreiche Heilmittel verfügt und magische Substanzen manipulieren kann, also auch exorzistische Techniken einsetzt. In der afrikanischen Tradition wird dieser nganga als der "große Heiler" betrachtet, neben ihm gibt es sogenannte "kleine Heiler", die lediglich als Herbalisten handeln, häufig aber über große empirische Kenntnisse verfügen. Diese Herbalisten und ihre Fähigkeiten sind für unser Weltverständnis am leichtesten erfaßbar.

Wichtig ist, daß bei dieser Typologie der Experten der Schamane zu denen gehört, die in Ekstase arbeiten, während der Patient in der Regel passiv und entspannt ist. In der afrikanischen Medizinmanntradition wird dagegen der Patient in Trance versetzt, der nganga ist der große Manipulator, von Kräften des Patienten und der umgebenden Gemeinschaft, die er steuern und in bestimmte Richtungen zu lenken vermag (vgl. die Ausführungen nach STUMPFE).

Natürlich werden wir immer wieder bei der Beschreibung einzelner Heiler merken, daß eine Zuordnung im Rahmen solcher Typologien schwer ist. Auch in Afrika gibt es viele Heiler, die sich selbst in paranormale Zustände begeben und den Kontakt mit dem Jenseitigen aufnehmen (Reise zu Ahnengeistern, Flußgeistern, Kontakt zu fernen Personen, usw.).

Ein weiteres Merkmal der kurz angerissenen afrikanischen Medizinmannpraxis ist der Umgang mit Drogen und dem Heilritual selbst. In Westafrika finden wir häufig offene Drogenmärkte, die Kenntnis darüber ist relativ weit verbreitet, das Geheimnis des Medizinmannes bleibt eher die Ritualordnung und der spezifische Einsatz der Drogen. In Ostafrika dagegen sind die Prozeßstufen der Therapierituale allen bekannt, das Geheimnis der Ärzte sind die Drogen selbst. Es gibt weitaus weniger offene Drogenmärkte. Im Sinne von STUMPFE stellt die Ritualordnung des therapeutischen Prozesses in Westafrika eine individuelle Leistung und nichttransparente Aktivität des Medizinmannes dar. Diese Therapierituale sind in Ostafrika der Bevölkerung kein Geheimnis, sie lassen sich nach MAHLER (1977) in sechs Funktionsphasen gliedern:

1. Orakelbefragung, Funktion von Anamnese und Diagnose,
2. Phase der Geistanrufung, (diese werden ritualisiert angerufen, damit eine konfliktzentrierte Auseinandersetzung mit ihnen geführt werden kann),
3. die Anwesenheit der gerufenen Geister selbst, wobei der Patient in einem tranceartigen Zustand als Medium des Krankheitsgeistes fungiert,
4. die Austreibung dieses Geistes und mit ihm die Austreibung der Krankheit,
5. die Stärkung der Abwehr des Patienten,
6. der Patient wird in die Dorfgemeinschaft reintegriert.

Die psycho-sozialen Techniken solcher Mediziner sind sehr vielfältig, der Patient wird in der Regel mit mehreren Methoden simultan und daher sehr intensiv behandelt. Nach MAHLER könnte man sagen: Es finden synchron Bewegungstherapie, Familientherapie, Gesprächstherapie mit konfliktzentriertem Dialog, Gestalttherapie, Hypnose, Musiktherapie, Urschreitherapie und anderes mehr statt.

Die heilenden Experten haben viele Namen, so daß es sinnvoll ist, das jeweils einheimische Wort für den Heiler zu verwenden, also nganga, curandero, brucho, Magnetopath, usw.

Wir können davon ausgehen, daß jeder dieser Experten eine Lehrzeit durchlaufen muß, ob es sich nun um selbst angeeignetes Wissen oder um Weitergabe von Wissen innerhalb einer Familie, um Schulung von Novizen, um die Vermittlung von besonderen Zuständen, wie Trance usw. handelt. Die Diagnostikerexperten müssen gute Beobachter sein, von Divinatoren und Orakelstellern wird eher erwartet, daß sie ihre Technik beherrschen und situationskonform interpretieren können. Experten, die eher therapeutisch fungieren, analysieren weniger die Zustände. Da es um einen Heilungsprozeß gehen soll, vermitteln sie vor allem Vertrauen und Hoffnung. Exorzisten müssen ihr Umfeld sehr gut kennen und seherische Fähigkeiten haben, in der Regel fallen sie selbst nicht in Trance. Sie müssen aber bei anderen solche Zustände kontrollieren und manipulieren können. Dagegen sind für den Schamanen die medialen Fähigkeiten und die Ekstasetechniken typisch.

In den parawissenschaftlichen Systemen sind die Ärzte Spezialisten, die die Naturkräfte in ein herrschendes kosmisches Gleichgewicht zu bringen haben. Wir zählen zu ihnen zahlreiche Ärzte der sogenannten Hochkulturen: so die traditionellen Ärzte der Thai-Völker, die ajurvedischen Ärzte, die Heilkundigen im Islam, die Priesterärzte und viele andere mehr.

Nach HINDERLING ist ein besonderes Kennzeichen der Experten deren "Marginalität". Marginalität bedeutet hier, daß der Experte vom Durchschnitt der Bevölkerung durch spezifische Merkmale abweicht und als Experte zugleich an einer Nahtstelle zwischen zwei Erlebniswelten fungiert, z.B. zwischen dem Diesseits und dem Jenseits, der Menschenwelt und der Geisterwelt usw.

Die Macht der Experten steht und fällt mit ihrem Können, ihrer Kompetenz. Diese Kompetenz ist jedoch wiederum nur für Störungen, also für den Ausnahmefall gefragt. Darin liegt zugleich auch die Begrenzung des Wirkungsfeldes der heilenden Experten.

Literatur

HINDERLING, Paul 1981 Ist der "Medizinmann" ein Divinator, Exorzist, Heilkundiger, Hexendoktor, Kräuterarzt, Kultführer, Orakelsteller, Schamane, Seher, Wahrsager, Zauberer? curare 4: 115-127

HOFER, G. 1966 Der Medizinmann in der naturvolklichen Gemeinschaft. Confinia Psychiatrica 9 (3-4): 177-197

KIRFEL, Bernhard 1984 Heilkundige in der Eifel. curare 7: 239-258

MAHLER, Th. 1977 Musik und Ekstase in einer ostafrikanischen Medizinmann-Praxis. Musiktherapie 2: 25-41

RUDOLPH, Ebermut 1983 Einrichter - Boanrichter - Knakenbrecher. Begegnungen mit dörflichen Chiropraktikern im Allgäu, in Ostfriesland und in Österreich. curare 6: 97-116

SCHRÖDER, Ekkehard 1983 Beobachtungen und Gedanken zum Dialog mit den Vertretern der traditionellen Heilkunden. Ein Bericht. curare 6: 3-8

SCHRÖMBGENS, H.H. 1978 Außenseitermethoden in der Allgemeinpraxis. Münchener Medizinische Wochenzeitschrift 120 (49): 1620-1621

STUMPFE, Klaus Dieter 1983 Die Heilmethoden der Medizinmänner. curare 6: 25-31

UNSCHULD, Paul Ulrich 1977 Professionalisierung im Bereich der Medizin. Saeculum 25: 251-276

VELIMIROVIC, Helga, VELIMIROVIC, Boris 1982 Therapeutischer Pluralismus? curare 5: 47-56

WAGNER, J. 1984 Some Comparisons of Shaman-related Folk Healing Performances in the frame of different cultures. A preliminary report on a recent research in the Lüneburger Heide. curare 7: 259-288

WILLI, Jörg 1979 Verständigungsschwierigkeiten in der Arzt-Psychotherapeut-Beziehung. Praxis der Psychotherapie und Psychosomatik 24: 15-24

Zusammenfassung

Thema dieses Sammelreferats ist die Triade Kranker - Heiler - Umfeld, im Rahmen derer verschiedene Aspekte aufgezeigt werden, die eine Typologie eingrenzen. Der Gegensatz zwischen dem das Bestehende eher bekräftigenden Heilertyp unseres Hausarztes und dem das Individuum und damit auch die beteiligte Umwelt auf Veränderung führenden Psychotherapeuten wird als eine mögliche Universalie angesehen. Als wichtig wird der zumeist angetroffene Pluralismus von heilenden Instanzen dargestellt. Unter Referierung verschiedener Autoren wird auf die therapeutischen Zugangsformen über den Intellekt, die Affekte und die Manipulation am organischen Substrat verwiesen, sowie auf eine geschichtliche Diskussion, die ihren Niederschlag in der Beschreibung der Phänomene des sozialen Wandels findet und letztlich auf den Status als Experten, den die Heiler in verschiedenen Graden annehmen.

Summary

This overview is focused on the triad 'sick person-healer-environment', by which some aspects of constructing a typology of healing persons are demonstrated. The contrast between healers, who are reinforcing the existing social and emotional powers in the life of an individual, and those healers, who try to induce remarkable changes in the attitudes of a person towards the social context, is presumed to be a kind of universal. The same contrast is shown by opposing our family doctor to the western psychotherapeutic expert in hospitals. Furthermore the author points out the situation of medical pluralism, especially that of different healing institutions. By citing different authors, different types of healing (healing by affects and emotions and healing by way of insight and understanding) are demonstrated. Finally the importance of historical aspects in studying social change and its effects on the status of medical experts is discussed.

Résumé

Le thème de cet exposé est la triade malade - guérisseur - situation, dont le cadre montre plusieurs aspects, qui forgent une typologie. L'opposition entre le type du médecin de famille, qui confirme plutôt la situation existante et celui du psychothérapeute, qui essaye de transformer l'individu et la situation est considérée comme phénomène universel. Le pluralisme des instances thérapeutiques, que l'on retrouve souvent, est considéré comme phénomène important. Se référant à différents auteurs on décrit plusieurs procédés thérapeutiques: celui par l'intellect, celui par les émotions ou celui par la manipulation du corps organique. En outre, on discute la situation historique par la description du changement des phénomènes sociaux et des rangs différentes des guérisseurs entendus. (W.Sie.)

Der Artikel war Thema eines Vortrags am 8.3.83 in Mailand im Rahmen des Seminario Itinerante di Antropologia am Istituto di studi transculturali, via Zerutti 50, I-20125 Milano

Volkstümliche „Sympathie"-Behandlungen – Ein schwieriges Gebiet zwischen „Gebet", „Placebo" und „Magie" mit einem Bericht des Heilkundigen G. „Müller": „Wie ich Kranke behandle."

Ebermut Rudolph

Zu Beginn einige Einschränkungen: Ich bin weder ein Mediziner noch gelernter Psychologe, sondern Religionsgeschichtler, Volkskundler sowie evangelischer Pfarrer und möchte zur Einleitung meines Referates eine Frage aus der Sicht der Religionspsychologie stellen: Was sind das für Leute, die in abgelegenen Gegenden - der Volkskundler spricht von "Rückzugsgebieten" - gelegentlich aber auch am Rande der größeren Städte ihr Wesen - manche meinen: 'Unwesen' - treiben? Wo können sie helfen? Wo liegen ihre Grenzen? Was hält die Umgebung von ihnen und ihrer 'Kunst'? Welche Erklärungen halten sie selbst für ihre Fähigkeiten - und deren Grenzen - parat? Sind ihre Gaben oder 'Kräfte' ihrem Dafürhalten nach erlernbar? Oder handelt es sich hier um eine ihrer Meinung nach natürliche Veranlagung oder eine 'göttliche Gnade'?

Anfang Mai 1970 verschlug es mich - anfangs ein wenig wider Willen - nach Kempten ins bayerische Allgäu; damals konnte ich nicht wissen, daß ich mitten in eine Gegend hineinkommen sollte, die zu jener Zeit noch ein Dorado war für magisch-sympathetische Heilbehandlungen. Heute könnte man das nicht mehr so ohne weiteres behaupten, denn von meinen Gewährsleuten sind inzwischen weit mehr als die Hälfte verstorben; darunter fast alle der wirklich "großen", "farbigen" Heiler. Jene also, die nicht nur eben die Warze auf der Hand zu 'besprechen' oder einen 'Schmerz', möglicherweise telepathisch, zu 'nehmen' verstanden. Letzteres habe ich einmal, freilich in einem weit entfernten Lande an mir selbst vornehmen lassen und war doch sehr erstaunt, wie "schlagartig" so etwas zu wirken vermochte. Oder auch diejenigen, die das "Blut stillen" konnten, auch über kilometerweite Entfernungen, die den "Muskelschwund", die "Schwiene" oder "Schwoine" abbeteten oder den "Brand löschten", also erst einmal die im Zuge einer schweren Verbrennung auftretenden Schmerzen nahmen, die dann aber erreichten, daß die in Mitleidenschaft gezogene Haut wieder schnell regenerierte, zumeist ohne Zurücklassung von Narben - was selbst ein Krankenhausdirektor als "medizinisch nicht mehr erklärbar" einstufte. Mit den "großen" Heilern meine ich diejenigen, die, in Personalunion gewissermaßen, eine ganze Reihe von verschiedenen Leiden zu kurieren, oder Krankheitssymptome (Schmerz, Fieber) zum Abklingen zu bringen vermochten, sich darüber hinaus allerdings nicht selten in dem schwierigen Grenzgebiet der "Magie" im weitesten Sinne (Wiederauffinden verlorener oder verlegter Gegenstände, Bannung von Dieben, Austreibung von Geistern und Dämonen) betätigten.

Von meiner Position als Pfarrer und Theologe, auch Krankenhausseelsorger her, hatte ich einen leichteren Einstieg bei diesen Menschen als wenn man als Nur-Wissenschaftler oder gar

Journalist an ihre Türen geklopft hätte; sind jene doch im allgemeinen recht vorsichtig, gelegentlich sogar argwöhnisch und das zweifelsohne nicht ohne Grund. Auf der einen Seite werden sie in den Zeitschriften beider großen Kirchen gelegentlich als eine Art "Teufelsdiener" mit der "Steckdose nach unten" eingestuft, auf der anderen müssen sie auf der Hut sein vor manchen etwas übereifrigen Vertretern staatlicher Gerechtigkeit, die das Kind mit dem Bade auszuschütten gewöhnt sind und in der Regel - und im Gegensatz zur Göttin "Justitia" - nur auf einem Auge blind sein möchten - nämlich dem der offiziellen Schulmedizin zugewandten.

Als ich im Mai 1970 nach Kempten kam, wußte ich bereits von Johann Forster, dem 'König' der bayerisch-schwäbischen Bauernheiler, der im Alter von 83 Jahren im Februar 1975 in Kaufering bei Landsberg am Lech verstarb. Das Eingangskapitel meines über die deutschsprachigen "Spruchheiler" geschriebenen Buches, wurde ihm später gewidmet (RUDOLPH 1977: 9ff). Bald aber hörte ich von einer alten 'weisen Frau' Sophie Wurm geb. Zwerger in Schwarzachen bei Wiggensbach, einer damals achtzigjährigen Dame, mit merkwürdig stechendem Blick, von der man sagte, daß sie nicht nur den Muskelschwund und die englische Krankheit, Rachitis, abzubeten, sondern auch Verlorenes und Diebesgut zurückzubringen vermöge. Sie erreichte das hohe Alter von 90 Jahren und verstarb am 1. April 1980. Es dauerte nicht lange, so stattete ich der "Wurmin" meinen ersten Besuch ab: An einem kleinen Weg, der von der Landstraße abbog hinauf zu ihrem Gehöft, stand ein Schild der Polizei "Parken verboten", was darauf hindeutete, daß diese Frau einen großen Zulauf hatte. Ich stieg die kleine Anhöhe hinauf und kam mit ihr schnell ins Gespräch. Nur auf meine aus verschiedenen Richtungen wiederholte Frage, wie sie, die "Wurmin" denn zu ihren Fähigkeiten gekommen sei, erhielt ich niemals eine Antwort. Auch später wich sie immer wieder aus. Was alles sie an Erfolgen gehabt zu haben glaubte, erzählte sie hingegen gern und bereitwillig, darunter auch die Geschichte von ihrer letzten Diebesbannung. Diese habe sie, so meinte sie, so "geschlaucht", daß sie eine volle Woche lang weder habe schlafen noch essen können. Nicht ganz ohne Grund sagte man der Frau Wurm nach, sie beherrsche sowohl die sogenannte "weiße" als auch die "schwarze Sympathie" bzw. "Magie". Sie selbst wies letzteres entrüstet als böswillige Unterstellung zurück, wobei das Ganze z.T. nichts anderes ist als eine Definitionsfrage: Heilt man eine Krankheit in den "drei höchsten" Namen, nämlich denen der Hl. Dreifaltigkeit, so ist das nach allgemeiner Auffassung "weiße Sympathie". Hext man einem Widersacher in "Dreiteufels-Namen" irgendein Leiden an - mir gegenüber wurde allerdings nur einmal ein solcher Fall zugegeben -, so ist das, ebenfalls nach allgemeiner Auffassung - "schwarze Magie". Wie aber, wenn man in "Dreiteufels-Namen" einem Menschen seine Krankheit nahm - oder in den drei "Höchsten Namen" einem - namentlich zumeist unbekannten Dieb das "Wasser abstellte", d.h. - wohl durch Fernhypnose - den Urinfluß blockierte, so daß er kreideweiß im Gesicht und bei helllichtem Tage das gestohlene Gut zurückbrachte? Hier waren sich zwar die Theologen beider Fakultäten ziemlich einig: Auch dies sei beides "schwarze Magie". Das Volk hingegen urteilte differenzierter und gelegentlich mit bauernschlauer Logik.

Im Laufe der Jahre lernte ich eine größere Anzahl von Heilern, "große" und "kleine" kennen - alles in allem weit über dreihundert: etwa 70 im Allgäu, 30 im württembergischen Schwaben, eine ganze Reihe in Österreich, Südtirol, Bayerischer Wald, Schweiz und etwa 40 darüberhinaus in verschiedenen Gegenden Nord- und Nordwestdeutschlands: Emsland, Lüneburger Heide, Hannoversch-Wendland, Land Hadeln und Stade zwischen Hamburg und Bremen. Andere wichtige Gebiete konnten noch nicht bereist werden aus Zeitmangel, so Schleswig-Holstein, oder - weil ich erst später von ihnen erfuhr - etwa die Eifel, wo eine systematische Erforschung des Spruchheiler-Wesens derzeit durch den Theologen und Soziologen Bernhard KIRFEL (in diesem Band), Universität Köln, vorgenommen wird. Immerhin hat sich im Zuge der etwa fünfjährigen Feldforschungen ein einigermaßen guter Überblick ergeben über das, was die meisten dieser Volksheiler miteinander verbindet, Einblick aber auch in das, worin sich personale oder lokale Verschiedenheiten zeigen.

Wie aber kommt man an diese Menschen heran, wie gewinnt man ihr Vertrauen? Wie bereits angedeutet, hat mir der Beruf, bzw. Hinweis auf denselben zumindest im süddeutschen Raum viele Türen geöffnet. Manche Heiler waren freilich noch immer voller Argwohn, wollten meinen Ausweis sehen. Nach 10 Minuten aber kam man dann doch recht schnell ins Fachsimpeln hinein, wobei mir ein kleiner psychologischer Trick gute Dienste leistete: Ich erzählte meinen Gesprächspartnern, daß auch ich anfangs sehr skeptisch gewesen sei im Blick auf die vielen Geschichten über wunderbar anmutende Heilungen, daß ich aber dann doch hier und dort auf überzeugende Fälle gestoßen sei, die mich veranlaßt hätten, meine anfängliche große Reserve, in Teilbereichen wenigstens, aufzugeben. Auch von Pflegern und Krankenschwestern konnte ich erzählen, die ebenfalls von erstaunlichen Hilfeleistungen zu berichten wußten. Schwestern und Pfleger haben oft eine engere Beziehung zur Umgebung als der Arzt; eine Pfarrhaushälterin in einem katholischen Allgäuer Dorf weiß nicht selten wesentlich mehr über geheimnisvolle Manipulationen auf dem Gebiet der Krankenbehandlung als der Pfarrherr selbst.

Hatte ich mich also als jemand ausgewiesen, der sich inzwischen von der Wirksamkeit volkstümlicher Spruchbehandlungen überzeugen konnte, wobei das durchaus meiner eigenen Überzeugung entsprach, dann kam es auf seiten der Befragten nicht selten zu einem 'Aha-Erlebnis': Also, gaben sie zu erkennen, sind Sie auch einer von denen, die erst nicht "daran geglaubt" haben, sich dann aber eines anderen, besseren haben belehren lassen. Einer, der erst ein 'Saulus' gewesen war, sich nun aber zum "Paulus" durchgemausert hatte. Natürlich hat mich bei alledem die Frage nach dem Wie der Heilungen niemals verlassen. Als Christ bin ich der Meinung, daß überall, wo einem Menschen in Leibesnöten geholfen werden kann, auch der "liebe Gott" - um es so volksnah wie möglich auszudrücken - seine Hand mit im Spiele hat. In dieser Hinsicht freilich stehen die Medizin der Ärzte, die in den Krankenhäusern verabreichten Spritzen, wie die fürsorgliche Behandlung durch gute Krankenschwestern auf derselben Ebene wie unverhoffte Gesundungen nach der Behandlung durch einen volkstümlichen Heiler. Schwierigkeiten tauchen allerdings dort auf, wo wir versuchen den Heilungsvorgang zu analysieren. Das kann man mit jeder materiellen Substanz ganz gut tun, oft bis auf einige Stellen nach dem Komma. Wer aber kann einen Heilungsvorgang in Prozenten ausdrücken, etwa so: 26% Suggestion, 27% Autosuggestion, 13% Telepathie; und der Rest: Glaube im religiösen Sinn. Ich kann durchaus mutmaßen, welche Faktoren an sich bei einer Gesundung im volksmedizinisch magischen Bereich eine Rolle gespielt haben mögen: Gebet als psychologischer Faktor, Placebo-Wirkung, möglicherweise auch paranormale Komponenten. Ich kann aber all diese Vermutungen, in sich bereits so unsicher wie möglich, nicht quantitativ ausdrücken. Die verschiedenen, von uns vermuteten Faktoren wirken allenfalls ineinander, miteinander, sind aber kaum voneinander zu trennen. Hier ist die magisch-mediale Volksmedizin noch viel schlechter dran als die Schulmedizin mit ihren Heilerfolgen, wo ebenfalls eine Fülle von Unwägbarkeiten, Imponderabilien eine Rolle spielen, was von weitsichtigen Vertretern derselben (LIEK 1930) auch durchaus zugegeben wurde.

Es wurde durch Herrn Professor SCHADEWALDT (in diesem Band) die Frage nach der 'auctoritas' der Autorität der Heiler gestellt, ihrer, wenn ich es recht verstehe, Bevollmächtigung. Bei all meinen Forschungen ist es mir darüber hinaus um eine Reihe von Kernfragen gegangen:

1. Wie habt ihr eure Heilbefähigung entdeckt, bzw. wer hat euch darauf aufmerksam gemacht, von wem habt ihr euer Wissen erhalten?
2. Wem gebt ihr eure Heilfähigkeit weiter oder wird diese mit euch verschwinden?
3. Wie erklärt ihr euch eure Fähigkeit, (theologisch) als eine "Gabe Gottes"; (anthropologisch) als eine euch innewohnende vielleicht auch an eure körperliche Konstitution gebundene Fähigkeit, die etwas zu tun haben könnte mit den "Nerven"?

In meiner volkskundlichen Dissertation "Übernahme und Weitergabe therapeutischer Fähigkeiten bei deutschsprachigen Spruch- und Gebetsheilern (sog. Gesundbeter)", enthalten in dem bereits erwähnten Buch (RUDOLPH 1977:204), konnte ich den Anforderungen der Statistik allerdings nicht gänzlich aus dem Weg gehen:

Ein nicht geringer Teil meiner Informanten erhielt die Befähigung zur Krankenbehandlung innerhalb der familiären Tradition: Meistens wollten die jungen Leute 'es', d.h. das Heilwissen, gar nicht haben, aber die Umgebung ließ ihnen keine Ruhe: "Eure Großmutter hat 'es' gekonnt, und euer Vater hat 'es' gekonnt; jetzt probiert ihr 'es' doch mal; ihr könnt 'es', wenn ihr wollt bestimmt auch ...!"

Zuerst die zaghafte Annäherung; man versucht es, wenngleich ohne allzuviel Überzeugung, und dann plötzlich passiert es: 'es' gelingt. Und nun entwickeln diese Menschen ein gewisses Selbstbewußtsein und machen sich daran, ihre Fähigkeiten weiter auszubauen, Neues zu erproben. Entweder, indem sie andere Heiler besuchen, die ihnen ihr Wissen verraten, oder - das geschah häufig während des letzten Krieges - man tauschte aus: Da war einer, der konnte Verwundeten das "Blut stillen" - ein anderer aber "löschte den Brand" oder war in der Lage, den "Schmerz zu nehmen". Viele sind freilich der Meinung, man dürfe sein Wissen erst weitergeben, wenn man im Sterben liege, weil man sonst seine "Kraft" verliere. Hier laufen die Meinungen auseinander.

Nicht weniger interessierte mich die Frage, wie oben bereits angedeutet, wie es mit der Weitergabe der Heilbefähigung bestellt sei. Anfang der siebziger Jahre lag das Durchschnittsalter der Heiler im bayerischen Allgäu bei 66 Jahren (= 73 Befragungen). Eine Gesamtausfallquote von etwa 50% war im Blick auf die Weitergabe an eine nächste Heilergeneration fest anzunehmen. In Bayerisch-Schwaben nördlich des Allgäu ergab sich bei 24 Befragungen ein Durchschnittsalter von 67 Jahren. Zwischen einem Drittel und der Hälfte der dortigen Heiler rechneten fest mit dem Erlöschen der Tradition bei ihrem Ableben. Im südöstlichen Württemberg ergab sich bei 18 Befragungen ein Durchschnittsalter von 71 Jahren. Hier dürfte die Ausfallquote sogar noch über 50 Prozent liegen. In Vorarlberg, wo 22 Befragungen vorgenommen wurden, ergab sich ein Durchschnittsalter von 64 Jahren. Auch hier war mit einem Erlöschen bei etwa der Hälfte der Befragten zu rechnen. In Nordniedersachsen, Landkreise Hadeln und Stade, ermittelte ich 1973 bei 22 Befragungen ein Durchschnittsalter von damals 63 Jahren. Die Quote für einigermaßen sicheres Erlöschen der Heilertätigkeit - man bezeichnet das Besprechen von Krankheiten dort als "Raten" - liegt bei 14% und damit weit unter den Schätzungen für andere Landschaften. Hier ist mit einem langfristigen Überleben des Heilerwesens - manche meinen "...unwesens" - zu rechnen.

Mit diesen Beispielen mag es sein Bewenden haben. Freilich sind die angegebenen Werte relativ, nicht absolut verläßlich. Durch das Sterben einiger weniger hochbetagter Heiler kann das Durchschnittsalter der Überlebenden nämlich so rapide absinken, daß man irrtümlicherweise meinen könnte, hier eine Heilergeneration in den allerbesten Jahren und mit guten Zukunftsaussichten vor sich zu haben.

Wenn man die alten Heiler fragt, warum denn die Jugend sich so wenig für ihr Wissen, ihre Fähigkeiten interessiere, erhält man nicht selten Antworten wie: "Ja, wer will's schon haben? Die Jugend will's nicht!". Einmal habe diese nicht den "Glauben", gemeint sowohl als Glauben im religiösen Sinn wie auch als Überzeugung von der eigenen Fähigkeit, und zweitens habe die Jugend heute nicht mehr die "Nerven". Nach dem Selbstverständnis der alten Heiler spielt Nervenkraft eine nicht unerhebliche Rolle beim Zustandekommen der Heilungen. Das ist bereits psychologisch einleuchtend: Wenn jeden Augenblick das Telefon klingeln kann, auch abends, nachts, sonntags - dann ist mit Feierabend und Feiertag nicht viel zu machen. Man ist gewissermaßen "immer im Dienst". Das wollen die jungen Leute nicht. Dort, wo einige von ihnen den Einstieg in das staatlich legitimierte Heilpraktikerwesen schaffen, dann selten, um die Praktiken der Väter weiterzuführen: Mentalbeeinflussung, das Rezitieren von Heilsprüchen und erst recht das direkte Gebet, als persönliche Anrufung Gottes oder der Heiligen ist in der Regel ungleich anstrengender als das Ausstellen von Rezepten.

Aus der Neugier an einem mir bis dahin geheimnisvollen Gebiet, dem der magisch-medialen Volksmedizin, wurde eine wissenschaftliche Untersuchung, die einmünden sollte in eine volkskundlich-philosophische Zweitdissertation. Ich merkte sehr bald, daß ich auf ausgesprochenes Neuland gestoßen war mit meinen Interessen. Zwar gab es in Ostberlin einen bekannten Volkskundler, der im Verlaufe seines Lebens nicht weniger als 22.000 Heilsprüche aufzeichnen konnte (Prof. Adolf SPAMER). Aber kaum etwas war in der wissenschaftlichen Literatur zu finden über die Menschen, die sich mit dergleichen Heilpraktiken abgaben. Und gerade hier lag der Schwerpunkt meines Interesses.

Ein in Mannheim ansässiger pensionierter Arzt (Dr. med Gerhard ROSE) machte sich daran, sämtliche in meinem Buch zumeist abgekürzt genannten Heiler herauszuschreiben und gegen diese bundesweit Strafanzeigen wegen der unsinnigsten Verdachtsmomente in Gang zu setzen, so in einem Fall "fahrlässiger Tötung". Ich mußte dreimal auf die Kriminalpolizei, dreimal auf das Amtsgericht in Kempten, weigerte mich aber, auch nur einen einzigen Namen preiszugeben. Einige der in die Aktion verwickelten Heiler waren im übrigen seit vielen Jahren tot. Schließlich wurde das dem zuständigen Oberstaatsanwalt zuviel - es war damals gerade die Zeit der Schleyer-Entführung und man war etwas ungehalten wegen der für völlig sinnlos gehaltenen Eskapaden aus Mannheim und Marburg (WIMMER 1977, OEPEN 1977).

Dieser Oberstaatsanwalt machte den Vorschlag, ich möge eine Pauschalerklärung abgeben, daß ich das Vertrauen meiner Informanten infolge meines Berufs als Pfarrer gewonnen habe und demzufolge als Geistlicher mich generell auf die seelsorgerische Schweigepflicht berufen könne. So unterschrieb ich eine diesbezügliche Erklärung und hatte Ruhe für zwei volle Jahre. Weit über zwanzig Heiler waren von jener Aktion betroffen; mindestens sieben Staatsanwaltschaften zwischen Stade im Norden und München im Süden wurden eingeschaltet. Zwei Staatsanwälte, einer in Eßlingen, ein anderer in München, durchschauten das Sinnlose dieser Angelegenheit, schrieben an mich persönlich, um die Sache nicht weiterverfolgen zu müssen. Nur drei - oder wenig mehr - meiner Heiler wurden herausgefunden: in einem Fall handelte es sich um einen Heilpraktiker aus dem Emsland, bei dem sich die Kripo für das "Mißverständnis" entschuldigte. Im zweiten Fall war es ein siebzigjähriger Landwirt aus Hannoversch-Wendland, der sich gerade wegen einer Augenoperation in einem Krankenhaus aufhielt. Das Verfahren vor einem Lüneburger Gericht wurde eingestellt. Im dritten Fall betraf es einen damals 87jährigen Kleinlandwirt und Bäcker, der seine Heilbehandlungen aus christlicher Nächstenliebe durchführte und von dem Geld, das er gelegentlich bekam, viel an die Kirche weitergab (RUDOLPH 1977: 244). Einmal sagte er mir: "Es kann jeden Tag sein, daß ich abgerufen werde von dieser Erde, und wenn ich dann eines Tages vor meinem Herrgott stehe, möchte ich mir doch nicht sagen lassen: 'Von mir hast du's bekommen und für dich hast du's verwendet!'" Nun schrieb mir dieser brave Mann einen verzweifelten Brief, weil auch bei ihm die Kripo vorgesprochen hatte. Die Einschaltung seines Ortsgeistlichen, eines katholischen Dekans, konnte ihn beruhigen. Die beiden Kriminalbeamten, die den "Fall" aufzuklären hatten, ließen durch Gesten durchblicken, was sie von der Sache hielten. Ein bereits anberaumtes Verfahren vor dem Amtsgericht in Schwabmünchen bei Augsburg wurde eingestellt.

Von der Schilderung weiterer Ereignisse, die leicht mehrere Seiten füllen würde und ein bezeichnendes Licht auf Einstellungen und Praktiken mancher Vertreter der Schulmedizin zu werfen scheinen, möchte ich absehen. Man möge auch den soeben durchgeführten Exkurs nicht verstehen als Versuch, die volksmedizinische Forschung durch das Aufzählen von Skandalgeschichten zu bereichern, sondern als Dokumentation von Reaktionsweisen, denen bereits die Beschäftigung mit außermedizinischen Heilbräuchen ausgesetzt sein kann. Wer sich auf diesem Gebiet bewegt, wird gelegentlich zur 'persona non grata' abgestempelt und verfällt damit dem WIMMER'schen Leitsatz von der "begrenzten Fairneß" (WIMMER 1977). Es scheint, daß hier bei der Fachkonferenz Ethnomedizin doch ganz offensichtlich ein anderer Wind weht. Natürlich bedeutet die Beschäftigung mit der umstrittenen Materie nicht, daß man aus einer falsch verstandenen Romantik heraus im Sinne eines "zurück zur Natur" nun alles das zu akzeptieren hätte, was in diesem Bereich zwischen Erfahrungswissen und volkstümlich-abergläubischen Traditionen auch immer betrieben wird. Aber ich meine, man kann ganz einfach den allermeisten Heilkundigen den guten Willen nicht absprechen und muß ihnen zugestehen, daß sie auf ihre Weise zu helfen versuchen, wobei ihr Bemühen, nachgewiesenermaßen, gelegentlich von ganz erstaunlichen Erfolgen begleitet sein kann.

Im Vergleich zur Situation bei außereuropäischen, etwa philippinischen Heilern, die ich seit einigen Jahren regelmäßig zu Studienzwecken besuche, finden sich im süddeutsch-alpenländischen Bereich nur wenige Heilkundige, die mystisch-okkulte Einführungserlebnisse angeben. Ein Heilpraktiker wollte gern dasselbe machen wie seine Vorfahren vor ihm. Er wußte nur nicht wie. Da erscheint ihm eines Nachts der verstorbene Vater im Traum und sagt: "Da, Joseph, jetzt machst du das ...". Plötzlich spürt er in sich eine ungekannte Kraft und glaubt, nun ebenfalls heilen zu können. Ein anderer wieder, der Heilpraktiker Georg Dietrich aus Großkitzighofen bei Buchloe - er verstarb vor einigen Jahren nach einem schweren Autounfall - spürte eines Tages, wie er von einer "Kraft" durchflutet wurde und meinte, es sei ebenfalls der verstorbene Vater gewesen, der ihm nun seine Fähigkeiten übertragen habe. Wieder ein anderer machte eine Wallfahrt nach Tirol und sah in einer Kapelle als einziger aus der Gruppe die dortige Marienstatue von leuchtenden Farben umhüllt.

Einführung zum Bericht des Heilkundigen G. "Müller"

Nun, ich bin froh, daß wir heute einen Gast unter uns haben, Herrn G. "Müller", der sich in seiner Gegend eines hohen Ansehens erfreut. Ich gebe hiermit Informationen wieder, die er mir vor etwa 10 Jahren auf Tonband sprach. Ursprünglich hatte Herr "Müller" Geistlicher werden wollen, verlor dann aber als Seminarist, wie er es heute sieht, den "Glauben". Seine Kenntnisse, d.h. Spruchformeln, "Gebete", hat er von seiner Mutter geerbt, diese sagte zu ihm: "Da, mach du's nun," sowie von zwei Pfarrern. Herr "Müller" hat mir gegenüber kein Geheimnis aus dem Wortlaut seiner Heilsprüche gemacht. Viele andere meinen, man dürfe diese erst dann weitersagen, wenn es einmal ans Sterben gehe, sonst verlören sie ihre "Kraft". Einen Heiler aus der Nähe von Krumbach in Bayerisch-Schwaben kannte ich, der hektografierte seine Sprüche, und gab sie weiter an alle, die sie haben wollten, um selbst nicht allzuoft belästigt zu werden. In Vorarlberg kann man die Sprüche bereits zu Lebzeiten weitergeben, darf den Wortlaut aber nicht sprechen, weil das einem Mißbrauch eines "Gebetes" gleichkäme. Stattdessen schreibt man alles auf ein Stück Papier und gibt dieses weiter.

Zurück zu meinem Begleiter: Wie dieser seinen Glauben wiederfand, schildert er so: "Also die ganze Sache hat sich nüchtern abgespielt. Ich war vollständig nüchtern, weil ich mich bei der ganzen Angelegenheit sogar noch gefragt habe, ob ich tatsächlich bei vollem Verstande sei...".

Bei der Notierung von Okkultberichten aller Art, die beim Zustandekommen von Volkssagen eine nicht geringe Rolle spielen, ist es immer wieder interessant, mit welchen Beteuerungen der Erlebnisträger allen Argumenten, er sei vielleicht betrunken gewesen oder übermüdet oder einer Halluzination zum Opfer gefallen, entgegenzutreten versucht. Die Fortsetzung des Berichtes:

"Wir wurden von einer Jagdgesellschaft als junge Leute zu einer Gaststätte geführt, um die Hasen zu richten zu einem Nachmittagsessen. Dann nach dem Essen wollten die Herren noch einen Kaffee. Da sagte die Köchin: 'Ich habe keine Milch!' Da sagt ein Kamerad bzw. ein Bekannter; 'Ja, das wer mir gleich ... das bekomme mir gleich ...". Er geht in die Ecke, wo die Handtücher hängen, melkt davon und bringt auf einmal eine Schüssel voll Milch daher und sagt zu uns, wir waren alle ganz erstaunt, da sagt er zum anderen Kollegen, das war ein Bauer eben dort, ein kleiner Bauer: 'Jetzt gehscht nüber und schaust nach deiner zweiten Kuh, zum roten Scheck, die gibt keinen Tropfen Milch.' Und ich hab als junger Mann s'Melken gelernt, habs auch probiert, und der Mann hats probiert, und keiner bringt wieder einen Tropfen Milch raus. Das Haus war nicht weit entfernt, keine hundert Meter ... Also wir haben keinen Kaffee nicht gewollt. Ja da kann man doch nicht als Mensch ein gutes Gewissen haben bei sowas. Und dann sagte er (der Handtuchmelker): 'Schau unter den Tisch nei ...' und dann seh ich, und das noch heut, einen ganz großen schwarzen Hund mit feuerroten Augen, jeder ist erschrocken und wollte davon, und da hat er ihn gehalten, und dann macht einer ein Kreuz, und dann auf einmal machts wieder einen Polterer und dann hats so eine Art Schwefelgeruch und einen ziemlichen Gestank gehabt, und für uns alle war der Abend kaputt und versaut.

Das war abends um 5 oder 6 Uhr, und das muß so 1925/26 gewesen sein. Da war ich schon 25 Jahre alt. Und mit vollem Verstand, also - ängstlich, nein, im Gegenteil. Ich hab mich ja nicht geforchten und hab überhaupt keine Furcht kennt, und dann sagt der andere: 'Ich muß jetzt heim', und er geht naus und da sagt er noch, Peter hat er geheiße, und der andere, wo fort wollt, hat Alfons geheiße. Und da sagt der (Handtuchmelker und Zauberer): 'Wenn du jetzt heim gehscht - so schnell warst noch nie daheim!'

Und tatsächlich, wie der so um fünf Kilometer Entfernung wohnte, der hat nicht einmal eine halbe Stund gebraucht, und er ist auf und auf, und ist der schwarze Hund allemal auf der Ferse ihm nach. Hat ihm nichts getan: Garnichts! Garnichts! Und hat sich umgschaut: Der war schweißgebadet. Und von derselben Zeit dann, wie ich - wir ham Karte gespielt - früh um sechs bin ich hoim komme; heute weiß ich noch nicht, wo ich war. Und ich war bei vollem Verstand. Ich könnt heut n'Eid schwöre, daß ich mich nirgends hingelegt habe und garnix.

Der das Melken gemacht hat, das war ein kleiner Bauer, daß der sowas machte, wir ham gar keine Ahnung gehabt. Und durch dees bin ich dann, ... mei, ich hab'n Glauben mehr durch einen kleinen Zufall verloren und hab nix mehr geglaubt. Aber von derselben Stunde bin ich, obwohl meine Mutter (zuvor) bittere

Tränen geweint hatte, und in unserem Haus waren wir sehr religiös ... und dann ist aus dem Saulus ein Paulus geworden, und dann hab ich mich wieder bekehrt und bin wieder fleißig in d'Kirche gegange ...'"

C.G. JUNG (1958: 11) sagt einmal in seiner Einleitung zu dem Buch von Aniela JAFFÉ "Geistererscheinungen und Vorzeichen" (1958) auf dem Gebiet des Spukhaften und Unerklärlichen werde weit weniger geflunkert, als man im allgemeinen annehme. Das entspricht voll und ganz meinen eigenen Erfahrungen: Die meisten, denen Unerklärliches begegnet, haben heute eine große Scheu, darüber zu sprechen, ganz einfach, weil sie fürchten, damit für nicht mehr zurechnungsfähig gehalten zu werden.

Zusammenfassend möchte ich sagen: ich bin kein Mediziner und möchte nicht den Berufenen in ihre Arbeit hineinpfuschen. Am Ende meines Buches "Die geheimnisvollen Ärzte" (1977) gab ich meiner Hoffnung Ausdruck, es möchten sich junge, unvoreingenommene Mediziner finden, die systematisch den einen oder anderen der volkstümlichen Spruchheiler beobachten, um unter Wahrung der Diskretion zu eigenen Schlußfolgerungen zu kommen. Dazu ist es heute nicht mehr fünf Minuten vor 12 sondern eine Minute vor 12. Es ist also keine Zeit mehr zu verlieren, denn die Toten reden nicht mehr, und was die von ihnen einmal behandelten Menschen erzählen, ist nur in den seltensten Fällen nachprüfbar.

Literatur

JAFFÉ, Aniela 1958 Geistererscheinungen und Vorzeichen. Eine psychologische Deutung. Zürich/Stuttgart

JUNG, C.G. 1958 Vorwort. In: JAFFÉ, Aniela Geistererscheinungen und Vorzeichen. Zürich/Stuttgart

LIEK, Erwin 1930 Das Wunder in der Heilkunde. München

OEPEN, Irmgard 1977 Deutsches Ärzteblatt No. 39: 2347 f

RUDOLPH, Ebermut 1976 Cui bono? Anmerkungen zum Streit um die sog. "parapsychologische Volkskunde" - Analyse der Wimmer'schen Terminologie. Zeitschrift für Volkskunde I

RUDOLPH, Ebermut 1977 Die geheimnisvollen Ärzte. Von Gesundbetern und Spruchheilern. Olten. Freiburg

WIMMER, Wolf 1975 Parapsychologie, Aberglaube und Verbrechen. Zeitschrift für Volkskunde 71: 181-201

WIMMER, Wolf 1977 Schwarzmagische Attacken. Deutsches Ärzteblatt No. 25

Zusammenfassung

Der Autor, derzeit evangelischer Pfarrer in Rain am Lech, berichtet von mannigfachen Begegnungen mit deutschsprachigen, überwiegend in ländlichen Gebieten tätigen sog. "Sympathie"-Heilern, bzw. Spruchheilern. Intensiv untersucht wurden einige süddeutsche Landschaften, das Allgäu, Bayrisch-Schwaben, das südöstliche Württemberg, die meisten Gebiete Österreichs, sowie verschiedene Gegenden in Nord- und Nordwestdeutschland. Geschildert wird die Zugangsweise zu den Heilkundigen, aufgrund derer viele dieser sonst eher schweigsamen Menschen bereit waren, über ihre Erfahrungen auf dem Gebiet der magisch-medialen Heilkunde zu sprechen. Anhand einiger Fallbesprechungen werden auch mystisch okkulte Initiationserlebnisse genannt, wie sie - im deutschen Sprachgebiet freilich nur ausnahmsweise -

am Beginn einer Laufbahn als Volksheiler stehen können. Ein solcher Heiler wird persönlich vorgestellt (s. den folgenden Beitrag von G. "MÜLLER"). Der Autor gibt an junge Mediziner die Anregung weiter, Heilbehandlungen durch volkstümliche Heiler zu untersuchen, solange diese noch am Leben sind.

Summary

The author, protestant priest in South-Western Germany (Allgäu) reports on his interviews with appr. 300 folk-healers, mostly using "sympathetic" methods and incantations, whom he studied during the last years in various regions of Germany and Austria. A number of these persons have since died. The younger generation rarely takes over, partly because of lack of belief, as well in the Christian sense as in the meaning of confidence in the efficacy of the traditional methods and, especially, in their own power. The author describes his approach to the often rather taciturn healers and gives some short case histories. Mystical-occult initiation-experiences, marking the begin of their healing career, are rare. In the case of the folk-healer G. "MÜLLER", however, (vide next paper), who is introduced by quotations from his own account, a mystical initiation experience occured. The author urges young scholars of medicine to examine such traditional forms of healing before they vanish completely. (W.Sch.)

Résumé

L'auteur - actuellement pasteur à Rain am Lech, Bavière - parle de ses multiples rencontres avec des guérisseurs qui travaillent dans les régions rurales de langue allemande. On les appelle "Spruchheiler" (guérisseurs grâce a des formules magique), ou "Sympathie-Heiler" (guérisseurs grâce à la sympathie). Les régions de recherche approfondie étaient Allgäu, Bayrisch-Schwaben, le Sud-Est de Würtemberg, presque toutes les régions de l'Autriche ainsi que plusieurs régions au Nord et au Nord-Ouest de L'Allemagne. On décrit les méthodes psychologiques qui ont animé les gens, habituellement plutôt discrets, à parler de leurs expériences avec la thérapeutique magique et la médiumnité. On discute certaines études de cas initiatiques (mystiques-occultes) tels qu'on les trouve parfois au début d'une carrière de guérisseur; ces phénomènes initiatiques sont très rares dans les régions de langue allemande. Un tel guérisseur a été présenté personellement et il a parlé de ses expériences. On anime les jeunes médecins à explorer les thérapeutiques des guérisseurs et leur succès tant que ces derniers sont encore en vie. (W. Sie.)

So heile ich Kranke
Bericht des Gebetsheilers "MÜLLER"

(R. - Dr. Rudolph, M. - G. "Müller", F. - Fragesteller aus dem Auditorium)

R.: Ich bin gebeten worden, meinen Bekannten, Herrn "Müller", vorzustellen. Ich habe das bereits getan, mit dem Bericht über eine Episode, die er erlebte. Das hat bei ihm, nachdem er vorher eine Glaubenserschütterung erfahren hatte, dazu geführt, wieder unsichtbare oder übernatürliche Kräfte anzuerkennen. Ich habe ihn vor etwa vier Wochen wieder besucht. Er saß an seinem Tisch und hatte eine Fülle von Briefen bekommen und Photos vor sich. Die Heiler brauchen oft eine Brücke, einen Ansatzpunkt zum Heilen. Der eine Patient schickt ein Schnupftuch, der andere eine

Photographie oder Haare. Photos sind für den Heiler eine Hilfe, wohl auch im psychologischen Sinne, sich auf den Kranken einzustellen.

M.: Ja, ich habe ungefähr jeden Tag 20-40 Personen ... bei meinem Alter. Und dann komme die meischte zuerscht vom Arzt, dann komme sie zu mir, weil der Art mit der Spritze nix ausrichtet. Der große Teil kommt mit Rückeschmerze, Kopfschmerze, dann Nerve- und Muskelschwund und lauter solche Schmerze.
(Er zeigt das Photo einer jungen Frau) ... wo der Doktor noch drei Tag zum lebe gebn hat... Das ist eine (andere) Dame, eine junge Frau mit 21/22 Jahren. Sie war mehrere Monate krank. Sie ist ja Verkäuferin in er Metzgerei. Sie ist auch Metzgerin. Und die war nun so drei, vier Monat in Frankfurt in der bekannten Augenklinik und ist als blind entlasse worde... Wenn ich die richtige Antwort geb, dann weiß ich oft keinen Ausweg, wie das überhaupt kommt, daß die Kraft so stark ist. Nun, grade wie Blutstillen, das isch ja leicht. Schlechter is, wenn einer mit Depressione da ist.

R.: ... Fangen Sie an zu zittern, oder?

M.: Na na nix, aber ich hab da en Druck... Aber sonst, ich mein ja jede dritte Person kommt mit Rückenschmerze, wie ich gesagt hab und dann sehr viele mit dem Muskelschwund.

R.: Zu "Muskelschwund" eine kurze Erklärung. Der Muskelschwund wird verschieden angegangen von diesen Heilern. Die einen sagen dann ihre Gebete, wenn der Mond abnimmt. Genauso wie der Mond abnimmt, soll die Krankheit abnehmen. Die anderen sagen: "Ja, das Fleisch soll ja wachsen". Also beten sie genau bei zunehmenden Mond. Und jeder schwört im Grunde auf seine Methode, ein Zeichen, daß wahrscheinlich der Mond nicht so viel damit zu tun hat...

M.: Das sind lauter solche Sache, mei, es gibt ja in der Natur soviel Sache, wo mer selber helfe kann, wo kein Mensch weiß, was mer eigentlich für en Zweck hat.

R.: Herr "Müller" haben sie schon mal mit einem Arzt darüber gesprochen, was Sie so machen?

M.: Da kommt sogar ein Arzt zu mir und sagt: "Mei, Herr "Müller", wenn ich das könnt, was Sie machen, dann wär ich erst ein Arzt, so bin ich halt Mediziner...
Sie ist 22 Jahre alt (die blinde Patientin), und dan bringe se d'Eltere, und ich hab nix, also gar kein Gefühl für die Dame gehabt, nix raus gefunde, was se eigentlich hat. Und dann hab ich bei Nacht, ich kann zwar selber etwas mitm Pendel, aber dann hab ich die andere gholt. Und jetzt hats dann auch ausgeschlagen, und da hab ich denkt, na das kann nichts anderes sei als Nerve. Dann hab ichs gemacht mit Nerve, mit Nervenschwund. S'vierte mal kommt sie daher, da sagt sie, ich hab jetzt die Helle, die Sicht. Und dann hat sie so gesehe, daß sie also lese hat kinne und alles, und dann ist sie wieder nach Frankfurt nauf, und jetzt sehen Sie, wie sie schreibt.
Ja, die kann gar alles lese, sogar das kleinste. Aber wo das herkommt, da steh ich oft ehrlich gesagt selber vorm Rätsel...
Ja, ja so ists. Jetzt sind zwei oder drei Ärzte zu mir komme, die wollten's lerne.

F.: Was ist sonst noch an Informationen notwendig über den Patienten, also an Anamnese, was wird sonst noch festgestellt.

M.: Es sind alles die heilige Dreifaltigkeit.

R.: Können Sie uns das mal erklären.

M.: Alles ein Gebet. Ich hab für jede Krankheit ein eigenes Gebet, und sonst mach ich das Gebet also für den ganzen Körper, für Rückenschmerze ... es kommt ja mit allem daher.

F.: Was ich Sie gern mal fragen wollte, Herr "Müller", wenn man zum Arzt geht, dann fragt der Arzt doch viele Fragen über die Familie, um noch

Information über die ganze Person zu kriegen. Machen Sie das auch und auf welche Weise?

M.: Ich frag jeden zuerscht, mei da sind verschiedene Krankheite dabei, da kommt z.B.: Warst Du beim Arzt?" Da kommt eine Dame, eine ganz junge Dame, die hat also Bläse. Da sag ich: "Ich tu nix, da tu ich nix!" Da sagt sie: "Warum nicht?" "Ja, ich hab Angscht." Da sagt sie; "Jetzt bin ich in Augsburg gewest, in Kaufbeure, ich bin nicht geschlechtskrank". Das sind oft Leut mit Ausschläg. Grad die Woche hab ich eine Dame, die isch von da obbe - wie ein Kind, das Masern hat - feuerrot. Sie war also bei verschiedene Ärzte, und keiner kann sage, was's is. Ich steh ja auch vorm Rätsel. Aber es isch jetzt bedeutend besser. Aber sage Sie mir, wo des herkommt. Ich mach da keine Sprüch, weil ich des nicht mag.

R.: Die Frage war gerade, in welcher Weise, ob Sie auch Fragen nach den Problemen stellen, die in der Familie da sind, bei den Patienten, oder ob Sie sich nur auf den Kranken konzentrieren.

M.: Nein, ich muß frage z.B. mit Rachitis. Die erste Frage ist, ob Vererbung ist, das sind verschiedene Sache, da wo ich zuerscht mit einziehe muß.

F.: Ich möchte gern fragen, wieviel Zeit er für jeden Patienten aufwendet, wenn er 20-40 Patienten pro Tag hat.

M.: Also, das ist eine Frage. Ich kann z.B. a gute viertel Stund brauche. ich kanns auch in drei Minute mache. Des is ganz verschiede...

R.: Meinen Sie, sind das körperliche Kräfte oder Kräfte von Ihnen, oder kommen die von woanders, wenn Sie helfen?

M.: Also ganz bestimmt, ich habs ja schon vorher gesagt, daß ich oft nicht weiß, ob das eigentlich recht ist, oder wo die Kraft herkommt.

F.: Wenn er glaubt, daß es übernatürliche Kräfte sind, die die Krankheit verursachen, würde er dann exorzistische Maßnahmen auch anwenden.

M.: Nein, ich bete zu Gott. Da gibt es ein eigenes Gebet. "Zwei böse Auge habe wir hier gesehe ..." und so geht des weiter.

R.: Herr "Müller", es wurde gefragt, woher ihre Patienten kommen? Sind das Leute, die so vom Dorf kommen, oder sind es Leute, die von der Stadt kommen, sind es Leute aus der Nähe oder aus der Ferne.

M.: Also, sie kommen von der Schweiz, von Belgien, von Frankreich, von Paris, überall her. Eine ist sogar aus Kanada, die is vor 10 Jahre oder ungefähr, war die bei mir und der war der ganze Körper ein Ausschlag, und d'Ärzte haben's nicht heile könne. Und dann habe ich ihr in Gottes Name geholfen, und im April kommt sie wieder 'rüber von Kanada. Sie hatte Ausschlag und drübe habbe se nicht helfe könne.

F.: Herr "Müller", brauchen sie dazu irgendwelche Materialien, Sakrametalien, Weihwasser oder Kerzen?

M.: Ich verwende nur Weihwasser, sonst gar nichts.

F.: Herr "Müller", werden sie manchmal konsultiert, um Tiere zu heilen, die im Dorf krank geworden sind?

M.: Ja, mein Gott, ich geh ja jetzt nicht mehr in keinen Stall mehr hinein, aber sonst war ich überall. Zum Beispiel ich hab jetzt innerhalb drei Jahre von acht Fraue hab ich fünf behandelt, daß a Kind jetzt kriege. Sage Sie mal Herr Professor, wo kommt des her, ich steh vor einem Rätsel. Lauter Fraue, die waren vier, fünf sechs Jahr schon verheiratet und alle beide (Frau und Mann) gesund.

R.: Herr "Müller", können Sie Ihre Gabe an jemanden weitergeben?

M.: Jawohl, ich hab jetzt in letzer Zeit eine ganz junge Dame mit 21 Jahre bei Landsberg, die machts sehr gut, dann hab ich eine Frau, die kenne Sie vielleicht Herr Doktor Rudolph, bei Kempte, die machts sehr gut, und dann hab ich einen jungen Mann, also ein Mannsbild, wo ich denk, der bringt nix zsamme.

„Ich bin der Abort der Wissenschaft." – Zu Besuch bei einem traditionellen Heilkundigen in Österreich

Judith Schuler

Einleitung

Traditionelle Heilkunde ist trotz einer schon langen Geschichte und weiten Verbreitung der Schulmedizin auch im europäischen Raum zu finden (s. auch die Beiträge A. DIECK, T. GRYNAEUS, B. KIRFEL, G. MÜLLER, E. RUDOLPH in diesem Band). Traditionelle Heilkundige stehen in Europa oftmals vor der Situation, ihre Berufung außerhalb oder bestenfalls am Rande der Legalität ausüben zu müssen. Dabei stehen sie im Spannungsfeld zwischen dem Glauben an und dem Wissen um ihre Berufung einerseits, der Forderung Hilfesuchender nach Zuwendung und Heilung, die es ihnen letztlich unmöglich macht, dieser Berufung auszuweichen andererseits, und dem Anspruch vieler Staaten, ihre Bürger vor Schaden zu bewahren, zum dritten. Ihre Methoden sind unüberschaubar vielfältig, wobei die Grenze dessen, was noch als legal gilt, in den einzelnen Ländern unterschiedlich gezogen wird.

Ich berichte über einen traditionellen Heilkundigen, der in Österreich praktiziert. Dort gelten Heilpraktiker und Naturheilkundige gesetzlich als Kurpfuscher, die angezeigt und verurteilt werden können. Herr * ist 67 Jahre alt und übt die Heilkunde seit 33 Jahren aus. Ich habe ihn befragt, wie er mit Kranken umgeht und über seine Methoden, ihnen zu helfen. Das Gespräch fand am 18. Oktober 1984 in den Räumen statt, in denen Herr * auch seine Patienten empfängt; es wurde auf Tonbandkassetten festgehalten. Die Atmosphäre war sehr gelöst und Herr * stand allen Fragen sehr offen und auskunftsbereit gegenüber.

Feststellung der Krankheitsursache ("Diagnose")

Im Dialog zwischen Heilkundigem und Patient stellt die Diagnose unabhängig vom medizinischen System eine entscheidende Übereinkunft dar, auf deren Basis eine Zusammenarbeit im Sinne des Patienten zustande kommt oder auch nicht. Zum einen beinhaltet die Diagnose die Benennung der Krankheit, ein wichtiger Schritt in Richtung auf ihre Beherrschbarkeit, zum anderen bietet sie ein Erklärungsmodell der Krankheit, basierend auf den Erkenntnissen und Theorien des medizinischen Systems, innerhalb dessen sie gestellt wird. Eine erfolgreiche Diagnosestellung ist die Voraussetzung für die Aufnahme einer Behandlung; mit ihr beantwortet sich für den Heilkundigen die Frage "Kann ich diesem Patienten helfen?".

Diese Frage stellt sich auch Herr *, wenn ein Patient ihn aufsucht. Um zu einer Antwort zu kommen, versucht er sich zunächst ein erstes Bild vom Allgemeinzustand des Patienten zu machen. Er betrachtet dazu die mitzubringende Urinprobe und prüft unter anderem "die Farbe", "die Blasenbildung", "die Schaumbildung", "die Blasenbildung des Schaums", "das Auftreten von Sedimenten", "ihre Form und Absatzgeschwindigkeit" und "die Körnigkeit des Urins". Herr * hat diese Methode von seinem Großvater, der sie aufgrund eigener Beobachtungen an Tieren und Menschen entwickelte, weitergeführt. Die mit bloßem Auge durchgeführte Inspektion des Urins gibt ihm Aufschluß über die "Verbrennungsfunktionen im Körper", sowie über "Organfunktionen", "Sauerstoffverbrauch" und "die Durchblutung der Koronargefäße". Besondere Konstellationen weisen Herrn * auf Krebserkrankungen - Methoden der Urindiagnostik oder Harnschau sind altüberliefert und werden z.B. von Ali ibn Sina (980 - 1038 auch als Avicenna bekannt) beschrieben (GOERKE 1984: 23).

Ein weiteres Mittel der Diagnosefindung ist die Inspektion des Gesichts. Gesichtsausdruck, Augenstellung, Mundstellung, Hautbeschaffenheit, gewisse Auffälligkeiten am Kinn etc. lassen ihn auf bestimmte Organanfälligkeiten oder Schwachpunkte des Organismus schließen. Die Vorgeschichte des Kranken (überstandene Operationen, bisher erfolgte Medikation, etc.) sind weitere Anhaltspunkte, die zur Erstellung der Diagnose wichtig sind und bei der Therapie berücksichtigt werden müssen. So führt er eine Krankheit oftmals auf einen womöglich schon länger zurückliegenden Eingriff zurück, mit dem zunächst keine Verbindung zu bestehen scheint. Als Beispiel erzählt Herr * von einem Patienten, der mit einem Zwölffingerdarmgeschwür zu ihm kam. Er führte es auf die Behandlung einer chronischen Entzündung des Ischiasnerven zurück, die nach den Regeln der Schulmedizin hochdosierte Medikamente verlangte und so "das Gleichgewicht" in den Verdauungsorganen zerstörte.

Herr * orientiert sich bei der Benennung von Symptomen und Krankheiten an den Begriffen der Schulmedizin; seine Erklärungsmodelle von Krankheit unterscheiden sich jedoch von diesem Paradigma. Auch versucht Herr *, Diagnosemethoden des schulmedizinischen Systems wie z.B. Röntgendiagnostik oder andere Spezialuntersuchungen zur Feststellung seiner Diagnose heranzuziehen, indem er die Patienten bittet, sich zunächst von ihrem Hausarzt zu entsprechenden Spezialisten überweisen zu lassen, und ihm von deren Befunde zu berichten.

Aus seinen Beobachtungen und den Berichten der Patienten stellt Herr * fest, welche Krankheit vorliegen könnte und welche Ursachen sie haben könnte. Dabei versucht er, den Patienten in seiner Ganzheit zu sehen, um die "Gestalt" der Krankheit zu erfassen.

Viele Patienten, die schon länger bei Herrn * sind, kommen nicht selbst zu ihm, sondern geben ihren Urin Familienmitgliedern oder Nachbarn mit, die ihn beim Heilkundigen abliefern. In solchen Fällen versucht er, mittels Harnschau festzustellen, was dem Kranken fehlt. Auch gibt er Heilmittel für den Kranken mit. Trotzdem betont er immer wieder, daß ihm das die Therapie einleitende Gespräch mit dem Patienten und die Möglichkeit, darüber auf diesen einzuwirken, sehr wichtig sind.

Therapie

Die Therapie, die Herr * seinen Patienten empfiehlt, orientiert sich, aufgrund der ganzheitlichen Gestalt, die Herr * sich von der Krankheit des einzelnen Patienten macht, an der persönlichen Situation des Patienten. Eine wichtige Grundlage ist ein Gespräch zwischen dem Heilkundigen und dem Patienten, in dem Herr * die Krankheit und ihre Ursachen erklärt. Er weist auf Möglichkeiten hin, wie der Patient sein Leben verändern kann, wie er es seinem Körper angepaßter gestalten kann. Dieses Gespräch stellt für Herrn * das eigentliche Kernstück der Therapie dar. Er versucht dabei, den Patienten zu motivieren, etwas für sich zu tun, über die Ratschläge nachzudenken, sein Leben umzuorientieren, die Heilmittel zu nehmen und damit aktiv zu seiner Genesung und später zur Erhaltung seiner Gesundheit beizutragen.

Den meisten seiner Patienten rät Herr * zur Einhaltung einer Diät, auch zu mehr Regelmäßigkeit und zur Einhaltung einer ruhigeren Lebensweise. Diese Einschränkungen sollen die Patienten darauf aufmerksam machen, daß sie "Menschen sind, keine Maschinen, die auf Knopfdruck zu jeder Zeit einsatzbereit sind". "Zwänge, bzw. Zwangslagen", in die sich die Menschen aufgrund ihrer Lebensführung versetzen, "verkrampfen die Leute" sagt Herr *; deshalb versucht er den Patienten die Streßsituationen, die psychosomatische Folgen haben bzw. haben können, transparent zu machen. Die Patienten sollen merken, welche Fehler sie gemacht haben, und sollen in die Lage versetzt werden, diese in Zukunft zu vermeiden.

Die Veränderung der Lebensgewohnheiten und Lebenseinstellung ist Mittelpunkt der Therapie, was einem eher psychologisch, psychotherapeutischen Ansatz entspricht und der Förderung der Heilungsbereitschaft (s. Beitrag H. FIGGE in diesem Band) dient. Zur weiteren Unterstützung, z.B. zur Blutreinigung, oder zur Verbesserung des Allgemeinzustandes bekommen die Patienten Heilmittel in Form von Kräutertees, -salben, -tinkturen, die aus einem von ihm aufgebauten Betrieb stammen, oft aber auch individuell abgestimmt und zubereitet sind, vergleichbar der vor allem mit Medikamenten therapierenden Schulmedizin. Herr * empfindet Pflanzen als besonders gut geeignet zur Heiltherapie, da sie dem Körper Energie zuführen, um neue Kräfte aufbauen zu können. Hier folgt er dem Grundsatz der Naturheilkunde: "Eure Lebensmittel sollen Eure Heilmittel sein und Eure Heilmittel Eure Lebensmittel". Das hört sich zunächst nach vor-industrieller Pharmazie an, was häufig mit unwissenschaftlicher Vorgehensweise gleichgesetzt wird. Zu berücksichtigen ist dagegen, daß die kräuterheilkundliche Tradition wesentlich zur Entwicklung der Pharmazie beigetragen hat.

Heilmittel allein können aber nur Hilfsmittel sein, Ordnung in die Unordnung zu bringen. Ohne Veränderung der Lebensgewohnheiten werden sie auf Dauer keine Hilfe bringen. Diese Neuorientierung ist letztlich nur durch die Anstrengung des Patienten selbst zu erreichen und deshalb ist auch das Gespräch, die seelisch-geistige Betreuung des Patienten so wichtig.

Ursachen für Krankheit

Ursachen für Krankheiten werden in verschiedenen medizinischen Systemen unterschiedlich definiert und dementsprechend unterschiedlich behandelt. Für Herrn * liegt die Ursache einer Krankheit in einer Irritation des Menschen, in einer Unordnung zwischen Körper, Geist und Seele. Schuld an einer solchen Unordnung sind z.B. Unregelmäßigkeiten beim Schlafen, Essen, in der gesamten Lebensführung, falsche Eßgewohnheiten, eine falsche Lebenseinstellung. Als ebenfalls problematisch und als Ursache für Krankheit in Frage kommend hält er eine vorangegangene Behandlung mit pharmazeutischen Mitteln. Die dadurch entstandenen und angelagerten "Gift- und Abfallstoffe" müssen in der Therapie berücksichtigt und mitbehandelt werden. Ursache der Krankheit ist also ein gestörtes Gleichgewicht, ein Prinzip, das ja in ähnlicher Form in vielen z.T. schon historischen medizinischen Systemen, wie z.B. dem griechischen und chinesischen (u.a. ACKERKNECHT 1979: 43, 44, 51) zu finden ist.

Herr * hat keine Standardtherapie für bestimmte Symptome vorzuweisen, da er meint, daß dasselbe Symptom bei jedem Kranken durch individuell unterschiedliche Faktoren hervorgerufen wird. E. SEIDLER (1979: 177) spricht von einem "individualpathologischen System" und beschreibt dies wie folgt:

> "Krankheit ist eine Entgleisung aus der Harmonie des natürlichen Gleichgewichtstrebens durch eine qualitativ bzw. quantitativ verändernde Störung. Diese Veränderung kann sich lokal (Entzündung) oder allgemein (Fieber) äußern, ist aber immer von der vorgegebenen individuellen Körperverfassung (Alter, Geschlecht, Konstitution etc.) des Betroffenen abhängig. Da diese wiederum eng mit seinen äußeren, nur für ihn spezifischen Umweltbedingungen verknüpft ist (Klima, Jahreszeit, Wohnort usw.) äußert sich jedes Leiden bei jedem Kranken in verschiedener Weise. Krankheitserscheinungen sind symptomatischer Ausdruck der gestörten Einzelverfassung; abstrahierte Krankheitseinheiten können in diesem individualpathologischen System nur schwer gedacht werden."

Um bei dem bereits genannten Beispiel zu bleiben, entsteht ein Zwölffingerdarmgeschwür bei dem einen durch unregelmäßigen Schlafrhythmus z.B. in Folge von Nachtarbeit. Herr * erklärt, daß dies "zu Verkrampfungen im Verdauungsapparat führen könne. Es entstehen Falten, in denen sich Sekrete sammeln, die nicht mehr abfließen können. Diese fangen an zu gären und zu schwären, und es entstehen Geschwüre". Der oben schon erwähnte Fall eines anderen Patienten zeigt medikamentöse Behandlung als Ursache für ein Zwölffingerdarmgeschwür. Weitere Fälle mit anderen verursachenden Faktoren ließen sich auflisten.

Die Hilfesuchenden

Die Klientel traditioneller Heilkundiger hat sich in den letzten 100 Jahren gewandelt. Früher waren es Verwandte und Nachbarn, die hier Hilfe suchten, weil der Weg zum Arzt zu weit war, das Geld oder die Zeit für den Arztbesuch fehlte, oft auch das Vertrauen in dessen Können. Heute ist eine Zunahme von Hilfesuchenden auch von weither zu verzeichnen, wobei die Gründe dafür auf mehreren Ebenen liegen. So ist vielfach der traditionelle Heilkundige für Leidende, denen die Schulmedizin nicht helfen konnte, die letzte Hoffnung auf Linderung. Deswegen bezeichnet sich Herr * auch als "Abort der Wissenschaft".

Die Hilfesuchenden kommen aus jeder Bevölkerungsschicht und aus jeder Altersgruppierung. Herr * sagt, daß er mit "einfachen Leuten" besser zurechtkommt. Auch mit Frauen hat er es leichter, weil sie ein besseres Verhältnis zu ihrem Körper haben. "Sie spüren das Leben anders als Männer." Viele der Hilfesuchenden nehmen eine weite Anreise und oft lange Wartezeiten in Kauf, um von Herrn * behandelt zu werden. Das deutet möglicherweise darauf hin, daß sich bei Patienten, die einen Heiler aufsuchen, die Einstellung zu ihrer Krankheit geändert hat, oder daß zumindest die - sicherlich unbewußte - Bereitschaft besteht, diese Einstellung zu ändern, was die Heilungsbereitschaft wesentlich beeinflussen würde (s. Beitrag H. FIGGE in diesem Band).

Viele Patienten, die nach einer schon längeren Odyssee von Arzt zu Arzt zu ihm kommen, sind mißtrauisch, zweifeln, ob ihnen jemand, der nicht studiert hat, überhaupt helfen kann. An die Persönlichkeit des Heilkundigen stellt sich hier die Aufgabe, den Patienten insbesondere zwei Botschaften zu vermitteln:

1. sein Interesse für den Patienten als Person
2. seine Kompetenz die Probleme des Patienten betreffend.

Herr * muß versuchen, das Vertrauen der Patienten zu gewinnen und eine Diagnose zu stellen, die ihnen einleuchtet, sie überzeugt. Erst Vertrauen und Hoffnung in die Wirksamkeit der Behandlung schaffen eine ausreichende Motivation zur Durchführung und zum Durchhalten der Therapie.

Die Dankbarkeit der Patienten dem Heilkundigen gegenüber äußert sich in verschiedener Weise. Bezahlen läßt er sich nur die ausgegebenen Heilmittel; aber viele Patienten schicken nach ihrer Genesung Dankschreiben, legen auch oftmals Photos bei oder versuchen ihm durch Geschenke ihre Dankbarkeit zu bezeugen. H. NEUNER und A.AUER (1982) haben in ihrem Buch "Die Natur hat geholfen" Patienteninterviews und Kommentare des Heilkundigen publiziert, aus denen hervorgeht, daß das Verhältnis, welches Patienten zu einem Heilkundigen aufbauen, oftmals sehr persönlich ist und über lange Jahre bestehen bleibt. Hier zeigt sich, daß die Patienten eine psychisch-emotionale Bindung zum Heilkundigen aufbauen, deren Notwendigkeit auch in der intimen Situation, begründet ist, die durch die intensive anamnestische Befragung und die körperliche Untersuchung, eventuell auch bei therapeutischen Maßnahmen entsteht und die sicher nicht ohne Einfluß auf die Heilungsbereitschaft des Patienten bleibt. Bei einer Besserung des Gesundheitszustandes und der daraus resultierenden Dankbarkeit drückt sich diese emotionale Bindung in - individuell unterschiedlichen - Geschenken an den Heiler aus.

Der Heilkundige

Herr * ist katholisch und gestaltet sein Leben aus seinem Glauben an Gott. Die Suche nach und die Erfahrung von Gottesnähe z.B. in der Natur gibt ihm die Kraft, seiner Familie und seinen Patienten nach Gottes Willen gegenüberzutreten. So erscheint ein Spruch in seinem Sprechzimmer für seine Einstellung charakteristisch zu sein : "Gott ist Dein Arzt, ich bin nur sein Helfer". Aus dieser Einstellung macht er aber kein Postulat. Der Glaube, so seine Meinung, ist jedermanns Privatangelegentheit und keineswegs Voraussetzung für die Heilung.

Die Ausübung der Heilkunde wurde nicht von ungefähr zur Berufung von Herrn *. Dabei war dieser Lebensweg für ihn nicht immer einfach, führte sogar ins Gefängnis. Praktische Heilkunde und die damit verbundenen Unannehmlichkeiten gehören bereits zur familiären Tradition. Schon der Großvater von Herrn * - er lebte im Zillertal - hatte sich für die Heilkunde interessiert und engagiert. Von einem alten "Kräutler" übernahm er jahrhundertelang überliefertes Wissen um die Kraft der Pflanzen. Er wendete es an, um kranken Tieren auf seinem Gehöft und bei Nachbarn zu helfen. Durch eigene Beobachtungen erweiterte er das erlernte Wissen noch. Da es Ende des 19 Jh. im Zillertal nur wenig Ärzte gab und der Weg aus den abgelegenen Gehöften zu ihnen oft mühselig war, baten die Nachbarn ihn immer wieder um Hilfe für sich oder ihre kranken Angehörigen. Seine erste Behandlung galt einer an Rotlauf (Erysipel) erkrankten Frau. Er stellte fest, daß die Symptome dem Schweinerotlauf glichen, und behandelte die Frau entsprechend. Sie wurde in "angemessener Zeit" gesund. Dieser Erfolg und andere von der Bevölkerung als "Wunder" angesehene Heilungen - machten ihn bald bis über die Grenzen des Zillertals hinaus bekannt. Aus vielen Beobachtungen an Tieren und Menschen gelang es ihm, Kriterien zu entwickeln, aufgrund derer er allein aus dem Aussehen und der Beschaffenheit des Urins erkennen konnte, welche Krankheit vorlag. Er behandelte diese Krankheiten mit pflanzlichen Heilmitteln. Mit dem Fortschreiten der Erkenntnis der Schulmedizin und der immer stärker werdenden Abwendung der wissenschaftlichen Medizin von 'volksmedizinischen' Methoden sah schon er sich, obwohl hochangesehen und geachtet, Anzeigen und Prozessen ausgesetzt, die ihn als Scharlatan oder Kurpfuscher anprangerten. Seine Tochter, die Mutter von Herrn *, übernahm das Wissen ihres Vaters und erweiterte es. Auch sie war immer wieder Anfeindungen ausgesetzt.

Herr * selber wollte eigentlich Medizin studieren und so das Wissen, was er sich von Mutter und Großvater erworben hatte, in die wissenschaftliche Medizin einbringen. Die schlechten wirtschaftlichen Verhältnisse ließen das aber nicht zu. Aus Interesse lernte er zunächst bei seiner Mutter die Mischung von Heilkräutern, die Herstellung von Tinkturen, Salben, etc. Nach dem 2. Weltkrieg, mußte er - inzwischen verheiratet und Adoptivvater eines Buben (später wurden noch zwei leibliche Töchter geboren) - zunächst dafür sorgen, daß seine Familie zu essen hatte. Er übte verschiedene Tätigkeiten aus, bis er schließlich eine feste Anstellung im Staatsdienst fand. Bevor er jedoch beamtet werden konnte, mußte er sich wegen eines Augenleidens (Grüner Star) operieren lassen. Die Prognose lautete: Erblindung in spätestens 10 Jahren. Dies bedeutete seine Entlassung aus dem Staatsdienst. Dem Rat eines Freundes folgend erlernte er den Masseurberuf, den er auch bei Eintritt seiner prognostizierten Blindheit hätte ausüben können. Diese Ausbildung vermittelte ihm Grundkenntnisse der Anatomie und Physiologie. Da sich sein Augenleiden trotz der Operation und weiterer Behandlungen verschlechterte, bat er seine Mutter um Hilfe (Gründe für diesen späten Zeitpunkt wurden nicht angegeben). Hier wird vielleicht ersichtlich, daß auch Herr * (wie viele seiner Patienten) erst nach der nicht positiven Erfahrung mit der Schulmedizin nach alternativen Methoden suchte und daß er erst durch die Erfahrung am eigenen Körper bereit wurde, sie öffentlich zu vertreten. Seine Mutter konnte ihm aber auch nur raten, sich anhand von Kräuterbüchern und Selbstbeobachtung eine eigene Therapie zusammenzustellen, was ihm auch gelang; er lebt heute ein ganz normales Leben, kann sogar Autofahren. Seine erfolgreiche Eigenbehandlung sprach sich schnell herum und immer öfter kamen Freunde, Nachbarn, Bekannte und in zunehmendem Maße auch Fremde, denen er helfen sollte. Wieder und wieder stand er wegen Verdachts der Kurpfuscherei bzw. gewerbsmäßigen Kurpfuscherei vor Gericht. Anfang der 60er Jahre wurde Herr * zu drei Wochen 'Arrest' verurteilt. Diese Zeit sieht er aus heutiger Sicht als für ihn positiv an, da sie ihm die Möglichkeit gab, demütig zu werden, seinen gottgewollten Platz im Leben und in der Gesellschaft zu erkennen und anzunehmen. Seine Rolle im Leben, das ist, den Menschen, die zu ihm kommen zu helfen und Hoffnung zu geben. Seine Rolle in der Gesellschaft ist es, die Medizin auf die Möglichkeiten anderer Methoden aufmerksam zu machen. So bezeichnet es Herr * als seinen schönsten Erfolg, daß sich junge Ärzte um einen Dialog mit ihm bemühen, und sich mit seinen Methoden und Erkenntnissen auseinandersetzen.

Zusammenfassende Betrachtung

Viele Patienten, besonders in den letzten Jahren, sind unzufrieden mit der zunehmenden Technisierung und Spezialisierung der Schulmedizin und der in vieler Arztpraxen wachsenden Hektik, die das persönliche Gespräch mit dem Arzt, den persönlichen Kontakt erschweren, zuweilen sogar unmöglich machen. Sie suchen und finden vermehrt Behandlung und Beratung bei traditionellen und alternativen Heilkundigen. Dabei stellt sich die Frage "Was macht deren Erfolg aus? Wie wirken sie auf die Patienten ein? Auf welchem Weg wird das Wohlbefinden des Patienten gesteigert? Im Rückblick auf meinen Besuch bei Herrn * meine ich, daß es vor allem folgende Gründe sind, die seinen Erfolg ausmachen:

1. Bei Diagnose und Therapie wird der Mensch als Ganzes und in Verbindung zu seiner Umgebung (Familie, Beruf, Lebensweise) betrachtet und berücksichtigt.
2. Der Heilkundige bietet aufgrund dieser Betrachtungsweise eine Diagnose an, die der Patient für sich akzeptiert, die ihm plausibel ist und seinem Verständnis von seiner Erkrankung entspricht.
3. Ein Gespräch zwischen Heilkundigem und Patienten, in dem die Krankheit und deren Ursache erläutert, sowie die Maßnahmen der Therapie besprochen werden, soll helfen, den Patienten zu mobilisieren, die Therapie anzunehmen. Es soll ihn vom Behandelten zum Handelnden machen, zu jemand, der aktiv zu seiner Genesung beiträgt.

Literatur

ACKERKNECHT, Erwin H. 1979 (1959) Geschichte der Medizin. Ferdinand Enke Verlag. Stuttgart

GOERKE, Heinz 1984 Arzt und Heilkunde. 3000 Jahre Medizin. Vom Asklepiospriester zum Klinikarzt. Callwey Verlag. München

NEUNER, Hans, AUER, Alexandra 1982 Die Natur hat geholfen. Wörgl

SEIDLER, Eduard 1979 Krankheit und Gesundheit. In: SEIDLER, Eduard (Ed) Wörterbuch medizinischer Grundbegriffe. Eine Einführung in die Heilkunde in 86 Artikeln. Herder Verlag. Freiburg/Br.: 172-177

Zusammenfassung

Das Gespräch mit einem traditionellen Heilkundigen in Österreich vermittelt Einsichten in eine andere Betrachtungsweise von Krankheit und deren Verursachung, als wir sie aus der Schulmedizin gewohnt sind. Bei der Diagnose und Therapie wird der Mensch als Ganzes und in seinem Lebensraum erfaßt und berücksichtigt. Um eine Diagnose stellen zu können, betrachtet der Heilkundige zunächst den mitzubringenden Urin, weiter zieht er die Erscheinung des Patienten, seine Krankengeschichte und evt. Diagnosen, die mit schulmedizinischen Methoden gestellt worden sind, in Betracht. Die daraus abgeleiteten Vorschläge zur Therapie beinhalten oft Diätvorschriften und Empfehlungen zu einer ruhigeren Lebensweise. Zur Unterstützung der Therapie werden den Patienten Heilmittel auf pflanzlicher Basis gegeben. Mittelpunkt der Therapie ist das Gespräch, das der Heilkundige mit dem Patienten führt und in dem er ihm die Diagnose, die Ursachen der Krankheit, die er in einer Störung des Gleichgewichts zwischen Körper, Geist und Seele sieht, und die Therapievorschläge erklärt. Er versucht, den Patienten zu motivieren, diese zu akzeptieren und für sich anzuwenden. Die Hilfesuchenden kommen aus allen Bevölkerungsschichten und nehmen oft weite Anreisen in Kauf. Das wichtigste Hilfsmittel der Diagnosefindung, die Urinschau und ein Großteil der therapeutischen Behandlung mit Pflanzenheilmitteln sind Teil einer familiären Heilertradition, die vom Großvater des Heilkundigen begonnen und trotz wachsender Schwierigkeiten und Anfeindungen wegen des Verdachts der Kurpfuscherei über die Mutter an den Heilkundigen, Herrn *, weitergegeben wurde. Herr * hat in seinem Leben durch verschiedene Umstände gelernt, die ihm gegebene Aufgabe zu erkennen und zu akzeptieren. Ihm hat dabei der Glaube an Gott geholfen, den er aber von Seiten der Hilfesuchenden weder erwartet noch verlangt.

Summary

The conversation with a traditional healer in Austria shows a view of illness and its causes different from that we are used to in cosmopolitan medicine. For diagnosis and therapy the human being is looked at as a unit comprising body, spirit and soul. Patients cannot be seen isolated from their environment, as many factors responsible for illness exist due to this environment. To give a diagnosis, the healer will first inspect the urine which the patient has to bring along. This provides information about the patient's general condition and about the factors disturbing the normally prevailing equilibrium. Other factors to gain knowledge about the patient and his illness are: inspecting the face and listening to the case history and possibly judging other diagnoses drawn from results of different methods used in cosmopolitan medicine. The healer's advices concerning therapy are in general that the patient should keep a diet and that he should try to live more calmly. In addition the patients get remedies based on plants or parts of plants. The main point of therapy is a conversation between healer and patient. The healer explains the diagnosis and the causes of the illness which he generally sees in a disruption of the equilibrium between body, spirit and soul. He tries to illuminate his therapeutical advices and to motivate the patient to accept and adopt them. The patients are coming from all parts of the population and from every age group. Often they accept even long travels to consult him. The most important means of diagnosis, which is inspecting the urine, and a large amount of the plant recipies are part of the healing tradition in his family, which was founded by his grandfather in the late 19th century. Despite the growing difficulties and animosities concerning suspicions of quackery, this kind of traditonal healing was transferred to the mother of Mr. * and at last accepted by Mr. * himself. Different circumstances told Mr. * to recognize and accept his place in society and his task in life i.e. to help sick people. This was supported by his firm belief in God. Believing in God he sees as a personal decision; he does not expect this, however, from his patients.

Résumé

Cette conversation avec un guérisseur autrichien nous a fait connaître une approche des maladies et de leurs causes différente de celle que nous connaissons par la médecine classique. Lors du diagnostic, de même que durant la thérapie, l'homme est considéré comme un tout en rapport étroit avec son environnement. Pour établir son diagnostic le guérisseur commence par regarder l'urine apportée par le patient; puis il examine l'apparence du malade, s'intéresse à l'évolution de son mal, et, si possible, étudie les diagnostic éventuels faits à l'aide de méthodes classiques. Les conseils de thérapie qu'il donne alors sont souvent de suivre un régime et de mener une vie plus calme. Comme complément à cette thérapie de base, il prescrit au patient des remèdes à base de plantes. La partie la plus importante de sa thérapie est le dialogue entre le guérisseur et son patient. Il explique à celui-ci son diagnostic, les causes probables de la maladie et la thérapie proposée. L'élément le plus important pour le diagnostic et qui est l'analyse de l'urine, de même que la thérapie à l'aide de plantes font partie d'une tradition familiale au début de laquelle il y a le grand-père de ce guérisseur qui a transmis sa science à la mère de Monsieur * laquelle l'a, à son tour, malgré de difficultés toujours croissantes dues à la suspicion générale (par example de charlatanisme), transmise à son fils. Monsieur * a appris au cours de sa vie à accepter la tâche qui lui etait confiée. Sa foi religieuse l'a toujours soutenu; pourtant, croire en Dieu n'est pas une condition requise pour être traité par lui. (Klü.)

Danksagung

Ganz herzlich bedanken möchte ich mich an dieser Stelle bei Herrn * für das lange Gespräch und seine Offenheit gegenüber all meinen Fragen. Weiterer Dank gebührt Dr. Wulf Schiefenhövel, der den Anstoß zu dieser Arbeit gab und den Kontakt zu Herrn * vermittelte, Herrn Dr. Theo Weber, der das Manuskript durchsah und in der Diskussion zur Klarheit der Darstellung beitrug und dem Ehepaar Klümper für die französische Übersetzung der Zusammenfassung.

Materialien zum Spruchheilen in der Eifel

Bernhard Kirfel

Der folgende Bericht handelt von einer Spruchheilerin in der Eifel. Um sie vor gerichtlichen Verfolgungen zu schützen, bleibt sie anonym. Das Gespräch mit der 75 jährigen Frau wurde im Rahmen einer von mir veranstalteten Lehrveranstaltung zum Thema "Krankheit, Behinderung und ihre mögliche Heilung - verschiedene Sichtweisen" im Sommersemester 1984 an der Heilpädagogischen Fakultät der Universität Köln am 15. Mai aufgezeichnet. (F. - Fragesteller aus dem Auditorium, A. - Antwort der Heilerin, K. - Professor Kirfel)

F. Wie sind Sie eigentlich dazu gekommen, Heilerin zu werden?

A. Es war am Ende des Krieges, da wohnte ich irgendwo und hatte meine Tante zu Besuch. Da kam ein Junge vorbei, der sehr humpelte und meine Tante fragte mich, was dieser Junge hätte. Ich antwortete ihr, daß er sich verbrannt hätte. Er hatte auf einem Frachter gespielt, dann war da plötzlich eine Stichflamme, gewesen und er hatte sich die Beine verbrannt. Meine Tante fragte mich dann, ob denn hier keiner wäre, der Brand stillen könnte, was ich verneinte. Sie sagte, daß sie mir das dann übertragen würde. Sie hat es mir dann übertragen und seitdem mache ich das, seit Ende des Krieges. Es hat auch immer geglückt.

F. Wie hat sie Ihnen das denn übertragen?

A. Ja, sie hat mir gesagt, wie ich das machen soll. Ich darf kein Geld dafür nehmen, und so, wie das dann geht.

F. Konnten Sie das dann direkt, konnten Sie direkt den Brand löschen, oder mußten Sie erst üben?

A. Nein, das konnte ich dann sofort, ich brauchte nichts zu üben. So wie sie es mir erklärt hat, wie ich es machen sollte, so habe ich es dann gemacht und der Fall war erledigt. Die Schmerzen waren dann weg, es kann eine Viertelstunde dauern, je nachdem, wie der Brand ist, ob stark oder schwach. Was ja verbrannt ist, das muß ja heilen. Je eher ich das mache, wenn sich einer verbrannt hat, desto besser ist es. Wenn er länger wartet, brennt es ja immer weiter, ein Brand brennt neun Tage ins Fleisch rein. Wenn ich da bin, hört der Brand sofort auf, es fängt an zu heilen und die Schmerzen sind auch weg.

F. Können Sie das denn jetzt jedem anderen übertragen?

A. Ja. - Und man braucht dann auch nicht zum Arzt zu gehen, Salbe und so etwas auch nicht, höchstens einen Verband drumtuen, wegen dem Schmutz und wegen der Kälte, wenn Winter ist, damit es keine Entzündungen gibt. Und das Beste ist, wenn einer sich verbrannt hat und keine Hilfe da ist, sofort unter die Wasserleitung.

F. Warum wird denn diese Fähigkeit so geheimgehalten, wenn es doch theoretisch jedem übertragen werden kann?

A. Es würde zuviel Unfug damit getrieben, und das sollte ja nicht sein.

F. Wie kann man denn damit Unfug treiben?

A. Ja, nachher ist alles durcheinander und es hilft gar nichts mehr.

F. Warum wird es denn nicht an Ärzte übertragen?

A. Das weiß ich nicht, die wollen das vielleicht nicht. Aber mein Hausarzt weiß, daß ich das mache. Ich bin auch schon im Krankenhaus gewesen. Da habe ich den Patienten geholfen. Wenn dann der Arzt gekommen ist und den

Patienten etwas gegen die Schmerzen geben wollte, haben die gesagt, daß sie keine Schmerzen hätten. Der Arzt hat dann gesagt. "Sie müssen Schmerzen haben", die Patienten hatten aber keine. Die Patienten verraten mich aber nicht. Und es bleiben auch keine Narben. Ich hatte schon ein paar, die hatten das ganze Gesicht verbrannt, da sieht man nichts.

F. Man muß also möglichst schnell zu Ihnen kommen?

A. Ja, je schneller, je besser. Ich war auch einmal bei einer Frau, die hatte schon drei Wochen den Fuß verbrannt, es war alles am eitern. Die saß da und hatte den Fuß so auf einem Stuhl. Eine andere Frau hatte mich angerufen. Ich lag schon im Bett. Dann bin ich wieder aufgestanden und bin dann hingegangen. Sie saß dann da und ich habe ihr gesagt, daß ich es nur versuchen kann, weil es ja schon so lange her war. Nach der Behandlung ist sie aufgestanden und hat mir das ganze Haus gezeigt.

F. Vorher konnte die also gar nicht laufen?

A. Nein, die saß da mit ihrem eitrigen Fuß, dann ist sie aufgestanden und konnte wieder wunderbar gehen.

F. Der Eiter war dann auch weg?

A. Das mußte dann ja erst wieder abheilen, die Schmerzen waren sofort weg. Der Schmerz ist dann weg, aber was verbrannt ist, muß heilen.

F. Wissen Sie denn, woher es kommen kann, daß Sie etwas sagen und das es dann heilt? Kommt die Kraft aus Ihnen oder woher kommt sie?

A. Das kann ich Ihnen auch nicht sagen. Sie müssen zu allem, was Sie tun Vertrauen haben. Von mir selbst geht nichts aus, ich tue es in gutem Willen, den Menschen zu helfen.

F. Sie sagten ja eben, daß das auch als Gabe Gottes verstanden werden kann.

A. Ja sicher, es ist ja ein Gebet, die Heilung erfolgt durch ein Gebet.

F. Sie sind quasi ein Werkzeug Gottes?

A. Ja, so kann man es nennen.

F. Also mir persönlich ist das jetzt ein bißchen unheimlich und deswegen würde ich gerne wissen, wie das für Sie war, als Ihre Tante Ihnen das beigebracht hat, hatten Sie etwas Angst?

A. Nein, ich habe alles so auf mich zukommen lassen, ich habe das gerne von meiner Tante übernommen.

F. Sie haben ja eben gesagt, daß das jeder machen könnte.

A. Schon, aber ich könnte jetzt nicht sagen, mach du und du und du das, es genügt ja, wenn ein paar in jedem Ort sind.

F. Könnte das denn auch jemand machen, der nicht gläubig ist?

A. Tja, das weiß ich nicht. Es gibt ja auch welche, die nicht beten. Letztens wollte mir ja ein Pastor dagegenreden auf der Wildenburg, auf der Tagung. Da habe ich gesagt, ich würde das weitermachen und er meinte, ich könne es ja ohne Beten tun. Ich habe gesagt, er könne ja mitbeten.

F. Warum wollte er denn nicht, daß Sie das machen?

A. Der hat vielleicht gedacht, das käme dem Glauben zu nahe, oder so etwas. Er wollte es jedenfalls nicht haben.

F. Können Sie denn Menschen heilen, die nicht an Gott glauben?

A. Ja sicher, den Menschen muß man ja helfen, wenn die davon nichts wissen, kann ich auch nicht dafür.

F. Wirkt es denn trotzdem? Wirkt es denn auch, wenn ich eigentlich nicht glaube, daß Sie mir helfen können?

A. Etwas Vertrauen müssen Sie schon haben. Ich frage auch nicht, ob jemand katholisch oder evangelisch ist. Wenn jemand zu mir kommt, dann tue ich mein Werk und dann ist das für mich erledigt. Ich freue mich dann, wenn alles geklappt hat. Und annehmen tue ich nichts. Manche wollen mir was geben, aber das nehme ich dann nicht.

F. Beten Sie laut oder leise?

A. Ich bete leise.

F. Also so, daß der Patient es nicht hören kann?
A. Der denkt in dem Moment auch nicht dran, der ist froh, wenn er seine Schmerzen los wird.
F. Wie oft behandeln Sie denn Leute?
A. Wenn einer sich verbrennt. Das ist verschieden, es müßte sich jetzt jemand verbrennen, dann könnte man das machen.
F. Müssen Sie mit dem Patienten in einem Raum sein, oder können Sie das auch als Fernheilung machen?
A. Nein, das habe ich noch nicht gemacht. Ich bin dann immer bei dem Patienten. Entweder sie kommen zu mir oder man kommt mich holen.
F. Haben Sie denn schon mal etwas anderes versucht, außer den Brand zu löschen?
A. Nein.
F. Ist das dann mit der einmaligen Behandlung getan?
A. Ja, das ist dann erledigt, ich muß nicht zweimal zu jemand.
F. Ist es denn schon mal vorgekommen, daß ein Arzt jemand zu Ihnen geschickt hat?
A. Nein, ein Arzt nicht, ich bin höchstens im Krankenhaus gewesen, aber dann hatte mich der Patient oder die Angehörigen gerufen. Die Ärzte wußten dann nichts davon, ich war dann als Besuch da.
F. Die Ärzte glauben das also gar nicht?
A. Doch, mein Hausarzt der glaubt das. Vor kurzem sagte er zu mir: "Ich wünschte, Sie könnten Cholesterin wegnehmen, dann schickte ich Ihnen eine ganze Menge hin". Es gibt ja auch Heiler, die Schmerzen, innere Schmerzen heilen können, das wäre mir zu gefährlich, z.B. wenn einer Blinddarm hätte, und ich würde die Schmerzen wegnehmen, aber die Krankheit ginge ja weiter. Das würde ich nicht machen. Brand ist ja von außen und das kann jeder sehen.
F. Aber Sie tun ja mehr, als nur die Schmerzen nehmen, Sie haben ja auch einen Einfluß darauf, wie das heilt, es ist ja nachher keine Narbe zu sehen. Wenn ein Arzt das behandelt, ist doch nachher eine Narbe da.
A. Ja, bei mir aber nicht.
F. Also gerade das kann ich mir kaum vorstellen. Ich kenne z.B. ein Mädchen, die bei einem Autounfall fast verbrannt ist. Die ist fürchterlich entstellt, fast die ganze Haut ist verbrannt. Meinen Sie denn, wenn Sie in dem Moment dagewesen wären, daß sie heute nicht entstellt wäre?
A. Ja, das glaube ich.
Ich hatte nämlich mal einen Jungen, der am Auto gearbeitet hatte, da ist dann eine Stichflamme gekommen und er hatte das Gesicht verbrannt und vorne den ganzen Körper. Da hingen große Fetzen verbrannter Haut herunter, das war alles schwarz verkohlt. Er kam dann sofort zu mir hin und ich habe ihm den Brand genommen. Danach ging er sofort ins Krankenhaus damit, denn das war mir so auch zu gefährlich, der war ja bestimmt dritten Grades verbrannt. Er hat dann noch fünf Wochen im Krankenhaus gelegen. Der Arzt im Krankenhaus hat dann den Vater gefragt, wo er mit seinem Jungen denn gewesen wäre, er hat aber nicht geantwortet. Nach fünf Wochen hat der Arzt gesagt, wenn Sie mit ihrem Sohn nicht bei der Frau gewesen wären, wäre er nicht durchgekommen. So ist er also am Leben.
F. Hat er denn auch keine Narben?
A. Das weiß ich nicht, ich habe den Jungen dann nicht mehr gesehen.
F. Haben Sie den Spruch denn schon jemand weitergegeben?
A. Nein, aber ich will es jetzt meinen Kindern übergeben, denn ich kann ja eines Tages nicht mehr da sein. Damit es nicht verloren geht.
F. Wenn jetzt jemand zu Ihnen kommen würde und sagen würde: "Bei uns im Ort gibt es so etwas nicht", sagen Sie ihm das dann auch?
A. Ja.

F. Können Sie sich auch selber heilen?
A. Habe ich auch schon gemacht, wenn ich mich verbrannt hatte. Bei meinen Familienangehörigen mache ich es auch.
F. Können Sie auch gegen den Willen des Patienten helfen, es gibt ja z.B. auch Leute, die sich durch Verbrennen das Leben nehmen wollen.
A. Die kommen ja nicht zu mir.
F. Funktioniert es denn auch, wenn der Patient bewußtlos ist, und gar nicht davon weiß, daß Sie ihn behandeln?
A. Ja sicher, dann kann man das auch machen.
F. Werden Sie denn in der Gemeinde, wo Sie wohnen ernst genommen, weiß dort jeder, was Sie machen?
A. Im Ort bei uns, da wissen es alle und wenn sich einer verbrannt hat, dann kommen sie. Auch die in den Nachbarorten, ich bin auch schon in Häusern zweimal gewesen. Von weither kommt keiner, die wissen das ja auch nicht.
F. Ich habe einen Heiler kennengelernt und der hatte ziemliche Angst, angezeigt zu werden oder so etwas. Wie ist das denn bei Ihnen?
A. Da mache ich mir keine Gedanken, ich nehme ja nichts dafür. Ich helfe ja nur.
F. Das Unrecht, was Sie eben meinten, wäre also, Geld oder ähnliches dafür zu nehmen. Wäre es das, was Schaden anrichten könnte?
A. Ja.
F. Was würde denn dann passieren?
A. Das weiß ich nicht. Wenn ich das jemand übertragen würde, und der würde dann hingehen und sich dadurch bereichern, das wäre nicht schön. Das wäre ja unfair, so etwas.
F. Könnte es denn sein, daß diese Kraft dann verlorengeht?
A. Das weiß ich auch nicht.
K. Man erzählt sich, daß der dann auf dem Sterbebett alle diese Schmerzen bekommen würde.
A. Ja, das kann natürlich sein, das wird überall anders erzählt. Jeder sagt etwas anderes.
F. Wenn Sie jemanden behandelt haben, gehen Sie denn dann noch einmal dorthin und sehen sich den Verlauf der Krankheit an?
A. Nein.
F. Gehen Sie dann ruhigen Gewissens weg und denken sich, daß es schon gut wird?
A. Ja, so ist das.
F. Es soll ja Spruchheiler geben, die sich nach dem Stand des Mondes und der Sterne richten. Machen Sie das auch?
A. Nein.
F. Ist es denn anstrengend für Sie, wenn Sie jemanden behandeln?
A. Nein, gar nicht.
F. Sie haben uns eben im Garten, vor Beginn des Seminars erzählt, daß Sie des öfteren Pilger- und Wallfahrten mitmachen. Brauchen Sie das denn, um wieder neue Kraft zu schöpfen?
A. Nein, das hat damit nichts zu tun.
F. Berühren Sie ihre Patienten, wenn Sie heilen?
A. Nein, das brauche ich nicht. Ich mache dann wohl meine Geste dazu, aber ich berühre die Menschen nicht.
F. Sie haben also nicht nur einen Spruch, sondern auch noch ein bestimmtes Ritual, was dazugehört?
A. Ja, ja, habe ich auch.
F. Sind Sie dabei eigentlich alleine mit dem Kranken?
A. Nein, wenn andere darumherumstehen, das stört mich nicht.
F. Müssen Sie sich vor der Behandlung mit den Menschen, die bei Ihnen Hilfe suchen, unterhalten?
A. Nein, muß ich nicht.

F. Wie fühlen Sie sich denn danach?
A. Ich bin dann froh, daß ich denen geholfen habe. Ich bin dann erleichtert.
F. Kann man jederzeit zu Ihnen kommen, oder haben Sie bestimmte Zeiten?
A. Nein, ich muß immer zu Hause sein. Ich werde ja auch nachts rausgeschellt.
F. Sind Sie schon einmal mit anderen Heilern in Kontakt gekommen?
A. Nein, nur auf der Tagung auf der Wildenburg, da habe ich ja allerhand gehört.
F. Was machen denn die Leute bei Ihnen im Dorf, wenn Sie z.B. in Urlaub fahren?
A. Ja, dann müssen sie zum Arzt gehen. Ja, wenn ich nicht da bin, bin ich nicht da. Ich kann ja auch nicht immer zu Hause bleiben, dann hätte ich ja heute auch nicht hier sein können.
F. Für Sie ist das also, um es überspitzt zu sagen, so, wie wenn eine andere Frau einen exzellenten Kuchen backen kann, so können Sie eben den Brand stillen?
A. Ja, das ist nichts besonderes. Für die Leute in meinem Dorf auch nicht.
F. Haben Sie mehrere Sprüche?
A. Nein, ich habe nur ein Gebet.
F. Woher wissen Sie denn, daß es geklappt hat, wenn Sie nie noch einmal hingehen?
A. Das höre ich ja von den Leuten. Ich bleibe immer eine Viertelstunde da, bis die Schmerzen weg sind. Dann frage ich, ob es gut ist.
K. Ein Dorf mit 400 Einwohnern hat ja auch die totale Kontrolle, und wenn es nicht klappen würde, würde sich das sofort herumsprechen.
A. Ich erfahre das dann auch, daß es geglückt hat, daß sie wieder herumlaufen, daß die Kinder wieder anfangen zu spielen.
F. Erzählen Sie doch einmal einen außergewöhlichen Fall, oder einfach von ein paar Leuten, die Sie geheilt haben.
A. Als mein Sohn drei Jahre alt war, hat er mit seinem Arm auf die glühendheiße Herdplatte gefaßt. Dann hatte er den ganzen Arm voller großer Brandblasen, dann habe ich ihm das weggenommen, danach spielte er weiter und spürte nichts mehr, als ob das gar nicht da wäre. Er hatte dann keine Schmerzen mehr und hat auch jetzt keine Narbe. Und jemand, der mit meinem Sohn zusammenarbeitet, bei dem in der Familie hatte sich auch jemand ganz schlimm den Arm verbrannt, so daß er nicht arbeiten konnte. Dann ist der zu mir gekommen und dann ist er zurückgegangen und hat weitergearbeitet.
F. Bei schlimmen Verbrennungen sind ja auch manchmal Hauttransplantationen nötig. Kommt das bei Ihnen dann weniger vor?
A. Nein, das braucht man dann nicht. Die Mutter von dem Mann mit dem verbrannten Arm, von dem ich eben erzählt habe, kam einmal zu mir und hatte eine Frau bei sich. Sie zeigte mir dann von der Frau die Hände. Die hatte dort eine Fleischübertragung bekommen, hatte dort tiefe Löcher und die Hände sahen verheerend aus. Das hatte ein Arzt gemacht. Wenn ich rechtzeitig dagewesen wäre, hätte das nicht sein müssen.
F. Dann wäre es doch sehr wichtig, daß es auch in einer Großstadt Leute wie sie geben würde, die das können. Können Sie das denn nur in ihrem Dorf, oder auch anderswo?
A. Ja, sicher kann ich das auch anderswo, ich bin ja auch schon in anderen Orten gewesen.
F. Bei der Frau mit den entstellten Händen können Sie dann noch etwas machen?
A. Nein, wenn schon solche Fleischübertragungen gemacht worden sind, kann ich auch nichts mehr machen.
F. Sehen Sie sich mal meine Hand an, bei mir wurde auch so eine Fleischübertragung gemacht. Ich verstehe nicht, wieso das dann nicht hätte sein

müssen, meine Hand war nur noch ganz dünn, das ganze Fleisch war weggebrannt.

A. Das wäre, nachdem Sie bei mir gewesen wären, automatisch wieder zugewachsen.

F. Sie wollen das ja Ihrem Sohn übertragen, will der das denn auch?

A. Ja, damit es nicht verlorengeht. Er sieht es ein, am Anfang war er auch skeptisch und wollte das nicht, aber dann hat er immer bei mir gesehen, daß es geholfen hat und deswegen will er es jetzt auch haben.

F. Herr Rudolph schreibt ja auch in seinem Buch, daß die Zukunft des ganzen Heilerwesens ziemlich ungewiß ist, weil die ganzen jungen Leute eben sehr skeptisch sind, und das nicht mehr haben wollen.

A. Ja, das ist wohl anzunehmen.

K. Das ist die Meinung von Herrn Rudolph, das ist nicht meine Meinung.

F. Wissen Sie denn, ob mehr Männer oder mehr Frauen heilen?

A. Das spielt keine Rolle, das ist gleich

K. In vielen Gegenden ist das streng paritätisch, weil die Kunst immer von einem auf das andere Geschlecht übertragen werden muß. Das ist eine keltische Regel, und die gilt heute noch in Norddeutschland.

F. Ist es Ihnen denn schon passiert, daß Sie deswegen verspottet worden sind, haben Sie schon unangenehme Erfahrungen gemacht?

A. Ja, da ist auch schon einer gekommen, ich bin aber weitergegangen und habe mich gar nicht daran gestört. Ich kann das wörtlich nicht mehr wiedergeben, was der gesagt hat.

F. Diese Sache wird ja auch von manchen Zeitungen ziemlich ausgeschlachtet und vermarktet. Wurde das bei Ihnen auch schon versucht?

A. Nein, noch nie.

K. Wann haben Sie denn das letztemal jemandem geholfen?

A. Ich weiß nicht so genau, ob das im Dezember war.

F. Wie oft kommt das denn so vor?

A. Weiß ich nicht, das ist je nachdem wie oft sich einer verbrennt.

F. Denken Sie denn, daß es etwas mit Wunder zu tun hat, wenn sie so etwas machen?

A. Ich ?!? - Nein.

K. Eben fragte jemand in der Pause: "Was sagt denn der Pastor von Ihrem Dorf dazu? Da sagten Sie, daß Sie gar nicht wissen, ob der das überhaupt weiß.

A. Der ist noch gar nicht so lange da und ich weiß nicht, ob er es weiß.

K. Meine Erklärung ist die, daß eine Organisation, wie die Kirche, die ja Heil so streng reglementiert, äußerst mißtrauisch gegenüber Leuten ist, die sich nicht an die Regeln halten, die also die Bürokratie umgehen. Jeder Hierarchie ist so etwas suspekt. Die Jünger und die Apostel haben ja auch durch Handauflegen geheilt, ich weiß auch nicht, wann das eigentlich aufgehört hat. Jesus hat es getan, und die Sterbesakramente hatten einmal die gleiche Funktion, kein Mensch erwartet von diesen Sakramenten heute mehr eine Heilung.

A. Doch, es ist auch eine Kraft um wieder gesund zu werden.

K. Vielen Dank für das Gespräch.

Heilkundige des Antoniusfeuers in Ungarn

Tamás Grynaeus

In den aufgedeckten Friedhöfen aus der Zeit der ungarischen Landeseroberung und der Könige des Árpádhauses fand man in mindestens einem Drittel der Männergräber Stähle und Kieselsteine zum Feuerschlagen. Bei primitiven Nomadenvölkern dürfen auch heute noch nur vollberechtigte, erwachsene Männer Feuerzeuge gebrauchen. Solche Feuerzeuge werden heute noch in einem bedeutenden Teil des ungarischen Sprachgebietes zum Funkenschlagen gebraucht (s. Landkarte, Abb.1), jedoch ausschließlich von Heilkundigen zum Heilen des Sankt-Antonfeuers.

Mit "Sankt-Antonsfeuer" bezeichnete man einst hauptsächlich Ergotismus (d.i. die Vergiftung mit Alkaloiden des Mutterkorns, Secale cornutum, früher bei Verunreinigungen des Mehls Massenerkrankungen, heute selten als Folge geburtshilflicher Medikation). Heute versteht man unter "Sankt-Antonsfeuer" in erster Linie den Rotlauf (Erysipel, Wundrose; eine Infektion, die durch Streptokokken hervorgerufen wird, das Unterhautzellgewebe mit Neigung zur Ausbreitung betrifft und schmerzhaft ist; die Krankheit ist charakterisiert durch einen plötzlichen Fieberanstieg und scharfe Abgrenzung der Schwellung und Rötung gegen die gesunde Haut). Beide Krankheitsnamen sind im ganzen ungarischen Sprachgebiet bekannt (s. Abb 1).

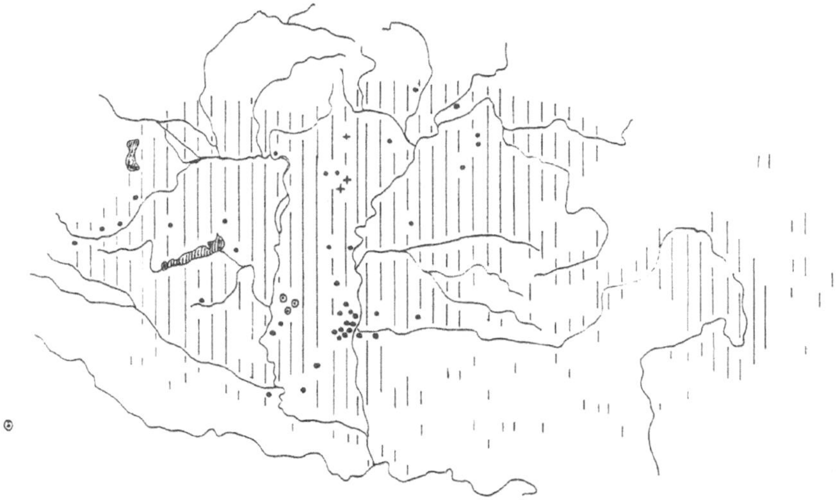

Abb. 1: Ungarisches Sprachgebiet |||, Heilung mit Funkenschlagen •, dieselbe Heilmethode in südslawischen Gemeinschaften ⊙, Heilung mit "draufbellen" +

Der Krankheitsname "Sankt-Antonsfeuer" wurde erstmals 1533 im sogenannten MURMELIUS-Wörterverzeichnis (SZAMOTA 1896) aufgezeichnet. Diese Krankheit kann mit vielerlei allseits bekannten und allgemein gebrauchten Heilverfahren kuriert werden. Am meisten wird das Funkenschlagen angewendet, das jedoch nur Spezialisten unternehmen können. Mein Beitrag bezieht sich auf dieses Verfahren.

In der Fachliteratur gibt es diesbezüglich nur vereinzelte Angaben, und ich stütze mich hauptsächlich auf meine eigene Sammlung. In den vergangenen Jahren konnte ich noch mit zwei Heilspezialisten bekannt werden. Die übrigen waren bereits gestorben. Die Erinnerung an ihr Heilverfahren bewahrten die älteren Mitglieder ihrer Gemeinschaft, und ihre Berichte wurden von mir registriert. In den meisten Dörfern gab es nur einen Heilspezialisten, in manchen Gemeinden allem Anschein nach aber bis zu drei dieser Heilkundigen.

Individuelle Gegebenheiten und soziale Milieuwirkungen sind gleicherweise wichtige Faktoren, um Heilkundiger zu werden. So kann in Ungarn das Sankt-Antonsfeuer nur von Anton (ungarisch Antal) heißenden Menschen geheilt werden. (In manchen Orten nennt man diese Krankheit "Sankt-Johannisfeuer". Dort kann, sinngemäß, nur jemand mit Namen Johannes die Heilung ausführen.) Die Berufung beginnt demnach potentiell bereits bei der Taufe. Wer jedoch als Kind "Toni" genannt wird, der ist später nicht mehr für die Heilpraxis geeignet. Infolge dieser namenmagischen Haltung wird der Heilkundige an der Heilkraft des heiligen Einsiedlers teilhaftig. Bei anderen Spezialisten gibt es diese Namenmagie nicht. Interessanterweise muß in Lészped (Prov. Moldau), Gyimesközéplok, Gyimesfelsölok (im Gyimestal, Kom. Kovászna), wo das Sankt-Antonsfeuer nicht Erysipel, sondern Kopf- und Ohrenschmerzen bedeutet, der Heilkundige nicht Anton heißen. Dort sind die Heilkundigen sogar meistens Frauen. Die Auswahl zum Heiler beruht auf persönlicher, individueller Eignung, die ihn befähigt, diese eine Krankheit zu heilen; genau wie auch bei anderen Heilmethoden - man sagt "Ich habe eine glückliche Hand"

Nebst Namen und Geschlecht spielt auch die Vererbung eine beachtenswerte Rolle. Das Können wird oft - aber nicht immer - von einem Familienmitglied des gleichen Geschlechts geerbt. Dabei trifft man die verschiedensten Vererbungsmodi: z.B. vom Vater auf den Sohn, von der Mutter auf die Tochter, vom Großvater auf den Gatten der Enkelin, vom Onkel auf den Neffen, von einer alten Frau auf ein kleines Mädchen. Nichts deutet darauf hin, das wievielte Kind die Eigenschaft erbt. Wir haben auch keinerlei Kenntnis über körperliche Gebrechen, die bei anderen Heilkundigen vorzukommen pflegen. Der Heilkundige in Szöreg kurierte Kranke, noch bevor er im Krieg durch einen Bombensplitter ein Auge verlor (Daten, die wir von Rumänen aus Siebenbürgen erhielten, weisen jedoch auf andere Traditionen hin). Darüber, ob die Heilkundigen in der Gemeinschaft eine höhere, besondere oder eine marginale Rolle besaßen, habe ich vier Daten: Ein Heiler in Apc (Kom. Heves) war Kirchenrichter; in Jugán (Moldau, heute Rumänien) heilte die Hebamme die an Antonsfeuer Erkrankten. Ein Heiler in Szeged war Totengräber und ein anderer sogar nur ein Bettler. Die übrigen hatten nur wegen ihrer

Heilfähigkeit eine unterschiedliche Beachtung in der Gemeinschaft oder in der Gruppe. Man sagt z.B.: "Anton mußte ihm Feuer schlagen. Anton schätzte es als eine Ehre, wenn er gerufen wurde" (Tápé, Kom. Csongrád).

Die Gemeinschaft (oder die Gruppe) nimmt auf verschiedene Weise an der Wahl und der Erziehung des Heilers teil.

a) Die soeben genannten individuellen Bedingungen - der Name Anton, das entsprechende Geschlecht - werden traditionell bewahrt und verschaffen der Tradition Gültigkeit.

b) Es wird derjenige gewählt, der gemäß des Normen- und Wertsystems der Gruppe die besten Eigenschaften besitzt, die gleichen Überzeugungen, Meinungen und Gewohnheiten hat wie ihre anderen Mitglieder.

c) Die Gemeinschaft drängt und überredet den Gewählten - gemäß den ausgebildeten Gruppennormen und auf den Druck der Umstände und der Notwendigkeit - die ihm oft unerwünschte Aufgabe eines Heilkundigen zu übernehmen.

d) War die Prüfung erfolgreich, so wird der Gewählte in die Obliegenheiten und die Kenntnis der Heilwissenschaft eingeführt (Enkulturation).

All dies möchte ich nun mit einigen von mir gesammelten Beispielen illustrieren.

Die umsichtige Sorgfalt der Hebamme, ihr Rat bezüglich der Namensgebung für das Wochenkind, sichert die Nachkommenschaft, die den Gruppennormen entsprechen wird. Die von den Erwachsenen gesehenen und gehörten Verfahren üben die Kinder zunächst spielenderweise. Später versuchen sie es ernsthafter. Anton Szirovicza (1872-1956), der Heilkundige der Gemeinde Szöreg (Kom. Csonsgrád), erhielt als junger Ehemann von seinem pfeiferauchenden Schwiegervater den von diesem bis dahin benutzten Stahl zum Feuerschlagen mit den Worten: "Hier mein Sohn, nimm das, von nun an wirst Du das gebrauchen, denn damit wirst Du heilen können". Anton wollte es nicht annehmen. Man erklärte ihm, das Verfahren sei nicht schwer. Er versuchte es und man sah, daß es nützte.

Der Fall des Anton Balla (geboren 1903) in Domaszék (Kom. Csonsgrád) ist noch interessanter. Als zehn- oder elfjähriger Junge ging er einmal mit seinem Vater in das benachbarte Dorf, um Mais zu holen. Zuerst kehrten sie in ein Gehöft ein und wollten dort einen Gänserich kaufen. Der Bauer war krank, er hatte "Sankt-Antonsfeuer" und dick geschwollene Augen. Die Bäuerin weinte und befürchtete seinen Tod. "Mein Vater holte von meinem Onkel, der auch Heilkundiger war, den Stahl und den Kiesel", (Abb. 2) erzählte Balla. "Ich wollte nicht feuerschlagen und weinte. Ich hatte Angst und war sehr nervös. Ich war ja noch ein Kind und schämte mich. Aber mein Vater ergriff meine Hand, und so schlug ich Feuer. Danach pflückten wir Mais und als wir fertig waren, schlug ich noch einmal Feuer. Am nächsten Tag konnte der Bauer schon sehen und schenkte mir eine Krone (ungefähr 30,-- DM). Mein Vater wollte nicht erlauben, daß ich das Geld annehme, aber die Bäuerin sagte: 'Er bekommt es, damit er ein andermal mutiger ist und brav Feuer schlägt.' Dieses war das erste Mal, daß ich es tat. ..."

Nun haben wir also schon bedeutend mehr Elemente beisammen: Der Name des Kindes und der hinfällige Zustand des Kranken ergaben einen zwingenden Umstand, den der Vater durch das Holen des feuerschlagenden Stahls noch verstärkte. Die Frau des Kranken nötigte das Kind mit ihren Tränen und der Vater zwang den sich sträubenden Erwählten, indem er seine Hand ergriff, und ihn somit in das Heilverfahren einführte. Gleich nach der erfolgreichen Heilung wurde - abweichend von den üblichen Normen - das Erfolgserlebnis festgestellt, (der Vater wollte ja nicht erlauben, daß der Junge das Geld annimmt) und so im Kind das Bewußtsein seiner Heilerfähigkeit geweckt und gestärkt.

In Szeged-Átokháza (Kom. Csongrád) heilte Anton Födi das Sankt-Antonsfeuer. Ein Informant erzählte mir über ihn: "Ich weiß nicht, wie dieser Mann zu seiner Fähigkeit gekommen ist. Man ließ ihm einfach keine Ruh'. War jemand krank, so sagte man ihm: geh doch zum Toni Födi, der wird dich mit seinem Stahl schon gesundbeten."

Ein solcher archaischer Gesundbetertext, der aus Hadikfalva in der Bukowina stammt, lautet wie folgt (Nagy Pálné, Balog Emerencia, geb. 1889):

"Im Namen des Vaters und des Sohnes und des Heiligen Geistes, Amen.

Wohin gehst Du, Sankt Anton,
Mit deinem feurigen Rotlauf,
Mit Deinen verfluchten Wölfen?

Ich gehe, ich gehe zu ...(hier
wird der Name des Kranken
genannt)
und steige in seine Brust,
zerreiße die schwachen Körper,
trinke das rote Blut!

Geh fort, Sankt Anton,
ich bitte Dich
im Namen des bitteren Leidens,
unseres Herrn Christus

Seinen bitteren Leiden,
Seinen fünf tiefen Wunden,
Steige in die Brust der Löwen,
zerreiße ihre schwachen Körper,
Trinke ihr rotes Blut! Amen."

Die die Beschwörung begleitende Handlungsweise war wie folgt: Der Heilkundige, und wenn möglich auch der Kranke, knieten nieder. Der Heiler nahm den Hut ab, schlug ein Kreuz über die Brust und auch über den Kranken und betete. Er schwenkte eine rauchende, geweihte Kerze rings um den Kranken. Dann

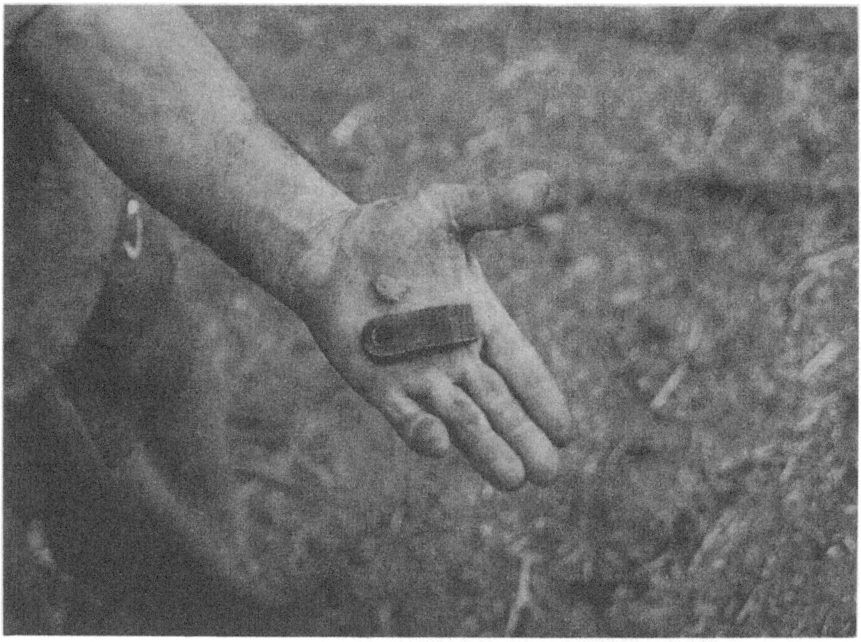

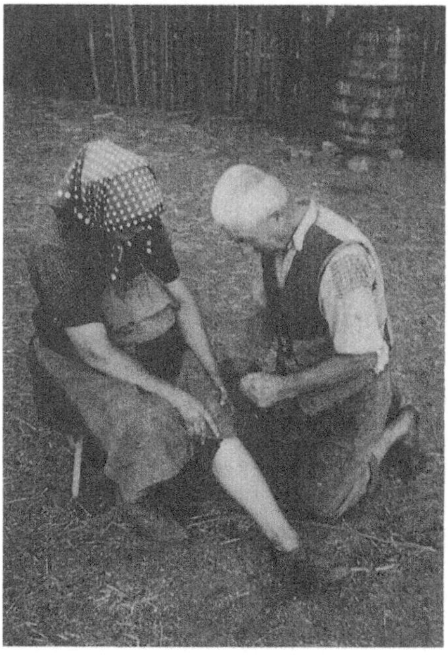

Abb. 2: Die Werkzeuge der Heilung: gesegneter Stahl und Kiesel (Domaszêk)

Abb. 3: Anton Balla schlägt Funken auf ein Erysipel, knieend, ohne Kopfbedeckung. Die Situation wurde zur Demonstration rekonstruiert (Domaszêk)

schlug er mit dem Stahl Funken (s. Abb. 3). Der Text des Gebetes und die Zahl der Funkenschläge (3, 7, 9) betonen, daß die Heilung eine christliche Handlung ist. "Die Heilung geschieht immer mit Gottes Hilfe", sagte man mir. "Sie nützt nur, wenn man sie mit wahrem Glauben, mit tiefer Hingabe unternimmt", heißt es. Unter der christlichen Hülle steckt jedoch ein primitiver, magischer Glaube.

Der Heilkundige fühlt oft im Voraus, wenn ein Kranker zwecks Heilung zu ihm kommt. Während des Heilverfahrens geht die Krankheit ganz oder auch nur teilweise auf ihn über. Er leidet mit dem Kranken zusammen oder eventuell statt seiner. Wahrscheinlich ist das der Grund, warum sich die Gewählten sträuben, die Rolle anzunehmen. Sie verkünden ihre Heilkraft nicht, damit der Krankheitserreger sich nicht an ihnen räche, ihnen nicht schade. Dabei darf nicht vergessen werden, daß der Heiler ständig bereit sein muß; er wird nicht nur von den Kranken belästigt, auch die Behörden behelligen ihn.

Anton Szirovicza in Szöreg und Anton Balla in Domaszék sind gute Beobachter. Sie beschreiben genau die Symptome der Erysipel-Typen (einfach - simplex; blasig - bullosum; wiederkehrend - recidivans). Sie behandeln ihre Kranken gewissenhaft, mit aufopfernder Hingabe. Nötigenfalls wiederholen sie aus eigenem Antrieb das Heilverfahren, "denn die Krankheit ist sehr schmerzhaft", sagen sie. Sie halten ihre Heilungen für erfolgreich. Balla sagt: "Man könnte einen Roman schreiben über all die Heilungen, die ich vollbracht habe, ... in all den langen Jahren. ... Ich schlug Funken und in zwei bis drei Tagen war alles geheilt."

Wenn sie selber an Sankt-Antonsfeuer erkranken, behandeln sie sich auf dieselbe Weise. Sie sind also keine Bauernfänger, keine Gaukler. Mit andersartigen Krankheiten wenden auch sie sich an den Arzt, doch was sie ihrer Meinung nach besser verstehen - das heißt die Behandlung des Sankt-Antonfeuers -, dort sind sie in ihrem Urteil entschieden und selbstbewußt. Die Erysipel-Behandlung des Arztes wird kritisiert und verurteilt.

Die Frage der Entlohnung interessiert nur die Strafrechtler. Sonderbarerweise ist darüber die Meinung der Heilkundigen und der Informanten (Dorfbewohner) sehr verschieden. Sie lautet z.B. wie folgt:

"Unentgeltlich; aus reiner Gefälligkeit; Heilung in Gottes Namen;"
"Dem Heiler gebührt Dank und ein guter Trunk;"
"Die Heilung darf weder bedankt noch bezahlt werden, denn sonst nützt sie nicht;"
"Es gehört sich, die Hilfe nach eigener Schätzung zu entlohnen, denn sonst nützt sie nicht;"
"Geben Sie soviel Geld wie Sie wollen in die Sammelbüchse des Sankt Anton von Padua".

Gegenüber der bisherigen Einförmigkeit weist diese Vielfältigkeit auf das Fehlen eines einheitlichen Normensystems hin und bedeutet, daß in früheren Zeiten die Frage der Entlohnung nicht, oder nicht in der heutigen Form gestellt wurde und daß die Mitglieder der Gemeinschaft die Entscheidung dem Heiler überließen.

Meine gesammelten Daten stammen größtenteils aus der Gegend von Szeged (Südungarn, Kom. Csongrád). Diese Gegend steht in Ungarn bezüglich Agrotechnik, Kultur und Lebensstandard an der Spitze. Die Landwirtschaft ist zeitgemäß mit Chemikalien versehen und intensiv mechanisiert, die Gärtnereien haben Folienzelte; gepflegte Obst- und Weingärten charakterisieren die Gegend. Man verkehrt mit Kraftfahrzeugen. Die Produktion wird zielbewußt den Marktansprüchen angepaßt.

Wie ist es dann nur möglich, daß die beschriebene, mit Glaubensinhalten verbundene, Heilmethode auch heute noch mit alter Kraft weiterlebt? Haben doch die alten Traditionen, die Gruppennormen, die Gruppenkohäsion an Kraft abgenommen! Diese "modernen", erwachsenen Menschen glauben, reden und handeln bei gewissen Gelegenheiten so, wie man es bei Naturvölkern oder bei Kindern findet. Welches sind also diese Gelegenheiten? In erster Linie die unerwartet eintreffenden, nicht beeinflußbar scheinenden, seltenen Ereignisse, z.B. die Geburt oder der Tod eines Angehörigen, mit schwerer Verantwortung verbundene Entscheidungen, Naturkatastrophen und Krankheiten.

In solchen Fällen treffen die Einzelnen oder die Gemeinschaft allerlei Frustrationen, die durch regressive Mechanismen arachische Vorstellungen aus dem Unbewußten an die Oberfläche bringen. Außerdem ist dann die Anpassung an die Gemeinschaftsnormen wahrscheinlich ökonomischer. Für den Einzelnen ist es leichter, gemäß den alten, eingeübten, anerkannten Mustern einen Entschluß zu fassen. Seine Verantwortung wird geringer und kann teilweise auf andere übertragen werden (z.B. auf den Heilkundigen).

All das ist natürlich nur heute so und nur gültig, wenn man es von einer Kultur verschiedenen Charakters aus betrachtet. Wahrscheinlich gab es in den alten Zeiten und in diesem Milieu überhaupt keine Alternative, und der Rückgriff auf das Magisch-Religiöse war die einzige Möglichkeit. In schlechter sozialer Lage, fern vom kulturellen, zivilisierten Zentrum bleiben solche Möglichkeiten viel länger am Leben.

Der Heilkundige von Szöreg ist 1956 gestorben und hat keinen Nachfolger. Anton Balla ist ein Greis, man hat seine Heildienste seit Jahren nicht mehr in Anspruch genommen. Seine Wissenschaft und seine Werkzeuge hat auch er niemandem weitergegeben. Dabei kann die Tatsache eine Rolle spielen, daß seit der weiten Verbreitung von Sulfonamiden und vor allem des Penicillins und der Penicillinderivate (bei uns seit Anfang der 40er bzw. der 50er Jahre) der Rotlauf seltener geworden ist; heute ist er keine gefährliche, angsterregende Krankheit mehr. Die Erinnerung an die Heilmethode des Funkenschlagens wird nur noch von den Alten aufbewahrt. Wenn wir auch voraussetzen, daß nur ein Teil der behandelten Krankheiten wirklich Rotlauf war, bleibt der Wirkungsmechanismus der Heilmethode ungeklärt.

Neben diesen offensichtlichen Vorzügen gibt es jedoch auch Nachteile. Die individuelle Freiheit und Aktivität der Menschen

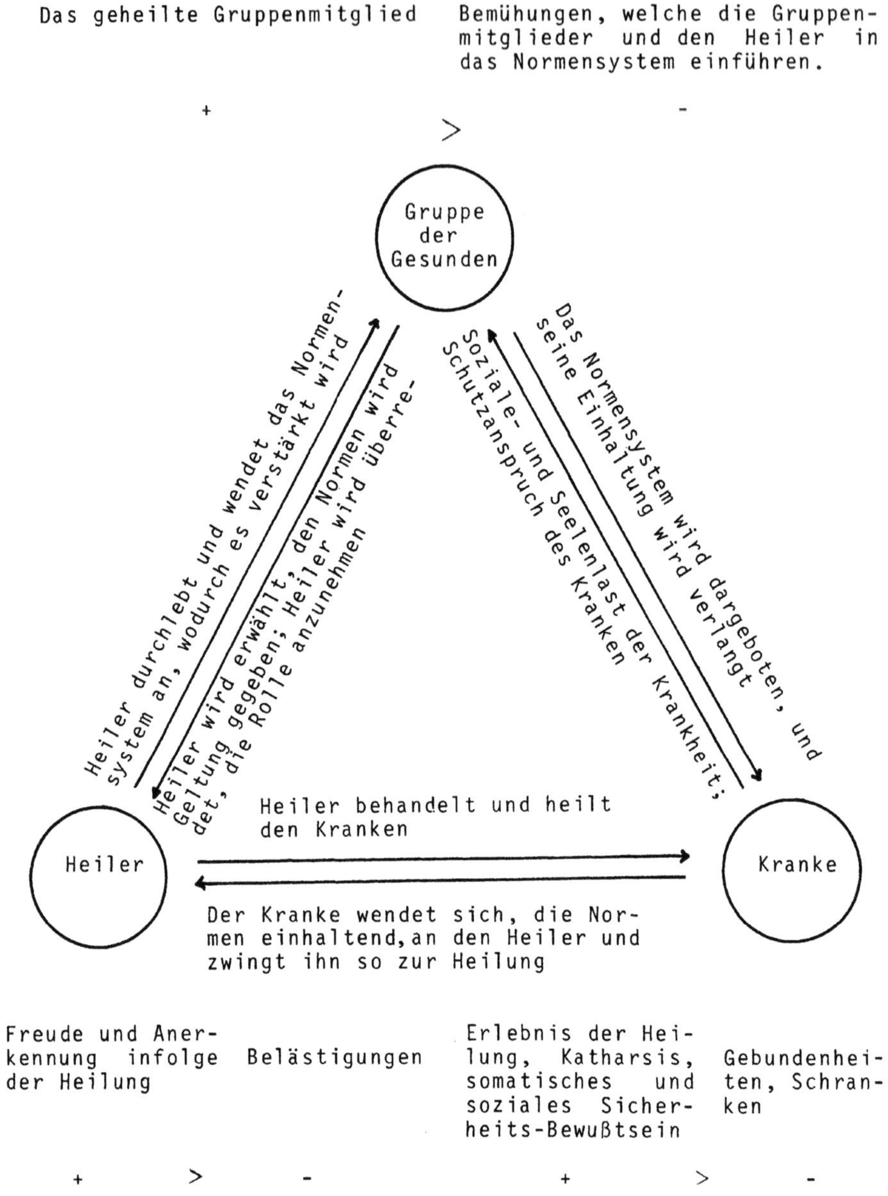
Das geheilte Gruppenmitglied
Bemühungen, welche die Gruppenmitglieder und den Heiler in das Normensystem einführen.
+ > -
Gruppe der Gesunden
Heiler durchlebt und wendet das Normen-system an, wodurch es verstärkt wird
Heiler wird erwählt, den Normen wird Geltung gegeben; Heiler wird überre-det, die Rolle anzunehmen
Soziale- und Seelenlast der Krankheit; Schutzanspruch des Kranken
Das Normensystem wird dargeboten, und seine Einhaltung wird verlangt
Heiler
Kranke
Heiler behandelt und heilt den Kranken
Der Kranke wendet sich, die Normen einhaltend, an den Heiler und zwingt ihn so zur Heilung
Freude und Anerkennung infolge der Heilung
Belästigungen
Erlebnis der Heilung, Katharsis, somatisches und soziales Sicherheits-Bewußtsein
Gebundenheiten, Schranken
+ > -
+ > -

wird durch allerlei Vorschriften, rituelle und zeremonielle Gebundenheiten geschmälert, z.B. durch ungewöhnliche, gebundene Zeitpunkte (um Mitternacht oder vor Sonnenaufgang schweigend zu verrichtende Tätigkeiten), präventiv gezielte Verbote und dergleichen mehr. Diese Tätigkeiten verlaufen trotzdem alle in einer Richtung: Der Kranke nimmt die Dienste des Heilers in Anspruch; er sucht ihn auf, und dieser kuriert das Antonsfeuer auf traditionelle Weise. Mit Beachtung sozialpsychologischer Theorien und bei 'cost-benefit'-Betrachtung kann gesagt werden, daß die Hoffnung auf Heilung und die Fürsorge der Gemeinschaft ein solch entscheidendes Plus bedeutet, daß es sich im gegebenen Fall lohnt, die traditionelle Heilung zu unternehmen. Das ist die Ursache, weswegen die Heilmethode auch heute noch lebt und wirksam ist.

Ein vom sozial-psychologischen Verfahren nach HOMANS, THIBAUT-KELLY (SECORD & BACKMAN 1964) abgeleitetes Modell ist in einem Diagramm dargestellt. Wir bezeichneten die Wirkungen und deren Richtung mit Pfeilen und die Personen und Gruppen mit Kreisen.

Bezeichnung für den Gewinn (+)
für die Ausgaben (-)
für kleiner (<)
für größer (>)

Da die bezeichneten Interaktionen ungestört abgewickelt werden, kann man behaupten, daß die "Einnahmen" bzw. "Ausgaben (Investitionen)" der symbolisierten Personen oder Gruppen im Gleichgewicht sind. Eigentlich aber sind es Gewinne, denn sie stärken sich gegenseitig, wie zurückgeschaltete Schwingungskreise.

Literatur

SECORD, P.F., BACKMAN, C.W. 1964 Social Psychology. New York

SZAMOTA, István 1896 A Murmelius-féle latin-magyar szójegyzék 1533-ból. Das lateinisch-ungarische Wörterverzeichnis von Murmelius von 1533. Budapest

Zusammenfassung

Im heutigen Ungarn lassen sich Reste der einst weitverbreiteten Krankenbehandlung mittels Funkenschlagen feststellen. Die häufigste Indikation für diese offenbar uralte therapeutische Handlung waren Mutterkornvergiftungen (Ergotismus) und Rotlauf (Erysipel, eine Streptokokkeninfektion des Unterhautgewebes), die mit dem Sammelterminus "St. Antonsfeuer" bezeichnet wurden. Namensmagische Vorschriften (nur männliche Personen namens Anton durften die christlich-religiös überlagerte Zeremonie ausführen), Weitergabe von Stein und Stahl meist innerhalb der Familie und Feststellung der Eignung in ersten, oft nur zögernd oder gar widerwillig unternommenen Heilversuchen waren wichtige Bedingungen dafür, ob ein potentieller Kandidat dem Drängen der Gemeinschaft nachgab, das oft als schwere Bürde empfundene Amt zu übernehmen. Den ethnographischen Berichten fügt der Autor einige Gedanken zur sozialpsychologischen Funktion derartiger Heilweisen an. (W.Sch.)

Summary

In contemporary Hungary relics of a formerly widespread curing ritual, in which steel and stone were used to strike sparks, can still be detected. The most common indication for this apparently ancient treatment were ergotism and erysipelas, for which the collective term "Fire of St. Anton" was used. A magical name-sake rule (only male persons whose name was Anton were allowed to perform the pagan ceremony superimposed by Christian elements), the passing on of the tools mostly from one generation to the other within families and the assessment of the powers of possible candidates in first, often rather reluctantly undertaken, "trial"-treatments were important prerequisites for a man to comply with the urge of the community and to accept the office which was often felt to be a heavy burden. The author adds some thoughts about the socio-psychological functions of such traditional therapies to his ethnographic descriptions. (W.Sch.)

Résumé

Dans la Hongrie d'aujourd'hui on peut trouver des vestiges d'une thérapeutique autrefois très répandue: provoquer des étincelles. On utilisait cette action thérapeutique, apparemment vieux comme le monde, surtout en cas d'intoxication par l'ergot de seigle (l'ergotisme) et en cas de l'erysipèle (une streptococcie du tissu sous-cutané)). On résumait ces phénomènes sous le terme du 'Feu de St. Antoine'. Il existaient d'importantes conditions de devenir un candidat potentiel et d'exercer cette fonction que l'on jugeait souvent comme charge imposée par l'instance de la communauté: Des prescriptions d'une nomenclature magique (seulement les hommes avec le nom Antoine étaient autorisés d'exercer cette cérémonie avec charactère religieux-chrétien): la remise de pierre et d'acier le plus souvent dans la famille même; l'examen d'aptitude lors des premiers essais d'un futur guérisseur qui souvent hésitait ou devait même agir à contrecoeur. L'auteur ajoute au compte rendu ethnographique quelques pensées sur la fonction socio-psychologique de tels thérapeutiques. (W.Sie.)

Feuerfunken als Heilmittel: Materialien

Alfred Dieck

In seinem Vortrag "Heilkundige des Antoniusfeuers in Ungarn" auf der 6. Internationalen Fachkonferenz Ethnomedizin (s. Beitrag GRYNAEUS in diesem Band) und in seiner Arbeit "Das Antoniusfeuer" (GRYNAEUS 1974) wies Dr. med. T. GRYNAEUS darauf hin, daß Funken von Stahl auf Kieselstein - also eine der Feuererzeugungsarten vor der Erfindung der Streichhölzer (vgl. DIECK 1978) - in der ungarischen Volksmedizin zur Behandlung des "Heiligen Antoniusfeuers" Anwendung fanden bzw. jetzt noch finden.

Die dem Vortrag folgende Diskussion ergab, daß das Vorkommen von Feuerfunken als Heilmittel in anderen Gebieten und Volksgruppen Europas oder anderer Erdteile den Teilnehmern unbekannt war. Nachstehend seien deshalb ergänzende Mitteilungen aus Mittel- und Nordeuropa und Verweise auf andere Erdteile gegeben. Ich muß betonen, daß diese Unterlagen von mir nicht systematisch gesammelt wurden, sondern "Abfall" beim Erarbeiten von allgemeinen kulturhistorischen Unterlagen sind. Das hier Vorgelegte dürfte also nur einen Bruchteil des wirklich Vorhandenen darstellen. Zu erwähnen ist, daß ich - als Nichtmediziner - nur auf volksmedizinische Namen von echten oder vermeintlichen "Erkrankungen" geachtet habe.

Feuerfunkenanwendung im europäischen Bereich

Bei dem Folgenden, von dem ich erfuhr, oder das ich selbst erlebte, wurde jedesmal die Umgebung der erkrankten Stellen abgedeckt, so daß die Funken nur auf die erkrankte oder zu schützende Stelle sprangen. Die Jahresangabe besagt, wann ich jeweils zuletzt von dieser Behandlung erfuhr. Die Aufzeichnungen stammen aus der Zeit vor 1945, sie geben die Ortsnamen und Verwaltungsbereiche dieser Jahre wieder. Auch die Literaturhinweise beziehen sich auf die Zeit vor 1945.

Zu betonen ist, daß in allen Fällen, die mir persönlich bekannt wurden, nur Verheiratete mit wenigstens einem Kind tätig werden durften. Es wurde also ein Nachweis der "Fruchtbarkeit", eine Art "charismatischer Ausstrahlung" der handelnden Patienten gefordert.

Bei der Behandlung von Pflanzen mittels Feuerfunken (s.u.) wurde derjenige "Mann in den besten Jahren" ausgewählt, der in dem betreffenden Dorf die meisten lebenden Kinder hatte. War eines seiner Kinder an Krankheit oder durch selbstverschuldeten Unfall gestorben, so wurde der Mann mit der nächsthöheren Kinderzahl ausgewählt.

Zu erwähnen ist noch, daß bei den mir persönlich bekannt gewordenen Behandlungen eines männlichen Erwachsenen oder Kindes oder Tieres nur eine Frau, bei der Behandlung eines weiblichen Erwachsenen oder Kindes oder Tieres nur ein Mann tätig werden durfte.

Behandlungen beim Menschen

Behandlung des "Rotlaufs": Unter Rotlauf wurden/werden verschiedene Erkrankungen verstanden: echter Rotlauf, Wundrotlauf und eine Anzahl von heftig auftretenden Hautkrankheiten, welche mit starker Entzündung und Röte, wohl auch mit Fieber einhergehen (HOVORKA & KRONFELD 1908: 732). Vor 1908: "In Dänemark ... noch in den letzten Jahren haben Patienten mit "Höllenfeuer" (Herpes zoster) dadurch Heilung gesucht, daß sie mit Feuerstein und Stahl haben Feuer über sich schlagen lassen. Jetzt ist diese Heilmethode wohl stark im Verschwinden, scheint aber früher sehr verbreitet gewesen zu sein. Am besten sollte sie von jemand ausgeübt werden, der einen Namen trug, wie kein anderer im Dorfe" (HOVORKA & KRONFELD 1908: 726 f). "Wenn ein keuscher Jüngling oder eine keusche Jungfrau auf der leidenden Stelle des Patienten mehrmals Feuer schlägt, schwindet der Rotlauf" (HOVORKA & KRONFELD 1908: 737).

Behandlung von "Rose": Es wird kein Unterschied zwischen "Gesichtsrose", "Gürtelrose" und ähnlich aussehenden Erkrankungen gemacht. Die Feuerfunkenbehandlung war bekannt: vor 1938 in Buchholz bei Görlitz, Regierungsbezirk Breslau, Schlesien (eigene Beobachtung); vor 1938 in Gersdorf bei Görlitz (Auskunft meines Ende des Krieges gefallenen Breslauer Freundes Dr. phil. Hans GEBHARD); vor 1938 in Gruna bei Görlitz (Auskunft Dr. GEBHARD); vor 1938 in Krobnitz bei Görlitz (Auskunft Dr. GEBHARD); 1943 in Militsch, Reg. Bez. Breslau (eigene Beobachtung); 1927 in Karlstein bei Bad Reichenhall, Oberbayern (Auskunft Bürgermeister FUCHS, Karlstein); von meiner Kindheit an bis etwa 1935 in der Gegend der Mündung der Saale in die Elbe in Barby/Elbe, Reg. Bez. Magdeburg (eigene Beobachtung); von meiner Kindheit an bis etwa 1935 in mehreren Dörfern bei Halle an der Saale, Reg. Bez. Merseburg (eigene Beobachtung); um 1935 in Münster, Westfalen (Auskunft Apotheker BRECHT, Hannover); vor 1844 (ohne Ortsangabe): "Wer die Rose bekommt, soll sich von einem gleiches Taufnamens mit Stahl und Stein Feuerfunken drauf lassen schlagen, so vergeht sie" (GRIMM 1878: 447); vor 1900 in Schlesien und Brandenburg: "Feuerfunken, mit Stahl und Stein auf den leidenden Teil geschlagen, vertreiben die Rose" (WUTTKE 1900: 116).

Behandlung von Warzen: Bis etwa 1935 in Barby (eigene Beobachtung); bis etwa 1935 in und bei Halle (eigene Beobachtung); vor 1935 in Breslau (Auskunft Dr. GEBHARD); vor 1935 in Salzburg (Österreich) (Auskunft Prof. Dr. Martin HELL, Salzburg).

Behandlung von Hühneraugen: 1927 in Karlstein (Auskunft Bürgermeister FUCHS, Karlstein); vor 1935 in Barby (eigene Beobachtung); vor 1937 in und bei Halle (eigene Beobachtung); vor 1938 in und bei Breslau (Auskunft Dr. GEBHARD).

Behandlung von eiternden Wunden: Der nicht befallene Rand von eiternden Wunden und der Eiterherd selbst wurden mit Funken behandelt: vor 1935 in Barby (eigene Beobachtung); vor 1935 in und bei Halle (eigene Beobachtung); vor 1938 in und bei Breslau (Auskunft Dr. GEBHARD).

Behandlung von schlecht heilenden Wunden: Vor 1935 in Barby (eigene Beobachtung); vor 1938 in und bei Halle (eigene Beobachtung).

Behandlung von "Krebs": Vor 1880 in Mecklenburg (BARTSCH 1879/80: 413)

Behandlung von "Augenmal": Vor 1845 in Schleswig Holstein und Lauenburg: "Über ein Augenmal werden Funken kreuzweise geschlagen" (MÜLLENHOFF 1845: 516).

Behandlung von "angehexten Krankheiten": Vor 1855: "Bei den auf Inseln lebenden Schweden werden angehexte Krankheiten mit Funken geheilt" (RUSSWURM 1855).

Behandlung bei Haustieren

Behandlungen von eiternden oder schlecht heilenden Wunden mit Funken wurden auch bei Hunden, Pferden, Kühen, Schafen und Ziegen angewendet. 1927 in Karlstein (Auskunft Bürgermeister FUCHS, Karlstein); vor 1930 in und bei Salzburg (Auskunft Prof. Dr. Martin HELL, Salzburg); vor 1935 in Barby (eigene Beobachtung); vor 1935 bei Halle (eigene Beobachtung); vor 1938 in und bei Breslau (Auskunft Dr. GEBHARD); vor 1938 im Gebiet des Bodensees, sowohl in den Gemeinden Deutschlands als auch Österreichs und der Schweiz (Auskunft Prof. Dr. Martin HELL); vor 1938 bei Frankfurt am Main (Auskunft Apotheker BRECHT, Hannover).

Vor 1900 Spezialbehandlung von Hunden in Böhmen: "Man bewahrt den Hund vor der Wasserscheu, wenn man ihm ... am Weihnachtsabend mit Stahl und Stein Funken in die Augen schlägt" (WUTTKE 1900: 680).

Behandlung von Pflanzen

Vor 1930 im Gebiet von Würzburg am Main und im Weinanbaugebiet der Nahe (linker Nebenfluß des Rheins): Beim Neupflanzen von Weinstöcken (z.B. nach einer Zerstörung eines Weinberges durch Regenwasser eines Unwetters) wurden in Kreuzform rings um den ersten Weinstock dreimal je vier Funken auf das Erdreich geschlagen (eigene Beobachtung).

Feuerfunkenanwendung außerhalb Europas

Nicht nur in Europa, sondern auch in anderen Ethnien dürften Feuerfunken als Heilmittel angewendet worden sein oder werden noch gebraucht. Näheres hierfür ist mir nicht mehr in Erinnerung, doch weiß ich, daß meine Völkerkundelehrer Karl Weule und Hans Plischke in Leipzig bzw. Göttingen in Vorlesungen, Seminaren oder Vorträgen hierüber berichteten. In vielen Kulturen dürfte die Vorstellung verbreitet gewesen sein, die OVID vor 2000 Jahren in die Worte kleidete: "Omnia purgat edax ignis!".

Literatur

BARTSCH, K. 1879/80 Sagen, Märchen und Gebräuche aus Mecklenburg. Wien

DIECK, Alfred 1978 Vorgeschichtliche Feuerzeuge aus Mooren und ihre kulturgeschichtliche Bedeutung. - Prehistorical Fire-Lighters found in Bogs and Their Meaning in Respect to the History of Civilization". TELMA, 8: 123-150

GRIMM, Jakob 1878 Deutsche Mythologie III. 4. Aufl. Berlin: 447

GRYNAEUS, Tamas 1974 Das Antoniusfeuer. Acta Congressus Internationalis XXIV Historiae artis medicinae, 25-31 Augusti 1974 Budapestini: 1271-1273

HOVORKA, O. von, KRONFELD, A. 1908 Vergleichende Volksmedizin. 2. Band. Stuttgart

MÜLLENHOFF, K. 1845 Sagen, Märchen und Lieder der Herzogthümer Schleswig-Holstein und Lauenburg. Kiel

OVID "Fasti" 4, 785

RUSSWURM, C. 1855 Eibofolke oder die Schweden an den Küsten Esthlands und auf Runö

WUTTKE, A. 1900 Der Deutsche Volksaberglaube der Gegenwart. 4. Auflage: 116

Folk Medicine in Venezuela

Angelina Pollack-Eltz

Although the Venezuelan health service extends even to remote areas and all young physicians who graduate from local universities have to spend at least one year in a rural dispensary, folk-curing rites have persisted over the centuries. It is important for modern doctors, who work among peasants, to get acquainted with folk-practices and to learn more about the attitudes of their patients towards diseases, in order to be successful.

There are still many folk healers, curanderos, who practice both in urban and rural areas. Broadly speaking there is a distinction between yerbateros or herbalists and spiritual healers (called curiosos, mojanes, brujos or curanderos espirituales). The herbalists usually take natural causes of illnesses for granted and treat their patients in a matter-of-fact way with natural remedies. The curiosos, on the other hand, believe that most illnesses have supernatural causes and therefore use both magic rites and herbal remedies in their therapy.

Venezuelan folk-healing practices are rooted in three continents. The Amerindians contributed a rich knowledge of native plants, many of which have curing properties. Tobacco is used widely as medicine, but also to get in touch with the spiritual world. Shamanism or magico-religious rites performed in order to get assistance from curing familiar spirits also derive from the Indians and may have their remote roots in Siberia.

African slaves contributed some herbal remedies and many magic rites. Venezuelan curanderos, like their African counterparts, are ritualists, magicians and physicians at the same time. Religion, magic and medicine form a unity. In Westafrica, mediums are possessed by spirits, who prescribe the proper therapy - the same is true in Venezuela.

Europe contributed the belief in the "evil eye", many herbal remedies and perhaps also the hot/cold complex, derived from the humoral pathology of antiquity, although similar concepts may have been autochtonous in the Americas. In recent years, influences of spiritism, parapsychology and occult sciences are apparent among more sophisticated healers, who may also read books about Yoga and eastern mysticism.

Let us first turn to the yerbateros. They are usually humble peasants, who practice in rural areas. Their clients come from the neighbouring villages. Their rich knowledge of herbs derives from a long family tradition. Some prepare special concoctions of wild herbs for their patients or they prescribe herbal remedies, that can be obtained in shops specializing in this field (perfumerías) or the clients have to look for the herbs in the woods. Herbs may be used in dried or fresh state. Fruits, stem, bark, flowers, roots and leaves may be used, sometimes the whole plant is boiled. Yerbateros diagnose an illness after a lengthy interview with the patients or they examine the urine of the sick person, his palms, his eyes or his skin. The remedies have to be taken at certain times of the day and for a certain period of time. Sometimes the curer suggests that the patient should pray while drinking the concoction or he should invoke a certain saint when preparing the tea, but usually no special rites are performed. Yerbateros may be male or female, women are often also traditional midwives, who are highly esteemed by their neighbours. More than 150 different medical herbs are known by Venezuelan curanderos. In colonial times, many Southamerican plants became famous in Europe for their healing powers e.g. coca leaves, the quinine-bark and sarsaparilla (to cure syphillis). The yerbateros can be compared to the old-fashioned family doctors. They know their patients and their families well and are acquainted with their socio-economic and spiritual problems, which may be the ultimate causes of their ailments. Some yerbateros are specializing in curing snake-bites with the aid of tobacco juice and leaves as well as prayers.

The spiritual healers or curiosos can be compared to African "medicine-men", who are successful in their treatments, because they take the whole person into consideration. The diagnostic rites have the purpose to find the ultimate causes of the sickness, only then is it possible to cure the symptoms. These causes may be the "evil eye", witchcraft, envy or evil influences of spiritual beings. While exorcistic rites work on the mind of the patient, herbal remedies cure his body. As a matter of fact, psychosomatic illnesses, which in the belief of the people are caused by these malevolent influences, may disappear after a ritualistic treatment has taken place, often even before herbal remedies are applied. Also curiosos may be male or female. Usually they pretend that they have received a call from God, the saints or the spirits to help humanity to combat all sorts of evil. They pretend to be inspired by supernatural powers in order to diagnose the illness and prescribe the proper treatment. Often they are excellent psychotherapists with a long experience in their field. They know the common problems of their clients and treat them according to what is expected of them. For many people in Venezuela, illness is just one aspect of "bad luck".

Curiosos also help their clients when there are other problems to be solved: marital tensions, generational differences, unemployment, envy, bad business, failure in school etc. While yerbateros usually treat each patient individually and only in the presence of a relative, curiosos are consulted in front of other clients. The rites are therefore reinforced by group participation. Curiosos are esteemed and feared at the same time, because people believe that they may use their supernatural powers not only for curing but also to hurt their enemies. Therefore the curioso of the same village is hardly ever consulted, as he may know too much about the client. One rather goes to a healer in a distant place. - Today even peasants living in remote areas consult modern doctors in case of a common illness, malaria, childbirth or accidents. They know about the value of vaccinations and may even accept contraceptives, yet when it comes to folk-illnesses or persistent ailments they consult the curioso.

Folk-illnesses are ethno-specific syndroms that are explained, described and treated by the people in a certain way. For example: The mal de ojo (evil eye) disease can only be cured by an ensalmero, who recites prayers over his patient, while touching him with certain herbs. This illness usually affects small children, who then vomit, have high fever and diarrhea. After the magic treatment the baby may also get herbal remedies from the expert. Sometimes the mother obtains antibiotics in the local dispensary as well. Arco is a skin disease probably due to unclean habits. People believe, however, that it is caused by the bite of arco iris, the personified rainbow. It can only be cured by a curioso, who exorcises the patient. Mal de Madre affects middle-aged women, who have had many children and worked hard all their life. They are possibly just tired and suffer from unspecified pains in their bodies. According to folk-beliefs, however, the illness is caused by an organ in the abdomen, that starts moving. When it reaches the mouth, the patient must die. The illness is considered to be "cold" and has to be treated with "hot" remedies. The properties "hot" and "cold" have nothing to do with the actual state, they reflect the "nature" of the respective substance.

Curiosos are consulted whenever an illness is persistent and vaguely defined or believed to be caused by unspecified evil influences. Many curers diagnose with the help of their familiar spirits. It is important to find the cause of the ailment. Then an exorcism is prescribed in order to extract the evil from the body of the patient. This is done with the aid of tobacco smoke, by a bath, in a herbal concoction or by performing a velación, a ritual, whereby the patient has to lie down on the ground while candles are lit around him. He then is sprinkled with alcoholic beverages, water, face powder, perfumes, and also with the blood of a sacrificed animal. After the cleansing rite, the client receives an amulet, that will ward off further evil influences. Already at this stage, the patient very often feels much better as he is convinced that nothing can happen to him any more. Now the curer prescribes herbal or modern remedies to treat the symptoms.

As I mentioned before, many illnesses treated by the curiosos are psychosomatic in nature and therefore respond favourably to such therapies. The sick have absolute faith in the curers and their methods. In my opinion magic is a psychological process, that may work both ways, positively or negatively, according to the attitudes of those who take part in the rituals. Many curers state with pride that they succeeded in treating patients, who had been given up by modern doctors; I believe them. Occasionally a curioso cooperates with a modern physician, who sends him cases that resisted ordinary treatment. But some curers also know their limits and send patients to the hospital, when they suspect cancer or other serious diseases. Often the curiosos prepare their patients with magic rites for an operation, so that they may not fear the surgery.

In Venezuela, the syncretistic Cult of María Lionza has incorporated most of the practices and rites of common folk-healers and in recent years has influenced the methods of the curers, too. In the course of the past two decades, the cult incorporated practices of the Cuban Santería, which extended over the Caribbean area after the Cuban exodus. In the Cult of María Lionza, which is practiced somewhat differently in each center, mediums in trance receive spirits, who speak from their mouth, diagnosing the illness and prescribing remedies and the appropriate exorcistic rites. In recent years, magic or spiritual "operations" became fashionable. Bloody rituals and animal sacrifices are popular, too. The cult is utilitarian and syncretistic. The attitudes of the faithful are pragmatic. Problems have to be solved and the ritualist is paid for his services. Any rite will do as long as it serves its purpose and therefore many new rituals appear every day.

Reasons for the success of the curiosos and the ritualists of the Cult of María Lionza are: In the first place, many illnesses would disappear sooner or later anyhow. In the second place, most of the herbal remedies have positive effects. In the third place, people have faith in the curer and the patient's favourable expectations are reinforced by the setting of the curing rites, the psychological techniques used by the healer and by the support of the whole group present. The suggestibility may further be increased by monotonous singing, drumming, the presence of a large crowd, dim lights, etc.

The curioso corresponds to the social role that is expected of him. Each culture creates a characteristic type of conflict, that is handled by the individual in a healthy or unhealthy way, depending on environment, constitution etc. These cultural conflicts often appear as culture-bound illnesses. The healers know from experience how to deal with them. They belong to the same social class and the same local culture as their clients. The patient's emotions are aroused by therapeutic means. The curer often manipulates fear and guilt feelings of the patient.

Little difference is made between emotional and physical illnesses, as they are considered to have similar supernatural causes such as envy or witchcraft - in psychological terms: guilt feelings, jealousy, fear and hostility. The curioso uses certain rites in order to reintegrate the patient into his group and make him susceptible to suggestions, in order to increase the faith in himself. The illness disappears, because the patient no longer needs to hide behind it.

Magic, medicine and religion are intertwined. The common people are not interested in salvation and the after-life, but in the solution of their problems here and now. Supernaturalism is important to control nature and to overcome adversities. Therefore many supernatural concepts with regards to illness and curing are still present in rural and urban Venzuela, inspite of great progress in education and the improvement of the standard of living.

References

POLLACK-ELTZ, Angelina 1982 Folk-Medicine in Venezuela. Acta Ethnologica et Linguistica. Series Americana 9, Universität Wien.

Zusammenfassung

Trotz eines recht gut funktionierenden Gesundheitsdienstes sind in Venezuela Volksheiler (curanderos) sehr gefragt. Wir unterscheiden zwischen yerbateros, die Krankheiten, deren Ursachen als natürlich angesehen werden, mit pflanzlichen, mineralischen oder tierischen Stoffen heilen, und curanderos espirituales (curiosos), die mit Hilfe magischer Riten versuchen, Krankheiten, deren übernatürliche Ursachen als sicher gelten (also meist chronische, schwer definierbare oder psychosomatische Krankheiten), zu kurieren. Diese Heiler haben Erfolg, weil ihre Klienten an Magie glauben. Der venezolanische Curanderismo hat seine Wurzeln in afrikanischer Zauberei, im indianischen Schamanismus, im Volkskatholizismus und Spiritismus Europas. Der Kult der María Lionza, der sich erst in den letzten Jahrzehnten entwickelt hat, absorbierte viele Heilpraktiken, beschäftigt sich aber auch mit der Lösung aller sonstigen emotionalen oder sozio-kulturellen Probleme der Gläubigen.

Summary

The governmental health-care system of Venezuela is functioning quite well, nevertheless are folk-healers (curanderos) still very much in demand. Yerbateros, who usually treat diseases of "natural" origin with herbal, mineral and animal substances, are distinguished from curanderos espirituales (curiosos) who attempt to cure those diseases which are believed to be supernaturally caused (i.e. chronic, ill-defined or psychosomatic diseases) with the help of magic rites. They often have succes because their patients believe in magic. The Venezuelan curanderismo is rooted in African magic and sorcery, Amerindian shamanism, in European folk-catholicism and spiritism. The cult of María Lionza, which was only developed in the last decades, has absorbed many traditional healing methods, but it also attempts to solving other, e.g. emotional or socio-economic problems of its believers. (W.Sch.)

Résumé

Bienque en Vénezuela le service médical d'état est assez bon, les guérisseurs populaires sont nombreux. On distingue entre les yerbateros, qui guérissent les maladies "naturelles" avec des médicaments naturels à base de plantes ou de minéraux et les curanderos espirituales (curiosos) qui s'occupent de la guérison des maladies "surnaturelles" (psychosomatiques, chroniques, mal définies) avec des rites magiques. Ils ont succès parce que leurs clients croyent dans l'efficacité de la magie. Le Culte de María Lionza d'origine récent a absorbé au cours des dernières années beaucoup de pratiques des guérisseurs, mais il s'occupe aussi de la solution des problêmes émotionels et socioculturels des croyants.

Resumen

Aunque en Venezuela el servicio medico estadal es bastante eficaz, la gente todaviã frecuenta a los curanderos. Distiguiemos entre los yerbateros, quienes curan enfermedades consideradas naturales con remedios naturales a base de plantas y sustancias minerales o animalisticas y curiosos o curanderos espirituales , quienes se sirven de ritos mãgicos para combatir enfermedades consideradas sobrenaturales o sea psicosomãticas, crõnicas y mal definidas. Los ritos sirven porque los clientes creen en su eficacia. Toman la persona en su totalidad. En anos recientes, el Culto de Marīa Lionza absorbiõ muchas practicas curativas pero se ocupa tambien de los problemas emocionales y socio-culturales de sus adeptos.

Der Medizinmann bei den Kamayura in Zentralbrasilien

Mark Münzel

Die Kamayura sind eine indianische Ethnie der Tupi-Sprachfamilie in der zentralbrasilianischen Region Alto Xingu, wo ich mich 1967/1968 zur Feldforschung aufhielt (näheres dazu und zum Medizinmannwesen bei den Kamayura s. MÜNZEL 1971, 1973. Aus der Vielzahl neuerer Arbeiten über die Kamayura und kulturell verwandte Gruppen des Alto Xingu kann ich hier nur wenige herausgreifen: AGOSTHINHO 1970, 1974 a,b; BAER o.J.; BASSO 1973; GREGOR 1977; JUNQUEIRA 1975; MENENZES BASTOS 1978; MONOD-BECQUELIN 1975; VIERTLER 1969; VILLAS BOAS 1970).

Der Alto Xingu und die Weißen

Die noch immer eindrucksvolle Vitalität des indianischen Medizinmannwesens in der Region Alto Xingu erklärt sich aus der besonderen Geschichte des Kontaktes dieses Gebietes mit der "westlichen" Welt, der hier einen weniger abrupten Bruch mit der indianischen Tradition brachte als fast überall sonst in Brasilien.

Seit den deutschen Forschungsexpeditionen unter Leitung von Karl von den Steinen 1884 und 1888 (STEINEN 1886, 1894) haben die zuvor recht abgeschieden in einem Rückzugsgebiet lebenden Indianer des Alto Xingu Kontakt zu den Weißen, doch erreichte die brasilianische Pioniergrenze der Händler, Goldwäscher, landhungrigen Siedler und Viehzüchter das durch Sümpfe geschützte und an Bodenschätzen als arm geltende Gebiet erst in den späten vierziger Jahren. Bis dahin wurde die Verbindung zum übrigen Brasilien fast ausschließlich durch einige wissenschaftliche Expeditionen und gelegentlich durchreisende Regierungsbeamte hergestellt.

Seit den späten vierziger Jahren lief die brasilianische Indianerpolitik in diesem Raum auf eine zunehmende Abschottung gegen nichtoffizielle Weiße hinaus. Das gipfelte 1961 in der Gründung des Reservates "Parque Nacional do Xingu", in das nach den Intentionen seiner Gründer Fremde nur in geringer Anzahl und nur in offizieller Mission (Verwaltung, wissenschaftliche Erforschung) eingelassen werden sollten. So sind beispielsweise bis heute keine Missionare in diesem Reservat zugelassen.

Die Reservatspolitik hatte vor allem die Wirkung einer gewissen Sicherung der Landrechte der Indianer, freilich nur innerhalb des Reservates, das im Laufe der Zeit verkleinert wurde. Immerhin wurde die wirtschaftliche Existenzgrundlage der indianischen Kleinbauern und Fischer vorläufig stabilisiert.

In den letzten Jahren hat sich die Abschließung des Reservates zunehmend gelockert. Die Folgen neuer Entwicklungen 1984 (erstmals wurde ein Indianer Verwalter des Reservates, während andererseits neue Bedrohungen für die indianischen Landrechte aufzogen) sind noch nicht abzusehen.

Trotz des anfangs nur sporadischen Charakters der Begegnungen zwischen

Indianern und Weißen wurden neue Krankheiten seit Ende des vorigen Jahrhunderts eingeschleppt. Epidemien von Grippe, Masern und anderen - in Europa meist viel harmloser wirkenden - Krankheiten führten bei den Bewohnern des Alto Xingu, die noch keine Abwehrkräfte entwickelt hatten, zunächst zu einem Massensterben. Die Kamayura, die vor den ersten Kontakten mit Weißen vielleicht etwa 260 Personen gezählt haben mögen, waren bis zur Mitte unseres Jahrhunderts auf 94 zusammengeschmolzen - ohne Hungersnöte, ohne nennenswerte Kriegsverluste, allein durch die neuen Krankheiten.

Die mit der Reservatspolitik verknüpfte intensive medizinische Betreuung und wohl auch eine allmähliche Immunisierung der Indianer führten seitdem zu einem Bevölkerungsanstieg. Heute gibt es wieder etwa 170 Kamayura. Sie bewohnen ein kleines Dorf.

Grundzüge der Kultur der Kamayura

Wie die meisten Indianer des tropischen Wald- und Savannenlandes von Südamerika, sind auch die Kamayura seßhafte Bauern. Als Grundnahrungsmittel bauen sie die Knollenfrucht Maniok an, die sie durch einen geschickt diversifizierten Anbau, z.B. von Mais und verschiedenen Baumfrüchten, ergänzen. Heute haben sie auch neue Anbaupflanzen hinzugenommen, etwa das Zuckerrohr. Sie sind Selbstversorger, produzieren kaum für den Markt. Neben der Landwirtschaft betreiben sie intensiv Fischfang, dagegen (im Unterschied zu den meisten Indianern des tropischen Tieflandes) relativ wenig Jagd.

Ihre Gesellschaft ist sozial kaum geschichtet. An gesonderten "Berufen" gibt es nur den Häuptling und die Medizinmänner, doch auch das sind eher Nebentätigkeiten - die Inhaber dieser Würden sind in erster Linie Bauern und Fischer wie alle anderen Kamayura auch. Immerhin ist Medizinmann eine (im Unterschied zum Häuptling) bezahlte Nebentätigkeit, und es hat in der Ethnologie nicht an Versuchen gefehlt, die allmähliche Herausbildung einer sozialen Schichtung aus der Entwicklung eines Medizinmannstandes zu erklären, der als erster zu Sondereinnahmen gekommen sei. Mag sein, daß solche (heute aus der Diskussion verschwundene) Hypothesen aus dem Ärger von Forschern über die Arztrechnungen entstanden. Die Bezahlung des Medizinmannes bei den südamerikanischen Wald- und Savannenindianern ist zwar nicht unerheblich, aber doch noch nicht zur Anhäufung größeren Eigenkapitals geeignet - wichtiger ist die politische Macht, die der Medizinmann bei wachsendem Ansehen gewinnen kann.

Deutlicher als die Schichtung in soziale und Berufsgruppen ist bei den Kamayura (wie bei den meisten Tieflandindianern) eine strikte Arbeitsteilung zwischen den Geschlechtern. Hinzu kommt eine nicht ganz so ausgeprägte, aber insbesondere auch im religiösen Bereich doch relevante Unterscheidung und Funktionstrennung zwischen den verschiedenen Altersgruppen. Die Jungen, unter etwa 25 Jahren, werden zwar nach ihrer Pubertät als vollwertige Erwachsene anerkannt, sind aber beispielsweise von bestimmten religiösen Aktivitäten ausgeschlossen. So können sie etwa noch nicht Medizinmann werden.

Die Kamayura zogen bis in die sechziger Jahre manchmal auf Kriegsabenteuer aus, doch waren sie weniger kriegerisch als manche anderen Tieflandindianer. Stärker entwickelt war im Alto Xingu der oft auch recht aggressive, aber doch friedliche Handel mit Nachbardörfern.

Die Religion der Kamayura konzentriert sich auf den Glauben an zahlreiche Geister, die in ihrer Mehrheit grundsätzlich erst einmal dem Menschen feindlich gesinnt sind. Diese Geister gilt es zu zähmen und dem Menschen nützlich zu machen, was nicht nur, aber insbesondere dem Medizinmann obliegt. Im rituellen Leben - das von Medizinmännern gelenkt wird - spielen aufwendige Totenfeste und der Kult eines durch Flöten sprechenden Waldhuhnes eine große Rolle. Nicht das Spielen der Flöten und das Tanzen, wohl aber das tiefere Verständnis des Sinnes der Melodien und Tanzschritte ist Privileg der Medizinmänner.

Die zwei Heilersysteme der Kamayura

Das traditionelle Heilersystem der Kamayura ist sicherlich nicht ganz unberührt von den rezenten Wandlungen der Gesundheitssituation dieser Indianer geblieben - auch wenn letztere dazu neigen, ihr gegenwärtiges religiös-medizinisches System als im wesentlichen traditionell zu betrachten.

Die alten Heiler waren nicht in der Lage, dem Ansturm der neuen Krankheiten Paroli zu bieten, und erst die Medikamente der fremden, nicht-indianischen Ärzte brachten Hilfe. Dies kann wohl kaum ohne Spuren im heutigen Medizinmannwesen geblieben sein.

Vieles freilich spricht dafür, daß die Veränderungen keinen radikalen Bruch mit der alten Tradition brachten, sondern eher eine Verstärkung bestimmter, schon in vor-europäischer Zeit angelegter Entwicklungslinien. Insofern ist der Anspruch der heutigen Heiler bei den Kamayura, ganz in der Tradition zu stehen, in einem höheren Sinn wohl richtig.

Dabei muß man nur Abschied nehmen von der in Europa hartnäckigen Vorstellung von einer statischen, immobilen primitiven Kultur. Die alte Ordnung der Kamayura war sicher nicht für alle Ewigkeit festgelegt, sondern wandelte sich schon in vor- europäischer Zeit immer wieder. Erst, wenn man die Prämisse einer ewig urtümlichen indianischen Kultur aufgibt, kann man erkennen, daß auch ein moderner Wandel nicht das Ende der Identität sein muß, die nämlich schon früher durchaus Wandel einbegriff.

Diesen Wandel zu erfassen, ist leider für die heutige Forschung nur äußerst schwer möglich, da er - in einer nichtschriftlichen Gesellschaft - nur durch schwer interpretierbare mündliche Überlieferungen direkt dokumentiert wurde, Überlieferungen, die zudem häufig von dem Anspruch der Vertreter neuer Ordnungen geprägt sind, gerade die Kontinuität der alten Ordnung zu verkörpern.

Das Heilersystem der Kamayura ist zweigeteilt (bzw. heute dreigeteilt, mit der 'westlichen' medizinischen Versorgung als drittem Bestandteil). Wenn wir von dem modernen Apparat medizinischer Hilfe im Reservat einmal absehen, so steht auf der einen Seite eine Gruppe von Heilerinnen und Heilern namens mo'a-yat, auf der anderen Seite die Gruppe der paye - letzteren Begriff übersetzt man mit 'Medizinmann' oder, in etwas ungenauer Übertragung eines sibirischen Begriffs, mit 'Schamane'.

Der (oder häufiger die) mo'a-yat ist ein Heilkundiger, der Kräuter und andere heilkräftige Medizinen kennt, etwa die Leber eines bestimmten Tieres, ein mineralisches Pulver o.ä. Eine solche Medizin nennt man auf Kamayura mo'a, und mo'a-yat bedeutet "jemand, der mo'a beherrscht, besitzt, damit umgehen kann". Weibliche mo'a-yat können wir als Kräuterfrauen bezeichnen.

Nicht alle Medizinen, die der (oder die) mo'a-yat verabreicht, entsprechen unseren schulmedizinischen Vorstellungen von einem Medikament, bisweilen ist es z.B. wichtig, daß man ein Kraut bei Vollmond pflückt. Trotzdem: Im Großen und Ganzen können wir das, was der mo'a-yat betreibt, als eine einfache Form von Naturwissenschaft betrachten. Bei seiner Medizin geht es, wenn wir unsere Kategorien und Begriffe einmal zur Beschreibung anlegen, um chemische oder, genereller, natürliche Wirkung. Von unserem Realitätsbegriff her gesprochen, zaubert der mo'a-yat weniger, als daß er überwiegend Reales mischt.

Nun widerspräche es aber allen unseren Kenntnissen von medizinischen Systemen in archaischen Gesellschaften des Typus der Kamayura-Gesellschaft, daß reine, wenn auch primitive Naturwissenschaft ohne religiöse Konnotationen betrieben würde. Vielmehr kann man vermuten, daß die Arbeit des mo'a-yat durch ein System religiöser Vorstellungen überhöht wird, zumindest durch das, was man gerne, etwas vage, als Magie bezeichnet.

Warum nun aber finden wir diese religiöse Überhöhung in der Arbeit des mo'a-yat kaum? Eine mögliche Erklärung wäre, daß die religiösen Elemente von einem anderen medizinischen System aufgesogen wurden, das neben das mo'a-yat System trat und besser als dieses gewandelten religiösen Bedürfnissen entsprach.

Dieses zweite System wäre das des paye. Die Institution des paye, die religiösen Vorstellungen um ihn herum sind sicher uralt, reichen zurück in die Tiefen der Menschheitsgeschichte. Parallelen zum sibirischen Schamanismus fallen auf, die so alt sein könnten wie die historische Periode vor zehntausend Jahren, als die Vorfahren der Indianer noch in Sibirien lebten.

Doch in den heutigen, uns bei Wald- und Savannenindianern Südamerikas entgegentretenden Varianten scheint es sich vielfach erst um das Ergebnis einer relativ jungen (freilich sicher schon vor-europäischen) Welle religiösen Umdenkens zu handeln. Hier ist nicht der Raum, alle Argumente für diese Vermutung zusammenzutragen, verweisen möchte ich deshalb nur auf ein sprachliches Argument: Das Wort paye (oder paje, piadze usw.) findet sich über weite Teile des tropischen Waldlandes Südamerikas hinweg verbreitet, in sonst nicht verwandten Sprachen, es ist offenbar in einem Teil dieser Sprachen ein fremdes, erst in relativ junger Vergangenheit eingeführtes Lehnwort.

Freilich bewege ich mich bei solchen Überlegungen zum Alter der heutigen paye-Institution auf dem Gebiet der Spekulation (dies muß ich betonen), da genaue historische Überlieferungen mangeln. Die spekulative, aber wohl nicht abwegige Vermutung besagt, daß in vor-europäischer Zeit eine religiöse Idee sich im südamerikanischen Waldland ausbreitete, mit ihr eine neue oder zumindest gewandelte religiöse Institution: Die des paye. Sie hätte etwa im Fall der Kamayura das ältere mo'a-yat System überlagert und dessen religiöse Elemente aufgesaugt.

So könnte es zu der heutigen Zweiteilung des medizinischen Systems der Kamayura gekommen sein: Auf der einen Seite der mo'a-yat mit seiner einfachen, des Religiösen entkleideten Naturwissenschaft, auf der anderen Seite der paye mit seiner religiösen Mystik.

Eine solche Entwicklung würde auch neues Licht auf ein weiteres Phänomen im Zusammenhang mit dem mo'a-yat werfen: Dessen Diskriminierung als böswilliger Giftmischer.

Die Herstellung von Giften, die dem Opfer vorzugsweise ins Essen geträufelt werden, spielt eine unheimliche, gefürchtete, durch Gerüchte und Verleumdungen sicher weit über Gebühr aufgebauschte Rolle im Leben der Kamayura. Ein Hund stirbt - sofort verdächtigt sein Herr einen Nachbarn einer heimtückischen Vergiftung, erwägt der Chor der Kommentatoren, ob es sich um eine Generalprobe für die Vergiftung eines Menschen handelte. Wer da noch darauf hinweisen wollte, daß der Hund schließlich ohnehin schon uralt war und vielleicht aus Altersschwäche verendete, würde sich verdächtig machen, der Täter zu sein. Eine Epidemie ergreift das Dorf - war es nicht jene Kräuterfrau aus dem Nachbardorf, die (ja, jetzt erinnert man sich immer deutlicher!) sich neulich in verdächtiger Weise am großen Kochtopf für 30 Personen zu schaffen machte? Sicher hat sie ein Gift hineingetan und deshalb sind auf einen Schlag so viele erkrankt.

Solche Untaten traut man den mo'a-yat leicht zu. Einige, so munkelt man ("Namen möchte ich lieber nicht nennen!"), sind von einer tiefen, grundlosen, generellen Bosheit beherrscht, vom Wunsch zu töten.

Wenn es sich beim mo'a-yat um eine ältere, dann zurückgedrängte Institution handeln sollte, dann wäre diese Assoziation seiner Tätigkeit mit allem Bösen (die den paye etwas von ähnlichen Verdächtigungen entlastet) vielleicht als ein Ausdruck der Zurückdrängung des mo'a-yat zugunsten des paye verständlicher. Ein bißchen erinnert das alles auch an die zunehmende Diskriminierung unserer Kräuterfrauen als Hexen seit dem späten Mittelalter.

Hinzu kommt nun, daß die Kräuter des mo'a-yat im 20. Jahrhundert gegen die neuen Krankheiten nichts auszurichten vermochten. Der paye dagegen mehr mit der psychischen Seite der Krankheit befaßt, mehr Spender religiösen Trostes als naturheilkundlicher Mittelchen, überstand diese Krise des Heilersystems besser, weil die neuen Medikamente der weißen Ärzte wohl die Naturheilkunde, nicht aber die religiösen Gefühle ersetzen konnten.

Es hat den Anschein, daß das mo'a-yat System in den letzten Jahrzehnten rapide an Bedeutung verloren hat, während das paye System sich behauptete, ja an Kraft zunahm. Man könnte dies so interpretieren, daß die modernen Veränderungen eine Tendenz der traditionellen Kultur (die Zurückdrängung des mo'a-yat durch den paye) förderten. Wenden wir uns nun dem paye System zu.

Die Krankenheilung durch den paye

Während in vielen wald-indianischen Gesellschaften Südamerikas nur jeweils wenige den Rang eines paye (oder der jeweiligen Entsprechung) einnehmen, ist bei den Kamayura ein Großteil der älteren Männer paye geworden. Es gibt auch weibliche paye, jedoch nur in geringerer Anzahl und in der Nähe des unheimlichen mo'a-yat Wirkens. Die paye bilden in etwa die Gruppe der weisen alten Männer im Dorf, ihre allabendliche Versammlung auf dem Dorfplatz ("Tabakskollegium" nannte Karl von den STEINEN die geruhsam den heiligen Tabak schmauchende und dabei diskutierende Runde älterer Herren) bildet so etwas wie eine Art Dorfparlament. Der paye ist nicht nur Heiler, sondern auch Politiker, er gehört zum inneren Kreis der Entscheidungsträger im Dorf.

Doch beschränke ich mich hier auf die Darstellung des religiös-heilenden Aspekts.

Der paye setzt sich nicht wie der mo'a-yat mit Kräutern auseinander, sondern mit Geistern. So materiell und unreligiös die Arbeit des mo'a-yat im wesentlichen bestimmt zu sein scheint, so spirituell ist das Wirken des paye. In Begriffen unserer europäischen medizinischen Entwicklung wäre man versucht zu sagen: Der mo'a-yat ist ein Vorläufer des Arztes des 19. Jahrhunderts, also einer Zeit, in der psycho-somatisches Heilen viel weniger galt als die Untersuchung handfester Naturkräfte; der paye dagegen ist ein Vorläufer der psycho-somatischen Tendenzen in Teilen der Medizin des 20. Jahrhunderts. Aber dieser Vergleich hinkt unter anderem deshalb, weil man den paye gar nicht so recht als Heiler mit psycho-s o m a t i s c h e n Tendenzen einordnen kann - er beachtet nämlich den somatischen Aspekt überhaupt kaum. Eher schon könnte man ihn mit unseren Psychotherapeuten vergleichen.

Aber auch dieser Vergleich paßt nicht genau. Der Psychotherapeut unserer europäischen Kultur nämlich kümmert sich intensiv um die individuellen Probleme des Kranken und setzt sich neben diesen. Der paye dagegen betreibt ganz wichtige Teile seiner heilenden Tätigkeit fernab vom Kranken. Die Trennung von Heiler und Kranken ist ein auffälliger und eigenartiger Aspekt des paye Systems.

Der paye vollzieht zwar auch am Körper des Kranken einige Manipulationen. Vor allem jedoch begibt er sich von diesem fort, zu den Geistern. Diese nämlich sind es, die nach dem Glauben der Kamayura die vom paye bekämpften Kankheiten verursachen. Die Geister schicken Krankheitsträger, schießen beispielsweise unsichtbare und erst vom paye sichtbar zu machende Zauberpfeile in den Körper des Opfers. Der paye muß diese gefährlichen Objekte wieder entfernen, was durch Arbeit am Körper geschieht (er zeigt am Ende beispielsweise einen Steinsplitter vor, den er aus dem Körper des Kranken gezogen habe) - aber das ist insgesamt doch der unwichtigere Teil seiner Aktivitäten. Wichtiger ist, daß er mit den Urhebern, den Geistern, Kontakt aufnimmt.

So ergibt sich eine Hierarchie der Relevanzen. Am wenigsten

relevant ist das Herumkurieren am Patienten mit Kräutern und ähnlichen naturkundlichen Heilmitteln des mo'a-yat. Oder, wenn diese Arbeit als relevant betrachtet wird, dann eher im negativen Sinn. Nicht ganz so negativ, aber von ebenfalls geringer positiver Bedeutung ist nach der Auffassung wohl immer noch der Mehrzahl der Kamayura die moderne Medizin. Denn ähnlich wie bei der Naturheilkunde des mo'a-yat handelt es sich dabei nach Kamayura-Auffassung vielfach um bloßes Herumdoktern an Symptomen - die Krankheit selber wird immer wieder aufbrechen, solange der verderbenbringende Geisterpfeil im Kranken steckt.

Den Geisterpfeil entfernt der Geisterspezialist, der paye. Doch vor allem kommt es darauf an, den Urheber zu packen, den Geist selber, der sonst weiter sein Unwesen treiben, neue Pfeile auf das Opfer abschießen könnte.

Den Geist zu packen: Das ist die nächste und wichtigere Aufgabe des paye. Die Geister zu besiegen, ist ein Hauptinhalt der waldindianischen Religion.

Es gibt ganz verschiedene Formen des Kampfes mit den Geistern. Eine ist die Reise ins Jenseits, wo die Geister ihre Wohnstatt haben, also der angriffslustige Vorstoß ins Herzland des Feindes. Im Jenseits fällt der kriegerische paye über die überraschten Geister her und besiegt sie mit (unsichtbaren) Pfeil und Bogen, mit Keule und List.

Doch bei den Kamayura, anders als bei vielen südamerikanischen Indianern, ist die Reise ins Geisterland wenig populär. Die Kamayura fühlen sich sicherer im eigenen Dorf. Hierher also gilt es, den Feind zu locken.

Das geschieht durch eine Reihe von Zauberriten, die im wesentlichen einem von zwei Grundprinzipien folgen. Entweder lockt man den Geist durch gutes Essen, das man ihm anbietet. Beispielsweise ißt ein bestimmter, gefährlicher Geist (ana'u) für sein Leben gern einen bestimmten Fisch (tukunare, Cichla ocellaris). Man stellt ihm sein Lieblingsfischgericht hin, aber sehr scharf gewürzt, wissend, daß der Geist den Pfeffer nicht gut verträgt. Tatsächlich verdirbt der Geist sich den Magen, wird schwach und kann nun überwältigt werden. Gezähmt wird er zum Hilfsgeist des paye.

Oder - das andere Grundprinzip im Kampf mit dem ins Dorf zu lockenden Geist - man bedient sich einer Art Verdauungsvorgang im Inneren des paye. Dieser bietet sich dem wilden Geist als scheinbar schwaches Opfer an, verleitet den Geist zum Angriff und zum Hineinfahren in den paye - wo der (im Grunde nämlich von menschlicher Schläue leicht zu überlistende) Geist in der Falle sitzt. Der paye verwandelt in seinem Inneren den bösen, feindlichen zu einem zahmen Geist.

Die Kamayura drücken diese Vorgänge in Begriffen der Körperlichkeit aus, doch ist darunter auch ein spiritueller Vorgang zu verstehen. Die Umwandlung des wilden Feindgeistes in einen zahmen Hilfsgeist ist ein geistiger Kampf, der nach außen durch besondere geistige Zustände des paye sichtbar wird: Etwa durch eine meditative Versenkung, oder auch, seltener, durch dramatische Ekstase.

Aber all dieser Kampf mit den Geistern ist noch nicht das Letzte, Wichtigste. Letztlich nämlich sind auch Bosheit und Heimtücke der Geister nur Symptome: Für die Bosheit und Heimtücke anderer Menschen. Denn diese sind es, die die Wut der Geister auf das jeweilige Opfer lenken. Die bösen, wilden Geisterfeinde des einen paye sind nur allzu oft die zahmen Hilfsgeister eines anderen paye.

Die letzte und vornehmste Aufgabe des paye bei der Krankenheilung besteht darin, herauszufinden, welcher andere paye hinter der ganzen Sache steckt. Der letzte, entscheidende Schlag gegen die Krankheit ist dann bisweilen der tödliche Schlag auf den Kopf des heimtückischen anderen paye.

Praktischerweise allerdings entdecken die paye bei solchen Recherchen nach dem letztlichen Urheber der Krankheit meist, daß er in einem anderen Dorf oder gar weit weg in einem anderen Land lebt, wo man ihm nichts anhaben kann, so daß die tödliche Endtherapie zwar vorkommt, aber nicht massenmörderisch überhand nehmen kann. Untaten im eigenen Dorf traut man, wie erwähnt, weniger den paye als den mo'a-yat zu, die von den paye mit den typischen Mitteln (Gespräche mit den Geistern, Reisen ins Geisterland u.ä.) kaum entdeckt werden, da der mo'a-yat praktisch nicht mit den Geistern - auf die der paye einen Zugriff hat - arbeitet.

Je höher wir in der hier vorgestellten Hierarchie der Relevanz gelangen, desto weiter entfernt sich der Heilungsvorgang vom Kranken. Der mo'a-yat und der weiße Arzt arbeiten noch unmittelbar am Körper ihres Patienten. Das Herausziehen des Geisterpfeiles aus dem Körper durch den paye geschieht ebenfalls noch am Kranken, setzt aber in vielen Fällen bereits einige, außer Reichweite des Patienten vorgenommene Zauberhandlungen voraus. Der Kampf mit dem verursachenden Geist ist ein spiritueller Vorgang, bei dem der Patient eher stört, und für den der paye Ruhe braucht - oft zieht der paye sich deshalb weitab vom Kranken in einen dunklen Hauswinkel oder in den Busch zurück. Die Ermittlung der letztlich schuldigen Menschen, meist eines feindlichen paye, erfolgt gemeinhin in Sitzungen mehrerer paye, auch nicht am Krankenbett, sondern an heiligem Versammlungsort. Als Schuldiger ermittelt wird dann meist ein Kollege, der besonders unbeliebt ist und besonders weit weg wohnt - will man ihn ausschalten, so muß man meist weit in fremdes Land ziehen.

Bei diesem System spielt die in unserer europäischen Psychosomatik für so zentral gehaltene persönliche Hinwendung des Heilers zum Kranken eine relativ geringe Rolle. Der paye spricht wenig mit seinem Patienten, mehr mit den Geistern und mit paye Kollegen. Der moderne Kranke in einem Krankenhaus, der sich angesichts einer im Fachjargon über seinen Kopf hinweg diskutierenden Ärztevisite zum primitiven Medizinmann zurückwünscht, wäre enttäuscht, würde sein Wunsch ihm bei den Kamayura erfüllt, bei denen nämlich die diskutierenden Medizinmänner nicht einmal an sein Bett kämen, um die Diagnose zu stellen. Heute sind es bisweilen die krankenbetreuenden Weißen, von denen kranke Kamayura jenen Zuspruch und jene persönliche Betreuung erfahren, die ihnen bei den paye nicht zuteil werden, die in geistigen Höhen, bei den Kollegen oder im Jenseits oder im eigenen Inneren beschäftigt sind.

Da die Ursachen der von den paye bekämpften Krankheiten nicht im Körper des Patienten gesucht werden, sondern im Geisterreich bzw. bei anderen paye, gibt es für die Kamayura keinen grundlegenden Unterschied zwischen Riten zur individuellen Krankenheilung und Riten bei den religiösen Festen der Dorfgemeinschaft - beide dienen dem Kampf mit den Geistern. Das heißt, die in unserer Kultur tief verwurzelte Differenzierung von öffentlichen, kollektiv interessierenden Riten (wie etwa der Messe) und privater Fürsorge für den einzelnen Kranken besteht hier nicht. Auch dem einzelnen Kranken wird am besten im großen Dorfritus geholfen, der auch die Bedrohung des Individuums mit abwehrt.

Dennoch ist der Kranke bei den Kamayura den paye näher als unsere Kranke den Ärzten. Der erkrankte Kamayura nämlich kann (sofern er noch nicht paye ist, andererseits aber ein genügend erwachsenes Alter schon erreicht hat) unter gewissen Umständen durch seine Krankheit selbst paye werden. Indem er seine Krankheit überwindet, kann er den verursachenden Geist in seine Gewalt zwingen, zum Hilfsgeist machen. Dabei kommen ihm Geister seiner Ahnen, die selbst paye waren, zu Hilfe. Letztlich kommt es im paye System des Heilens immer darauf an, wer die besten Hilfsgeister hat - der paye, der eine Krankheit verursachen, oder derjenige, der sie bekämpfen will.

Ein Modell für uns?

Die Untersuchung archaischer Heilersysteme ist unter anderem deshalb in den letzten Jahren aufgeblüht, weil man sich davon Anregungen für eine Erneuerung unserer eigenen Gesundheitssysteme erhofft. Ist die starke Beachtung des Geistigen, die so mancher indianische Medizinmann der materiell gebundenen westlichen Medizin entgegensetzt, nicht ein Ausweg für uns?

Gewiß steckt im neuen Enthusiasmus für alte Systeme viel von einem Endlich-klug-werden: Es ist höchste Zeit, daß wir begreifen, daß die Medizinmänner unserer Medizin in manchem voraus sind. Doch muß andererseits vor einer blinden Begeisterung und erst recht vor der Meinung gewarnt werden, man könne sich aus den verschiedensten Blumensträußen einen neuen Strauß zusammenpflücken, hier ein Element der Heilkunde der Dogon, da ein bißchen indianische Weisheit, um ein ganz neues europäisches System zusammenzubasteln.

Eine solche Meinung kann da leicht entstehen, wo nur bestimmte Details des Medizinmannwesens bewundert werden, ohne zu beachten, daß diese Teil eines ganz fremden Systems sind, insbesondere auf Auffassungen über den Ursprung von Krankheit beruhen, die wir auch beim besten Willen nicht teilen können. Das Heilersystem der Kamayura (und nicht nur dieses) steht in einem spezifischen Zusammenhang, aus dem es kaum herauslösbar ist, und der nicht unser europäischer Zusammenhang werden kann.

Zwei charakteristische Elemente des Kamayura Systems habe ich hier herausgegriffen und betont: Die Entfernung des Heilers vom Heilenden; und die Austauschbarkeit von mörderischer Bosheit und Willen zum Helfen (der gleiche paye, der im eigenen Dorf heilt, schickt die Geister, die ihm dabei helfen, zum Krankmachen zu Feinden in anderen Dörfern).

Die Entfernung des Medizinmannes vom Kranken ist im Zusammenhang einer Gesellschaft zu verstehen, in der im übrigen größte Nähe der Menschen zueinander herrscht. Der ganze Alto Xingu hat heute weniger Einwohner, als mein Gymnasium Schüler hatte. Auch vor der demographischen Katastrophe lebten dort vermutlich weniger Menschen als heute an der Frankfurter Universität studieren. Im ganzen Alto Xingu kennt fast jeder jeden. Erst recht im kleinen Kamayura Dorf, wo fast alle untereinander verwandt sind. Die Lebensgewohnheiten der Kamayura, etwa ihr Zusammenleben in Großhütten ohne Einzelzimmer für die einzelnen Familien, machen das Privatleben des Einzelnen in einer für uns Europäer schwer nachahmbaren Weise un-intim und öffentlich.

In dieser Atmosphäre extremer gegenseitiger Vertrautheit ist der paye dem Kranken auch dann nahe, wenn er nicht neben ihm sitzt. Wenn der Kranke erfährt, welcher Geist gerade vom paye besiegt wurde, so sagt ihm das etwas - meist kennt er diesen Geist selber aus irgendeinem Zusammenhang, zumindest aus früheren Erzählungen des paye. Und der böse Mensch, der ihm die Krankheit nach Ansicht des paye geschickt hat, ist meist auch tatsächlich ein Feind des Kranken - der paye braucht letzteren nicht erst zu befragen, um über seine Feindschaften Bescheid zu wissen. Die Ängste und der Haß des Kranken sind meist nicht weit entfernt von den Ängsten und dem Haß des paye Consiliums.

Das Geheimnis der Erfolge der paye beruht sicherlich zu einem Gutteil darauf, daß sie die Ängste und den Haß, die Fieberphantasien und Traumvisionen von bösen Geistern und Feinden, die den Kranken plagen, daß sie seine halb-bewußten Schrecken in klare, genaue (dem Kranken dabei aus seiner eigenen Sozialisation nicht völlig unbekannte) Bilder bringen.

Dabei liegen der paye Arbeit eine Moral und ein Menschenbild zugrunde, die sich grundlegend (wenn nicht von unserer europäischen Praxis, so doch) von unserer europäischen Moral unterscheiden. Die "höheren Wesen" der Kamayura sind, anders als die von uns zwar gefürchteten, aber doch auch verehrten höheren Wesen, grundsätzlich böse, und gerade darin stehen sie dem Menschen nahe. Dieser ist und handelt böse gegen Fremde - und gerade das ist gut gegenüber den eigenen Freunden und Verwandten.

In der Weltsicht der Kamayura kämpft ständig Bosheit gegen Bosheit, löst eine finstere Verschwörung die andere ab. Immer neue Geisterhorden werden von immer erneut boshaften paye losgeschickt, um Krankheiten zu verbreiten. Daß die Kamayura insgesamt, trotz dieses auf Europäer bisweilen geradezu paranoid wirkenden Glaubens an Verschwörungen, eher angstfrei leben, ist wiederum das Verdienst ihrer paye, die ihnen einen Schutzwall gegen diese Verschwörung bieten.

Wir Europäer sind wohl nicht weniger von Verfolgungsängsten geplagt und mögen auf unsere Art den Kamayura vielleicht genauso paranoid erscheinen, doch ist die Angst, die unser Leben beherrscht, eine andere, steht sie in anderen historischen Zusammenhängen - der paye kann uns nicht helfen.

Literatur

AGOSTINHO, Pedro 1970 Estudo preliminar sobre o mito de origens xinguano. Comentário a uma variante Awetî, Universitas. Revista de Cultura da Universidade Federal da Bahia 6/7: 457-519

AGOSTINHO, Pedro 1974a Kwarîp. Mito e ritual no Alto Xingu. Sao Paulo

AGOSTINHO, Pedro 1974b Mitos e outras narrativas Kamayurá. Bahia

BAER, Gerhard o.J. Beiträge zur Kenntnis des Xingu Quellengebietes. Basel

BASSO, Ellen B. 1973 The Kalapalo Indians of Central Brazil. New York

GREGOR, Thomas 1977 Mehinaku. The Drama of Daily Life in a Brazilian Indian Village. Chicago & London.

JUNQUEIRA 1975 Os îndios de Ipawu. Um estudo sobra la vida do grupo Kamayurá. Sao Paulo

MENEZES BASTOS, Rafael José de 1978 A musicológica Kamayurá Brasîlia

MONOD-BECQUELIN, Aurore 1975 La pratique linguistique des Indiens Trumai. Paris

MÜNZEL, Mark 1971 Medizinmannwesen und Geistervorstellungen bei den Kamayurá (Alto Xingú - Brasilien). Arbeiten aus dem Seminar für Völkerkunde der Johann Wolfgang Goethe Universität. Frankfurt/Main

MÜNZEL, Mark 1973 Erzählungen der Kamayurá. Alto Xingú, Brasilien. Studien zur Kulturkunde 30. Wiesbaden

STEINEN, Karl von den 1886 Durch Central-Brasilien: Expedition zur Erforschung der Schingú im Jahre 1884. Leipzig

STEINEN, Karl von den 1894 Unter den Naturvölkern Zentral-Brasiliens. Reiseschilderungen und Ergebnisse der zweiten Schingú Expedition. 1887-1888. Berlin

VIERTLER, Renate Brigitte 1969 Os Kamayurá e o Alto Xingu. Análise do processo de integracao de uma tribo numa área de aculturacao intertribal. Publicacao do Instituto de Estudios Brasileiros 10. Sao Paulo

VILLAS BOAS, Orlando & VILLAS BOAS, Cláudio 1970 Xingu: Os îndios, seus mito. Rio de Janeiro

Zusammenfassung

Der Autor berichtet von seinen Felduntersuchungen in der kleinen Ethnie (170 Angehörige) der Kamayura Indianer, in einem Reservat Zentralbrasiliens. Die mo'a-yat sind heilpflanzenkundige Männer und Frauen, deren Tätigkeit im Vergleich mit den sonstigen Zügen der Kultur überraschend wenig religiös geprägt ist. Die Handlungen der paye sind dagegen nahezu ausschließlich religiös begründet. Sie treten mit der Welt der Geister in Verbindung und besiegen sie nach mit List geführtem Kampf. Der Autor stellt die Hypothese auf, daß eine Polarisierung der beiden Heilerinstitutionen stattgefunden hat. Nach Ansicht des Referenten mag diese als relativ rezent angenommene Entwicklung durch die Tatsache begünstigt worden sein, daß die mo'a-yat keine Mittel gegen die großen, viral bedingten eingeschleppten Epidemien (Masern, Grippe) wußten, die die Bevölkerung seit der Jahrhundertwende dezimiert hatten. Er warnt davor, auf der Suche nach ärztlichen Modellen, die dem Europäer adäquater wären als das mit Schwächen behaftete biomedizinische System, einzelne Elemente aus verschiedenen Kulturen zusammenzupflücken, da dabei einmal der stete Wandel auch der schriftlosen Kulturen unberücksichtigt bleibe, andererseits ganz sinnfremde Konzepte und Verhaltensweisen übernommen würden. (J.Sch.)

Summary

The author reports of his fieldwork among a small group of Indians (appr. 170 persons) living in a reservation in the central Brasilian jungle. The mo'a-yat are men and women with knowledge in mineral, plant and other organic medicines, whose activity has surprisingly little religious bearing compared to the overall characteristics of the culture. The actions of the paye are, contrastingly, almost exclusively rooted in religion. They interact with the world of the spirits whom they defeat with cunning and spiritual power. The author hypothesizes that a rather recent polarization into these two healing institutions has taken place. This development may have been facilitated by the fact that the mo'a-yat did not have any cures to successfully fight the desastrous introduced virus-epidemics (mainly measles and influenza) which had taken so many lives since the turn of the century. The author votes against picking elements out of different cultures in order to improve the shortcomings of our own biomedical system and create a more human medicine, because this would mean to neglect the processes of change which take place in "traditional" societies, too, and to adopt concepts and behaviour patterns totally strange to our own culture. (J.Sch.)

Résumé

L'auteur présente ses recherches sur le terrain du petit groupe ethnique des Indiens Kamayura qui vivent dans une réserve du Brésil central. Les mo'a-yat sont des femmes et des hommes herboristes, qui travaillent dans une manière peu religieuse comparée aux autres traits charactéristiques de cette culture. Les actions des paye par contre sont presque toujour fondées sur la religion. Ils entrent en communication avec des esprits et ils triomphent de ceux-là après un combat plein de ruse. L'auteur soutient l'hypothèse, que les deux institutions de guérisseurs se sont polarisées. Selon l'auteur ce développement relativement nouveau est favorisé peut-être par le fait que les mo'a-yat n'ont pas pu trouver des remèdes contre les grandes maladies à virus (le rougeole, la grippe) qui ont décimées la population depuis le tournant de siècle. A la recherche de modèles médicaux plus adéquats aux Européens que le système biomédicale affecté de faiblesses, il faut faire attention, de ne pas devenir collectionner d'éléments isolés de différentes cultures puisqu'on oublie facilement de prendre en considération le changement constant, même des cultures sans écriture, et on risque d'assumer des idées et comportements vides de sens et absurdes. (W.Sie.)

Überarbeitetes Manuskript eines Vortrags beim IV. Medizinhistorischen Kolloquium 1984 in Würzburg. Der Beitrag wird auch in der dortigen Reihe erscheinen.

curare Traditionelle Heilkundige Sonderband 5/86, 93–109

El rostro de las deidades. La ingestión de alucinógenos entre los Secoya de la Amazonia ecuatoriana
Das Gesicht der Gottheiten. Der Gebrauch von Halluzinogenen bei den Secoya-Indianern Ekuadors

Maria Susana Cipolletti

Introducción

Una revisión de la bibliografía muestra que las investigaciones sobre las propiedades químicas de las plantas alucinógenas de América del Sur, la clasificación botánica de éstas, y el papel de las mismas en las culturas indígenas se ha multiplicado en las últimas décadas (entre otros, O'CONNELL et al 1953; MALLOL DE RECASENS 1963, 1964-1965; AGURELL et al. 1968; BAER 1969; RIVIER & LINDGREN 1972; los trabajos editados por HARNER 1973; REICHEL-DOLMATOFF 1975; FURST 1976; LANGDON 1979; LOCKWOOD 1979; PLOWMAN 1979, 1981; CALIFANO & DISTEL 1982; NARANJO 1983). La mayoría de estos trabajos se refieren a especies y etnias del Noroeste amazónico, en las cuales la ingestión de alucinógenos es habitual.

En esta región habitan los indígenas Secoya, quienes pertenecen a la familia linguística Tucano occidental, junto con los Siona, Coto y otros pequeños grupos. El grupo se halla compuesto, en el Ecuador, por unas 250 personas; igual número habita en el Perú. En el Ecuador, la mayor parte habitaba hasta hace poco en San Pablo, una aldea situada sobre el río Aguarico, debido a la influencia de los misioneros del SIL (Summer Institute of Linguistics), quienes vivían allí y tenían una pista de aterrizaje para avionetas. Hace aproximadamente dos años, el gobierno ecuatoriano no renovó el contrato de la mencionada institución; con la ida de los misioneros, los indígenas están regresado a su tradicional modo disperso de habitación, de modo que existen viviendas secoya a lo largo del río Aguarico, hasta la desembocadura del Cuyabeno. La supervivencia se basa principalmente en el trabajo de las chacras (maíz, Zea mays; yuca, Manihot esculenta; etc.) y en la caza, sobre todo de danta (Tapirus terrestris), sajino (Tayassu tajacu), uangana (T. pecari) y varias especies de monos, aves, etc. Algunos individuos trabajaban hace algunos años temporariamente en la companías petroleras de la región, mientras que en la actualidad está cobrando importancia la venta de madera. VICKERS (1976) brinda un panorama general de la cultura Secoya, su situatión actual ha sido tratada a grandes rasgos en CIPOLLETTI (en prensa a).

A pesar de que, debido a la influencia de los misioneros protestantes, quienes prohibieron su uso, en la actualidad no se ingieren alucinógenos en la comunidad de San Pablo, donde he trabajado, no existe prácticamente ninguna conversación - y no sólo las mantenidas con el especialista religioso - en las que no se los mencione. Influenciados por la prédica misionera, los indígenas han abandonado su uso, pero el valor cultural de los mismos no ha cambiado, como se verá en el curso de este trabajo.

El alucinógeno más conocido e ingerido por mayor número de personas era el yajé, obtenido de distintas especies de Banisteriopsis - llamado en otras zonas ayahuasca, caapi, pinde - pertenece a la familia de las malpiguiáceas, y entre cuyos alcaloides se han identificado la harmina, harmalina y tetrahydroharmina (SCHULTES 1969: 250) en la corteza, cuyos trozos se cocinan, bebiendo luego la infusión. Sin embargo, también otras partes de la planta pueden ser utilizadas, variando en ellas la concentración de alcaloides (RIVIER & LINDGREN 1972). Si bien estos alcaloides, y su forma de actuar sobre el organismo son conocidos, faltan datos sobre las proporciones utilizadas de cada especie, las partes utilizadas de la planta, e incluso la concentración, ya que el período de cocción variaba entre los Secoya, según qué fines quisieran alcanzarse. VICKERS (1976: 314) recogió 17 nombres de especies de yajé entre los Secoya, que identifica en su conjunto como Banisteriopsis. He recogido 7 descripciones de especies de Banisteriopsis, descritas así por los indígenas: tará yajé ("y. palito": hojas alargadas y anchas, el bejuco es anaranjado; éste y la raîz se utilizan en la bebida); néa yajé ("y. negro: tallos negruzcos; hojas son le mayor tamano que la especie anterior); wa'î yajé ("y. pez": similar a la especie mencionada en primer término, B. inebrians?); yajé okó ("y. agua": tallo marrón y anaranjado; se utilizan sólo las hojas); kuena yajé ("y. seco": su denominación proviene de que su ingestión provoca gran sequedad en la cavidad bucal, tallo naranja, se utilizan las hojas); áiro tará yajé ("y. palito de monte"; silvestre, se utilizan los tallos y las raîces); áiro yaje okó ("y. agua de monte", silvestre, tallo es de color verdoso, se cocinan las hojas).

Algo menos frecuente - debido a sus temidos efectos - era la ingestión de la cocción de partes de distintas especies de Brugmansia (peji), denominada en otras regiones floripondio, huanto, guandu, borrachero, maracaná, etc. Es un arbusto de llamativas flores campaniformes utilizada también en las ciudades como adorno en los jardines. Los componentes psicoactivos reconocidos por diferentes autores son la atropina, hyoscyamina, hyoscina (scopolamina) (LOCKWOOD 1979, PLOWMAN 1981, SCHULTES 1977). Los Secoya describen sus efectos como un "revolcarse en la hamaca", efecto también provocado por la especie mencionada a continuación. VICKERS (1976) identifica cuatro variedades utilizadas por ellos; en las cercanîas de la vivienda del especialista religioso observé una variedad de Brugmansia de flores blancas (B. arborea?), asî como una de flores rojas (B. sanguinea), preferida a la anterior por sus efectos más fuertes. SCHULTES (1977: 253) menciona la utilización de sus semillas pulverizadas, hojas, etc. en América del Sur; los Secoya utilizaban todas las partes de la planta a excepción de las hojas.

El tercer alucinógeno utilizado era la hasta hace escaso tiempo poco conocida especie Brunfelsia (ujajay), una solanácea que cuenta en América tropical con 25 especies. En la década del '70 se ignoraban aun sus principios activos (SCHULTES 1977: 264), aunque se sabîa que varias especies se utilizaban como aditivos del yajé. Mientras que la mayor perte de las variedades de yajé y pejî son cultivadas, el ujajay es silvestre y la única especie que se ingiere sin cocinar, pues de hacerlo pierde sus propiedades activas. Para utilizarla se raspa la parte exterior de las raîces y se las mezcla con agua, a menudo agregándola a preparaciones de Banisteriopsis o Brugmansia. Su ingestión parece haber sido exclusiva del expecialista religioso, pues se temen sus violentas reacciones; se afirma que una dosis excesiva puede causar la locura e incluso la muerte.

Tres individuos en sus relaciones con los alucinógenos

Afirmar que "los Secoya" proveyeron de la información aquî utilizada significarîa una falseamiento de la misma, ya que esta se halla relacionada con la posición social del individuo, su edad, su sexo y - lo que es más importante - su actitud hacia un determinado hechó de su cultura. Esto es asî especialmente en vivencias de extrema subjetividad e inclinación personal del individuo, como son las que se relacionan con las drogas psicoactivas. Es por esta razón que he preferido presentar la ingestión de ellas desde el punto de vista de tres individuos:

F. Payaguaje es un anciano de unos 65 años, nacido en el rîo Santa Marîa (Perú) que en 1940 migró hacia el Ecuador, junto con otras familias, a fin de huir de un mestizo que los esclavizaba, para el cual recolectaban caucho, abrîan caminos en la selva, transportaban mercaderîas en canoa hasta Iquitos, etc., a cambio de objetos tales como machetes, azúcar, telas de algodón. Numerosos miembros han sido especialistas religiosos - o yajé unkukë, "bebedores de yajé", la denominación secoya - en su familia: dos de sus abuelos, padre, hermano; incluso su abuela lo era, hecho poco habitual en una mujer. Se afirma de ella que para ingerir drogas y curar a los enfermos se vestîa con cushma (prenda tîpicamente masculina) y que solîa cazar, actitudes tan atîpicas en una mujer que suguieren un fenómeno sexual conectado con lo religioso como los analizados por BAUMANN (1955).

Mi interés en conocer a F.P. surgió de conversaciones mantenidas con un Siona (grupo estrechamente emparentado con los Secoya), quien se referîa a él como un sabio, uno de los pocos yajé unkukë que no realizaba actos de brujerîia. El temor al ser embrujado existe, aunque menguado, en la actualidad. Se trata de un rasgo de la cultura de los Tucano occidentales ya consignado por los primeros misioneros que penetraron en la región, a medidados del s. XVII. Las misiones fundadas por ellos fueron, debido a esta razón, un fracaso, ya que los indîgenas temîan fuertemente la convivencia con otros grupos locales por la posibilidad de ser embrujados (CHANTRE y HERRERA 1901: 354). El fue mi principal informante en el conocimiento de la cultura indîgena, la persona más versada en narrativa tradicional y en historia de la etnia. Brindó toda la información posible, excepto en aquelles temas sobre los que estaba obligado a callar, Este problema surgió en la recolección de las canciones shamánicas entonadas en las sesiones de yajé. F. temîa que el cantarlas fuere de contexto liberara a los seres mîticos watî o provocara una de catástrofas (CIPOLLETTI en prensa b) Su tendencia a la meditación es grande: solîa volver a temas de los que habîamos hablado dîas antes, precisándolos. Es un individuo de gran serenidad y equilibrio emocional, lo cual conviene destacar, pues muestra que la ingestión de drogas - al menos en este cultura, donde forma parte estructural de la misma - no provoca deterioros psicofîsicos.

F. comenzó a tomar bebidas alucinógenas desde temprana edad, acompañando a los adultos. A menudo se refiere a su padre, quien lo guió en la búsqueda inicial del contacto con las deidades, dándole de beber, hecho que implica más que la mera acción de brindar la bebida Para los indîgenas, las drogas no actúan exclusivamente por sus propiedades, sino ayudadas por las palabras que pronuncia el yajé unkuke sobre la bebida. Aceptada la vocación, el joven debe respetar una serie de prohibiciones y nó ingerir determinados alimentos, como ciertos peces (sábalo, pacú, puntillá, munká y kijî), huanganas hembras (Tayassu pecari), mientras que puede utilizar ajî sólo en estado inmaduro para condimento. Dentro de las prohibiciones que impone kuañeñe - la "ley", según traducen - se halla también la de mantener relaciones sexuales.

Si bien no puede hablarse de una "consagraciôn" en sentido estricto - una aparición pública, en la cual debe mostrar su capacidad, como existe en otras culturas indîgenas - sî existe una determinada experiencia a partir de la cual el especialista religioso sabe que maneja determinados poderes. De un modo equivalente al despedazamiento en algunas etnias siberianas, aquî el yajé unkukë es devorado y masticado por Wantean'kó, la jefa de los jaguares quien, luego de digerirlo, deposita sus heces en una hoja, residuos de los cuales emerge aquel, por primera vez convertido en jaguar. La clasificación jeráquica de los jaguares es sumamente compleja y no puede ser aquî analizada; cfr. un comienzo de análisis del tema en CIPOLLETTI (en prensa b). A partir de aquî puede hacerlo a voluntad - por medio de la utilización de drogas - a fin de vengarse de un "brujo", castigar a sus enemigos, etc. Este rasgo es uno de los más caracterîsticos, no sólo del shamanismo secoya, sino también de otras etnias de Nordeste amazônico. ZERRIES (1954: 144) ha sido quizás el primer investigador en llamar la atención sobre este fenómeno.

Según F.P., en las primeras experiencias se ven vîboras, que pueden asustar al individuo, pronto comienzan a verse otros seres, los Wi'ñáo wá'i o deidades celestes que bajan a visitar a los hombres en el transcurso de las sesiones de yajé. Más tarde se logran ver lugares y sucesos lejanos al lugar donde se está tomando la bebida alucinógena. La experiencia fundamental consiste para el especialista religioso en sus viajes hacia distintas regiones del cosmos, en los cuales entra en contacto con los seres que habitan en ellas. En sus incursiones en el cielo entra en relación con los muertos y también con personajes mitológicos, que han desempeñado un papel en el comienzo de los tiempos, creando y formando el mundo; como Ñañë (una deidad que realiza una serie de tareas) y Repáo, una de sus esposas, que se halla ligada a los muertos. De allî viaja al Tiuntupë, los restos de un árbol mîtico que nos remonta al principio de los tiempos. Resumiré este largo mito para que el lector pueda hacerse una idea del significado de los mismos en la cultura secoya: Ñañë habîa casado con las dos hijas de un hombre, al cual convertirá más tarde en la primera danta (Tapirus terrestris), de la cual se originaron los antepasados de las que actualmente pueblan la selva. Las relaciones entre suegro y yerno son poco amistosas; uno de los episodios narra que, al volver Ñañë un dia a su casa, encontró que el único pequeño curso de agua existente habîa desaparecido: su suegro lo habîa encerrado en un árbol, al cual Ñañë no logra derrumbar, pues su copa se halla enganchada en los cielos. Finalmente es una pequeña ardilla la que roe las ramas superiores, con lo cual el árbol cae: del tronco y las ramas grandes y pequeñas de este se originaron respectivamente los grandes rîos amazónicos, los medianos y los riachos, llenándose al mismo tiempo de peces. La parte inferior del árbol talado - el Tiuntupë - fue llevado por Ñañë a uno de los bordes de la tierra, donde se encuentra en la actualidad. Antes de convertirse en Luna y abandonar definitivamente el mundo de los hombres, anuncia que sólo aquéllos que se especializan en la ingestión de yajé podrán visitarlo.

Otra incursión lleva a yajé unkukë al mundo subacuático, donde habita Okomé, el "jefe" de los peces y otros animales acuáticos. De él depende que los cardúmenes se deslicen por los ríos, por lo cual la relación con él es buscada por aquél. A menudo Okomé visita la casa donde se ingieren drogas, invitado por el especialista religioso. Las regiones subacuáticas son también morada de los okó yái ("jaguares de agua"), animales míticos que, en la creencia secoya, abandonan el lecho de los ríos periódicamente para atacar a los hombres. Mientras que la gente común sólo podría contemplarlos si suben a la costa, el yajé unkukë los visita en su casa y los ve con su verdadero aspecto, que es idéntico al de los seres humanos.

También se considera que en la profundidad de los ríos habitán los aña pëkë, animales míticos de gran tamano que atacan a veces las canoas. Los relatos sobre estos ataques son numerosos y sumamente conocidos por niños y adultos. Los miembros del grupo no tienen ninguna posibilidad de defenderse de ellos, tarea que es responsabilidad del yajé unkukë.

El inframundo es la región de más difícil acceso, es la última a la cual puede descender el especialista religioso - luego de años de experiencias con yajé - también la última a la que se accede en la sesión, ya que esto recién sucede al amanecer, es decir, luego de una noche dedicada a la ingestión. Aquí habita gran número de especies animales (danta, huangana, sajino, etc.), con sus respectivos jefes, con los que se trata de entrar en contacto a fin que los animales sean enviados a la superficie y puedan ser cazados por los hombres. Los seres que habitan el inframundo tienen una alta carga de peligrosidad: Rutayó, una de las esposas de Ñañë, despreció a éste y rompió las ollas de chicha al ser vencido su segundo esposo, Mujue (el rayo), provocando la inundación del mundo. Ñañë la envía a habitar en las profundidades y recrea posteriormente la tierra. El contacto del especialista religioso con Rutayó es una experiencia peligrosa, pues, de ser ofendida, ella podría provocar nuevamente un cataclismo análogo. Tiene aspecto de mujer, aunque con una barba a la que se la compara con el vello púbico y que en realidad son pelos absorbentes arbóreos, característica que la identifica con su habitat subterráneo. Aquí habita asimismo un ser con el aspecto de un feto de tapir, llamado Wenkeyó (wënkë = tapir), con respecto al cual hay que observar restricciones, de las cuales sé poco, pues F. evitó hablar sobre él.

Bajo la influencia de los alucinógenos, el yajé unkukë se convertía, no sólo en felino, sino también en tapir. Esta transformación se halla relacionada con un tema típico de shamanismo secoya: la creencia de que ciertas plantas "magicas" provienen del cielo, y son recogidas allí por el especialista religioso. Este, transformado en tapir, comía una planta celeste, el wëkë kajó; las semillas eran recogidas por los presentes, quienes luego las entregaban al yajé unkuke para que las sembrara. Utilizando estas plantas- que en la actualidad no se cultivan más - podían los cazadores atraer fácilmente al tapir.

M. Payaguaje es una mujer de unos 60 años, hermana del individuo del cual hemos hablado anteriormente. Segura de sí misma, en una edad en que cierta timidez y conducta de las mujeres jóvenes dejan de ser válidas, era la persona del grupo con la que mis relaciones eran más fáciles: M. me trataba llanamente, tomándome de las manos o incluso pasándome las manos por el cabello, un acercamiento físico que no se repitió con ningún otro adulto.

Debido a su situación familiar ha tenido contacto desde la más tierna infancia con drogas psicoactivas, y siente orgullo en pertenecer a una familia en la que se cuentan varios especialistas religiosos. Este hecho puede haber influido en la ingestión de alucinógenos, pero no lo determinó, ya que en ella existe una vocación hacia la experiencia religiosa, aún presente en la actualidad, en que ha abrazado - por lo menos, en las formas exteriores del culto - el protestantismo.

Sus ingestiones de drogas se hicieron más intensas luego de la muerte de su madre, situación que la sumió en tal tristeza que trató de ponerse en contacto con ella por ese medio e incluso ascender al cielo en vida para estar con ella, posibilidad en la que hoy no cree más. Dejó de ingerir drogas hace unos 20 años, influida por la prédica de los misioneros del Summer Institute of Linguistics, que se habían instalado entre ellos, convirtiéndose en la principal organizadora del culto. Uno tiene la impresión que, desgarrada de su propia religión por la prédica ideológica de los misioneros protestantes, su personalidad religiosa - sin disminuir en intensidad - se encaminó por otros causes. M. ha reemplazado la noción de que podía accederse en vida al cielo, por la de que allí sólo se llega después de la muerte; es decir, que el hecho en sí no ha cambiado, sólo ha sido diferido temporalmente.

La relación íntima que sigue manteniendo con la religión tradicional puede juzgarse por lo siguiente; en determinado momento de la investigación surgió el tema de las canciones shamánicas, que su hermano no debía cantar (Con "canciones shamánicas me refiero a las que se considera son cantadas en primer lugar por los seres celestes Wi'ñ̃áo Wâ'i cuando descienden a la casa donde se tomaba yajé, las que luego eran entonadas por el yajé unkuke y los presentes). M. cantó varias, indicándome por medio de su hija - que oficiaba de traductora - que lo hacía porque tenía "pena" conmigo, porque yo quería escucharlas, pero que ésas conciones eran muy sagradas.

Cuáles son entonces la diferencias en las experiencias que surgen de la ingestión de alucinógenos entre el especialista religioso y una mujer como M., que también ha hecho estas experiencias? Las creencias son compartidas: ambos están de acuerdo en que el yajé unkukë tiene la posibilidad de transformarse en ciertos animales, traer plantas del cielo, en que el mundo superior está habitado por los muertos y ciertos grupos de deidades. M. conoce los nombres de estos seres y tiene una idea general de las geografías celeste y ctónica. Lo irreductible en ambos tipos de experiencia es el papel que cada uno de ambos individuos juega en ellas. El yajé unkukë describe otras regiones del cosmos con lujo de detalles, ya que ha estado allí, en trance provocado por los alucinógenos, mientras que las descripciones de M. son vagas - puede describírselas como "títulos" de temas que sólo aquél puede desarrollar - pues conoce esas regiones de oidas, pero no ha estado en ellas. Varias veces M. me explicó de qué forma habia visto a los Wi'ñ̃áo wá'i cuando ellos bajan a la tierra: como en una "revista" o "cine", lo cual muestra que, aún viéndolos, no existía un diálogo y una relación con ellos, como es el caso del especialista religioso. También en los relatos contados por ambos existen diferencias: Mientras que el argumento similar, en los narrados por es yajé unkuke existen referencias míticas que no existen en los de su hermana. Este hecho es a mi entender interesante, pues demuestra que a pesar de haber escuchado los mismos relatos y haber tenido una educación similar, existe un plus en el conocimiento shamánico que se plasma en la reproducción de la tradición oral.

C. Lusitande tiene unos 38 años y es hija de la anterior, era traductora en las conversaciones que mantenía su madre conmigo. Nunca ingirió alucinógenos, pero es interesante su vivencia acerca del hecho que sus padres, tíos, ect., sí lo hicieran. Ella describe la asiduidad de su madre en participar de las sesiones de yajé como una experiencia traumatizante, ya que era responsable de las tareas diarias y de alimentar a sus hermanos en los días en que sus padres prácticamente no participaban de la vida cotidiana. Su madre solía decirle que pronto irían todos a vivir al cielo, lo cual era difícilmente comprensible para la niña. Aún más sugestivo es un hecho que me contó y que demuestra hasta qué punto el consenso acerca de una actividad ritual determina las vivencias individuales (en este caso la percepción de un fenómeno común en el estado de quien ha ingerido alucinógenos, pero no en quien no lo ha hecho): A los 10 o 12 años vio dos jaguares que pasaban cerca de la casa, hecho que la aterró, mientras que no alteraba a su madre, quien se hallaba en las cercanías. Al constatar que esta no le daba ninguna explicación, acudió a su padre, que le dijo que los dos jaguares eran sus tíos, y que no debía temer pues no le harían daño alguno. La relación de C. con los alucinógenos no llegó a establecerse, ya sea porque comenzaba a hacerse sentir la influencia de los misioneros protestantes, ya sea porque no tuvo vocación para ello.

Si bien puede afirmarse que la ingestión de alucinógenos es atisbar en otra realidad, y la experiencia religiosa más alta entre los Secoya, como bien lo afirma VICKERS, (1976: 159, 163), no quiero dejar de acentuar el papel que juega también la personalidad del individuo, y citar la opinión de E. Lusitande, un hombre de mediana edad, conocido en la aldea por cierta extravagancia y su carácter bromista (donde él llega se escuchan las carajadas de los presentes ante sus afirmaciones), que con los ojos chispeantes y cierta nostalgia exclamó:¡" era tan lindo estar borracho de yajé!"

Discusión

A través de las sesiones de yajé, que eran conducidas por el especialista religioso, los Secoya lograban una serie de objetivos fundamentales, como la curación de los enfermos, (lograda por aquél a través de su relación con el watí que la había producido), la posibilidad de una pesca exitosa o de encontrar una manada de huanganas, si el yajé unkukë lograba obtener el favor de sus respectivos dueños, etc. Podían contemplar además a los Wi'ñáo wá'i, las deidades celestes que bajaban en esta ocasión a la tierra.

Lo que se experimentaba en el trance provocado por los alucinógenos era fundamentalmente real, aunque se tratába de una realidad distinta a la de la vida cotidiana. He adoptado la denominación de "alucinógenos" porquees habitual aunque su significado - el de provocar imágenes ilusorias y aberrantes - es precisamente lo contratio de lo que ellos significan para los indígenas. La realidad del mundo al cual se accede por los alucinógenos puede medirse por el hecho que en la enumeración de los jaguares conocidos, el especialista religioso mencionó unos cincuenta nombres. Luego de fallidos intentos de obtener las denominaciones de los jaguares "reales", la única forma de lugrarlo fue la pregunta: ¿"Cuáles podrá encontrar yo en la selva?" (es decir, alguien que no toma yajé), a lo cual me respondió con los nombres de las especies determinables científicamente. Esto significa que una enumeración de "los" jaguares comprende también a aquéllos que sólo son visibles en el estado provocado por los alucinógenos, aunque la diferencia entre ambos órdenes de jaguares - y de realidades - son claras para el informante. Un segundo ejemplo lo brinda la concepción de que determinadas plantas fueron obtenidas por un especialista religioso en el cielo, quien luego las plantó en la tierra. El hecho de que el cultivo de algunas se haya perdido en la actualidad se atribuye a la imposibilidad de recogerlas en su lugar de origen, ya que no se bebe yajé.

La ingestión de alucinógenos actualizaba además lo que había sido transmitido por los relatos míticos: el yajé unkukë era un verdadero enlace entre sucesos que habian sucedido en el comienzo de los tiempos y los hombres del mundo actual: él visitaba a diferentes deidades - por ejemplo Ñañë - que habían sacado a los primeros Secoya del inframundo donde vivían, trayéndolos a la tierra, había creado los árboles de la selva, etc. Podía además ir hasta el Tiuntupë, los restos del árbol mítico a partir del cual se han originado los ríos amazónicos por los que se navega cotidianamente. De estos sucesos no se duda actualmente, aunque van convirtiéndose cada vez más en una realidad inaccesible a los hombres.

La realización de sesiones de yajé no sólo comprometía a los participantes en la misma, sino a todos los individuos que habitaban el lugar, ya que quienes no ingerían alucinógenos - en su mayoría, mujeres - no debían abandonar sus casas por ningún motivo. La violación de esta prohibición acarreaba riesgos más o menos graves según los casos: por ejemplo que Okomé, el dueño de los peces, no acudiera al lugar donde se realizaba la sesión y por lo tanto no hubiera abundancia de peces. Esto muestra que la ingestión de drogas era una actividad de comprometía a todo el grupo, inclusó a quienes no participaban directamente.

Luego de estas consideraciones, podrá apreciarse las influencias negativas de la acción del SIL entre los indígenas quienes, prohibiendo el uso de alucinógenos y desacreditando la religión de aquellos, provocaron rupturas en el sistema tradicional de curación, una merma del prestigio del especialista religioso, y una general desarticulación en su cosmovisión. Esto no significa negar los programas de salud, pero sí - como propone KING (1982: 47) - que los responsables de estos entiendan el sistema médico existente en la cultura indígena y trabajar con él; de lo contrario se destruye la integridad cultural.

La ingestión de drogas psicoactivas por los Secoya y por individuos de los modernos países europeos presenta una diferencia radical: mientras que en este último caso es el camino de la individuación (nadie sostendría que el drogadicto es el mejor adaptado a su sociedad), para los primeros era un fuerte factor de cohesión social y de su concepción del mundo. "-Cuando nadie más tome yajé - afirmó un día el anciano especialista religioso - decían los abuelos que se acabaría el mundo"-.

Das Gesicht der Gottheiten: Der Gebrauch von Halluzinogenen bei den Secoya-Indianern Ecuadors (Deutsche Übersetzung des vorstehenden Artikels)

Einleitung

Die Zahl der Veröffentlichungen über chemische Eigenschaften halluzinogener Pflanzen Südamerikas, ihre botanische Klassifikation und ihre Bedeutung für die Ureinwohner hat in den letzten Jahren stark zugenommen (u.a. O'CONNELL et al 1953; MALLOL DE RECASENS 1963, 1964-1965; AGURELL et al. 1968; BAER 1969; RIVIER & LINDGREN 1972; HARNER 1973; REICHEL-DOLMATOFF 1975; FURST 1976; LANGDON 1979; LOCKWOOD 1979; PLOWMAN 1979, 1981; CALIFANO & DISTEL 1982; NARANJO 1983). Die Mehrzahl dieser Arbeiten beschäftigen sich mit Pflanzen und Ethnien Nordwestamazoniens, wo die Einnahme von Halluzinogenen besonders verbreitet ist.

In dieser Region leben die Secoya Indianer, die zusammen mit den Siona, Coto und anderen kleinen Gruppen zur linguistischen Familie der West-Tukano gehören. Die Gruppe besteht in Ecuador aus ca. 250 Personen, eine ungefähr gleichstarke Gruppe lebt in Peru. Bis vor kurzem lebte der größte Teil der ecuadorianischen Gruppe in San Pablo, einem Dorf am Rio Aguarico, das von den Missionaren des Summer Institute of Linguistics (SIL) gegründet wurde, die dort arbeiteten und eine Landebahn unterhielten. Vor ungefähr 2 Jahren verweigerte die ecuadorianische Regierung die Verlängerung des Vertrags mit den Missionaren. Nachdem diese das Dorf verlassen hatten, kehrten die Secoya zu ihrer traditionellen, verstreuten Siedlungsweise zurück, so daß entlang des Aguarico die Häuser einzelner Secoya Familien zu finden sind. Ihre Ökonomie gründet sich hauptsächlich auf Landwirtschaft, die Bearbeitung der sogenannten chacras (kleine Felder im Urwald, in denen Mais (Zea mays), Yuca (Manihot esculenta), etc. angebaut werden) und Jagd vor allem auf Tapir (Tapirus terrestris), Halsbandpeccari (Tayasu tajacu), Weißbartpeccari (T. pecari) und verschiedene Arten von Affen, Vögeln, etc. Einige Stammesmitglieder arbeiteten bis vor kurzem zeitweilig bei den Ölfirmen der Region, während heute Geld durch den Verkauf von Holz verdient wird. Einen generellen Überblick über die Secoya bietet VICKERS (1976).

Obwohl heutzutage aufgrund des Einflusses der Missionare keine Halluzinogene eingenommen werden, wird doch sehr oft über sie gesprochen - nicht nur in Gesprächen mit dem religiösen Spezialisten. Die Halluzinogene haben ihren kulturellen Stellenwert beibehalten. Das bekannteste und gebräuchlichste Halluzinogen ist die yajé, die aus verschiedenen Banisteriopsis Arten gewonnen wird, welche zur Familie der Malphigiaceen gehören. Sie enthält die Alkaloide Harmalin, Harmin und Tetrahydroharmin (SCHULTES 1969: 250) in ihrer Rinde, die gekocht und als Sud getrunken wird. Auch andere Pflanzenteile werden verwendet, in denen jedoch die Alkaloidkonzentration sehr schwankt (RIVIER & LINDGREN 1972). Obwohl diese Alkaloide und ihre Wirkungsweise auf den Organismus gut bekannt sind, fehlen Daten über die Zahl der benützten Arten sowie Angaben, aus welchen Teilen der Pflanze die Abkochungen zubereitet werden. Die Secoya variierten die Kochzeit in Abhängigkeit vom Verwendungszweck des Suds. VICKERS (1976: 314) notierte 17 Namen von yajé Arten bei den Secoya, die er alle als verschiedene Banisteriopsis Arten identifiziert hat. Ich selber habe folgende Arten registriert: tara yajé (yajé Zweig: längliche breite Blätter, die Liane ist leicht orange, für das Getränk werden die Liane und die Wurzel verwendet), néa yajé (schwarze yajé: schwärzliche Stengel, mit größeren Blättern als die vorige), wa'ï yajé (Fisch yajé: ähnlich der erstgenannten Art, B. inebrians?), yajé okó (Wasser yajé: gelb - oranger

Stamm, nur die Blätter werden benutzt), kuena yajé (trockene yajé: ihr Name kommt daher, daß der Genuß Trockenheit in der Mundhöhle hervorruft, oranger Stamm, benutzt werden die Blätter), áiro tara yajé ("wilder yajé Zweig": nur wild, benutzt werden Stengel und Blätter), áiro yajé okó (wilde Wasser yajé, nur wild, Stamm grünlich, die Blätter werden gekocht).

Weniger häufig wurde eine Zubereitung verschiedener Brugmansia Spezies (pejî, je nach Region auch floripondio, huanto, guandu, borrachero, marcanâ genannt) aufgenommen. Die psychoaktiven Inhaltsstoffe, die verschiedene Autoren analysierten, sind das Atropin, Hyoscyamin, und das Hyoscin (Scopolamin) (LOCKWOOD 1974, PLOWMAN 1981, SCHULTES 1977). Die Secoya empfinden die Wirkung als ein "Wälzen in der Hängematte", was auch für die unten beschriebene Brunfelsia gilt. VICKERS 1976 identifizierte vier Varietäten von Brugmansia, die von den Secoya benutzt werden; in der Nähe der Wohnung des religiösen Spezialisten sah ich eine weißblütige Brugmansia (B. arborea?), sowie eine mit roten Blüten (B. sanguinea), die wegen ihrer stärkeren Wirkung der weißblütigen vorgezogen wurde. SCHULTES (1977: 253) erwähnt den Gebrauch der pulverisierten Samen, Blätter etc. in Südamerika. Die Secoya benutzten alle Pflanzenteile mit Ausnahme der Blätter.

Das dritte Halluzinogen ist die bis vor kurzem kaum bekannte Brunfelsia grandiflora (ujajay). Zu dieser Solanaceengattung zählen in Südamerika 25 Arten. Noch in den 70er Jahren kannte man die aktiven Wirkstoffe nicht (SCHULTES 1977: 264), obwohl man wußte, daß verschiedene Arten als Zusätze zum yajé benutzt wurden. Während die meisten yajé und peji Arten kultiviert werden, wächst die ujajay wild und ist die einzige Art, die ohne Kochen eingenommen wird, da sie sonst ihre Wirkung verlöre. Zur Zubereitung wird der äußere Teil der Wurzel abgeschabt und mit Wasser gemischt, manchmal auch Präparationen von Banisteriopsis oder Brugmansia beigegeben. Der Genuß war ausschließlich dem religiösen Spezialisten vorbehalten, da die starke Wirkung gefürchtet ist. Man sagt, daß eine Überdosis Wahnsinn und sogar den Tod bewirken könne.

Die Beziehung dreier Individuen zu den Halluzinogenen

Die Generalisierung dieser Informationen ist jedoch problematisch, der Gebrauch der Halluzinogene hängt von der sozialen Stellung der Person, ihrem Alter, Geschlecht und, was das Wichtigste ist, ihrer Beziehung zur eigenen Kultur ab. Dies gilt insbesondere für die stark subjektiven Erlebnisse, die durch die Drogeneinnahme hervorgerufen werden. Daher werde ich den Gebrauch der Drogen aus der Sicht dreier Individuen schildern:

1. F. Payaguaje ist ein ungefähr 65jähriger Mann, der 1940 gemeinsam mit anderen Familien von Peru nach Ecuador floh, um der Sklaverei durch einen Mestizen zu entgehen, für den die Secoya Kautschuk sammelten, Waldwege anlegten, Waren im Kanu bis Iquitos transportierten, etc., wofür sie Macheten, Zucker und Baumwollstoff erhielten. Seine Großeltern, der Vater und der Bruder sowie seine Großmutter waren religiöse Spezialisten oder yajé unkuke (wörtlich yajé Trinker). Man sagt, daß die Heilerin zur Drogeneinnahme oder zur Heilung eine cushma, (ein typisch männliches Bekleidungsstück) anzog und jagte, Dinge, die so ungewöhnlich für eine Frau sind, daß hier wahrscheinlich ein Zusammenhang zwischen religiösen und sexuellen Phänomenen besteht, wie er von BAUMANN (1955) bereits analysiert wurde.

Mein Interesse, F.P. kennenzulernen, entstand aus Unterhaltungen mit Siona-Indianern, (eine den Secoya sehr nahe verwandte Gruppe), die ihn als "weisen Mann" bezeichneten, eine der wenigen yajé unkuke, der nicht hexte. Die Furcht vor Hexerei existiert gegenwärtig, wenn auch abgeschwächt. Es handelt sich um ein Merkmal der West Tukano, das schon die ersten Missionare Mitte des 17. Jahrhunderts beschrieben. Die von ihnen gegründeten Missionen waren aus diesem Grunde ein Fehlschlag, weil die Eingeborenen sehr das Zusammenleben mit anderen lokalen Gruppen fürchteten, von denen sie verhext werden konnten (CHANTRE & HERRERA 1901). F.P. war mein Hauptinformant über seine Kultur, er kannte das Erzählgut und die Geschichte seines Volkes am besten. Er gab mir alle Informationen außer zu Themen, über die er schweigen mußte. Dies waren vor allem die Schamanengesänge, die bei den yajé Sitzungen gesungen wurden. F.P. fürchtete, daß durch den Gesang außerhalb des Kontextes die mythischen watî Wesen befreit und eine Katastrophe ausgelöst würde (CIPOLLETTI im Druck b). F.P. ist ein Mann von heiterer Gelassenheit und großer emotionaler Stabilität. Dies zeigt, daß die Einnahme von Drogen, zumindest in dieser Kultur, wo sie ein integrierter Bestandteil ist, keine psychophysischen Schäden hervorruft. Er war sehr nachdenklich und pflegte auf Themen zurückzukommen, über die wir Tage zuvor gesprochen hatten, und führte sie aus.

F.P. begann in früher Kindheit mit der Einnahme halluzinogener Getränke, gemeinsam mit den Erwachsenen. Er erzählte viel von seinem Vater, der ihn auf der Suche nach den Göttern führte und ihm zu Trinken gab, was jedoch mehr als das Darreichen des Getränkes beinhaltet. Für die Secoya wirken nämlich die Drogen nicht nur auf Grund ihrer Eigenschaften, vielmehr wird ihre Wirkung von den Worten beeinflußt, mit denen der yajé unkuke sie darreicht.

Während der Lernphase muß der Lehrling eine Reihe von Verboten respektieren. So ist der Verzehr bestimmter Nahrungsmittel verboten, z.B. bestimmte Fische, Peccari Weibchen und bestimmte Gewürze. Kwanene, das "Gesetz", wie es die Secoya übersetzen, verbietet auch sexuelle Beziehungen.

Es gibt keine öffentliche Vorstellung des Lehrlings vor der Gemeinde, während der er seine Fähigkeiten unter Beweis stellen muß, wie dies in anderen südamerikanischen Gruppen üblich ist. Es gibt aber eine bestimmte Erfahrung, von der an der religiöse Spezialist bestimmte Kräfte beherrscht, vor allem solche, die mit den Jaguaren zusammenhängen, mit denen er bis zu seinem Lebensende in engem Kontakt steht.

"Man sagt, den Jaguar erkennt man nicht, obwohl er neben einer Person sitzt, sieht man ihn nicht! Man sagt, er macht sich klein. Nachdem er meinen Großvater angeschaut hatte, ging der Tiger fort. Danach ging mein Großvater zum curaka, d.h. zum religiösen Spezialist. Zu dieser Zeit kannte er die Jaguare noch nicht gut, er war noch in der Ausbildung, deshalb sah er ihn nicht gut, er ging zum curaka und sagte: 'Der Jaguar kam an meine Seite' und der curaka sagte: 'Schauen wir nach!' Der curaka ging mit meinem Großvater los, aber er ließ ihn zurück und verwandelte sich in einen Jaguar, um zu sehen. Und er kam zum Jaguar und fragte: 'Was machst Du?' und der Jaguar antwortete: 'Ich mache nur einen Besuch, ich tue nichts Schlechtes', und er fügte hinzu: 'Ich werde zu dem anderen Haus gehen' und der curaka antwortete: 'Geh nur'. Danach kehrte er zu meinem Großvater zurück, und gemeinsam gingen sie heim. Er sagte, so kann man nicht sehen. Oder besser gesagt, daß der Jaguar einen begleitet und dann wieder geht, das passiert nur denen, die yajé nehmen, mir kann das nicht passieren, ich nehme kein yajé! (...). Als mein Großvater die Visionen noch nicht gut kannte, verwandelte er sich schon in einen Jaguar, und das nächste Mal ging er schon auf Jagd. Und als die Jaguare erschienen, fraß einer meinen Großvater. Und ich weiß nicht, ich glaube, es ist so, daß der Curaka spürt, wie er gefressen wird, obwohl er lebt." (Das Konzept des rituellen Todes ist für den jungen Übersetzer, Enkel des Erzählers, unverständlich.)

"Und der Großvater sagt, daß der Jaguar ihn gepackt und gefressen hat, und dann befahl dieser Jaguar dem anderen, ein Blatt ano kajô zu holen. Er holte es und der Jaguar kotet auf das Blatt, verbirgt den Kot auf der Seite und er, der Großvater, entsteht wieder aus dem Kot, aber in Jaguar verwandelt. Dies ist die erste Verwandlung, ..." (Text 687, San Pablo, 24.8.1984)

Wie man aus dem Text entnimmt, ist die Nähe des Jaguars ein Zeichen des Fortschritts der Person im Prozeß der religiösen Spezialisierung, selbst wenn der Jaguar nicht klar wahrgenommen wird - diese Fähigkeit wird erst im Laufe der Zeit erworben. Ähnlich der Zerstückelung des Neophyten bei sibirischen Ethnien, wird hier das Individuum vom Jaguar verschlungen und zerkaut, und aus dem Kot entsteht er als Jaguar. Von jetzt an kann er durch die Aufnahme von Drogen diese Transformation jederzeit vollziehen. (Der "Jaguar", von dem die Rede ist, wurde in späteren Gesprächen als wanteankô identifiziert, eine Art Herrin und Mutter der Jaguare). Ich kann hier auf die Vorstellungen der Secoya bezüglich der Jaguare nicht eingehen. Die enge Beziehung des religiösen Spezialisten zu den Jaguaren ist ein charakteristisches Merkmal nicht nur der Tukano Stämme, sondern auch anderer Ethnien Nordwestamazoniens. ZERRIES (1954: 144) war wahrscheinlich der erste Forscher, der die Aufmerksamkeit auf dieses Phänomen lenkte.

Nach F.P. sieht man bei den ersten Einnahmen von Halluzinogenen Schlangen, die einen so erschrecken können, daß man keine Drogen mehr einnimmt. Später erkennt man die Wi'nao wa'i oder himmlischen Gottheiten, wie diese an den Platz herabsteigen, wo die Menschen yajê nehmen. Diese Erfahrung ist der Höhepunkt, zu dem ein "gewöhnlicher" Mensch gelangen kann, während einer der tieferes schamanisches Wissen erlangt, entfernte Orte und zukünftige Ereignisse wahrnimmt. Die Grunderfahrung besteht für den religiösen Spezialisten in der Reise zu verschiedenen Religionen des Kosmos, wo er mit Wesen in Kontakt tritt, die dort leben.

Der yajê unkuke besucht nicht nur den Himmel, sondern auch die Unterwasserwelt, wo Okomê lebt, der Herr der Fische und anderer Wassertiere. Er kann die Fischschwärme zu den Menschen schicken, weßhalb die Beziehung zu ihm eine wichtige Angelegenheit ist. Oft folgt Okome der Einladung der religiösen Spezialisten und erscheint an dem Ort, wo die Drogen eingenommen werden. Die Unterwasserwelten sind auch der Aufenthaltsort der oko yai (mythische Wasserjaguare), die nach dem Glauben der Secoya die Flüsse periodisch verlassen, um die Menschen anzugreifen. Während die gewöhnlichen Menschen sie nur sehen können, wenn sie an der Küste auftauchen, besucht sie der yajê unkuke in ihrem Haus und sieht sie in ihrer wahren Gestalt, die der der Menschen gleicht.

Die Unterwelt ist eine Region, in die sehr schwierig zu gelangen ist, es ist die letzte, in die der religiöse Spezialist - nach jahrelanger Erfahrung mit yajê - hinabsteigt und auch die letzte, in die er während einer Sitzung gelangt. Dies geschieht in der Morgendämmerung, also nach einer Nacht, die der Einnahme von yajê gewidmet ist. In der Unterwelt lebt eine große Vielfalt von Tieren (Tapir, Wildschwein usw.) mit ihren jeweiligen Herren, mit denen der yajê unkuke in Kontakt treten muß, damit sie von ihnen an die Oberfläche geschickt und von den Menschen gejagt werden können. Die Bewohner der Unterwelt sind meist gefährlich, so z.B. Rutayô, eine mythische Frau, die in der Urzeit die Welt zerstört hat, und die jederzeit eine ähnliche Katastrophe hervorrufen könnte. Eine Analyse dieser mythischen Figur wurde an anderer Stelle versucht (CIPOLLETTI im Druck, b).

2. M. Payaguaje ist eine 60jährige Frau, die Schwester von F. Payaguaje, von dem eben die Rede war. Durch ihre Familiensituation hatte sie seit ihrer frühesten Kindheit Kontakt mit psychoaktiven Drogen, sie war stolz darauf, daß sie aus einer Familie mit mehreren religiösen Spezialisten stammt. Darüberhinaus hat sie zweifellos eine Neigung zur religiösen Erfahrung, was man daran erkennt, daß sie - zumindest äußerlich - die protestantische Religion angenommen hat, wo sie auch in der Organisation des Gottesdienstes eine führende Rolle spielt.

Nach dem Tod ihrer Mutter nahm sie noch mehr Drogen ein, weil sie so traurig war, daß sie durch die Rauschmittel mit ihr in Kontakt kommen und in den Himmel gelangen wollte, um bei ihr zu sein; eine Möglichkeit, an die sie heute nicht mehr glaubt. Vor 20 Jahren überzeugten sie die Predigten der Missionare des Summer Institute of Linguistics (SIL), die bei den Secoya lebten, mit dem Drogengebrauch aufzuhören. Stattdessen organisierte sie den Gottesdienst. Man hat den Eindruck, daß, nachdem ihre eigene Religion durch die Predigten der protestantischen Missionare zerstört wurde, ihre religiöse Neigung andere Ausdrucksformen suchte, ohne an Intensität zu verlieren. M. hat die Idee, daß man lebendig in den Himmel gelangen könnte, aufgegeben und ist nun überzeugt, daß man dorthin nach dem Tode gelangt, d.h. sie hat diese Idee nur zeitlich verschoben.

Die enge Beziehung, die sie weiterhin zur traditionellen Religion hat, kann man an ihrer Kenntnis der schamanistischen Gesänge erkennen.

Worin bestehen die Unterschiede zwischen den Erfahrungen, die Drogenaufnahme beim religiösen Spezialisten und einer Frau wie M. hervorruft?. Beide stimmen überein, daß der yajé unkuke z.B. die Fähigkeit hat, sich in bestimmte Tiere zu verwandeln, andere Regionen des Kosmos zu besuchen etc. Die persönlichen Erfahrungen der beiden in diesen Welten unterscheiden sich jedoch. Der yajé unkuke beschreibt die kosmischen Regionen sehr genau, weil er in der durch die Drogenaufnahme hervorgerufenen Trance schon dort war, während die Beschreibungen von M. vage sind. Sie kennt die Namen der himmlischen und chtonischen Wesen, kann aber nur oberflächliche Beschreibungen der kosmischen Regionen geben, denn sie kennt sie nur vom Hörensagen und war selbst nicht dort. M. hat mir öfters erklärt, wie sie die Wi'nao wa'i gesehen hat, als sie auf die Erde kamen, nämlich in einem "Magazin" oder "Film", was zeigt, daß obwohl sie sie sah, kein Dialog oder keine Beziehung zu ihnen entstand, wie es beim religiösen Spezialisten der Fall ist. Auch in den Erzählungen der beiden gibt es Unterschiede: Die Erzählungen des religiösen Spezialisten enthalten Episoden und mythische Beziehungen, die seine Schwester nicht kennt. Dies scheint mir vor allem deshalb interessant, weil es zeigt, daß obwohl beide die gleichen Erzählungen kennen und eine ähnliche Erziehung gehabt haben, der Schamane einen Wissensvorsprung hat, der die orale Tradition trägt.

3. C. Lusitande ist ungefähr 38 Jahre alt und ist die Tochter von M. Sie war Übersetzerin der Unterhaltungen, die ihre Mutter mit mir führte. Sie hat niemals Halluzinogene eingenommen, aber ihre Erfahrungen mit ihren Eltern, Onkeln, etc., die Drogen einnahmen, werfen ein interessantes Licht auf die soziokulturellen Begleiterscheinungen der Drogeneinnahme.

Für sie waren die häufigen yajé Sitzungen ihrer Eltern ein traumatisierendes Erlebnis, denn sie mußte in dieser Zeit den häuslichen Pflichten nachgehen und die Geschwister ernähren - die Eltern nahmen am alltäglichen Leben nicht mehr teil. Die Mutter sagte oft, daß sie bald im Himmel leben würde, was für das Kind natürlich schwer verständlich war. Mit 10 oder 12 Jahren sah sie zwei Jaguare, die in der Nähe der Mutter vorbeiliefen. Sie bekam einen Schreck, während ihre Mutter, die sich in der Nähe aufhielt, sich gar nicht wunderte und ihr keine Erklärung gab. Ihr Vater erklärte ihr, daß die Jaguare ihre Onkel wären, und daß sie sich nicht fürchten solle, denn sie würden ihr nichts Böses tun. Dies zeigt, wie die rituellen Aktivitäten die individuellen Erfahrungen prägen.

C. entwickelte nie eine Beziehung zu den Drogen, sei es, weil sie den Einfluß der protestantischen Missionare spürte, sei es, weil sie keine Neigung dazu hatte.

Obwohl die Aufnahme von Hallzionogenen Einblick in eine andere Wirklichkeit erlaubt und die höchste religiöse Erfahrung der Secoya darstellt, hängen die Erfahrungen stark davon ab, wer die Drogen einnimmt. Abschließend möchte ich daher die Meinung von E. Lusitande zitieren, einem Mann mittleren Alters, der im Dorf wegen einer gewissen Extravaganz und seinen Witzen sehr geschätzt wurde. Wo er war hörte man das Gelächter der Anwesenden! - Mit leuchtenden Augen und nostalgischem Ausdruck pflegte er zu sagen: "Es war so schön, betrunken von yajé zu sein!"

Diskussion

Durch die yajé Sitzungen, die vom religiösen Spezialisten geleitet wurden, lösten die Secoya etliche Probleme: a) die Heilung der Kranken, die durch die Beziehung des religiösen Spezialisten zu dem wati, der die Krankheit verursacht hatte, erreicht wurde, b) die Möglichkeit eines erfolgreichen Fischfangs oder einer guten Jagd, wenn der yajé unkuke das Wohlwollen des Herrn der betreffenden Spezies erlangte. Sie konnten auch c) die wi'nao wa'i betrachten, die himmlischen Gottheiten, die zu dieser Gelegenheit auf die Erde kamen. Was man in der Trance erfuhr, war grundsätzlich real, obwohl es sich um eine Wirklichkeit handelte, die sich von der "Alltagswirklichkeit" unterschied. Daher ist die Bezeichnung "Halluzinogene" für diese Drogen eigentlich falsch, denn für die Einheimischen werden keine illusionären oder abartigen Bilder produziert. Die reale Bedeutung der Welt, in die man durch die Halluzinogene gelangt, kann man daran erkennen, daß der religiöse Spezialist ca. 50 Namen für die bekannten Jaguare nennt. Nach etlichen vergeblichen Versuchen, die Namen der "echten" Jaguare zu erhalten, hatte ich endlich Erfolg mit der Frage: "Welchen Jaguaren könnte ich (jemand, der kein yajé nimmt) im Wald begegnen?", worauf er mir die Namen der wissenschaftlich bekannten Spezies nannte. Dies bedeutet, daß eine Aufzählung der "Jaguare" auch jene enthält, die nur in Trance sichtbar sind, obwohl der Unterschied zwischen beiden Gruppen von Jaguaren und Realitäten fir den Informanten klar ist.

Ein zweites Beispiel bietet die Vorstellung, daß bestimmte Pflanzen von religiösen Spezialisten aus dem Himmel geholt und später auf der Erde gepflanzt wurden. Die Tatsache, daß einige Pflanzen heute nicht mehr kultiviert werden, ist darauf zurückzuführen, daß sie nicht mehr im Himmel, ihrem Ursprungsort, abgeholt werden können, weil man kein yajé mehr trinkt.

Die Aufnahme der Halluzinogene aktualisierte all das, was durch die mythischen Erzählungen überliefert wurde: der yajé unkuke war eine echte Verbindung zwischen dem, was am Beginn der Zeiten stattfand, und den Menschen von heute: Er besuchte bestimmte Gottheiten, so z.B. Nane, der die ersten Secoya aus der Unterwelt auf die Erde geholt hatte, die Bäume des Urwalds schuf, etc. Er konnte auch zum Tiuntupe gelangen, dem Rest des mythischen Baumes, bei dem die amazonischen Flüsse entspringen, auf denen man täglich fährt. An diesen Vorfällen zweifelt heute niemand, aber die damit verbundene Welt wird für die Menschen von heute immer unzugänglicher.

Die Durchführung der yajé Sitzungen beschäftigte nicht nur die Teilnehmer, sondern auch alle anderen Individuen, die am Ort lebten, denn auch wer keine Drogen nahm - in der Mehrzahl Frauen - durfte das Haus auf keinen Fall verlassen. Die Verletzung dieses Verbots konnte schwere Folgen haben: z.B. daß Okomê, der Herr der Fische, nicht zur Sitzung erschien und es daher keinen Überfluß an Fischen geben konnte. Die Drogenaufnahme war also eine Aktivität der gesamten Gruppe, auch derer, die nicht direkt teilnahmen.

Aufgrund dieser Betrachtungen kann man die negativen Einflüsse der Arbeit des Summer Institute of Linguistics bei den Einheimischen abschätzen. Durch das Verbot der Drogenaufnahme und die Verdammung ihrer Religion wurden Brüche im traditionellen Heilsystem hervorgerufen, z.B. eine Verminderung des Prestiges der religiösen Spezialisten und Heiler, etc. Mit dieser Kritik sollen nicht Gesundheitsprogramme verurteilt werden, allerdings muß man fordern, wie KING (1982: 42) es vorschlägt, daß die Verantwortlichen das bestehende Medizinsystem der Einheimischenkultur verstehen und mit ihm arbeiten, da sonst die kulturelle Integrität zerstört wird.

Die Drogeneinnahme bei den Secoya und bei Personen aus industrialisierten Ländern (Europa, USA) zeigt folgenden grundsätzlichen Unterschied: Während es sich im Fall der modernen Nationen um einen Weg der Individuation handelt (niemand wird behaupten, der Drogenabhängige sei gut an die Gesellschaft angepaßt), handelt es sich bei den Secoya um einen wichtigen Bestandteil des sozialen Zusammenhalts und ihres Weltbildes. "Wenn niemand mehr yajé einnimmt", sagte eines Tages der religiöse Spezialist, "dann, so sagen die Vorfahren, ist das Ende der Welt da!"

Literatur

AGURELL, S., et al. 1968 Alkaloid content of Banisteriopsis rusbyana. American Journal of Pharmacology 140: 148-151

BAER, G. 1969 Eine Ayahuasca-Sitzung unter dem Piro (Ost-Peru). Bull. Soc. Suisse Americ. 33: 5-8

BAUMANN, H. 1955 Das doppelte Geschlecht. Ethnologische Studien zur Bisexualität in Ritus und Mythos. Berlin

BÖDIGER, U. 1965 Die Religion der Tukano im nordwestlichen Amazonas. Kölner ethnologische Mitteilungen 3. Köln

BUTT, A. 1962 Realité et idéal dans la pratique chamanique. L'Homme (Paris) 2(3)

CALIFANO, M., FERNANDEZ DISTEL, A. 1982 The use of a hallucinogenous plant among the Mashco (Southwestern Amanzonia, Peru). Zeitschrift für Ethnologie 107: 1

CIPOLLETTI, Maria Susana (Ms.) Pasado y presente de los Secoya del Ecuador. En Prensa

CIPOLLETTI, Maria Susana (Ms.) La concepción del cosmos de un shaman Secoya (Amazonia ecuatoriana). En prensa a

CIPOLLETTI, Maria Susana (Ms.) El piri-piri (nunî, ciperáceas) y su significado en el shamanismo secoya. En prensa

CIPOLLETTI, Maria Susana (Ms.) "El animalito doméstico quedó hecho cenizas" - Aspectos del lenguaje shamanico Secoya. En prensa b

CHANTRE Y HERRERA, J. 1901 Historia de las Misiones de la Companía de Jesús en el Marañón español 1637-1768. Madrid

DU TOIT, B.M. (Ed) 1977 Drugs, rituals and altered states of consciousness. University of Florida.

FURST, P. 1976 Hallucinogens and Culture. San Francisco

HARNER, M. (Ed) 1973 Hallucinogens and Shamanism. New York.
KING, S. 1982 Estudio preliminar de la etnofarmacología tradicional y la salud general de los Angotero-Secoya. Amazonia Peruana 6. Lima
LANGDON, J. 1979 Yagé among the Siona: Cultural Patterns in Visions. In: BROWMAN, David & SCHWARZ, Ronald A. (Eds) Spirits, Shamans and Stars. Perspectives from South America. Mouton Publisher. The Hague
LOCKWOOD, T.E. 1979 The ethnobotany of Brugmansia. Journal of Ethnopharmacology 1(2)
MALLOL DE RECASENS, M.R. 1963 Cuatro representaciones de las imágenes alucinatorias originadas por la toma del yajé. Revista Colombiana de Folclor 3(8)
MALLOL DE RECASENS, M.R., RECASENS, J. de. 1964-1965 Contribución al conocimiento del Cacique - Curaka entre los Siona. Revista Colombiana de Antropologia 13
NARANJO, P. 1983 Ayahuasca: Etnomedicina y Mitología. Quito
O'CONNELL et al. 1953 The alkaloid of Banisteriopsis inebrians. Morton. Journal of the american pharmacological Association 42
PLOWMAN, T. 1979 The genus Brunfelsia: a conspectus of the taxonomy and biogeography. In: HAWKES et al. (Eds) The Biology and Taxonomy of the Solanaceae. Linnean Society Symposium Series. London 7: 475/491
PLOWMAN, T. 1981 Brugmansia (Baum Datura) in Südamerika. In: Völger G. (Ed) Rausch und Realität. Drogen im Kulturvergleich II. Köln
REICHEL DOLMATOFF, G. 1975 The shaman and the jaguar. A study of narcotic drugs among the Indians of Columbia. Philadelphia.
RIVIER, L., LINDGREN J. 1972 "Ayahuasca", the South American hallucinogenic drink: ethnobotanical and chemical investigation. Economic Botany 26(2)
SCHULTES, R.E. 1969 Hallucinogens of plant origin. Science 163(3864)
SCHULTES, R.E. 1977 Avenues for future ethnobotanical research into New World hallucinogens and their uses. In: DU TOIT, Brian M. (Ed) Drugs, rituals, and altered states of consciousness. A.A. Balkema. Rotterdam
SCHULTES, R.E. 1979 Solanaceous hallucinogens and their role in the development of new world cultures. In: HAWKES et al. (Eds) The Biology and Taxonomy of the Solanaceae. Linnean Society Symposium Series. London 7
VICKERS, W.T. 1976 Cultural adaptation to Amazonian habitats: the Siona Secoya of Eastern Ecuador. Phil. Diss. Gainesville. University of Florida
ZERRIES, O. 1954 Wild- und Buschgeister in Südamerika. (Eine Untersuchung jägerzeitlicher Phänomene im Kulturbild südamerikanischer Indianer) Studien zur Kulturkunde 11. Wiesbaden

Zusammenfassung

Die Drogeneinnahme ist ein zentraler Bestandteil der Secoya Kultur. Durch sie werden die traditionellen Vorstellungen gelernt und gefestigt, religiöse Erfahrung wird lebendig. Die unterschiedlichen Beziehungen dreier Individuen verschiedenen Alters und gesellschaftlicher Stellung (der religiöse Spezialist sowie zwei nicht spezialisierte Individuen) zu den psychogenen Drogen werden aufgezeigt.

Summary

Taking drugs is a central part of Secoya culture. They help the Secoya to learn the traditional conceptions and to strengthen them, religious experience becomes vivid. The different relations of three individuals of different age and social status (a religious specialist and two non-specialized persons) concerning the psychogenic drugs are shown. (J.Sch.)

Résumé

Se droguer fait partie de la culture 'Secoya'. Les idées traditionelles sont appries et consolidées par la prise de drogue; l'expérience religieuse est animée. On montre les attitudes distinctes de trois individus d'âge et de rang différents (un spécialiste religieux et deux individus non spécialisés) vis-à-vis des drogues psychogènes. (W.Sie.)

Resumen

La ingestión des alucinógenos es un hecho central en la sociedad secoya a través de ella no solo se "aprenden" y satifican las creencias tradicionales (la cosmovisión propia de la etnia), y se obtiene la curación de los enfermos, sino que se corporiza también la experiencia religiosa. Las relaciones de tres individuos de distinta edad y posición social (expecializados o gente "común") con respecto a las drogas psicoactivas expresan (muestran) de qué forma se concretan aquéllas.

Agradecimiento

A los Secoya de San Pablo, especialmente a quienes conversaron conmigo de estos temas. Al Dr. Klaus Riede, quien - realizando a su vez una investigación entomológica - compartió el trabajo de campo y tradujo el original espanol de este trabajo.

Vier peruanische Heiler

Reinhard Ablaßmeier

Das Material für diesen Beitrag sammelte ich in den Jahren 1979 und 1980 während eines achtmonatigen ethnomedizinischen Forschungsaufenthaltes in der Region Ichocán-San Marcos, einer Gegend, die in den nördlichen peruanischen Anden ca. 75 km südlich von Cajamarca gelegen ist.

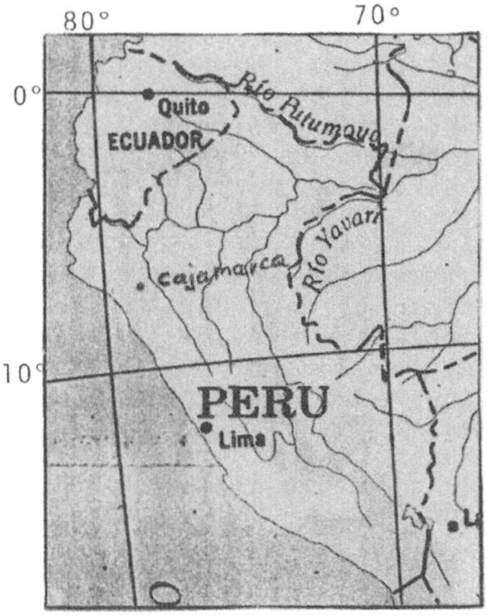

Abb. 1: Karte von Peru (nach Mapa fisico politico rial - Peru, confeccionado por el Instituto Geografico Militar, edidato para Libreria Internacional del Peru S.A., segunda Edicion 1981)

Die meisten Bewohner dieses spanischsprachigen Landstriches sind aus physisch-anthropologischer Sicht Mestizen, aus ökonomischer Sicht Bauern, auf spanisch campesinos. Die wirtschaftliche Grundlage bildet das Minifundium. Der durchschnittliche Besitz von 48 Informanten betrug ca. 1,6 ha bei einem Mittel von 5,2 Personen pro Haushalt. Die Ernten reichen nur selten zur Deckung des Eigenbedarfes, so daß die Mehrzahl der Familienväter einer Nebenbeschäftigung nachgehen muß, z.B. als Tagelöhner, Zwischenhändler oder Schreiner.

Die Bevölkerung selbst bezeichnet sich oft als cholos, ein Begriff, der auch in die ethnologische Literatur Eingang gefunden hat (BOURICAUD 1970; ESCOBAR 1973; MANGIN 1964; PIEL 1974; QUIJANO 1980). Die Entstehung der cholos erklärt PIEL (1974: 356 ff) mit dem Eindringen der Marktwirtschaft und einer daraus resultierenden Produktionssteigerung im Bereich der Landwirtschaft, wodurch Arbeitskräfte freigesetzt wurden, sowie mit dem gleichzeitigen raschen Bevölkerungszuwachs. Für eine große Zahl der Indios gibt es deshalb keine traditionelle Arbeit im Bereich der Landwirtschaft mehr. Sie lösen sich von ihren bisherigen Bindungen, wandern in die Städte ab oder arbeiten als Saisonarbeiter auf den Küstenplantagen. QUIJANO 1980: 64 bemerkt, daß die cholos eher einer der kapitalistischen Ökonomie zugehörigen Beschäftigung nachgehen. Während nach ESCOBAR (1973: 39) in Sicaya cholo und mestizo Synonyme sind, beschreibt MANGIN (1964: 28 ff), daß im Callejón de Huaylas die Gruppe der cholos zwischen Indios und Mestizen steht. Sie wird von Indios gebildet, die ihre Gemeinschaft und deren Wertsystem auf der Suche nach Arbeit verlassen mußten.

Der Prozeß der Cholifikation ist einer der Akkulturation von Teilen der traditionalen Gesellschaft im Kontakt mit der industrialisierten Welt. In der Region Ichocán-San Marcos gehen fast alle Bewohner einer Nebenbeschäftigung nach, die meist dem Gelderwerb dient; sie sind somit zur Übernahme des kapitalistischen Wertsystems gezwungen. Andere wandern auf der Suche nach Arbeit in die Küstenstädte ab. Von dort kehren sie entweder zu Besuch oder zur (erneuten) Gründung einer Existenz in ihre Heimat zurück. Dies mag erklären, warum nicht nur ein Teil, wie in der oben erwähnten Literatur beschrieben, sondern, wie mir scheint, die gesamte Bevölkerung vom Prozeß der Cholifikation betroffen ist.

Auch im Bereich der von der Bevölkerung praktizierten Medizin findet ein Akkulturationsprozeß statt. Die heutige Volksmedizin bezieht ihr Wissen aus der authochtonen, präcolumbianischen Medizin und aus dem mittelalterlichen Medikalsystem, das die spanischen Konquistadoren brachten. Beide sind zu einem Konglomerat verschmolzen, das ich als 'traditionelle Medizin' bezeichne. Durch den Kontakt mit dem modernen, kosmopolitischen Medikalsystem finden auch einige seiner Behandlungsweisen Eingang in die Volksmedizin; die in der Region ansässigen Heiler adoptieren sie in unterschiedlichem Ausmaß.

Im Bereich der Nordküste Perus und im nördlichen peruanischen Andenhochland halte ich eine Unterteilung der Heiler in curanderos und curiosos für brauchbar. Curanderos sind Heiler, die, mittels psychotroper Drogen in ekstatische Zustände versetzt, die Ursache für das Mißbefinden ihrer Klienten sehen können. Nur sie sollen den durch Schadenszauber bewirkten Krankheits- oder Unglückszustand aufheben können. Diese Krankheitsursache ist in Peru weit verbreitet und als dano bekannt (CHIAPPE COSTA 1979: 76; VALDIVIA PONCE 1975: 94 ff). Wesentliches Element des Wirkens der curanderos sind nächtliche Sitzungen, in denen sie, stimuliert durch ein aus dem San Pedro-Kaktus (Trichocerus pachanoi; enthält 0,12 % Meskalin in der frischen Pflanze, SHARON 1980: 165) hergestelltes Getränk, ihre Visionen haben. Don Pancho, ein curandero aus Las Huaringas bei Huancabamba, verglich diese Visionen mit einem Kinofilm. Die Ausübung dieser Tätigkeit erfordert eine mehrjährige Lehre als alzador bei einem curandero. SHARON (1980) schildert ausführlich den Werdegang eines solchen Heilers. Brujos oder Hexer haben im Prinzip dieselben Fähigkeiten, jedoch setzen sie diese in Form von schwarzer Magie zum Schaden anderer ein.

Curiosos verfügen über geringere Fähigkeiten. Insbesondere

können sie keinen Schadenszauber aufheben und beherrschen die Ekstase nicht. Parteras oder matronas betrachte ich als Untergruppe. Sie sind zwar Hebammen, haben jedoch etwa dieselben Fähigkeiten wie die curiosos.

Im folgenden beschreibe ich vier curiosos, die mir während meines Aufenthaltes in Ichocân bekannt geworden sind.

Bisitaciôn Urbina

Mit seiner Frau bewohnt der 48-jährige Heiler ein abgelegenes, im üblichen Stil aus Lehmziegeln erbautes Haus in El Cedro. Er verfügt über etwa 3 ha teilweise bewässerten Ackerlandes, ein Pferd, einen Ochsen, einen Stier und hält eine Kuh, zwei Schweine, zahlreiche Hühner und Meerschweinchen. Ihr einziger, 27 Jahre alter Sohn lebt in Trujillo.

Ungefähr seit seinem 30. Lebensjahr ist Bisitaciôn Urbina als Heiler tätig. Nach dem Tod seines Vaters, der auch curioso war, kamen die Kranken und deren Angehörige zu ihm und baten ihn um Hilfe. Sein Vater sei an den vielen limpias, den zu diagnostischen und therapeutischen Zwecken durchgeführten Reinigungszeremonien, gestorben: "Mein Papa hatte Anfälle vom vielen Heilen. Das ging auf der rechten Seite los und dann ergriff es ihn. Die Anfälle haben meinen Papa getötet. Auch ich habe ein klein wenig aire (wörtl.: Luft; schädigendes Agens, das in den Körper eindringt). Wenn einer viele limpias macht (limpia mucho), da geht dann etwas auf einen über. Als ich den Olavi (s.u.) gereinigt habe, ist mir der Arm eingeschlafen, vom Handgelenk bis hierauf zur Schulter. Ich konnte nicht einmal mehr meine Hosen packen, gar nichts mehr. Wegen dieser aire, die ich habe, muß mich jemand anderes reinigen". Deshalb fährt er etwa alle zwei Jahre nach Huancabamba, um sich dort von dem bekannten curandero Don Florentino Garcia an den Seen von Las Huaringas reinigen zu lassen.

Von seinem Vater hat Don Bisitaciôn, wie er genannt wird, die Kenntnisse über Krankheiten und deren Behandlung erlernt. Ihm hat er oft bei einer llamada geholfen und auch bei anderen Behandlungen zugesehen. Die llamada ist die Behandlung der quedada (in der Literatur oft als susto bezeichnet; CHIAPPE COSTA 1979; KIEV 1972; RUBEL 1964; TROTTER II & ROBERT 1982; UZELL 1974; VALDIVIA PONCE 1975), einer Krankheit, die nach Ansicht der Einheimischen durch den Verlust der Seele hervorgerufen wird. In einem nächtlichen Ritual wird hierbei die von einem mächtigen, übelwollenden Ort festgehaltene Seele zurückgeholt. Llamada ist von dem spanischen Wort llamar abgeleitet, das rufen bedeutet.

An diagnostischen Methoden verwendet Bisitaciôn Urbina Reinigungsrituale mit Meerschweinchen, Eiern und Alaun, die limpia con el cuy, limpia de huevo und limpia con el alumbre genannt werden. Auch das Fühlen des Pulses benutzt er als Diagnostikum.

Olavi Ulloa ist ein Patient von Bisitaciôn Urbina, der an einer quedada litt. "Olavi estâ queda'o" diagnostizierte der curioso durch den Puls. "Wenn einer eine quedada hat, dann spielt der Puls hier", sagt er und markiert ein faustgroßes Areal im Bereich des Handgelenks. Drei limpias con alumbre führte er (auch) durch. Danach durfte Olavi zwei Tage nicht an die Luft. "Wenn einer danach an die Luft geht, dann hat das Ganze keine Wirkung. Drei limpitas (Diminuitiv von limpia) machte ich mit dem Alaun. ... Da muß man gründlich reinigen, zunächst ein Viertelchen des Körpers, dann das nächste. Man führt (den Alaun; A.d.Verf.) hier über den Kopf und hier über die Beine zieht man's ab - fertig. ... Dabei muß man ein paar

Gebete sprechen: 'Im Namen des Vaters werde ich diese limpia bei diesem Kranken mit einem Heilmittel machen.' ... Wenn man mit einer limpia fertig ist, packt man den Alaun in seiner Rechten und haucht dreimal rein. Dann wirft man ihn in's Feuer und am nächsten Tag schaut man, was es war, Wasser oder Berg. Vom Wasser ist der Alaun ganz gewellt." Durch das Schmelzen im Feuer und das Wiedererstarren soll der Alaun die Form des Ortes annehmen, der bei einer quedada die Seele festhält. Die Reinigung mit Alaun verfolgt zwei Ziele: Einerseits können manche Patienten allein durch drei limpias geheilt werden, andererseits muß der Ort bekannt sein, der die Seele festhält, um dort eine llamada auszuführen.

Auch bei Olavi Ulloa führte der Heiler eine llamada durch: "Den espiritu von Olavi hab' ich zusammen mit seinem Schwager Don Paresio gerufen. Der bot sich an, mich zu begleiten. 'Wenn der eine quedada hat', sagte er 'Vetter, mir macht es Spaß, koka zu kauen (eschar el bolo), eine Zigarette zu rauchen und einen kräftigen Schluck zu nehmen. Du, dann nimmst Du mich mit, um ihn wieder zurückzuholen.' Der scheint mir ein toller Bursche (bien machazo) zu sein. 'Wir müssen dahin, zu dem Berg. Los gehen wir, Vetter', sagte er mir. 'Sei ein guter cholazo (Augmentativ von cholo)! Los, gehen wir zu dem Berg, um ihm den espiritu von Olavi zu entreißen'. Auf die Art schäkernd, hat er mich gefragt. Ein toller cholo ist er", schildert der Heiler, wie ihn Don Paresio aufforderte, eine llamada zu machen und ihn mitzunehmen. Danach beschreibt er Ablauf und mögliche Gefahren des Rituals: "Zu zweit oder zu dritt, kräftig betrunken und mit viel Knoblauch, Zigaretten und einem kräftigen Schluck, geht man los. Der Ort, an den man geht, um den Geist zu holen, da kann einer auch zurückbleiben (quedarse, d.h. an einer quedada erkranken). Um zwölf Uhr nachts ist man so halb an dem Berg dran und wartet bis es zwölf Uhr ist. ... Eine stählerne Machete trägt man hier an der Hüfte. Wenn einen der Böse zu belästigen anfängt, dann darf man sich nicht umdrehen, sondern dann machen sie es so": Er schlug mit einem Stecken, den er gerade in der Hand hielt gegen einen Stein. "Da funkt es dann in der Nacht. Zu dem Berg nimmt man auch ein Paket aus weißem Mais, etwas schwarzem Mais, einigen Gerstenkörnern und etwas Kandiszucker mit. Und dann, schauen Sie, macht man eine Puppe daraus. In die Arme gibt man etwas Kandiszucker. Den stopft man auch in die Beine. Und hier", er zeigt auf Beine und Brustkorb, " hier gibt man den Mais rein, und so gehen Sie zu dem Berg: 'Berg, Du gibst mir jetzt den Geist von Fulano de tal (könnte mit XY übersetzt werden)! Hier ist Deine Ware (encargo)'. Dann lassen sie die Puppe dort und nehmen den Geist mit. ... Man hat eine Jacke, eine Hose oder ein Hemd (des Kranken, A. d. Verf.) bei sich. Das bindet man an ein Seil und die anderen (gehen, A. d. Verf.) hinterher. Mit Peitschenschlägen treibt man den Geist vor sich her: 'Lauf!' man ruft ihn bei seinem Namen. 'Hör jetzt, lauf! Komm mit! Bleib nicht hier!' Man darf sich dabei nicht umdrehen, denn der Böse verfolgt einen. Einen Schwachen, einen mit schlappem Körper, so einen holt er sich. Da muß man schon tapfer sein (Hay que ser bien hombrecito)."

Über die Genese der einzelnen Krankheiten berichtet er mir das Gleiche wie die Mehrzahl der Bevölkerung und der Heiler. Er unterscheidet pachachari und quedada. Bei erstem ist die Seele, der espiritú oder ánimo nur erschreckt, aber noch im Körper.

Spritzen gibt Bisitación Urbina nicht. "Ich behandle nur mit Hausmitteln (remedios del campo), nur mit Kräutern." Obwohl er sich ausdrücklich auf pflanzliche Heilmittel beschränkt, nennt er dennoch 'Alka Seltzer' als Mittel bei Magenbeschwerden, die er auf die colera, auf Wut und Ärger, zurückführt.

Bei einer neumonia, einer Erkrankung, die oft einer Lungenentzündung entspricht - gelegentlich werden wohl auch schwerere Infekte des oberen Respirationstraktes so bezeichnet - empfiehlt er heißes Zitronenwasser mit Kognak und quitchinchua (Ruß) sowie Einreibungen der Brust mit Eukalyptusblättern und Hühnerdreck. Sollten diese Mittel keine Besserung bewirken, müsse man in die Posta medica, die Medizinstation, gehen. Er selbst war dort wegen einer schweren neumonia gewesen.

Bisitación Urbina ist nicht so bekannt, wie die weiter unten beschriebenen Heiler. Die Personen, die ihn aufsuchten, waren mit seiner Behandlung jedoch durchweg zufrieden. Über seine Honorarforderungen erfuhr ich wenig. Auch Klagen kamen mir keine zu Ohren. Der Vater von Olavi Ulloa soll ihm spontan 1000 Soles angeboten haben, berichtete die Gattin des Heilers. Dies entsprach dem vier- bis fünffachen Tageseinkommen eines Tagelöhners.

Alejandra Rodriguez Tirado

Die Familie der 45 Jahre alten Heilerin bewohnt zwei Häuser von einem bzw. zwei Räumen. Das Essen wird in der Küche über dem offenen Feuer gekocht. Wie in den anderen Häusern gibt es keinen Kamin. Dona Aleja, so wird sie von der Bevölkerung genannt, hat fünf Kinder im Alter von dreieinhalb bis zweiundzwanzig Jahren. Die beiden Ältesten leben in Lima. Mit 4 ha Land, zwei Ochsen und zwei Eseln ist der Besitz der Familie überdurchschnittlich groß. Auch halten sie zahlreiche Meerschweinchen und Hühner, wie es im ländlichen Peru üblich ist. Bei starkem Arbeitsanfall auf dem Acker, so bei Aussaat und Ernte, stellt der Mann der Heilerin Tagelöhner ein. Neben der landwirtschaftlichen Tätigkeit fertigt er Blechsiebe an, die er auf verschiedenen Sonntagsmärkten der Region verkauft.

Seit etwa 15 Jahren ist Dona Aleja Heilerin. Viele Heilmittel und Krankheiten lernte sie bei ihrem Onkel kennen, der auch curioso ist. Als ihre eigenen Kinder erkrankten, und bei Besuchen in der Apotheke habe sie ebenfalls viel über die Behandlung von Krankheiten erfahren. Die limpia con el cuy und das Pulsfühlen erlernte sie von ihrem Onkel. Die limpia con el cuy ist im gesamten Andengebiet verbreitet. Rosa Avantes Espinoza schilderte diese Prozedur, die sie bei Dona Aleja sah. Die curiosa gibt dem lebenden Meerschweinchen etwas pasca, ein kalkhaltiges Pulver, in das Maul, stößt dann dreimal ihren Atem hinein und beginnt den gesamten, entblößten Körper des Kranken mit dem Tier abzureiben, wobei die Lage der Gliedmaßen von Mensch und Tier stets übereinstimmen. Eine Reinigung mit einem Metallstab folgt, bevor die Heilerin das lebende Meerschweinchen an einem uneinsehbaren Ort mit dem Fingernägeln öffnet. An Hand der Organveränderungen des Tieres diagnostiziert sie die Krankheit ihres Patienten.

Ich erfuhr von Alejandra Rodriguez Tirado, als sie sich in der Medizinstation vorstellte und dort um eine offizielle Anerkennung nachsuchte. Auch in den Gesprächen mit mir fragte sie öfter, wie sie diese bekommen könne. Als ich sie in Anwesenheit ihres Mannes auf die dreimonatigen Kurse zur Promotora de Salud (die etwa die Aufgaben eines Sanitäters übernehmen soll) in Casamarca aufmerksam machte, hielt ihr Gatte entgegen: "Das geht nicht! Ich brauche jemand, der für mich kocht." Dennoch, und obwohl sie zum damaligen Zeitpunkt noch nicht lesen konnte, soll sie nach meiner Abreise die Ausbildung für die, einem Sanitäter ähnliche Aufgabe begonnen haben.

In Llanupacha genießt die Heilerin allgemeine Anerkennung. Zum Beispiel sagte der 72-jährige Melqueside Urbina: "Wenn man das Darmfieber hat, muß man zur Alejandra gehen, sie ist die Heilerin und weiß viel. Mit Hausmitteln und mit Medikamenten aus der Apotheke behandelt die das fiebre

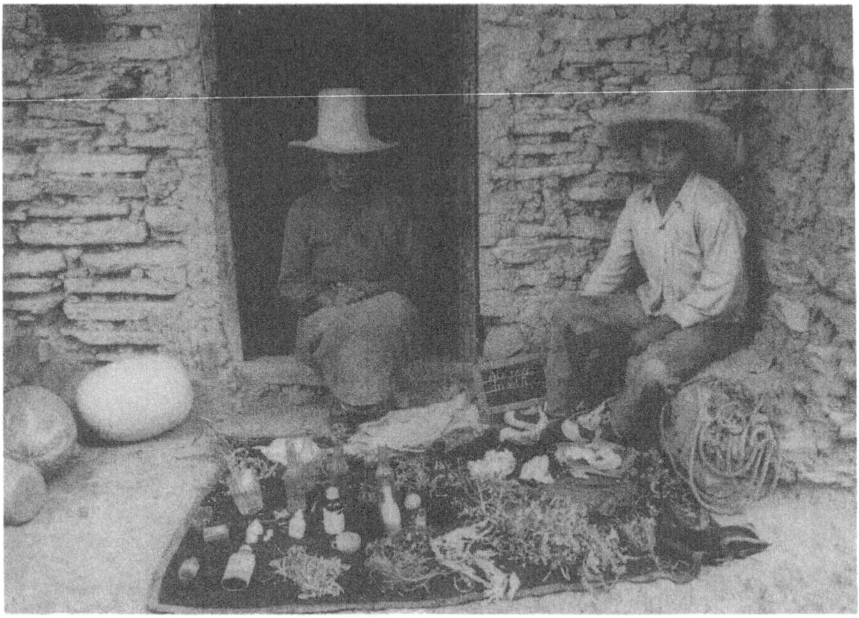

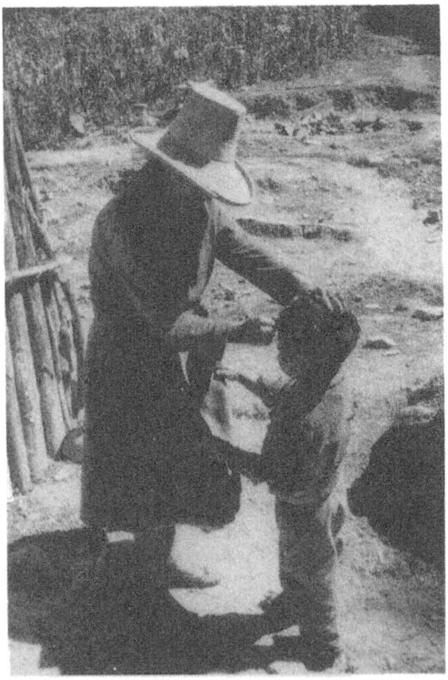

Abb. 2: Die Heilerin Alejandra Rodriguez Tirado sitzt mit einem ihrer Söhne hinter ihren Medikamenten, die auf einem Poncho ausgebreitet sind.

Abb. 3: Die Heilerin Alejandra Rodriguez Tirado demonstriert eine Reinigungszeremonie mit Blätter des 'capuli', einer Kirschenart (Prunus seronhina). Dies ist eine Behandlungsmethode bei 'pachachari'.

intestinal".

Fiebre intestinal kann mit Darmfieber übersetzt werden, geht mit Durchfällen und Gewichtsverlust einher und entspricht wohl meist einer Gastroenteritis. Es wird als 'heiße' Erkrankung angesehen und soll durch 'heiße' Speisen ausgelöst werden. ('Hitze' und 'Kälte' sind inherente Eigenschaften der Krankheiten und Heilmittel. Mit ihrem physikalischen Zustand haben sie nur mittelbar zu tun. Sie lassen sich von der griechisch-römischen Säftelehre ableiten (ACKERKNECHT 1984: 114)). Die Heilerin therapiert mit Jarabe Cloromycetina oder Capsulas de Quemizitina, da es sich bei ihnen um 'kalte' Medikamente handelt. Beide enthalten Chloramphenicol. Als Abführmittel verabreicht sie gleichzeitig leche de Magnesia (Magnesiumsulfat).

Bei der neumonia empfiehlt sie zunächst an Stelle von normalem Wasser eine Abkochung aus Eukalyptusblättern, Blättern des nogal (Jugulans neotropica) und des chinchamali (Quinchmalium procumbens) mit Kognak und Zitrone einzunehmen. Sollte dies nicht helfen, rät sie zu Spritzen mit Broncobiot (Oxytetrazyklin), die 'heiß' seien. Dies sei besser als Penizillin, welches als 'kaltes' Medikament bei der 'kalten' durch 'Kälte' hervorgerufenen Erkrankung fehl am Platz sei.

Reinigungszeremonien mit verschiedenen Pflanzen sind ihre Behandlung bei pachachari. Diese Krankheit betrifft vorwiegend Kinder und soll durch ein Schreckerlebnis ausgelöst werden. Durchfälle, Gewichtsverlust, ein Rückfall in der Entwicklung, Weinerlichkeit und Aggressivität sind Symptome der Erkrankung. Der pachachari ähnelt in der Symptomatik der quedada. Ein Seelenverlust soll jedoch nicht eintreten.

Klagen wegen überzogener Honorarforderungen der Heilerin hörte ich nicht. Für eine limpia del cuy verlangte sie 700 Soles. Das Meerschweinchen, das auf dem Markt 200 bis 250 Soles kostet, ist miteingeschlossen. Fast immer sind drei Reinigungen mit einem Meerschweinchen nötig, so daß 2100 Soles zu bezahlen sind. Eine Frau half ihr bei der Verarbeitung von quinua (= Reismelde) als Entlohnung für eine Behandlung. Weitere konkrete Beispiele kenne ich nicht.

Abrahan Paredes Cotrina

Der 57-jährige Heiler bewohnt in El Cedro ein Haus an der Straße nach San Marcos, an dem sonntags viele Besucher des Marktes vorbeigehen. In dem einzigen Raum des Hauses finden alle Behandlungen statt. Seit etwa zwölf Jahren wohnt der curioso hier mit seiner Frau. Kinder haben sie keine. Don Abrahan wurde in der Nähe von Matara, etwa 20 km nördlich von San Marcos, geboren. 1941 nahm er als Freiwilliger am Krieg zwischen Ekuador und Peru teil. Danach habe er an der Küste gelebt und mit verschiedenen Arbeiten Geld verdient. Manuel Quiroz berichtete, er habe mit Kokablättern gehandelt. Jetzt da er krank sei und nicht mehr heben könne - mir zeigte der Heiler eine Hernia epigastrica - verdiene er sich sein Geld als curioso. Don Abrahan besitzt 1/2 ha bewässerten Ackers in der Nähe seines Hauses, den er von Tagelöhnern bearbeiten läßt. "Ich überwache nur die Tagelöhner", sagte er. "Ich lebe von meinem Beruf als 'Landarzt' (medico rural)." Er hält zwei Schweine, sieben Hühner und eine Schar Meerschweinchen. Eine Schule hat er niemals besucht; lesen lernte er beim Militär.

Medizinische Kenntnisse erwarb er sich, wie er sagte, als Helfer eines Arztes beim Militär. Als ich ihn näher über seine Tätigkeit dabei befragte, korrigierte er sich: "Nein, nein, ich möchte nicht lügen. Ich arbeitete nur als Helfer eines Sanitäters." Er habe hierbei die Medikamente kennen und Injektionen geben gelernt.

In Talara, wo er zwei Jahre wohnte, habe er bei einem curandero gelernt. Dieser zeigte ihm die limpia con el cuy und unterwies ihn im Fühlen des Pulses. Später half er bei einem curandero in Sancha, einem Ort in der Nähe von Chiclayo, wo er ein Jahr lebte.

Obwohl Abrahan Paredes nur schlecht lesen kann - aus einem Zeitungsartikel las er buchstabierend einen Satz vor - besitzt er zwei medizinische Bücher. Titel und Erscheinungsjahr des einen Buches über Heilpflanzen konnte ich wegen der fehlenden Umschlagsseiten nicht feststellen. In dem anderen, "Tecnica moderna de primeros auxilios por Dr. Marcel Hammerly, Buenos Aires 1975, suchte er ein Kapitel über den 'Rheumatismus des Gehirns' (reumatismo del cerebro), nachdem ich ihn über Symptome und Behandlung der von ihm genannten Erkrankung fragte. Während er blätterte, nannte er mitternächtliche Kopfschmerzen und Schlaflosigkeit als Symptome und die Massage mit Rinderfett als Therapie.

Don Abrahan nennt sich medico rural; er besitzt einen Stempel, dessen Text aussagt, daß ihm dieser Titel vom Gesundheitsministerium zuerkannt wurde. In Cajamarca habe er eine Prüfung in Pflanzenheilkunde abgelegt, wofür er eine Urkunde als Promotor des Salud contra el Paludismo erhalten habe. Dies entspricht etwa einem Sanitäter der Malariakampagne.

Als Heiler hat Abrahan Paredes große Bekanntheit. Selbst viele Bewohner aus Llanupacha, das eine Fußstunde entfernt ist, kannten ihn und hatten ihn nach dem Sonntagsmarkt in San Marcos aufgesucht.

Sein Ruf und seine Behandlungsmethoden sind umstritten. Julio Sanchez bezweifelte sein Wissen: "Die Krankheiten kennt er nicht. Er gibt nur Spritzen und hat damit keinen Erfolg. Catalina Aranjo meinte: "Wir gehen nicht zu dem medico rural. Don Abrahan badet immer um Mitternacht." Melqueside Urbina klagte, er habe vom Heiler Tabletten Desenfriol und Baralgina sowie Spritzen wegen Schmerzen des rechten Armes erhalten. Hierfür habe er 6000 Soles verlangt. Eine Linderung sei nicht eingetreten. Horacio Armas hob hervor, Abrahan Paredes könne sowohl anhand des Pulses diagnostizieren als auch Injektionen geben. Bei Rückenschmerzen habe er Maria Chavaria Sanchez Tabletten und Einreibungen mit Eukalyptusblättern verordnet, was ihr geholfen habe. Rojelio Espinoza suchte den curioso mit hohem Fieber, Brustschmerzen und Auswurf auf, was er als neumonia interpretierte. Der Heiler gab ihm zwei Spritzen penicilina, worauf das Fieber zurückging.

Auch über seine Honorarforderungen erfuhr ich unterschiedliches: Maria Chavaria Sanches berichtete, er verlange nur für Tabletten Geld, was 10 bis 15 Soles seien. Ich sah, daß er für eine Tablette 'Mejoral', die damals in einem Lebensmittelgeschäft 5 Soles kostete, 25 Soles verlangte. Die Forderung an Melqueside Urbina habe ich oben erwähnt. Manuel Quiroz hielt ihn für einen Betrüger. Er sagte, daß er bis zu 10.000 Soles verlange. José Ovidio erwähnte Forderungen von 5 bis 6000 Soles vor Behandlungsbeginn.

Neben den oben erwähnten diagnostischen Maßnahmen verwendet der curioso ein Spekulum, das er mir stolz zeigte. Dies benutze er bei vaginalen Blutungen und Ausfluß sowie bei Entzündungen der Harnwege. Letztere Erkrankung sei 'heiß' und werde an einer vaginalen Rötung erkannt. Er behandelt mit einer Waschung der Vagina aus einer Mischung 'kalter' Kräuter:

chicoria amarga (Hypocheris sessiliflora = Ferkelkraut), perejil (Petroselium sativum = Petersilie), llantén (Plantago major = großer Wegerich) und tamerindo (Tamerindus indica). Bei vaginalen Blutungen erkenne man mit dem Spekulum ein fibroma. Ursächlich seien 'Hitze' oder der 'Wind'. Er empfiehlt, eine Abkochung aus llantén (s.o.) zu trinken und appliziert 1 Million Einheiten Penizillin gemischt mit einem Gramm estreptomycina (Streptomyzin), falls keine Besserung eintritt.

Er erwähnt Schwellungen des Körpers, die durch den Regenbogen hervorgerufen werden sollen. Die betroffenen Stellen reibt er mit Blättern der verbena (Verbena sp.= Eisenkraut) oder mit einer Mischung aus Asche, canazo (Zuckerrohrschnaps) und Urin des Kranken ein. Zusätzlich appliziert er Ampicillin und verordnet drei Tabletten Lasix.

Für die Applikation von Spritzen verwendet er stets dasselbe Injektionsbesteck, das er in dem Wasser eines vorbeifließenden Baches reinigt.

Cesar Paredes

Der 53-jährige Heiler wohnt mit seiner Familie in Lic-Lic, einer Ortschaft, die man von San Marcos in einem siebenstündigen Fußmarsch erreicht. Die dorthin führende, unbefestigte Straße wurde etwa 1976 erbaut. Auf ihr verkehrt ein Lastwagen zweimal wöchentlich.

Der curioso verfügt über 5 ha Land, ein Pferd, einen Stier, zwei Kühe, zwölf Schafe, zwei Esel, sowie zahlreiche Hühner und Meerschweinchen. Auf einem Hektar baut er ausschließlich Knoblauch für den Verkauf an. Als einziger in Lic-Lic besitzt er bewässerte Äcker, da eine nicht versiegende Quelle auf einem kürzlich erworbenen Grundstück liegt. Einem Plan zur Errichtung einer kommunalen Wasserleitung, der vorsieht, diese Quelle zu fassen, widersetzt er sich.

Cesar Paredes ist in Lic-Lic geboren. Er besuchte keine Schule, kann jedoch mühsam lesen. Ab seinem 12. Lebensjahr hielt er sich in Trujillo auf, kehrte dann aber zurück. Als er verheiratet war und bereits eine Tochter hatte, befand er sich zwei Jahre in Cajamarca. Danach begann er seine Tätigkeit als Heiler, was etwa 15 Jahre zurückliegt. In dieser Zeit erwarb er den größten Teil seines Besitzes. Die Informationen über seinen Aufenthalt in Cajamarca gehen auseinander: Er sagte, er habe bei einem Dr. Ruiz gearbeitet und sich dabei medizinische Kenntnisse erworben. Ein Informant jedoch berichtete, Cesar Paredes sei damals Häftling gewesen und habe anschließend den Verkauf von Medikamenten und seine Heilertätigkeit aufgenommen.

Kenntnisse habe er auch aus Büchern, wovon er einen 'Haufen' habe, sagte der Heiler. Stolz holte er seinen Koffer hervor und zeigte mir zahlreiche Werbebroschüren pharmazeutischer Firmen und zwei medizinische Zeitschriften: das 'Compendium Medico N° 681' von 1953 und die 'Sinopsis Medica International VI, 1952'. Ein Buch 'Las Propiedades Medicinales de las Plantas por Fermin Romero C., ohne Jahr', habe er von einem ambulanten Händler in Cajamarca gekauft.

Ein zweites Buch, 'Anatomia, Fisiologia y Higiene por Dr. Claudio Blanco Cavero, Buenos Aires, 1958', blätterte er durch und erklärte mir eine Zeichnung, die eine Zelle der Neuroglia, einen Astrozyten, schematisch darstellte. Er führte aus, daß die Neuroglia ein spinnenähnliches Tier sei, ein Parasit, der im Thorax in der Nähe der Leber anzutreffen sei. Es würde einen 'trockenen' und einen 'salzigen' Brechreiz (ancias secas bzw.

saladas) hervorrufen. In beiden Fällen könne der Magen keine Speisen mehr aufnehmen und eine Therapie mit leche de Magnesia (Magnesiumsulfat) sei nötig.

Der curioso ist in Lic-Lic allgemein bekannt, wird aber seiner hohen Preise wegen angefeindet. Bezeichnend ist, daß er in meiner Gegenwart nie 'Don Cesar' genannt wurde, was Anerkennung ausdrücken würde. Der oben erwähnte Informant berichtete, daß Ignazio Lucero, ein weiterer Heiler, billiger sei. Don Ignazio aber befand sich während meines gesamten Aufenthaltes im Tal des Maranón. In Pauca Santa Rosa, einem zwei Fußstunden entfernten Dorf, berichtete Manuel Tirado, daß die Honorarforderungen von Cesar Paredes 2 bis 3000 Soles betragen sollen. Von mir auf seine Preise angesprochen antwortete der Heiler, daß er nur wenig mehr Geld für die Medikamente verlange, als er für sie bezahlen müsse. Für eine Konsultation fordere er kein Geld. "Ich arbeite zu Gunsten meines Dorfes", bemerkte er. Wegen seiner Preise sei er jedoch schon angezeigt worden.

Die Medikamente erwirbt Cesar Paredes in den Apotheken der Region und bei dem Sanitäter der Posta medical in Ichocán.

Bei der pneumonia injiziert er zwei Millionen Einheiten Penizillin intramuskulär. Dies sei als 'heißes' Medikament indiziert. Mikroben - ich frage ihn danach - gäbe es keine.

Eine Form des fiebre intestinal sei durch 'Hitze' hervorgerufen und an einem dunklen oder gelben Durchfall erkenntlich. Er behandelt mit 'Alka Seltzer' und mit Einläufen aus Milch und Knoblauch. Bei grünem Durchfall läge ein Fehlen von Antibiotika vor und eine Therapie mit Quemizitina (Chloramphenicol) sei nötig.

Erwähnenswert sind seine Vorstellungen über die Genese der Schwellungen. Sie können durch die schädigende Aktion des Regenbogens hervorgerufen werden. Andererseits dringe Luft (aire) beim Barfußlaufen durch die Poren in den Körper ein und bewirke die Schwellung; diese hindere beim Gehen. Dringe die Schwellung in die roten Blutkörperchen ein, sterbe der Kranke.

Einige interpretierende Bemerkungen

Anhand der dargestellten Heiler lassen sich einige charakteristische Punkte und Konflikte der Volksmedizin in der Region Ichocán-San Marcos aufzeigen.

Ökonomische Aspekte spielen eine wichtige Rolle. Die Heiler befinden sich in derselben Situation wie die übrigen Campesinos. Sie benötigen neben ihrer landwirtschaftlichen Tätigkeit ein Zubrot für den Erwerb ihres Lebensunterhaltes, eben ihre Tätigkeit als Heiler. Ihr jetzt überdurchschnittlicher Besitz scheint mir eine Folge dieser Beschäftigung zu sein. Bei Cesar Paredes ist dieser Zusammenhang deutlich. Auch die Honorarforderungen der anderen Heiler unterstreichen diesen Faktor. Nur bei Abrahan Paredes Cotrina ist die Landwirtschaft von untergeordneter Rolle.

Die Akkulturationsprozesse, die im Bereich der Volksmedizin stattfinden, zeigen sich bei den Heilern besonders deutlich. Hier lassen sich von BASTIDE (1972: 40 ff) dargestellte Regeln wiederfinden. Nur einzelne Elemente der kosmopolitischen Medizin finden Eingang in die Volksmedizin. Dies geschieht schneller, wenn neu auftauchende Elemente leicht in Kategorien der traditionellen Medizin interpretiert werden können. Pharmazeutisch-chemische Medikamente sind ein Beispiel. Im traditionellen peruanischen Medikalsystem spielt die Einteilung von Krankheiten und Heilmitteln im Rahmen der Heiß-Kalt-Dichotomie eine entscheidende Rolle. Diese Unterteilung scheint von der griechisch-römischen Säftelehre abzustammen, die von den Spaniern eingeführt wurde (ACKERKNECHT 1984: 114). Die modernen Pharmaka, wie Penizillin, werden nun genau in diesem Schema interpretiert. Eine sehr ähnliche Beobachtung machten ASSAR und JAKSIC (1975: 113 f) im Iran. Das unterschiedliche Ausmaß, in dem die Heiler solche Elemente übernehmen, verdeutlicht, daß diese Akkulturationsprozesse auf individueller Ebene stattfinden.

Symbolische und damit auch wissenschaftliche Elemente werden nur schwer übertragen (BASTIDE 1972: 46). Das zeigt sich an den pathogenetischen Vorstellungen der Heiler. Nur bei Cesar Paredes kommt es in sehr interessanter Form zur Übernahme einiger Elemente der modernen Medizin, wie im Beispiel seiner Interpretation der Neuroglia zu sehen ist. Zur Erklärung von Schwellungen mischt er pneumatische Ideen der mittelalterlich-europäischen Medizin - Eindringen von Luft durch die Poren - mit modernen Kenntnissen - etwa der von den roten Blutkörperchen. Auch präcolumbianische Vorstellungen wie die Auslösung der Schwellungen durch den Regenbogen erwähnt er.

LANDY (1974: 103 ff) und UNSCHULD (1977: 79 ff) machten auf Konflikte aufmerksam, die bei Heilern durch das Vordringen der modernen Medizin entstehen können. Einer ergibt sich durch die von den Einheimischen akzeptierte Überlegenheit moderner Therapieformen bei einigen Erkrankungen. Mit diesen Krankheiten werden auch die Stellen der modernen, kosmopolitischen Medizin aufgesucht. Für die Heiler drohen hierdurch Einbußen an finanziellen Mitteln und an Ansehen. Teilweise übernehmen sie deshalb diese Behandlungsmethoden.

Ein anderer, von UNSCHULD (1977: 79) aufgezeigter Konfliktherd, liegt in der weitgehenden Kontrolle der Ärzte über die Mittel der modernen Medizin. Diese Machtstellung könnten auch die Heiler anstreben.

Ein dritter Punkt ist das Legitimationsproblem. Es entsteht durch die offizielle Anerkennung der kosmopolitischen Medizin und das, wenn auch kaum nachgeprüfte und bestrafte Verbot, eine nichtautorisierte medizinische Tätigkeit auszuüben.

Bei den dargestellten Heilern finden sich drei Verhaltensmuster, mit denen sie auf diese Situation reagieren.

Bisitación Urbina beschränkt sich auf die traditionelle Medizin und wendet sie vorwiegend bei Erkrankungen an, bei denen ihre Überlegenheit in der Bevölkerung unstrittig ist, z.B. bei quedada oder pachachari.

Alejandra Rodriguez Tirado übernimmt einige Therapien der modernen Medizin, sucht Anerkennung bei deren Autoritätspersonen und damit eine definierte Rolle in der kosmopolitischen Medizin.

Auch die beiden anderen verwenden Elemente des modernen Medikalsystems, insbesondere die Injektionen, die als dessen Inbegriff betrachtet werden. An Zusammenarbeit oder offizieller Anerkennung jedoch ist ihnen nicht gelegen. Sie treten in Konkurrenz zur offiziellen Medizin. Durch den angeblichen Wissenserwerb aus Büchern oder die 'Lehre' bei Ärzten und durch das Vorzeigen offiziell erscheinender Stempel und Dokumente wollen sie vor der Bevölkerung ihre Anerkennung durch die offizielle Medizin demonstrieren.

Die Kombination moderner und traditioneller Elemente mag sie als Experten beider Medikalsysteme erscheinen lassen, was die Angst der Einheimischen vor einer falschen Behandlung lindert. Diese bestünde z.B. in der Gabe von Injektionen bei einer quedada, die der moderne Arzt nach Meinung der Bevölkerung nicht erkennen würde. Dies kommentiert Andrês Llave Armas: "Wenn jemand eine quedada hat, dann sagt er (der Doktor, A. d. Verf.), er sei anämisch oder er habe eine Lungenkrankheit. Die versucht er dann zu behandeln, aber das geht nicht."

Die dargestellten Heiler stellen keine abgeschlossene Gruppe dar, in die man nur durch ein festgelegtes Initiationsritual aufgenommen wird, wie es z.B. ELIADE (1975: 116 ff) für Schamanen verschiedener Volksgruppen darstellt. 'Heiler' kann sich nennen, wer angibt, über Krankheiten und deren Behandlung Bescheid zu wissen, wenn er nur bestimmt genug auftritt und über etwas überdurchschnittliche Kenntnisse verfügt. Das Wissen der Heiler entspringt, wie ihr Werdegang vermuten läßt, in erster Linie praktischer Tätigkeit und direkter Erfahrung. Viele Kenntnisse haben sie wohl aus Gesprächen über Krankheiten und deren Behandlung. Sie hatten eher zufällig Gelegenheit, an Behandlungen und Diagnosestellungen teilzunehmen, weil ein Verwandter als Heiler tätig war, oder weil sie bei der Armee als Helfer eines Sanitäters dienten. In diesen Situationen dürften sie neugieriger und wissensdurstiger als andere gewesen sein. Dies drückt sich in ihrer volkstümlichen Bezeichnung curiosos aus, was die Neugierigen bedeutet.

Literatur

ACKERKNECHT, Erwin Heinz 1984 Säftelehre einst und jetzt. curare 7: 111-116

ASSAR, M., JAKSIC, Z. 1979 Un proyecto para el desarollo de los servicios de salud en el Iran. Zitiert nach: CASTILLO RIOS, Carlos 1979 Medicina y Capitalismo. Lima

BASTIDE, Roger 1972 Antropologîa aplicada. Buenos Aires. (span. Übersetzung von 1971 Anthropologie appliquée. Paris

BOURICAUD, Francoise 1970 Cholificación? In: MATOS MAR, José (Ed) El Indio y el Poder en el Perú. Lima

CHIAPPE COSTA, Mario 1979 Nosografîa Curanderil In: SEGUIN, Carlos Alberto (Ed) Psiquiatria Folklorica, Shamanes y Curanderos. Lima

ESCOBAR, Gabriel 1973 Sicaya - cambios culturales en una comunidad mestiza andina. Lima

ELIADE, Mircea 1975 Schamanismus und archaische Ekstasetechnik. Frankfurt/Main

KIEV, Ari 1972 Curanderismo, Psiquiatria folklorica Mexicano-norteamericana. Mexico. (span. Übersetzung von 1968 Curanderismo, Mexican-American Folk Psychiatry. New York)
LANDY, David 1974 Role Adaption. Traditional Curers under the Impact of Modern Medicine. American Ethnologist 1: 103-107
MANGIN, William P. 1964 Estratificación social en el Callejón de Huaylas. In: Estudios sobre la Cultura actual en el Perú. Universidad Nacional Mayor de San Marcos. Lima
PIEL, Jean 1974 Über die Herausbildung äußerer und innerer Herrschaftsstrukturen - Der Fall Peru. In: SENGHAAS, Dieter (Ed) Peripherer Kapitalismus - Analysen über Abhängigkeit und Unterentwicklung. Frankfurt/Main
QUIJANO, Anibal 1980 Dominación y Cultura - Lo Cholo y el Conflicto Cultural en el Perú. Lima
RUBEL, Arthur J. 1964 The Epidemiology of a Folk Illness. - "Susto" in the Hispanic-America. Ethnology 3: 268-283
SHARON, Douglas 1980 Magier der vier Winde. Freiburg/Breisgau. (dt. Übers. von 1978 Wizard of the four winds. New York)
TROTTER, II, ROBERT, T. 1982 Susto - The context of community morbidity patterns. Ethnology 11: 215-226
UNSCHULD, Paul Ulrich 1977 Konfliktanalyse in medizinischen Transfersituationen. In: RUDNITZKI, Gerhard, SCHIEFENHÖVEL, Wulf & SCHRÖDER, Ekkehard (Eds) Ethnomedizin - Beiträge zu einem Dialog zwischen Heilkunst und Völkerkunde. Barmstedt
UZELL, Douglas 1974 Susto revisted. Illness as strategic role. American Ethnologist 1: 369-379
VALDIVIA PONCE, Oscar 1975 Hampicamayoc - Medicina Folklórica y su substrato aborigen en el Perú. Lima

Zusammenfassung

Der Autor stellt vier Heiler vor, die er während eines ethnomedizinischen Forschungsaufenthaltes in den nördlichen peruanischen Anden kennenlernte. In ihrer Tätigkeit sind ökonomische Aspekte wichtig. Akkulturationsprozesse, wie die Übernahme mancher moderner Behandlungsmethode, und Konflikte entstehen im Kontakt mit der industrialisierten Welt und ihrer modernen Medizin. Das Verhalten der Heiler in diesen Konflikten reicht von der Selbstbeschränkung auf die traditionelle Medizin über den Versuch, Anerkennung durch die offizielle, moderne Medizin zu erlangen, bis hin zur Konkurrenz mit letzterer. Neugier scheint bedeutsam im Werdegang der Heiler. Dies drückt sich auch in ihrer lokalen Bezeichnung curiosos d.h. die Neugierigen aus.

Summary

The author presents four healers whom he met during a field study in the northern Peruvian Andes. In their practice economic aspects seem to be important. Processes of acculturation like the acceptance of some forms of modern treatment and conflicts arise in the contact-situation with the industrialized world and its modern medicine. The healers' behaviour coping with these conflicts differs substantially. There is one case of self-restrictment to traditional medicine. Another healer tries to gain acceptance by the official, modern medicine and the others compete with the latter. Curiosity seems to be an important factor in becoming a healer. This is expressed by their local name curiosos, which means curious people.

Résumé

L'auteur présente quatre guérisseurs, dont il faisait connaissance pendant un séjour de recherches ethnomédicales aux Andes nordiques du Pérou. C'est les aspects économiques qui sont de grande importance pour le travail de guérisseurs. Des phénomènes d'acculturation - comme par exemple l'acquisition de certaines méthodes modernes de traitement - resultent du contact avec le monde industrialisé et sa médecine moderne. Le comportement des guérisseurs trouve des fois son cadre dans la médecine traditionelle, des fois il essaye d'être reconnu par la médecine moderne et officielle et des fois il lutte contre cette dernière. La curiosité semble être essentielle dans le développement des guérisseurs. On les appelle "curiosos"; les curieux. (W.Sie.)

Resumen

El autor presenta cuatro curanderos, cuales encontró durante un estudio de campo en las partes norteñas de los Andenes peruanos. Aspectos económicos tienen importancia en sus practicas curanderiles. Procesos de acculturación - por ejemplo se accepta al superioridad de algunas terapias modernas - y conflictos nacen en la situación de contacto con el mundo industrializado y su medicina moderna. Los curanderos descritos se comportan de mañeras differentes frente a éstos conflictos. Uno se restricta a la medicina tradicional. Otra trata de lograr la acceptación por parte de la medicina moderna que a la vez es la medicina oficial. Dos curanderos entran en concurrencia con la medicina oficial. Curiosidad es de importancia al hacerse curandero. Este factor se expresa en su nombre local: curioso.

Sonderband 5/86, 125–132

Equipo coordinador. Die Integration der traditionellen Medizin in den Basisgesundheitsdienst Perus

Carles Roersch / Lisbeth van der Hoogte

Es ist leider nichts Neues mehr, daß die Gesundheitsversorgung für die Mehrzahl der Bevölkerung in den Dritte-Welt-Ländern völlig unzureichend ist. Im Rahmen dieses Gesundheitssystems ist es in den meisten Fällen nicht möglich, die hohen Mortalitäts- und Morbiditätsraten zurückzudrängen, vor allem nicht in den armen ländlichen Gebieten. Hierbei spielen politische, ökonomische und kulturelle Aspekte eine Rolle, über die schon viel geschrieben worden ist, so daß wir darauf nicht näher eingehen wollen. Stattdessen beschränken wir uns hier darauf, einen kurzen Überblick über die Situation im Süden Perus zu geben.

Der offizielle Basisgesundheitsdienst umfaßt postas sanitarias und centros de salud. Die postas sanitarias haben vor allem präventive Funktionen zu erfüllen und Erste Hilfe zu leisten; sie sollten mit einem Hilfskrankenpfleger besetzt sein. Die centros de salud sollten einen Arzt, zwei Krankenpfleger oder -schwestern und mehrere Hilfskrankenpfleger, sowie einige Betten, Materialien und Medikamente haben. In der Praxis gibt es jedoch kaum Ärzte und nur vorübergehend arbeitende Medizinstudenten, die ihr Landpraktikum ableisten, außerdem sehr wenig weiteres Personal, schlechte Ausstattung und manchmal kaum Medikamente, die, wenn es sie gibt, dann auch noch meistens zu teuer sind für die Patienten.

Tabelle 1 gibt einen Überblick über die Verfügbarkeit medizinischen Personals im Departement Cusco (dem größten Department Südperus) im Vergleich mit dem Landesdurchschnitt. Die dritte Spalte gibt die Daten für Sicuani an, eine Provinz im Department Cusco mit überwiegend ländlicher Bevölkerung und einer durchschnittlichen Höhe von mehr als 3600 Metern. Tabelle 2 gibt die Mortalitätsziffern im Landesdurchschnitt und in den drei Departments Cusco, Apurîmac und Madre de Dios an. Die Tabellen 3-6 geben einen Überblick über die wichtigsten Krankheits- und Todesursachen in den drei Departements Cusco, Apurîmac und Madre de Dios.

Hierbei muß man noch ergänzen, daß etwa 25% der Bevölkerung durch die offizielle Medizin niemals erreicht wird. Inwiefern dabei kulturelle Unterschiede zwischen medizinischem Personal und Bevölkerung, Entfernung zu den postas und centros, Einkommen und Ausbildung eine Rolle spielen, ist in diesen Landstrichen nie untersucht worden.

Diese Situation - allgemein schlechte medizinische Versorgung, dabei 25% der Bevölkerung ganz ohne diese, Sterbefälle aufgrund von Krankheiten, die man im Westen stolz behauptet, überwunden zu haben, keine, zu wenige oder zu teure Medikamente

- all das hat einige Gruppen, die in verschiedenen Gesundheitsprojekten tätig sind, dazu gebracht, in der traditionellen Medizin nach Alternativen zu suchen.

Schon sehr bald stellte sich dabei heraus, daß es nicht genügt, pharmazeutische Produkte durch Kräutertees zu ersetzen. Die Patienten wiesen Behandlungen mit Pflanzen manchmal ab, beispielsweise, weil es sich um eine 'warme' Pflanze handelte und ihre Krankheit bereits durch 'Hitze' verursacht war. Auch stimmten viele Informationen, was Hausmittel betraf, nicht überein. Es schienen viele Kenntnisse verloren gegangen zu sein.

Verschiedene Gruppen haben dann ein Treffen organisiert, um über diese Problematik zu reden, weil sie alleine in ihrer täglichen Arbeit keine Lösungsmöglichkeiten sahen. Aus dieser Initiative ist eine Einrichtung hervorgegangen, die diese Probleme studiert und dadurch eine Integration von traditionellen Heilmethoden in den Basisgesundheitsdienst möglich machen sollte: das Equipo Coordinador en Medicina Natural Popular. Diese Entstehungsgeschichte hat zu einer spezifischen Organisationsform geführt, die sicherlich anders gewesen wäre, hätte eine Universität oder das Gesundheitsministerium die Gruppe initiiert.

In der Praxis ist es häufig so, daß Untersuchungen auf dem Gebiet der traditionellen Medizin aus wissenschaflicher oder persönlicher Neugier angefangen werden. Dabei sind die meisten Forscher Europäer oder Nordamerikaner oder haben zumindest eine westliche Ausbildung genossen und sind deswegen hauptsächlich interessiert an exotischen Behandlungsmethoden und Drogenpflanzen. Damit sei nicht gesagt, daß diese Untersuchungen keinen Zweck haben, im Gegenteil; dergleichen (ethnologische) Forschungen sind sehr wichtig, um die Beziehungen zwischen Kranksein und Kultur zu erklären. Will man aber Lösungen für die konkreten Probleme finden, so braucht man Untersuchungen, die mehr auf die Praxis gerichtet sind. Die größten Gesundheitsprobleme hier in Peru sind nicht susto oder mal de viento, sondern Husten, Lungenentzündung, Durchfall, Bronchitis usw., wofür man Lösungen der traditionellen Medizin finden kann und muß. Das ist eine Aufgabe für ein multidisziplinäres Team, in Zusammenarbeit mit den Gruppen im Feld. Man bleibt zwar abhängig von westlich ausgebildeten Wissenschaftlern, aber wir vertrauen darauf, daß die Verknüpfung der Forschungsarbeit unseres Teams mit der praktischen Arbeit im Feld eine Flucht in wissenschaftliche Wolken verhindert.

Was sind nun die Ziele dieses Teams und wie arbeitet es?
Die Ziele sind:
1. Zum einen mittels Erforschung der traditionellen Medizin ein Gesundheitssystem zu entwickeln, das geeignet ist für die Region und begründet ist in einer Synthese zwischen moderner und traditioneller Medizin.
2. Zum anderen soll mittels Systematisierung der traditionellen Medizin eine wissenschaftliche Basis hergestellt werden.

Das Equipo Coordinador en Medicina Natural Popular (im Folgenden das Team oder das Equipo genannt) besteht aus vier Personen, die in Cusco arbeiten (ein Arzt, ein Pharmakologe, eine

Biologin und eine Sekretärin), sowie den Delegierten der verschiedenen Gruppen, die auf dem Land arbeiten. Dieses Team trifft sich drei- bis viermal pro Jahr, um die Hauptlinien der Arbeit zu besprechen und festzulegen.

Die Gruppen im Feld arbeiten hauptsächlich mit promotores de salud. Das sind Männer (sehr selten auch Frauen), die eine wichtige Funktion erfüllen in der Gesundheitsversorgung ihrer comunidad, vor allem im präventiven Bereich und in der Ersten Hilfe. Sie werden von der comunidad gewählt und müssen sich auch vor ihr verantworten. Die promotores bekommen eine Grundausbildung in einer posta oder einem centro de salud, die im allgemeinen zwei Wochen, manchmal auch länger dauert. Von Zeit zu Zeit finden dann kurze Auffrischungskurse statt, und einmal monatlich kommen sie zusammen, um über ihre Arbeit zu informieren.

Auf Provinz- und Regionalebene werden von den Delegierten des Equipos oder anderen Mitarbeitern ebenfalls Treffen organisiert, um Erfahrungen und Kenntnisse auszutauschen. Zu diesen Treffen werden auch andere Personen eingeladen, die in bezug auf die Gesundheitsversorgung in ihrer comunidad eine Rolle spielen, wie z.B. parteras oder parteros (traditionelle Geburtshelferinnen bzw. -helfer) und curanderos (traditionelle Heiler).

Nun ist es natürlich keineswegs so, daß alle promotores de salud über umfangreiche Kenntnisse verfügen, was Heilpflanzen anbetrifft oder gar selbst curanderos sind.

Abgesehen von wenigen Ausnahmen sind es fast stets junge Leute, die lediglich die Kenntnisse mitbringen, die in ihrer comunidad ohnehin Allgemeinwissen sind. Und wie überall gibt es auch hier einige, die weit davon entfernt sind, im Dienste der comunidad zu stehen, wie man das vielleicht vermuten könnte aufgrund der Tatsache, daß es sich um gewählte Vertreter handelt. So gibt es auch solche, die aus ihrer Position einen Machtvorteil ziehen oder mit dem Verkauf von Medikamenten dazuverdienen wollen.

Die Gruppe der promotores de salud ist also nicht homogen, aber ihnen ist gemeinsam, daß sie gewählt sind und das Vertrauen ihrer comunidad genießen; damit bilden sie ein Bindeglied zwischen Bevölkerung und medizinischem Personal.

Die promotores spielen darum auch in gleicher Weise eine wichtige Rolle als Bindeglied zwischen Bevölkerung und Equipo, bei dessen Arbeit: Diese umfaßt die folgenden drei Punkte:
1. Datensammlung
2. Bearbeitung der Daten
3. Verbreitung der Ergebnisse

1. Datensammlung: Die Daten über Krankheiten und deren Behandlung werden während der Treffen mit den promotores de salud durch persönliche Gespräche und Fragebogenaktionen gesammelt.

Der Austausch von Kenntnissen und Erfahrungen während der Treffen hat den Vorteil der Vertiefung. Dort können die Teilnehmer einander kritisieren, und jeder ist gehalten, sich so deutlich wie möglich auszudrücken, damit nur eindeutige Informationen weitergegeben werden. Durch Kultur- und Ausbildungsunterschiede ist es für die promotores oft schwierig, sich klar auszudrücken; sie neigen manchmal dazu, statt der eigenen Worte den Sprachschatz der Professionellen zu übernehmen, wodurch häufig Verfälschungen entstehen. Es müssen deshalb immer Ursachen und Symptome mitgenannt werden, um einen Vergleich mit anderen Informationen zu ermöglichen.

Weiter werden Pflanzen gesammelt und in einem Herbarium mit allen notwendigen botanischen und pharmakognostischen Daten versehen. Die Sammlung der Pflanzen wird entweder von uns zusammen mit promotores durchgeführt oder von den promotores alleine, aber im Zusammenhang mit einem Fragebogen.

2. Bearbeitung der Daten: Die Bearbeitung der Daten findet hauptsächlich in Cusco statt. Hier werden die Daten sowohl untereinander, als auch mit der (internationalen) Literatur verglichen. Es ist natürlich keineswegs so, daß alle Rezepte und Informationen à priori richtig sind.

Es kann durchaus vorkommen, daß jemand nicht ganz genau über eine Sache Bescheid weiß, dies aber gegenüber einem gringo (Ausländer) oder misti (Mestizen) nicht zugeben oder diesen nicht enttäuschen will. Das passiert insbesondere dann, wenn man sich nicht gut kennt. Eine andere Möglichkeit der Verfälschung kann sich daraus ergeben, daß jemand eine Information aus einer ungenauen Erinnerung bezieht, wenn er beispielsweise nur Eltern oder Großeltern ein Rezept anwenden sah, es selbst aber nie versucht hat. Diese Information ist dann zwar ehrlich, aber trotzdem nicht zuverlässig.

Auch bei diesem Teil der Arbeit spielen die promotores eine wichtige Rolle. Zur Zeit wird beispielsweise ein Fragebogen entwickelt, um exaktere Daten über Erfolge und Mißerfolge bestimmter Behandlungen einiger häufiger Erkrankungen zu bekommen. Eine ausgewählte Gruppe von promotores, unterstützt vom medizinischen Personal ihres Projektes, beschreibt mit Hilfe von Fragebögen detailliert die Ergebnisse ihrer Behandlungen.

3. Verbreitung der Ergebnisse: Die Ergebnisse werden verbreitet durch verschiedene Broschüren, eine Zeitschrift, Kurse usw., erweitert durch theoretische Informationen, um eine Vertiefung und Weiterentwicklung zu ermöglichen. Mit Hilfe dieser Medien sind es hauptsächlich die promotores, die diese Erkenntnisse an die Bevölkerung weitergeben sollen. Die enge Zusammenarbeit mit den promotores dient nicht nur der Informationsbeschaffung. Diese Daten könnte man auch durch persönliche Kontakte bekommen. Es gibt aber noch einen anderen Grund für diese Zusammenarbeit.

Man kann Gesundheit und Gesundheitssysteme nicht trennen vom gesellschaftlichen Umfeld. Die Weltgesundheitsorganisation hat Gesundheit als vollkommenes Wohlbefinden definiert, was mehr ist, als nur nicht krank zu sein. Im Westen sehen wir, daß man auch krank werden kann, wenn man keine oder eine schlechte

Arbeit hat, wenn man in der Nähe umweltverschmutzender Fabriken wohnt, wenn man Probleme in der Familie hat usw. Hier in Peru (und in vielen anderen Ländern) sehen wir, daß man Gesundheit und Krankheit nicht trennen kann von Auffassungen über Welt und Natur und von äußeren Bedingungen wie dem Klima, dem Fehlen von Trinkwasser, unzureichender Ernährung usw.

Die Lösung von Gesundheitsproblemen kann und darf man deswegen nicht getrennt sehen von der umgebenden Realität. Die Mißerfolge der modernen Medizin haben ihren Grund nicht nur im Fehlen von Ärzten und Medikamenten usw., eine Rolle spielt hierbei auch, daß diese Medizinauffassung in einer anderen Welt entstanden ist und nicht in die Vorstellungswelt aller Völker paßt.

Ein Gesundheitssystem muß, um richtig funktionieren zu können, auf dieser Vorstellungswelt und der sozialen Organisation der Bevölkerung beruhen und kann deshalb niemals entwickelt werden ohne deren Beteiligung. Unter diesem Gesichtspunkt muß man auch die enge Zusammenarbeit mit den promotores de salud sehen, denn neben den oben beschriebenen Aktivitäten wird auf die Behandlung von Problemen der Ernährung, Hygiene, Landwirtschaft, Organisation und Ausbildung Wert gelegt.

Es gibt auch Pläne, ein Treffen nur für curanderos aus verschiedenen Gegenden zu organisieren, um Austausch und Vertiefung von Erfahrungen zu fördern.

Weiterhin will das Equipo das medizinische Personal darin unterstützen, in seiner täglichen Arbeit durch Fragen zu Problemlösungen zu kommen und neue Kenntnisse zu verbreiten. Dem Personal ländlicher Gebiete fehlt es an Zeitungen und Zeitschriften. Das Equipo will durch die Reproduktion von ungekürzten Artikeln und Zusammenfassungen aus aktuellen medizinischen Zeitschriften diese Informationslücke auffüllen, um damit die gebotene Hilfe zu verbessern und effizienter zu gestalten.

In Zukunft will sich das Equipo auch stärker in der Gesundheitserziehung für das medizinische Personal engagieren, mit Hilfe von gemeinsamen Veranstaltungen, Kursen und Broschüren. Wir hoffen damit nicht nur die Ausbildung der promotores zu verbessern, sondern auch den Kontakt zwischen medizinischem Personal und Bevölkerung.

MED. PERSONAL	PERU	DEP. CUSCO	PROVINZ.SICUANI
ÄRZTE	1.500	8.856	62.200
ZAHNÄRZTE	5.155	59.954	248.700
KRANKENPFLEGER	2.146	6.837	11.300
HILFSKRANKENPFLEGER	679	1.200	6.900

Tabelle 1. Die Verfügbarkeit medizinischen Personals in Perú, im Departement Cusco und in der Provinz Sicuani (Cusco).
Die Ziffern geben die Relation 'Bevölkerungszahl/Medizinisches Personal' wieder.
Nach: Investigación sobre desarrollo regional Cusco, Salud. Centro Las Casas. Cusco-Perú.

MORTALITÄT	PERU	CUSCO/APURIMAC/MADRE DE DIOS
ALLGEMEIN	10,1 ‰	14,0 ‰
KINDER(0-1)	95 ‰	145 ‰
MÜTTER BEI DER GEBURT	30 ‰	38 ‰

Tabelle 2. Mortalitätsziffern in Perú und in den Departements Cusco, Apurîmac und Madre de Dios.
Nach: Informes estadîsticos de las Areas Hospitalarias de la XI Región de Salud. (1981).

NR.	URSACHEN	%
1.	Krankheiten der Luftwege	51,3
2.	Durchfallerkrankungen	15,3
3.	Mangelernährung	8,8
4.	Masern	8,7
5.	Vergiftungen und Verletzungen	7,4
6.	Andere	8,5

Tabelle 3. Todesursachen bei Kindern (1-5 Jahre) (1981)

NR.	URSACHEN	%
1.	Krankheiten der Luftwege	39,7
2.	Nicht oder schlecht definierte Symptome	12,7
3.	Durchfallerkrankungen	7,6
4.	Andere Krankheiten des Verdauungssystems	6,1
5.	Vergiftungen und Verletzungen	5,6
6.	Andere	28,3

Tabelle 4. Todesursachen allgemein (1981)

NR.	URSACHEN	%
1.	Krankheiten der Luftwege	37,7
2.	Durchfallerkrankungen	15,8
3.	Andere Krankheiten des Verdauungssystems	7,8
4.	Hautkrankheiten	6,7
5.	Nervenleiden	4,8
6.	Andere	27,2

Tabelle 5. Morbiditätsursachen bei Kindern (0-1 Jahre) (1981)

NR.	URSACHEN	%
1.	Vergiftungen und Verletzungen	32,8
2.	Krankheiten der Luftwege	19,4
3.	Andere Krankheiten des Verdauungssystems	13,6
4.	Durchfallerkrankungen	6,0
5.	Andere	28,2

Tabelle 6. Die häufigsten Ursachen für ärztliche Behandlung in Notfällen.
Nach: Informes estadísticos de las Areas Hospitalarias de la XI Región de Salud. (Tabelle 3-6) (Jahr 1981).

Literatur

Ministeria de Salud, XI Region de Salud 1982 Proyecto de Atencion Primaria y Desarrollo de Servicios de Salud de Cusco, Apurimac y Madre de Dios. Tomo II. Cusco

Zusammenfassung

Die Autoren berichten über ein Projekt in Süd-Peru, in dem versucht wird, aus Elementen der traditionellen und der modernen Medizin ein der Situation der indianischen Landbevölkerung angepaßtes System der Gesundheitsversorgung zu schaffen. Das Projekt wurde durch ein Team initiiert, das aufgrund seiner Felderfahrung mit der traditionellen Medizin zu diesem Anstoß motiviert wurde. Dabei soll insbesondere die Zusammenarbeit der Vertreter beider medizinischen Systeme untereinander einschließlich der promotores de salud und curanderos sowie mit der Bevölkerung gefördert werden.

Summary

The aim of the project in southern Peru described by the authors is to synthesize a new health system combining elements from both the traditional and modern medical system. The project was initiated by a team whose members conducted field research in traditional medicine. Especially the cooperation between representants of the different medical systems including promotores de salud and curanderos on the one hand and the population on the other should be activated.

Résumé

Le but du projet présenté par les auteurs est de réunir les éléments de la médecine traditionelle et ceux de la modernité dans un système de santé adéquat à la population rurale indienne. L'initiative pour ce projet a été prise par un "team" animé par l'expérience qu'il a fait sur place avec la médecine traditionelle. On veut surtout faire progresser la collaboration des deux systèmes médicales entre eux, y compris les promotores de salud et les curanderos, et la collaboration avec la population. (W.Sie.)

Danksagung

Wir danken Lourdes Eláez R. sehr für ihren wertvollen Beitrag in der vorbereitenden Diskussion. Regina Schimmele für die deutsche Überarbeitung und Maximilliana de la Vega C. für die Schreibarbeit.

Traditional Medicine and Traditional Healers in North Yemen

Jacques Fleurentin / Cynthia Myntti / Jean Marie Pelt

Introduction

Traditional medicine in Yemen comprises medical beliefs and practices which are determined by a variety of epidemiological, cultural, historical, and economic factors. These include, first of all, the range of common diseases caused, in great part, by the interaction between a harsh unsanitary environment and the poor nutritional status of the Yemen population. Another factor influencing medical beliefs and practices is the rich cultural repertoire of Islam. The heritage of Islam provides not only the philosophical rationale for therapy but also its scientific bases. Finally, Yemen's historical experience, having been comparatively isolated from the western world, has retarded the spread of the western model of medicine throughout the country. Only recently, with starting changes in the Yemeni economy and the strengthening of the Ministry of Health, have modern practitioners, clinics and synthetic medicaments come within reach of more, but by no means all, ordinary Yemenis. Thus modern Yemen may provide insights into the relationship between socio-economic development and health and the process of medical pluralism.

What does medical pluralism mean in the Yemeni context? At the theoretical level two 'systems' are identifiable, modern and traditional. Modern medicine functions under the internationally standardized biomedical model. It is the official model espoused by the government's Ministry of Health. On the traditional side of the dichotomy one can distinguish several medical models. Many Yemenis do not differentiate between them. The first represents the classical Arab medicine, based largely on the humoural theories of the Greeks. The second is a specific healing tradition deriving from the Koran and other Islamic sources which details the exemplary health-promoting behaviour of the Prophet Muhamad. Finally, there exists a complex of indigenous beliefs on spiritual causes of disease such as the evil eye ('ayn), black magic (sihr) and spirits (djinn).

The following paper will discuss the theoretical underpinnings of traditional medicine in Yemen, survey its practitioners and examine healing options as local people perceive them. Finally, it will ask whether pluralistic medicine is possible under one 'official' system or not.

I. The Theories of Traditional Medicine in Yemen

a) The Classical Arab Medicine

Classical scholars viewed the world as comprised of opposing forces and elements. The elements were four: earth, water, air and fire. Inherent to everything in the universe were the qualities heat, cold, moisture and dryness. Humoural pathology is an extension of this cosmology. Briefly, the body is composed of four humours: blood, phlegm, yellow bile and black bile. Inherent to the humours are the same four qualities. Blood, for example, is moist and hot: phlegm is moist and cold; yellow bile dry and hot, and black bile dry and cold. The following diagram illustrates this (Fig. 1)

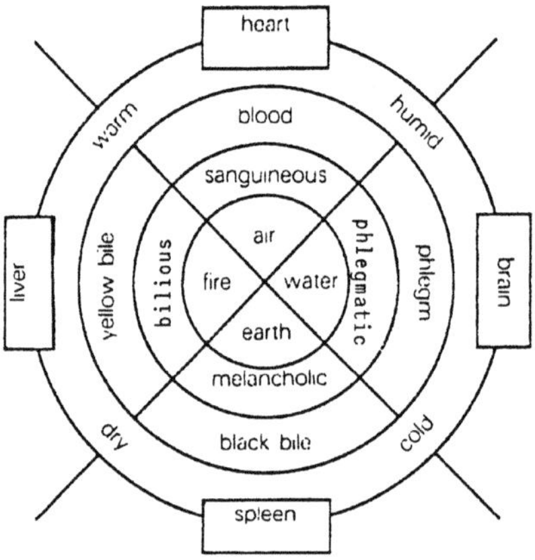

Fig. 1: The basic organs of the body in relation to the humours, qualities, natures. From SEYYED HOSSEIN NASR (1976)

The variously combined elements, humours and qualities characterize organs of an organism and its personality or temperament. For example the organ liver is associated with the element fire, the humour yellow bile and a bilious (or "liverish") temperament.

Health is an ideal state in which equilibrium is achieved among the four humours in the body. But the point of equilibrium is different for each individual.

Thus individuals may tend to be of one temperament: bilious, *sanguine*, phlegmatic or melancholic. Illness as the opposite condition of health, results from a clear predominance of one of the humours. And according to the logic of humoural pathology, if illness is an excess of a humour which has a certain quality, treatment is in opposite of the bodily excess. For example, for an excess of bile, considered a hot and dry condition, a cooling moist treatment would be prescribed. All foods and remedies are classed by such qualities and given accordingly in treatment.

b) Religious traditions and the Koran

The Koran and religious traditions contain far more than narrow religious doctrines; they provide Muslims with rules for everyday life. Important among them are prescriptions for a healthy existence; the Muslim believer can find in them encouragement to seek many practical therapies ranging from henna to honey, cautery and frankincense. Many of the exhortations of the Koran reflect beliefs current in the Arabia of the 7th century (WESTERMARCK 1973).

c) Indigenous beliefs about Spirits

The more strictly 'scientific' classical medical beliefs have been superimposed on locally defined fears and disease aetiologies. In Yemen perhaps the most common beliefs in this category are those related to the evil eye, black magic or curses and the malevolence of spirits such as djinn, devils and ghosts.

The evil eye is commonly understood to be a sudden and often involuntary burst of jealousy or greed. Harm is transmitted by a glance or look. The victim is usually suffering from a visible malady such as a skin infection, when the evil eye is diagnosed.

Curses, the intentional work of evil wishers, are thought to cause impotence, delayed child birth and a variety of other diseases.

Finally the spirit world is viewed as malevolent for the most part. Spirits can possess a human and render him mad.

Persons experiencing a transition from one social status to another (brides, grooms, new mothers, newborn infants) are particularly vulnerable to the capriciousness and harm of spirits.

II. The Healers

Most traditional healers in Yemen borrow freely among the medical theories before them: the classical humoural, Koranic and indigenous spiritual. The following list or typology should not be understood to represent unique, clearly designated categories. Rather the typology simply indicates a predominance of the expertise of the healer in one area or another.

a) Traditional healers specialized in Classical Arabic Medicine

Healers in this category are always literate males. Many of them inherit their position by virtue of their birth; they may be sons of healers and they always acquire the wisdom and skills of the older generation through an often long and rigorous apprenticeship.

Once they have mastered the healing skills, these healers are considered professionals by their communities and given remuneration for their services. The cost of the treatment often depends on the patient's income, the quality and complexity of the remedies and the rarity of the plant or other treatment. The price is usually fixed and is determined by what is seen as the continuing relationship between doctor and patient. Many healers have such reputations that sufferers will travel long distances for their cures; their reputations are linked to the quality of treatment and therapeutic success. Most often the famous healers are old and have much practical experience.

The power that literacy yields in a largely non-literate society should not be underestimated. By virtue of their ability to read and write, these healers command a distinctive authority. Often this stems from secret handwritten texts passed down for generations in one family. In other instances the classical theories are studied in famous texts which are still published in Beirut and Cairo (AL-ANTAKI 1952, SAHIB AL AMAN 1975) and are today available throughout Yemen.

The theory used is essentially that of humoural pathology. Among the basic tenets are:

1. The uniqueness of the individual with his proper balance; there is no standardization such as in modern biology. This means that no standard treatment exists.

2. The sources of imbalance and disease are to be found in the natural environment, as opposed to the supernatural environment. For example, food, air and water all affect the equilibrium, and therefore the health of the organism.

The diagnosis consists of a long meticulous questioning of the patient by the healer. Complete descriptions of the symptoms are noted and the history of previous illness is collected. These allow the practitioner to form a specific and very personal estimation of causality for the complaint and designation of the cure. If, for example, the healer determines that an internal disequilibrium is the root-cause of the illness then he treats by allophathy with plants having properties in opposite of the excess.

Healers in this category do not engage in magico-religious practices. Instead, their treatments consist mainly of medicinal plants, more rarely of mineral drugs (FLEURENTIN, PELT 1982, FLEURENTIN, PELT 1983).

Previously published data (FLEURENTIN, PELT 1980) have

demonstrated the close connection between therapeutic indications of medicinal plants and diseases which the modern medical profession view as most frequent in Yemen. Another study (FLEURENTIN et al. 1983) has shown that 65% of all medicinal plants used in Yemen are mentioned in the Classical Arab medical literature. However 51% belong to the "materia medica" already known to Greeks and Indians. A full 33% of medicinal plants in Yemen are specific to Yemen and not mentioned in the pre-Islamic Greek, Indian or classical Arabic literature.

These data on plants suggest that Arab medicine has always had the capacity to incorporate new materia medica and integrate the knowledge of the day. In Yemen for example, traditional healers may use penicillin powder instead of local antiseptic plants when it is available. Its medical system must therefore be viewed as a dynamic rather than a structure of beliefs and practices immutable to change.

Several pharmacological investigations on medicinal plants have confirmed the scientific basis of traditional medicinal plants. For example, Aristolochia bracteata Retz (la'ia) is prescribed against snake bites and as a general vaccine. Recent data show that compounds of that plant increase phagocytosis and specific immunity (by a cytotoxic effect from B lymphocytes).

b) Traditional healers combining a simplified humoural tradition with magico-religious practices

This broad category of traditional healers is significantly different from the practitioners trained in classical theory. Each of the healers listed below is more specialized in one practical area than the classical doctor. At the same time each operates under greatly simplified humoural rules.

What this means in practice is that one such healer may have a "corner of the expertise" but operates within knowledge commonly held. In fact there is little difference between the understanding of the healer and that of his patient. Thus diagnosis is not detailed. The patient himself may even name the symptoms, determine the causes and request a specific therapy.

Briefly one could list the traditional healers in this broad category as follows:

'Herbalists': This type of traditional healer is much more common than the classical healer we have described before. The herbalists often have stalls in the perfume and spice sections of urban markets or work from their homes in rural areas. Many of the urban herbalists use herbal, animal or mineral drugs, that are quite common throughout Yemen and are also imported from India or East Africa.

The bonesetter (mugabbir): The role of the bonesetter is gradually being replaced by the modern practitioner, yet the mugabbir still exist in many rural communities. They are specialized not only in realigning fractured limbs, but in providing splints made from local succulents and herbal remedies to strengthen the body.

The traditional midwife (muwallida): Birth is a private affair in Yemen. Among the small number of women involved is the midwife. She attends the period of labour and the birth, and is responsible for bathing mother and infant afterwards. Yemeni women attach great importance to female health and fertility, and the postpartum period is a time of active "preventive" medicine. The midwife is a central figure in these activities which range from abdominal and back massages to restore the uterus to its proper position, to the preparation of special infusions to facilitate the flow of lochia.

The bloodletter and cautery practitioner (haggam, muzayyin, hallaq): The bloodletters and cautery specialists form part of the lowest hereditary social strata in Yemen, ritually defined by their work with blood. They are often butchers or barbers. They are usually found at the edges of urban and rural markets, and are also known to live together in villages throughout the countryside. They perform, on demand, cupping with scarification and a special operation against cough which involves the cutting of the uvula. Cautery (maysan, makwa, kay bi nar) is an exceedingly common treatment in Yemen, used against fright, jaundice, and localized internal pain. The burning operations appear to focalize pain in a way where it is transformed from internal to external pain. It is not applied in a haphazard way but follows guidelines similar to acupuncture.

The amulet writer (sufi): Literacy, until very recently, was the domain of a small number of men, and by virtue of its uniqueness, carried certain powers. The amulet writer often claims to write holy words with the inspiration of God and aided by a special grace (baraka) he possesses. Yemenis rely on amulet writers for diagnoses, cures and prophylaxis. Their amulets are sought particularly during the important rites de passage where humans are considered vulnerable to the malevolence of spirits. Amulets form a spiritual "veil" (higab) between human good and spiritual evil, and can be both papers with holy words written on them or simply substances known to repel spirits such as alum, iron, incenses, and plants like rue (Ruta chalepensis).

The mystical healer (sahibal-kitab, magnung): As opposed to the amulet writer, the mystical healer is viewed as having special, indeed superhuman, powers to heal diseases of the worst order. These include madness, paralysis, epilepsy and a vague state which could be called "maternal depression". These healers gain their powers through extraordinary relationships with the djinn who provide the keys to the diagnoses and cures. They also can provide information on past and future events. This sort of healer can use his powers in a positive way to heal but also in a negative way by writing curses and practicing black magic (sihr). For this reason they are both revered and feared.

III. LOCAL PERCEPTIONS AND PREOCCUPATIONS WITH HEALTH AND HEALING (Fig. 2)

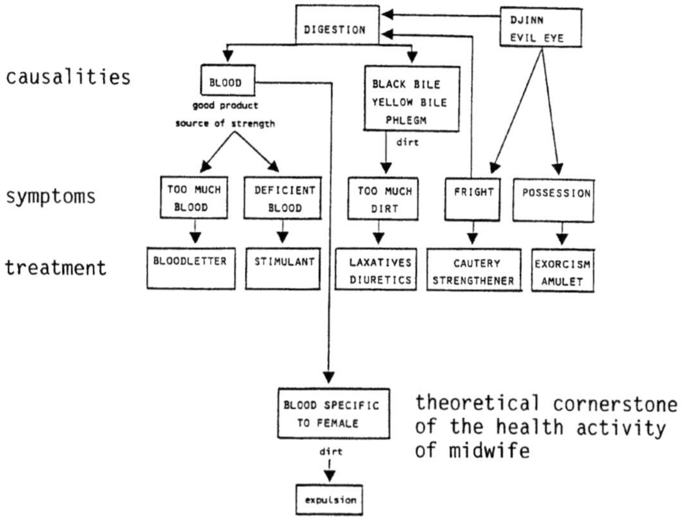

Fig. 2: Local Perception and Preoccupation with Health and Healing

At the level of popular healing, there is a great similarity between the knowledge of the practitioners and that of their patients. Healing knowledge is not the monopoly of the specialists but held widely in the community. Some individuals simply have the practical expertise which others don't, so their treatment is sought. Many of the healers operate under the principles of the classical humoural medicine, yet, the classical doctrine is greatly simplified, and indeed modified, in practice. In a Yemeni village it is likely that neither practitioner nor patient could explain, in its entirety, what the humoural system (nidam al-akhlat) is, though each individual humour has a place in the rural medical vocabulary. Moreover, the general humoural principles of visceral purity and balance are followed.

In village conception the three humours phlegm, black and yellow bile are viewed as waste products of digestion. No clear understanding exists as to their origins or positive function but rather the humours are thought to "clog the digestive system" and are called "dirt" (waskha). Blood, on the other hand, is the only good product of digestion.

The two major themes in traditional medicine are the maintenance of bodily purity and building up blood. Illness thus is seen as a build up of dirt or a problem of blood. As viewed by the villager, both the quantity and quality of blood in the body are vital to health. Blood is the moisture of life, an internal lubricant and the source of strength. A body cannot have too much blood and by contrast, "too little blood" is a common complaint. In fact, modern doctors claim that the commonest self-diagnosis presented to them in clinics and hospitals is, in fact, "deficient blood" (naqs dam). Thus both traditional healers, and their patients focus on body blood as the basis of health.

An important aspect of preventive behavior in the home is the emphasis in the diet on blood-producing foods. These include a broadly defined category of "stimulants", "heavy", "hot" and "dense" foods. In the Yemeni diet they would include 'asid, the local sorghum porridge; meat and meat broths; hulba (fengugreek), and the traditional breads. They would also include sweet foods like raisins, honey and dates.

Besides the promoting of blood-producing foods, traditional health behavior includes the routine cleansing of the digestive system by the use of purges and diuretics. Here classical humoural prescriptions closely parallel indigenous conceptions; waste products are thought to accumulate in the digestive system and must be cleansed from the body. Senna, the sap of aloe (sabr), and castor oil (salit azzayt) are used routinely as important laxatives, called, literally, "moisturizers" (murattibat). Diuretics commonly used include flax seed (muma), fennel (shammar) and barley soup. They are in fact an effective traditional method for addressing urinary tract dysfunctions and the common problem of kidney stones.

The purge is fundamental to health promoting behavior and fits into a wider symbolic framework which lays stress on internal purity. Internal purification of the "heart" and "stomach", for example, is an important prelude to visits to traditional healers. Both literally and figuratively, the patient must cleanse himself for the treatment to have effect. So, too, do pilgrims to Mecca purge themselves prior to their departure.

If for example, a person suffers from headache or general malaise, one diagnosis might be the presence of "foul blood" (dam fasid) in the body. This condition of the build up of the filthy by-products of digestion in the body results from neglect of the purge. Or if a person is suffering from an abscess or boil, he might be told that this is the result of impurities in the blood and be advised to take a purge.

Blood, specific to females and their reproductive functions is not viewed like the other body blood. In fact, female health is based on adequate expulsion of this blood. This is the theoretical cornerstone of the health activities of the midwife (MYNTTI 1979, 1983).

Amulet writers and mystical healers deal with problems of causality at a different level than the healers who operate under the, albeit simplified, rubric of the humoural system. In

Yemen this mystical terrain includes the evil eye, a variety of curses and possession. As mentioned, the evil eye (ayn, nadra, mira) might be diagnosed if someone is suffering from a visible malady, particularly a boil, abscess, eye infection or rash. The cure seeks in the first instance to destroy "the eye". One way, with evocative symbolism, is burning alum until the boil bursts. At the same time poultices would be applied made from plants with antiseptic properties. The final stage of the cure is to provide an amulet for future protection against the evil eye.

Another very common malady is fright. For example, if someone witnesses something happening to another person, the witness suffers from fright, not the victim from the accident. In the condition of fright, the soul is thought to shake and this has ramifications on the general functioning of the body. The appetite is lost and digestion, in particular, is negatively affected. There are two treatments for fright: one is applying a countershock in the form of cautery, to bring the soul back together. The other is providing the weak body with iron rust as a strengthener. Mystical healers might treat the soul problems, if they are emphasized in such diagnosis, or modern vitamin capsules might be bought to counteract loss of appetite and poor digestion.

Mystical healers also serve as exorcists. Madness is most commonly diagnosed as possession by djinn, so its cure involves the forced evacuation of the spirits from the mind of the mad. Exorcism is performed in a number of ways coaxing the spirit out of the patient, beating, or frightening it out.

In summary, the important points to be made about the various theories of pathology which traditional healers use in Yemen are: First, there is much theory-borrowing between healers but no complete overlap. Second, for any one symptom numerous diagnoses can be cited. The level of causality used in the preliminary diagnosis - which happens at home - determines the kind of healer one might choose to seek treatment from.

The case of Sa'id Abdulla illustrates this well. It was recorded during fieldwork in a village south of the city of Ta'izz during 1978.-Sa'id Abdulla's case might be termed "justified rage" by someone observing it from the outside.

> Sa'id became a partner in a gold shop in the city in 1975, working with another man from his village. Evidentally his partner began to cheat him out of the profits due him.
>
> One day Sa'id, furious that he was not being given his share of business profits by his friend and covillager, pulled out a knife and threatened his partner. The news travelled quickly back to the village. Violence of this sort is not tolerated between village people.
>
> The behavior was interpreted in various ways in the village. His mother went to a famous mystical healer who told her that Sa'id had suffered a fright and that "his soul was shaking". To remedy this he should be cauterized on the top of his head, on his abdo-

> men and on his seventh vertebra. The burns would "bring his soul back together".
>
> Other village women attributed his violence to madness, possession by djinn and said he should seek treatment with a mystical healer. Exorcism would be the basis of the cure.
>
> Many of the village men, however, argued that Sa'id was suffering from a nervous disorder which had its roots in blood deficiency. He was advised to take modern blood "strengheners", vitamin injections.

Clearly diagnosis could take the treatment in a number of different directions, to a wide variety of traditional and modern healers. The case is an example of the great flexibility with which Yemenis draw on aspects of various medical theories.

Conclusions

What one finds if one looks at indigenous medical practices is that the people themselves are in possession of medical knowledge. This has two aspects: conception of causality and knowledge of treatments, including specific names of plants. Both prevention and cure have their place in every day life. In this context self-medication, or care within the household by non-specialists, plays an important role. So, too, does contact with medical specialists imply a reciprocal communication; both healers and their patients are cognisant of variable causes and cures.

This is not so with the most highly specialized healers of the classical Arabic tradition nor is it so with modern medical practitioners. Detailed knowledge of cause and cure is their monopoly and not shared with patients and potential sufferers.

Taken together, the models of traditional Arab medicine, classical Koranic and spiritual healing are highly complementary. The classical tradition presents a theoretical basis for organic disease, and preventing and curing with a valuable pharmacopoea. The Koranic and spiritual medicine provide a theoretical link between emotions and physiology, between organic and inorganic.

At this point in Yemen's development modern medicine does not have a complete geographical coverage in the country. One could say that traditional medicine is filling those gaps. But the issues are more complex than simply those of geographical coverage. In urban areas where hospitals exist, traditional medical practices are alive and function well. Those Yemenis who have the good fortune to choose between the systems of medicine, do so with great flexibility. From the local point of view modern and traditional medicine are complementary. There is no conflict.

Yet, Yemen is experiencing very rapid social and economic change. The government, with its own resources and those of foreign aid, is pushing for modern health care coverage throughout the country. Indeed, modern high technology health care is what the people themselves also perceive as development.

Most modern doctors in Yemen are hostile to traditional medicine though, ironically, modern medicine owes its origins to classical Arabic theories and pharmacopoea. Traditional practices are nothing short of heresy and a survival of the primitive past. It is thus a question of competition, not only on the theoretical plane but also in very practical ways. Much of what modern medicine offers the people is a specialized service by those who have a monopoly of medical knowledge. And for the most part, traditional medicine reflects the knowledge of the people, unspecialized, simplified but a positive force for health because of the duality between the professional and the laymen, the emotional and the physiological.

What the Yemeni government should do is recognize the strengths of both modern and traditional approaches, and promote a more broadly based approach to medical knowledge. This would mean an integration of modern and traditional, taking the best aspects of both. There are indications that this is difficult, however, due in great part of the hostility of the modern medical profession and also to the changing economic realities. Health care is becoming part of the larger economy oriented toward the consumption of expensive commodities. Health may already be expropriated from ordinary Yemenis.

References

AL-ANTAKI, DAWUD BIN'UMAR 1952 Memorandum for intelligent people on the collection of strangest of strange things. (Tadhikira Uli al-Ulbab al-Jama' lil-'Ujab al-Ujab) Vol. 1,2 Written 1008 A.H. Published: Dar al-Fikr, Beirut

FLEURENTIN, Jacques, MAZARS, Guy, PELT, Jean Marie 1983 Cultural Background of the traditional medicine of Yemen. Journal of Ethnopharmacology 7: 183-203

FLEURENTIN, Jacques, MAZARS, Guy, PELT, Jean Marie 1983 Additional informations for the cultural background of the traditional medicine of Yemen. Journal of Ethnopharmacology 8: 335-344

FLEURENTIN, Jacques, PELT, Jean Marie 1980 Thérapeutiques et pharmacopées traditionelles du Yemen. 5th International Conference on Ethnomedicine (Ethnobotany and Ethnopharmacology). 30. Nov.-3. Dec. 1980, Freiburg, Allemagne

FLEURENTIN, Jacques, PELT, Jean Marie 1982 Repertory of Drugs and Medicinal Plants of Yemen. Journal of Ethnopharmacology 6: 85-108

FLEURENTIN, Jacques, PELT, Jean Marie 1983 Additional information for a repertory of drugs and medicinal plants of Yemen. Journal of Ethnopharmacology 8: 237-243

MYNTTI, Cynthia 1979 Women and Development in Yemen Arab Republic. German Agency for Technical Cooperation GTZ. Eschborn

MYNTTI, Cynthia 1983 Medicine in its social context. Observations from rural north Yemen. Ph.D. Thesis. Anthropology. The London School of Economics

SAHIB AL-YAMAN, AL-MALAK, AL-MIZFIR YUSIF BIN UMAR BIN ALI BIN RASUL AL-GHASANI AL-TURKUMANI 1975 The reliable source on simple drugs (al-Mu'damad fi-l-Adawiya al-mafruda) Written 694.A.H. Published: Dar al-Ma'rafa, Beirut

SEYYED HOSSEIN NASR 1976 Islamic Sciences: An Illustrated Study. World of Islam Festival. Publishing Company Ltd

WESTERMARCK, E. 1973 Pagan Survivals in Mohammedan Civilisation. Philo Press, Amsterdam, Holland: 1-86

Zusammenfassung

Die traditionelle Medizin im Yemen verbindet medizinische Vorstellungen und Praktiken, die durch eine Vielzahl epidemiologischer, kultureller, historischer und ökonomischer Faktoren bestimmt sind. Die meisten traditionellen Heilkundigen im Yemen orientieren sich frei an den verschiedenen medizinischen Theorien. Trotzdem können sie in zwei Gruppen eingeteilt werden, diejenigen, die an der klassischen arabischen Medizin orientiert sind, und solche, die eine vereinfachte humorale Tradition mit magisch-religiösen Praktiken verbinden. Die Modelle der traditionellen arabischen, der klassischen koranischen und der religiösen Medizin ergänzen sich. Die klassische Tradition liefert die theoretische Basis zur Erklärung organischer Krankheiten und für Vorsorge und Heilung mit wertvollen Heilmitteln. Koranische und religiöse Medizin stellen die theoretische Verbindung dar zwischen Emotion und Physiologie, zwischen Organischem und Anorganischem.

Summary

Traditional medicine in Yemen comprises medical beliefs and practices which are determined by a variety of epidemiological, cultural, historical and economic factors. Most traditional healers in Yemen borrow freely among the medical theories before them, but they can be divided into two categories: the traditional healers dealing with classical Arabic medicine and those combining a simplified humoral tradition with magico-religious practices. The models of traditional Arab medicine, classical koranic and spiritual healing are highly complementary. The classical tradition presents a theoretical basis for organic disease and preventing and curing with a valuable pharmacopoea. The koranic and spiritual medicine provide the theoretical link between emotions and physiology, between organic and inorganic.

Résumé

La médecine traditionelle au Yemen réunit des idées et pratiques médicales qui sont déterminées par plusieurs facteurs épidémiologiques, culturels, historiques et économiques. La plupart de guérisseurs traditionels du Yemen se serve librement de différentes théories médicales, mais ils peuvent être classés néanmoins en deux groupes: Ceux qui s'appuient sur la médecine classique des Arabes et ceux qui combinent une tradition humorale simplifiée avec des pratiques magico-religieuses. Les modèles de médecine traditionelle arabe, classique coranique et spirituelle se complètent. La tradition classique fournit la base théorique pour expliquer les maladies organiques, pour la prophylaxie et la guérison par des médicament précieux. La médecine coranique et la médecine religieuse créent le lien théorique entre l'émotion et la physiologie, entre l'organique et le non organique. (W.Sie.)

curare Traditionelle Heilkundige Sonderband 5/86, 145–170

Die Heiler bei den südafrikanischen Xhosa

O. F. Raum

Einleitung

Vor rund 150 Jahren machte ein britisches Vermessungsschiff an der Küste SO-Afrikas kartographische Aufnahmen. Der Bericht des Kapitäns meldete Tragisches: Zwei Drittel der Offiziere und die Hälfte der Mannschaft erlagen einem schweren Fieber. Die Schiffsärzte schritten mit Aderlässen gegen das Fieber ein, wovon die Patienten oft so geschwächt wurden, daß sie starben. Die einheimischen schwarzen Heiler hüllten die Kranken in Grasmatten, ließen sie über einem kochenden Kessel schwitzen, begossen sie mit kaltem Wasser und setzten sie, von Decken umgeben, an ein Feuer. Viele so Behandelte überlebten (MACKEURTAN 1930).

Dieser Bericht lehrt zum einen, daß verschiedene Völker unterschiedliche medizinische Systeme haben. Das englische System wurde in diesem Fall in fremder Umgebung mit einer ihm fremden Krankheit befaßt, beurteilte diese nach einem äußeren Symptom, dem Fieber, und behandelte dieses gemäß seiner Tradition. Das afrikanische System stand in bekannter Umgebung einer nicht unbekannten Krankheit gegenüber, deren Eigenart sprachlich erfaßt war, und behandelte sie mit einer durch Erfahrung erhärteten Therapie. (Die schwarzen Heiler, um die es sich hier handelte, waren den Xhosa, die unser Thema anspricht, kulturell nahe verwandt).

Der Bericht zeigt zum anderen, daß das europäische medizinische System mit dem afrikanischen nicht unmittelbar verglichen werden kann, obwohl beide, in diesem Fall übereinstimmend, eine nicht-medikamentöse Therapie einsetzten. Die europäische Medizin stand damals vor ihrer naturwissenschaftlichen Phase; später bekam sie mit ihrer weitgehenden Spezialisierung und chemischen Therapie und durch die Tropenmedizin auch die Malaria in den Griff. Die afrikanische Medizin, z.B. der Xhosa, war zwar auch nicht stationär. Sie hatte manches aus der anders gearteten Medizin der Khoisan (Hottentotten & Buschmänner) übernommen, z.B. buchu, das von den Khoikhoi gegen Magenstörungen und mit Fett als Salbe verwendet wurde (dieses harntreibende Mittel wurde im 17./18. Jh. als "Wundermittel" nach Europa ausgeführt, es wird heute angebaut, dient der Erzeugung von Tabletten gegen Nieren- und Harnleiden, buchu-Essig wird außerdem gegen Verstauchungen angewandt; SOUTH AFRICAN DIGEST 4. Juni 1982), aber sie bewahrte sich zwei wichtige Aspekte: die Bezugnahme auf ihre Umwelt, d.h. Flora, Fauna und Erdreich, und die religiös-kultische Sanktion für ihre Einsichten, obwohl sie seit dem 19. Jh. der aggressiv vordringenden europäischen Medizin ausgesetzt ist.

Ich versuche in diesem Beitrag, diese beiden Lehren einzubringen. Dabei mußte ich die Schilderung vom Stand und der Entwicklung der Xhosa-Medizin vor allem aus der 2. Auflage des KROPF'schen Wörterbuchs (1915) aufbauen. Das kürzlich erschienene, von W. PAHL editierte Wörterbuch stand mir nicht zur Verfügung. Dieser Nachteil wurde durch folgende methodische Vorteile aufgewogen: 1. Krankheitslehre und Behandlungsweisen der Xhosa werden in ihrem Stand zu Anfang des Jahrhunderts erfaßt - ich werde versuchen, diese zeitbedingte Analyse auf den heutigen Tag zu verlängern; ich mußte mir aber 2. bewußt bleiben, daß das Wörterbuch von 1915 Nosologie und Therapie der Xhosa vom damaligen stark ethnozentrischen Standpunkt der europäischen Medizin bewertet; 3. standen mir im Manuskript die Arbeiten von L. MQOTSI und C.M. LAMLA, einst meine Studenten an der Universität Fort Hare, zur Verfügung; und 4. konnte ich auf eigene Tagebücher zurückgreifen, in denen ich die Rituale zu Anfang und Ende der Ausbildung der Xhosa-Heiler als teilnehmender Beobachter niedergelegt hatte (s. Ausbildung und Funktion der Xhosa Wahrsager und Legenden zu den Abbildungen).

Die Xhosa gehören zu den SO-Bantu, die das südliche Afrika seit Jahrhunderten bewohnen, und zwar zur Gruppe der Nguni, die u.a. auch die Zulu und die Swazi umfaßt. Die Nguni siedeln vor allem außerhalb der Hochplateaus, d.h. östlich und südlich der Drakensberge. Zu den Xhosa gehören eine Reihe von politisch-dynastisch unterschiedlichen Stämmen, Xhosa im engeren Sinn, Thembu, Pondo, Fingo usw. Heute leben sie in den zwei sogenannten Homelands, Ciskei und Transkei, fast die Hälfte lebt aber in den vier Industrierevieren Südafrikas (Kap-Halbinsel, Port-Elizabeth = East London, Pretoria-Witwatersrand-Vereeniging und Durban). Ihre Sozialstruktur war (und ist dem Ideal nach noch) patrilinear, d.h. die Vaterlinie bestimmt die Mitgliedschaft in Familie und Clan, und patriarchal, d.h. die Autorität in Familie und Familienzweig wird vom Senior des ältesten Zweigs ausgeübt. Im Stamm ist der Senior der ältesten Sippe der Häuptling.

Unter den Heilern der Xhosa unterscheidet man zwei Gruppierungen: die ixhwele, den Kräuterarzt und den igqira, den Wahrsager, Seher. Ich werde den ixhwele Herbalist nennen. Er behandelt den Kranken entweder auf Aufforderung von dessen Senior oder wenn ein igqira die Diagnose gestellt und den Patienten an ihn überwiesen hat. Anders als der igqira verwendet der Herbalist in der Behandlung kein Ritual, keine heilenden Tänze. Seine Ausbildung ist vor allem sachlich, nicht spektakulär. Die Herbalisten spezialisieren sich z.B. auf Kinderkrankheiten, Frauenleiden, die Behandlung von Greisen, oder sie erwerben sich den Ruf, bestimmte Krankheiten gut zu kennen. Wie der igqira hat der Herbalist seine individuelle Ausstattung (Arzneisack, Medizinhörner, Arzneimittel), ihm eigentümliche Therapien und Zubereitungsweisen der Medizinen. Dies sind Berufsgeheimnisse, die er nicht weitergibt, außer im Alter an seinen Nachfolger, sei es ein Sohn oder ein Käufer der Geheimnisse. Monica HUNTER (1961) bekennt, es sei ihr nicht gelungen, in das esoterische Wissen des Herbalisten einzudringen. Ein Herbalist, der einen Weißen erfolgreich gegen Schlangenbiß behandelte, wollte sein Gegengift nicht verraten. Gleiche Erfahrungen machten L. MQOTSI und C.M. LAMLA, beide selbst Xhosa.

Ein Überlappen der Begriffe ixhwele und igqira wird in den adjektivischen Beifügungen lelugxa (des Spatens) und lemicisa (der Kräuter) deutlich, die zu beiden Wörtern gestellt werden können. Daneben gibt es eine Anzahl im Gesundheitsdienst Tätige, die weder zu der einen noch zu der anderen Gruppe gehören: die Beschneider (incibi, umalusi), die Wehmütter oder Hebammen (umbhelethisi), die Pflegerin (umongi), der einheimische Tierarzt und der Schröpfer (umlumeki).

Heilpflanzen und Behandlungsweisen der Herbalisten

Wissen und Praxis des Herbalisten variieren zwar individuell sehr stark. Aber sie bauen sich auf Erkenntnissen und Können auf. Jede Familie, jeder Clan kennt eine Anzahl meist pflanzlicher Heilmittel, weiß diese zuzubereiten und im Notfall anzuwenden. Diese Kenntnisse sind nach Wohngebieten und Vegetationszonen abgewandelt, z.B. Küste und Bergland, Hochfläche und Flußniederung. Es gibt auch geschichtlich bedingte Unterschiede. Clans, unter deren Vormüttern Buschmannfrauen waren, haben nicht nur ein umfangreiches Wissen über eßbare Pflanzen (ezityiwayo) und solche, die (z.B. im Hausbau) handwerklich nutzbar sind. Sie haben auch einen großen Schatz an Medizinpflanzen, die allerdings nicht immer von den für rituelle Zwecke gebrauchten zu trennen sind. Die Herbalisten selbst behaupten, daß ihnen Heilpflanzen oft in Träumen nach Aussehen und Standort eingegeben werden. Tatsächlich erfahren sie viel durch Belehrung und Erfahrungsaustausch.

Der Versuch, das medizinische Wissen der Herbalisten zu erfassen, wird nicht nur durch deren Geheimnisvorschriften behindert, sondern auch durch die Schwierigkeit, adäquate Übersetzungen für die einschlägigen Begriffe zu finden. Die Erfassung eines Begriffs verlangt oft umständliche Umschreibungen in der Sprache, in die übersetzt wird. So ist es erklärlich, daß gute Kenner der Schwarzen, darunter Missionsärzte, die jahrelang unter ihnen gewirkt haben, behaupten, die Einheimischen hätten geringe Kenntnisse in Anatomie und keine in der Physiologie. Die lexigraphische Methode, die ich anwenden mußte, zeigt dagegen, daß bei den Xhosa in diesen beiden Bereichen Begriffe vorhanden sind. Dies ist für die Anatomie nicht erstaunlich. Verwundungen auf dem Schlachtfeld brachten Erkenntnisse, ebenso die mit dem Krieg verbundenen Bräuche: Dem erschlagenen Feind mußte der Leib aufgeschlitzt werden. Das Schlachten von Rindern ergab Vergleichsmöglichkeiten bezüglich Skelett und Weichteilen. Nur über Nervensystem und lymphatische Gefäße bestehen offenbar Lücken. Auch in der Physiologie ist der Erkenntnisstand keineswegs unbeträchtlich, insbesondere was Verdauungsvorgänge, Blutkreislauf und Rausch- und Betäubungsmittel betrifft. Die gewissenhafte Überprüfung der Kenntnisse nicht-industrialisierter Völker in diesen Bereichen wird feststellen, daß sie darin durchaus Wissen besitzen, wenn auch ein anders geartetes als das unsrige.

Die Anwendung von Heilpflanzen

Herbalisten machen v.a. Gebrauch von Pflanzenteilen: Wurzeln, Zwiebeln, Knollen, Blättern, Rinde, Samen und Früchten. Die Teile werden entweder roh gereicht oder zerquetscht, ausgelaugt, zermahlen und gekocht; so stellt man Absude, Infusionen, Lösungen und Laugen her. Gelegentlich werden sie mit verkohlten, pulverisierten Tierteilen verbunden oder es werden gewisse Erden hinzugefügt. Es gibt Spezifika, aber auch Medizin, die auf viele Beschwerden angesetzt wird, und eine Anzahl von Mischungen. Der umpitikiza ist der Mischer, d.h. der einheimische Apotheker. Die Herbalisten ordnen die Heilpflanzen in verschiedene Kategorien ein. Sie unterscheiden Pflanzen, die getrennt wachsen oder in Gruppen, von solchen, die Wälder bilden. Sie bestimmen die Pflanzen nach morphologischen Aspekten: isipapana ist ein Korbblütler, dessen große Randblüten ausfallen; umfan'ejacile ist wegen des strunkartigen Wuchses, idole lenkonyane wegen der knieförmigen Wurzel bekannt. Die Herbalisten verwenden manchmal auch die Unterscheidung von Gattung und Spezies. So unterschieden sie bei den indlebe genannten Pflanzen indlebe lendlovu (Elefantenohr: Trimeria alnifolia) und indlebe yemvu (Schafohr: Helichrysum appenduculatus). Sogar das Verhalten der Pflanze wirkt, wie bei unserem Springkraut, namensbildend umqhaphu (...) und isipaka (Pistol Bush) geben beim Öffnen der Samenkapseln einen Laut von sich. Das Wörterbuch von 1915 zählt etwa 135 Heilpflanzen auf, LAMLA erwähnt über 200.

Weitere therapeutische Maßnahmen

Die Herbalisten behandeln Vergiftungen, vor allem Schlangenbiß, nicht selten mit Gegengiften. ubuhlungu bedeutet sowohl Gift als auch Gegengift. Als solche werden ubuhl.benamba (Helianthus spec.), ubuhl.benyushu (Treurium africanus) und ubuhl.bedila (Clytia hirsuta) bezeichnet, auch das Pfeilgift der Buschmänner (ubuhlungunyembe: Acocanthera venerata). Doris LESSING beschreibt in einer Novelle, wie ein Schwarzer das Augenlicht eines von einer Speischlange angespuckten Knaben rettete, indem er die gekaute Wurzel in die geschwollenen Augen rieb. Man setzt aber auch Schlangengift selbst ein. Dem Gebissenen wird die Galle der Schlange zu trinken gegeben; das heilt nach allgemeiner Ansicht nicht nur, es stärkt auch, in einer Art Immunisierung. Ähnliche Mittel werden gegen den Biß des Tausendfüßlers angewandt (LAMLA 1975: 157). HUNTER (1961: 305) schildert das Verfahren eines Pondo Herbalisten gegen Schlangenbiß: Infusion von Beeren und Blätter einer geheimen Pflanze zum Einnehmen und Abreiben der betreffenden Stelle und Einschnitte zwischen den Zehen. Die Belehrung von Lehrlingen in der Giftlehre ist besonders sorgfältig (ukutwesa). - Von den Nyamwezi ist Immunisierung der Schlangenärzte durch steigende Dosis von Schlangengift bekannt.

Zum Aderlaß wird eine Linie von Einschnitten in die Haut gemacht (umcaza), gelegentlich auch eine Vene angeschnitten. Für das Schröpfen (ukulumeka) nimmt man entweder eine Kürbisschale oder ein Kuhhorn als Schröpfkopf. Manche Herbalisten kennen das Brennen der Haut als Gegenirritation über schmerzende Stellen. Es wird mit einem glühenden Eisen unternommen, wobei die Kenntnis vom Unterschied zwischen Epidermis und empfindlicher Dermis wichtig ist: die versengte Stelle ist etwa pfenniggroß. Chirurgische Eingriffe werden von Xhosaärzten berichtet, die Schädelverletzungen behandeln. Sie kommen bei den Stockkämpfen vor, die wegen ihrer Gefährlichkeit eigentlich verboten sind, aber von den Jugendlichen wegen ihres Wertes als Mutprobe geschätzt sind. Bei der Geburtshilfe unterscheidet man Heiler, die ohne Medizin auskommen, von solchen, die welche gebrauchen (MQOTSI 1949: 93). Erstere haben den besseren Ruf. Die bei tagelang verzögerter Geburt von den Wehmüttern angewandte Seilpresse führt wohl selten zum gewünschten Erfolg.

Zu den Behandlungstechniken gehört die Isolierung des Kranken. Man kann die Isolierung der Beschnittenen und der Wöchnerin dazu rechnen. Gewöhnlich wird ein Patient in seiner Heimstatt behandelt, hält der Herbalist die Behandlung in seinem Haus für vorteilhaft, wird er dorthin transportiert. Aussätzige und Syphilitiker (vgl. inqambi) werden abgesondert. Die Inokulation ist bei manchen afrikanischen Völkern bekannt: Absonderungen der Bläschen bei Blattern, der Nasenschleimhaut bei Rinderpest werden in Einschnitte übertragen (vgl. Beitrag STÖCKLIN). Bei den Xhosa gibt es keine Berichte über solche Methoden: die Ausdrücke ukwenta (= impfen) und intofa (= Stoff) deuten auf burischen Einfluss.

Ausbildung und Funktion der Xhosa Wahrsager

Der zweite Typ der Xhosa Heiler ist der igqira. Lange wurde er als 'witch doctor', Zauberdoktor bezeichnet. Erst spät, - im Wörterbuch von 1915 z.B. auf den letzten Seiten - erkannte man seine sakrale Funktion und nannte ihn 'doctor priest'. Ich nenne diesen Typ Wahrsager. (Besäße die Ethnologie eine systematische Terminologie, könnte man ihn auch als Schamanen bezeichnen. Dieser Begriff stammt zwar aus der Ethnologie sibirischer Völker (Tungusen), wird von verschiedenen Autoren aber auch auf die nubischen Heiler an gewendet.) Die Xhosa Wahrsager teilen mit den asiatischen Schamanen die Fähigkeit, mit den Geistern Verstorbener zu verkehren und von diesen mystische Kräfte, z.B. das zweite Gesicht, zu erhalten, sowie die Berufung durch eine psychotische Störung (arktische Hysterie dort, ukutwasa, inkathazo hier). Der Terminus 'Wahrsager' bleibt aber auf der Generallinie der Afrikanistik. Weil der igqira seinen Hauptgegner, den igqwira oder Schadzauberer, bekämpft und besiegt, hat er ein höheres Ansehen als der Herbalist. Er wird daher wie der Häuptling als 'Gesegneter' angesprochen.

Auch bei den Xhosa Wahrsagern gibt es Spezialisten. Der igqira lokuvumisa ist Diagnostiker psychosomatischer Krankheiten und sozialer Übel, der allerdings die Behandlung dieser Schäden anderen überläßt. (Schon 1937 berichtete LAUBSCHER von den zuweilen phantastischen Fähigkeiten solcher Seher, Dinge in großer Entfernung von Raum und Zeit zu sehen. Zu meinen Erlebnissen gehört, daß ein solcher Wahrsager einem ihm unbekannten Weißen, der sich als 'sensitiv' bezeichnete, Einzelheiten aus seinem Leben 'wahrsagte'). Der igqira lokumbulala ist der Gräber, der Schadzauber aus Verstecken zum Vorschein bringt. Der igqira elinukayo, auch isanuse, arbeitet mit der Nase; er riecht Schadzauber, Hexen und andere Verbrecher. Die amagqira emilozi sind Ventriloqisten: sie übermitteln die Stimmen der

Ahnen. Der umpiseli ist der Räucherer, der mit dem Rauch von Kräutern böse Geister bannt, gute Kräfte stärkt. Der umkangeli ist Seher und Prophet kommender Ereignisse. Es gibt amagqira wamathambo, die Knochen werfen, neuerdings solche, die Karten legen oder das Orakel im Spiegel befragen. Der umtwasisi ist der Lehrmeister, der den Nachwuchs als Wahrsager ausbildet. Die amagqira omhlahlo sind Appelations- Seher, denen Entscheidungen der unteren Instanzen als Wahrsager zur Beurteilung vorgelegt werden.

Krankheit als Teil der Initiation

Die Ausbildung der Wahrsager ist im Gegensatz zu der der Herbalisten höchst dramatisch und ihre Praxis stark ritualisiert (MQOTSI 4,44). Wesentlich ist, daß ein Wahrsager durch eine langwierige gesundheitliche Störung berufen wird (vgl. Beitrag PRINZ in diesem Band). Der Betreffende zeigt, oft schon als Kind, nervöse Spannung, unkontrollierbaren Schluckauf, Schmerzen in Brust und Rücken, Zuckungen am ganzen Körper. In Träumen erscheinen ihm immer häufiger bestimmte Tiere des Waldes, des Wassers. Er fühlt sich durch sie von den Ahnen angesprochen. Sein Verhalten beginnt, stark vom normalen abzuweichen: er verweigert Speisen, singt des Nachts,verbringt lange Zeit an abgelegenen Orten, angeblich mitten im Fluß, er hat Vorahnungen von kommenden Ereignissen (Besuchern, Erkrankungen, Mißgeburten). Die Diagnose lautet: er ist an ukutwasa, inkathazo erkrankt. Da die Träume sich in Halluzinationen, die Krämpfe in Konvulsionen, ja zu fallsuchtähnlichen Anfällen steigern können, haben europäische Ärzte die Erscheinungen als psychotische Störung, als Schizophrenie diagnostiziert (LAUBSCHER 1937).

Die Xhosa besitzen eine institutionalisierte Therapie für diese Erkrankung. Sie besteht in der langen und teuren Ausbildung zum Wahrsager. Freilich, nicht jeder an ukutwasa Erkrankte macht die Ausbildung durch. Man kann den Geist 'sperren' und zwar aus folgenden Gründen: Individuelle Abneigung gegen, ja Furcht vor dem Beruf des Wahrsagers; bei einer verheirateten Frau der Einspruch des Ehemannes, der während ihrer Ausbildung ohne sie leben muß; auch spielen die großen Ausgaben an Gebühren und Opfern, die die Ausbildung erfordert, eine Rolle. Mitglieder der herrschenden Dynastie (Tshawe) meiden den Beruf. Nur ein Herrscher (GCALEKA 1730-1792) wurde igqira; unter ihm spaltete sich der Stamm. Einige Lehrlinge beginnen zwar die Ausbildung, beenden sie aber nicht, sei es, weil die Kosten oder die seelischen Ansprüche zu hoch werden. Diese 'Versager' betätigen sich oft als Herbalisten, wie es qualifizierte amagqira auch tun. Die folgende Übersicht über die Ausbildung zum Wahrsager hat drei Teile: Aufnahme-Ritual, Lehrzeit und Graduierung des Anwärters. Der erste Schritt ist die Mitteilung an die Ahnen mittels eines Viehopfers, um sie als Verursacher der ukutwasa-Krankheit zu beschwichtigen (MQOTSI 1949: 95f). Dann wird der Anwärter einem anerkannten Lehrmeister zur Ausbildung übergeben. In dem hier berichteten Fall handelte es sich um die verheiratete NoGozina vom Gqwashu-Clan, der Beziehung zu den Flußgeistern hat. In ihren Träumen hatte sie einen Verwandten, Gabula Valeni, als Ausbilder 'ersehen'. Er hatte sie mit 'schwarzen Medizinen' von Unheil gereinigt und durch 'weiße Medizinen' für deutlichere Träume (von den Ahnen) gestärkt.

Aufnahme bei einem Meister

Das Aufnahme-Ritual heißt umhlwayelelo, das "Ausstreuen" (der Gaben). Diese wurden in mehrtägiger Arbeit vorbereitet: Das nötige Bier wurde gebraut, Samen, Glasperlen, Tabak und Streichhölzer gesammelt, und zwei Gefäße zur Darbietung gefertigt. Der Lehrmeister fügte von ihm ausgegrabene Zwiebeln und Knollen von Wildpflanzen als 'Flußmedizin' (ubulawu bomlambo) bei. Am Vorabend des Flußopfers begab er sich zu dem drei Kilometer entfernten Fluß, sammelte am Ufer Zweige von Weide und Zwergpalme für den Schlafsack des weiblichen Lehrlings und kündigte den Flußgeistern das Opfer an. Nach seiner Rückkehr in die Heimstatt des Lehrlings wurde die nagozina dem "Schaumbrauch" unterworfen. Im Viehkral bestrich der Meister ihr den aus Pflanzensaft gequirlten Schaum auf Schulter und Rücken, der Lehrling den Rest sich selbst auf die Brust. Sie mußte nun die Nacht allein in einer mit frischem Dung geschmierten und von allem Zubehör geräumten Hütte verbringen. Die symbolische Bedeutung: sie sollte sich damit der Kühle (und Überlegenheit) der Flußgeister angleichen (nach LAUBSCHER (1937) versinnbildlichen diese Geister in der depressiven Phase das moralische Ich des Patienten).

Nachdem der Lehrling früh am nächsten Morgen aus der Isolierhütte vom Meister entlassen worden war, bewegte sich eine schweigende Prozession zum Fluß, der vor Sonnenaufgang erreicht werden mußte. Sie bestand aus dem Meister, der den Schlafsack trug, zwei Männern, die in den zwei Gefäßen das Bier und die trockenen Gaben trugen, und zwei Mädchen. Am Fluß betete der Meister: "Wir bringen Euch die Gaben des Lehrlings, wie gestern angekündigt. Gebt ihr Gesundheit, heilt sie!" Knieend zündeten die Männer ihre Pfeifen an und klopften bald die Asche aus, eine Art Rauchopfer. Dann übergab der Meister Schlafzweige und Gaben dem Fluß, nachdem er vorher den Männern einen Teil der Samen (Sorghum, Kürbis) zurückgegeben hatte. Auch sie sollten Anteil an dem erflehten Segen haben.

Nach der Rückkehr in die Heimstatt gab die Gruppe den versammelten Verwandten des Lehrlings und diesem selbst einen Bericht. Der den Gang zum Fluß begleitende Dauerregen wurde als gutes Omen gedeutet, ebenso eine am Opferplatz auffliegende Ente. Der Lehrling setzte sich nun auf den Ehrenplatz neben den Meister, dieser forderte Bier an, die Anwärterin trank den Schaum ab. Ihr Vater dankte dem Meister und wandte sich mit erneutem Gebet um die Gesundheit seiner Tochter an die Ahnen (Genesung muß hier im umfassenden Sinn der Heilung durch die erfolgreiche Ausbildung im Wahrsagertum verstanden werden). Dann folgte das Fest, zu dem sich auch Freunde und Nachbarn der Familie eingefunden hatten, sowie zukünftige Kollegen des Lehrlings. Die Wahrsager kleideten sich in einer Hütte für die Tänze um: Gesichter und Schultern wurden mit hellen Erdfarben bemalt, Hals- und Brustketten aus Glasperlen angelegt, Gürtel und Hüfttuch über den Tanzrock geschnallt, Arm- und Fußketten angebracht (die Glasperlen dürfen nicht bunt wie die eines Bräutigams sein, sondern sind "kühl": weiß und blau). In der

Tanzhütte saßen die Männer links der Wand entlang, die Frauen rechts, jüngere Besucher nach hinten zu. Die Wahrsager tanzten in der freien Mitte um den Herd, nachdem sie sich an Bier gestärkt hatten; der Lehrling schaute zu. Rhythmischer Gesang und Klatschen der an der Heilung partizipierenden Gäste leitete die Sitzung ein. Die Wahrsager erzählten tanzend u.a. Träume und Erlebnisse, die auf die Anwärterin Bezug hatten; z.B. beschrieb eine Wahrsagerin, wie sie den Lehrling zögernd am Ufer stehen sah; von einem Mann aufgefordert, wagte sie es endlich, den Fluß zu überqueren. Auf der anderen Seite wurde sie von dem Mann durch einen Wald voller Geheimnisse geführt. Zum Abschluß forderte der Vater des Lehrlings den Meister auf, die Krankheitsgeschichte seiner Tochter zu rekapitulieren. Tanzend wies dieser nach, daß er nur nach Aufforderung durch die Ahnen die Ausbildung seiner Base übernommen habe, daß alle von ihm befolgten Schritte durch die Traumeingebungen der Anwärterin bestimmt wurden, daß der Segen der Flußgeister durch das Opfer gesichert sei. Dementsprechend wurde ihm der Dank der Versammelten ausgesprochen. Ohne Zweifel war die Anwärterin Mittelpunkt der umfangreichen Vorbereitungen materieller Art; die wiederholten Gebete an die Ahnen baten um ihre Genesung; Sitzordnung und Isolierung versinnbildlichten vorwegnehmend ihren neuen Status. Das Aufnahmeritual identifizierte sie daher nicht nur mit den 'Flußgeistern', ihrem Super Ego, sondern bewirkte auch "eine Inflation ihres realitätsbezogenen Ego" (MQOTSI 1949: 54, LAUBSCHER 1937). Auf diese Weise kann sich der Erkrankte seiner Symptome entledigen.

Lehrzeit

Die Ausbildung des Lehrlings (ukutwasa) erstreckt sich zuerst auf das Gebiet der Volksmedizin, des Findens, der Zubereitung und Anwendung von Heilpflanzen. Der Lehrling begleitet den Meister auf seinen Gängen, lernt dadurch andere Wahrsager kennen, macht beruflich nutzbare Bekanntschaften. Er erfährt die Verschiedenheit örtlicher Gegebenheiten, was Sozialstruktur, kulturelle Unterschiede, geschichtlich gewordene Eigenheiten betrifft. Sie sind bei der Deutung von Spannungen, Streitsachen, Unglücksfällen von Bedeutung. Er erlernt das Programm der Seancen, die Deutung der Träume, den Wert der oft heftigen Tänze. Er wird in die Praxis des Wahrsagens eingeführt, in der er zuerst als Beobachter teilnimmt, dann als Spion die wartenden Klienten ausfragt, schließlich als gefürchteter Träger des Medizinsacks teilhat an den Geheimnissen des Meisters. Man überträgt ihm allmählich die Lösung vorgelegter Probleme, vom einfachen Diebstahl und leichten Erkrankungen zu komplizierten Anklagen wegen Schadzaubers und unerklärlich scheinenden Serien von Unglücksfällen. Ein wichtiger Teil der Ausbildung (der Therapie) besteht in der Beteiligung des Lehrlings an den in der Heimstatt des Meisters anfallenden Arbeiten, seien es solche im Haushalt und auf dem Acker bei weiblichen Lehrlingen oder bei Viehzucht und handwerklichen Aufgaben bei männlichen Lehrlingen. Noch wichtiger erscheint, daß der Lehrling einer strikten Tabuordnung unterworfen wird (Speise, Trank, Kleidertracht, sexuelle Abstinenz).

Graduierung

Die Graduierung des Lehrlings erfolgt im ukugoduka- (Heimsendung) Ritual. Ihm sollte eine Art 'praktisches Jahr' des Graduierenden vorausgehen. Bei der Feier, die hier geschildert wird, war eine junge Frau aus dem Ngwabe-Clan die Ausgezeichnete, ihr Meister war Span Jodwana von Sheshegu, ein Fingo. Für die Feier mußte das Kostüm der Graduierenden (Tanzrock, Perlenbehang, Fellmütze und Tanzstock) hergestellt werden. Für das Fest, das in der Heimstatt ihrer Familie stattfand, trat deren Senior seine Anordnungs- und Befehlsgewalt an den Meister ab, der das Programm souverän abwickelte, die starren Sozialstrukturen wurden also zeitweilig gelockert. Dem Meister wird für seine Funktion eine besondere Hütte reserviert, wo er auf Gras schlafen muß, separate Eß- und Trinkgeräte benutzt, mit Sonderkost bedient wird und allen sexuellen Genuß meidet. Auf diese Weise wird er von schädlichen Einflüssen abgeschirmt, kann sich auf das Ritual konzentrieren und bleibt den Eingebungen der ihm eigentlich fremden Ahnen zugänglich. Um sich deren Wohlwollen zu sichern, brachte er ihnen gleich zu Anfang eine Libation dar.

Am Vortag des Hauptfestes war eine Ziege geschlachtet worden, ihre Knochen hatte man verbrannt, in die Asche ein weiteres Trankopfer gegossen. Die Gallenblase dieses 'Vorläufer'-Opfers war der Graduierenden an das schützende Halsband (ubulungu) geheftet worden. Früh am Tag des Rinderopfers waren die Hauptpersonen noch in alltäglicher Kleidung, der Meister in Jacke und Hose, die Graduierende in rosa Kleid und Turban, doch mit Schutzband und Gallenblase. Der erste Programmpunkt war der Schaumritus in der Tanzhütte. Die Sitzordnung der Zuschauer war die gleiche wie beim Aufnahmeritual. Die Graduierende saß im Hintergrund, im heiligen Teil der Hütte, wo zu den Ahnen gebetet wird, man ihnen Opfer reicht. Auf ein Wort des Meisters griff sie sich den Quirl aus dem Hüttendach und quirlte in einer Kanne das ubulawu bomlambo, eine Lösung aus gemahlenen Samen und Blüten. Den Schaum strich sie sich auf Scheitel und Stirn, an Arme und Beine und aß den Rest auf. Die Zuschauer sangen begeistert ein Lied, das immer wieder von Segensrufen "camagu!" unterbrochen wurde. Die Graduierende war symbolisch mit der hellen Welt der Ahnen identifiziert worden; der Meister erklärte, sie werde nun 'erhellende Träume' haben. Der weiße Schaum versinnbildlicht aber auch das Wahrsagetum.

Die rituelle Tötung des Opfertiers folgte. Zwei sinnvolle Anpassungen an Abweichungen von der Norm des Brauchtums konnte ich dabei beobachten: Das Tier sollte eigentlich vom gleichen Geschlecht wie der Graduierende sein, der sich ja im Opfer den Ahnen darbietet. Der zur Verfügung stehende Ochse wurde deshalb als Kuh angesprochen (!), eine rituelle Fiktion, die nicht unüblich ist. Da das Opfertier entgegen der Erwartung bei der Tötung nicht schrie, erklärte der Meister spontan dies für ein gutes Omen, denn bei seiner Graduierung sei das Opfertier auch stumm geblieben. Damit wurde das enge Verhältnis zwischen Meister und Schüler bekräftigt. Das Blut und gewisse Fleischteile werden nun den Ahnen dargebracht und der Mann kredenzte der Graduierenden und ihren vier Begleiterinnen, die im oberen heiligen Teil des Viehkrals standen, eine Portion Branntwein -

eine symbolische Anerkennung ihres dem männlichen Status angeglichenen Berufs. Auch von den nun im Viehkral gebratenen 'inneren Organen' (Nieren, Leber) wurde der Graduierenden ein Stück gereicht, es 'anzuschmecken' und damit den Verzehr dieser Stücke durch die Familienältesten freizugeben, ein Vorrecht, das sonst dem Familienvater zusteht. Hörner, Herz und Gallenblase des Opfers wurden an die Eingangspfosten des Viehkrals gehängt. Dort dienen sie während der Festtage als in einer schriftlosen Kultur wichtige anschauliche Urkunde für die Tatsache, daß ihnen und damit dem Opfertier keine Mängel anhaften. Man würde sich an solche erinnern, falls durch die Graduierung später Streit oder Unglück in die Familie kommen sollte.

Der folgende Tag ist der Tag des Tanzes und Festmahls. Während die Wahrsager sich in der Isolierhütte kostümieren, unterhalten sich die Zuschauer mit impromptu-Tänzen. Die Wahrsager erscheinen eindrucksvoll in Gesicht und auf dem Oberkörper bemalt, mit Perlenbehang auf Hals, Brust, Hüfte, Arm- und Fußgelenken. Sie tragen ihr Berufskostüm: Fellmütze, aus Fellstreifen genähten Tanzrock und Ziemer. Die Graduierende führt den Zug an, ihr folgt der Meister, drei weitere Wahrsager, zwei davon weiblich, und zwei Lehrlinge in Druckkleidern und mit Gerten. Die Gruppe führt vor den Zuschauern Schautänze mit lebhaften Körperbewegungen vor. Ihre glänzende Kostümierung hebt sie von der Zuschauerkulisse ab. Der Meister fordert die Besucher auf, den Wahrsagern Reverenz zu erweisen, ihre Hüte abzunehmen. Diesem Triumphtanz folgt eine Serie von Tänzen in der Ritualhütte: zuerst Rundtänze, darauf Einzeltänze. Jeder Wahrsager tanzt den ihm eigenen Tanz zu seinem Copyright-Lied und fordert die Zuschauer auf, ihm ihre Probleme vorzulegen. Bei Graduierungen ist die Befragung kostenlos. Sie erfolgt in der traditionellen Form der Alternativen, die der Wahrsager stellt: Handelt es sich um X oder Y? Die Zuschauer antworten paradoxerweise entweder leise "siyavuma" (wir stimmen zu), wenn sie ablehnen, und "phosa ngemva" (leg es beiseite), wenn sie zustimmen. Dieser Programmpunkt dient ganz offensichtlich Werbezwecken. Jeder Wahrsager stellt seine Methode des Diagnostizierens zur Schau. Die Fähigkeiten der Graduierenden werden zum ersten Mal öffentlich vorgeführt. Dabei wurde die Veranstaltung durch die musikalisch choreographische Umrahmung, die Kostümierung der Wahrsager, ästhetisch bedeutsam überhöht. Die Werbetänze sind anstrengend; die Nichtbeteiligten schalten ab. - Wie erfolgreich die Zeremonie in diesem Fall war, erhellt aus der stolzen Mitteilung von Meister und Graduierender, daß sie am Tag danach von acht Patienten konsultiert worden seien, v.a. wegen körperlicher Leiden wie Magenbeschwerden, gegen die sie igqwili und inkataza verschrieben. Auf die Werbetänze folgte das Festmahl. Beim Zug in den Viehkral wurden die Wahrsager von dem Preissänger des Meisters an der Pforte aufgehalten. Er ergänzte seinen Lobpreis auf die neue Wahrsagerin mit der Aufforderung, nun die 'freiwilligen' Geschenke an sie zu überreichen. Zum Festmahl saßen die Männer entlang dem Zaun im Viehkral, die ältesten nach "oben", auf dem Ehrensitz saß die Graduierende, neben ihr saßen die Begleiterinnen, - eine sonst unvorstellbare Umkehrung der Rangordnung. Alle anderen Frauen erhielten ihren Anteil außerhalb des Viehkrals. Der Meister sprach ein Tischgebet, bekannte sich als Christ. Das Fleisch wurde auf Olivenzweigen angeboten, zuerst der Graduierenden und ihren

Begleiterinnen. Zuletzt wurden die Knochen des Opfertieres gesammelt und verbrannt. Das Festmahl war zu Ende, und Meister und frisch gebackene Wahrsagerin kleideten sich um.

Wir halten fest: Durch eine Anzahl von rituellen Inversionen war die junge Frau in Räume zugelassen worden, die nur Männern zustehen - zum Hinterteil der Hütte, zum Oberteil des Krals, Stätten, die im Ahnenkult für heilig gelten. Ferner war sie mit rituellen Handlungen beauftragt worden, die das Vorrecht von Senioren sind: das Einnehmen von Branntwein am heiligen Ort, das Beschmecken des ersten Fleisches vom Opfermahl, die Führung der tanzenden Wahrsager - rituell und soziologisch war ihr Wahrsagetum vielfach symbolisiert worden. Durch das Aufnahmeritual wird der Lehrling aus seiner ihm früher zugeschriebenen Rolle herausgestellt, erlebt in der Lehrzeit eine marginale Existenz mit isolierenden Aufgaben, die ihn auf eine durch eigene Anstrengungen erworbene Rolle vorbereiten. Im Graduierungsritual endlich wird ihm diese neue Rolle zugewiesen, d.h. er wird, soziologisch gesprochen, in einen neuen strukturellen Zusammenhang eingeordnet.

Funktion des igqira

In den Symbolhandlungen während der beschriebenen Rituale wird die Funktion des Wahrsagers, des igqira, in der Kultur der Xhosa eindrucksvoll veranschaulicht. Es wurde schon gesagt, daß der Arbeitsbereich der Wahrsager mit dem der Herbalisten überlappt. Dies erstreckt sich auf die Behandlung psychosomatischer Krankheiten, aber auch auf Maßnahmen zum Glück und Schutz ihrer Klienten (v.a. Liebes-, Fruchtbarkeits-, Wettersegen), bei denen vor allem viele Kräuter eingesetzt werden in Verfahren, die wir schon unter Magie einordnen würden. Wenn wir die Sonderfunktion der Wahrsager, die durch ihren gehobenen Status gegenüber den Herbalisten ausgezeichnet sind, begreifen wollen, müssen wir eine Übersicht über deren Einsatz geben. Ihre Diagnose und Therapie werden dort gefragt, wo in der Sozialstruktur der Xhosa Bruchlinien bestehen, die Konflikte anzeigen und das Wertsystem belasten.

Eine dieser Bruchlinien verläuft innerhalb der Familie. Sie besteht ihrer polygynen Struktur nach aus dem Familienvater und mehreren Matrizellen. Eine Matrizelle ist die Gruppe aus einer Mutter und ihren Kindern. Sie bilden eine wirtschaftliche Einheit mit Bezug auf den Brautpreis, der für Söhne gezahlt, für Töchter aber eingenommen wird, und auf die Erbschaft, vor allem an Vieh. Konflikte zwischen den Matrizellen sind beinahe unausweichlich. Zwar besteht die Rechtsnorm, die der Hauptfrau, der sogenannte 'rechten Frau' und ihren Kindern den Vortritt im Ritual und ihrem ältesten Sohn als Haupterben die Nachfolge im Status des Vaters sichert. Auch hat die zweite Frau, die sogenannte 'linke', das Recht durch ihren ältesten Sohn ein 'zweites Haus', einen anerkannten Familienzweig zu gründen; dieser muß entsprechend mit Vieh vom ersten Haus ausgestattet werden. Alle anderen Frauen haben minderes Recht; sie werden entweder dem ersten oder dem zweiten Haus zugeordnet. Die vorhersehbaren Interessengegensätze zwischen den Frauen und ihrem Anhang werden im Allgemeinen durch die religiöse Sanktion des Ahnenkults im Zaum gehalten. Wenn aber in einem Haus Kinder ausbleiben, wenn Kinder öfter krank werden oder gar sterben und die Güter eines Hauses (Vieh, Kornvorräte) von Schäden heimgesucht werden, dann entstehen schwelende Konflikte. Denn solche Ereignisse schaffen wirtschaftliche und rechtliche Ungleichgewichte, die der Erklärung bedürfen. Nach Xhosa Auffassung setzen nämlich die Frauen schädlichen Zauber gegen ihre Mitfrauen und deren Kinder ein, d.h. 'echte' Gifte bis hin zu mystisch wirksamen materia magica. Der Wahrsager ist befähigt, die Schuldige zu entdecken, ihre Mittel ausfindig zu machen, sie als Hexe zu verurteilen.

Eine weitere Bruchlinie in der Sozialstruktur der Xhosa besteht in einem aus mehreren Großfamilien zusammengesetzten Familienzweig, einer Linie. Auch sie wird durch den Ahnenkult zusammengehalten und in den Bräuchen bei Initiation, Hochzeit und Begräbnis von Linienmitgliedern immer wieder durch wirtschaftliche Beiträge, rechtliche Garantien und Teilnahme an den Ritualen aktiviert. Schließt ein Mitglied sich durch Abwesenheit aus diesem Geflecht gegenseitiger Leistungen aus, dann wird der Vorwurf erhoben, daß er dem Initianden, dem Brautpaar, übelwill, daß er den Tod des Verstorbenen verursacht hat. Diesen Vorwurf erhebt man kaum in der zweiten Generation, also zwischen Brüdern, weil diese noch 'gemeinsam essen', wie es heißt, nämlich Milch und Fleisch der heiligen, von den Ahnen überkommenen Herde zusammen verzehren. Er wird aber erhoben, wenn eine Anzahl von Unglücksfällen in einem Teil der Linie vorkommt und richtet sich dann gegen die dritte Generation, also gegen die Enkel des Familienvaters, die Neffen seiner Söhne, die nicht mehr 'zusammen essen'. Natürlich spielt hier neben struktureller Entfernung auch die seelische Entfremdung zwischen Einzelnen eine Rolle: Eifersucht, Neid, Hochmut und Ehrgeiz. Auch hier erkennt der konsultierte Warhsager auf Schadzauber. Im Auftrag des Geschädigten bezichtigt er vor allem einen solchen Verwandten, der sich durch sein Verhalten verdächtig gemacht hat.

Doch gibt es in dieser Situation eine zweite Variante. Der Vorwurf, und damit die Erkenntnis des Wahrsagers, kann sich gegen den Familienvater, den Senior, selbst richten, dann nämlich, wenn er die Ahnen vernachlässigt, ihnen die zustehenden Opfer aus Geiz verweigert und auf diese Weise seiner Fürsorgepflicht gegenüber allen Mitgliedern des Familienzweiges nicht nachgekommen ist. In diesem Fall lautet die Erklärung des Wahrsagers nicht "Schadzauber innerhalb der Linie", sondern "Mängel im Ahnenkult", für die der Senior verantwortlich ist. Während der des Schadzaubers Beschuldigte aus der Gemeinschaft ausgeschlossen wird - in der Vergangenheit wurde er getötet -, kann der Ahnenkult durch neue Opfer in Ordnung gebracht werden. Denn durch das Opfer wird auch die Versöhnung zwischen den Familienmitgliedern im Unglück und dem Familienpriester, dem Senior, besiegelt: Sie alle beteiligen sich am Opfer und dem Opfermahl.

Die dritte Bruchstelle in der Sozialstruktur der Xhosa verlief zwischen Untertan und Häuptling. Die seniorale und religiöse Stellung des Häuptlings als Stammespriester wurde rechtlich-wirtschaftlich unterbaut von Gebühren, Abgaben und Tributen der Untertanen. Sie ermöglichten es dem Häuptling, Belohnungen an verdienstvolle, Wohltaten an bedürftige Xhosa zu verteilen. Diese Verteilerfunktion hatte ihr Sinnbild in dem relativen Wohlstand des Hofes. Gelang es nun einem Untertan durch Fleiß, Intelligenz und Einsatz seiner Familie, zu Erfolgen in der Wirtschaft, in der Erziehung der Nachkommen und zur Anerkennung als Ratgeber bei Gericht zu kommen, so konnte durch Neider der Verdacht geäußert werden, der Mann habe durch zauberische Mittel nicht nur den eigenen Erfolg herbeigeführt, sondern auch den Mißerfolg seiner Nachbarn und etwaigen Nebenbuhler verursacht. Ja, dieser Vorwurf konnte sich in der Anklage verdichten, der Mann strebe danach, mit seiner mystischen Macht dem Häuptling selbst zu schaden, 'ihn zu überschatten'. Falls der Wahrsager solchem Verdacht nachging, ihn entweder bestätigte oder entkräftete, handelte er also als Funktionär der "staatlichen" Ordnung. Die Verurteilung durch ihn war gleichbedeutend mit dem Todesurteil für Hochverrat.

Dieser notwendige soziologische Exkurs hat gezeigt, daß für die Xhosa Krankheit nicht gleich Krankheit ist. Tritt sie in einer soziologisch neutralen Situation auf, und dies tut sie in der Mehrzahl der Fälle, kann sich ihrer der Herbalist annehmen. Tritt sie aber in einer der geschilderten Konfliktsituationen auf, gilt sie als Ergebnis der Wirksamkeit von Schadzauber oder Ahnenzorn. Dann ist der Wahrsager zuständig und die Hauptaufmerksamkeit richtet sich nicht auf die Behandlung der psychosomatischen Krankheit, sondern auf die Lösung der sozialen Probleme, sei es durch Ausschaltung des Störfaktors (Mitfrau in der Großfamilie, Agnat in der dritten Generation der Linie, unerwünschter Aufsteiger im Stamm) oder durch die rituelle Aussöhnung der streitenden Verwandten im Ahnenopfer. Der Wahrsager ist demnach mehr ein sozialer Schlichter als ein Psychiater. Er behandelt nicht das innerlich zerrissene Individuum, sondern stellt die ideale soziale Ordnung wieder her. - Die Übertragung seiner Methoden auf eine ganz anders ausgerichtete Gesellschaft, mit anderen kulturellen Werten ist wahrscheinlich unmöglich.

Die Funktionen des Wahrsagers überleben dennoch die Umwandlung der Sozialstruktur durch die moderne Zeit. So wird die Familie durch die Abwesenheit des Familienvaters als Wanderarbeiter zerrissen. Der Wahrsager macht sich anheischig, die sexuellen und prokreativen Rechte des fernen Ehemanns zu schützen (und damit die Einheit der Familie zu erhalten). Er stellt die umsimi Medizin (aus verschiedenen pflanzlichen und tierischen Bestandteilen) her. Diese Mixtur ermöglicht es dem Mann, seiner unwissenden Frau im Koitus das mystische Vermögen zu übertragen, den Ehebrecher mit einer unheilbaren Krankheit zu schlagen (ibekele, iqondo). Das System der Wanderarbeit mit seinen unsicheren, stets durch Kontrakte zu erneuernden Stellungen, führt zum Einsatz des Wahrsagers im Konkurrenzkampf um den Job. Er wird mittels teurer Amulette und Talismane und durch rituelle Behandlung geführt. Damit 'verweltlicht' sich die Funktion des Wahrsagers.

Noch stärker wirkt sich die Einführung der Geldwirtschaft aus. Das Geflecht der reziproken Verpflichtungen innerhalb der Familie, eines Familienzweiges und den im Connubium stehenden Gruppen wird gründlich gestört. Der Geldverdiener in der Stadt gerät in die Versuchung, zu seinem eigenen Ergötzen 'Zivilisationsgüter' zu kaufen (Kleider, Fahrrad, Möbel, Radio usw.). Er setzt sich damit außerhalb der Kultur und Werte seines Volkes, erregt dadurch Neid und wird zum Opfer von Eigentumsdelikten. Der unterschiedliche Besitzstand ist das äußere Zeichen für die Bildung von Klassen, von einer Schicht, die europäischen Werten zuneigt, und einer Schicht, die den traditionellen Werten verhaftet bleibt. Ein großer Teil der Probleme, die heute den Wahrsagern vorgelegt werden, beziehen sich daher auf Diebstahl, Einbruch, Raub. Den berühmten Wahrsager Rulumente Nodwangu (Njajula) befähigte die 'ferne Sicht' Diebesgut und Hehlgut auf ihrem Weg weithin zu verfolgen.

Die Wahrsager werden auch bemüht, dem Zerfall der Stammeseinheit entgegenzutreten. Versuche zu diesem Zweck reichen bis ins 19. Jahrhundert zurück, als sogenannte Propheten (Makanna, Umlanjeni, Nogqawuse) die Zersplitterung der Xhosa durch Vorhersage von Wundertaten der dynastischen Ahnen beseitigen wollten. Im jetzigen Jahrhundert sind die Wahrsager der Süd-Sotho, Nachbarn der Xhosa, durch Ritualmorde bekannt geworden, mit denen sie die mystischen Kräfte der Häuptlinge gegenüber der weißen Regierung stärken wollten. Die Kunst des Regenmachens, die ganzen Landstrichen zukommt, gehört in dieses Kapitel. Selbstverständlich bleibt die Funktion des Wahrsagers in den traditionellen Konflikten weiterhin gefragt. Meister Jodwana war kurz vor der Graduierung seiner Meisterschülerin vor dem weißen Gericht beschuldigt worden, den Tod mehrerer Kinder durch den Hinweis auf einen bösen Nachbarn der Eltern gedeutet zu haben. Er konnte jedoch glaubhaft nachweisen, daß diese seinen Hinweis mißdeutet hatten. - Nach dem Gesetz der Weißen gibt es keinen Schadzauber; die Beschuldigung aber, daß jemand Schadzauber gebraucht habe, ist strafbar.

Diskussion und Ausblick

Gelegentlich wird behauptet, die schwarzen Heiler wüßten nichts vom Prinzip der Dosierung. Das läßt sich widerlegen. Kindern wird eine geringere Menge Medizin verabreicht (z.B. beim Einlauf) als bei Erwachsenen. Die meisten Medizinen werden nicht auf einmal eingenommen, sondern zweimal am Tag (morgens und abends) und über einen langen Zeitraum, Wochen und Monate, hinweg. Bei den Brechmitteln nimmt man so viel Flüssigkeit zu sich, bis die erwünschte Wirkung eintritt; um sie zu beschleunigen, hilft man mit Finger oder Feder nach. Manche Medizinen werden mit Wasser verdünnt, andere allerdings vor allem durch Tabak verschärft. Es gibt Berichte über genaue Dosierung. Die umthombothi-Lösung wird in Flaschen gefüllt, das Rezept verlangt tassenweise Einnahme. Man weiß allerdings, daß gewisse Mittel als Brechmittel gegen Schlangenbiß angewandt, in zu großen Mengen als Gift wirken (LAMLA 1975: 159). Wenn GELFAND (1964: 177) meint, die Shona Heiler verschrieben ihre Medizinen mit europäischer Präzision, so ist das sicher übertrieben. Solche Präzision ist bei Heilpflanzen meist gar nicht nötig (auch nicht zu erreichen; Anmerkung d. Herausgeber).

Der hermeneutische Standpunkt verlangt, daß wir bei der Erklärung der Wirksamkeit der Xhosa-Behandlungen von den Ansichten der Herbalisten selbst ausgehen. Die Xhosa haben eine Vorstellung von Gesundheit als Normalzustand und zwar als ganzheitliche Ausstattung des Menschen von Geburt an. Auf gewissen Entwicklungsstufen treten dann nicht unerwartet gewisse Mängel, d.h. Krankheiten, zutage: Masern und Mumps in der Kindheit, Hysterie und Akne in der Pubertät, Verfall der Kräfte, Impotenz im Alter. Einige Krankheiten werden der Vererbung zugeschrieben: Schwäche der Intelligenz und des Temperaments, auch Hautkrankheiten, Epilepsie und seelische Störungen. Eine Gruppe von Krankheiten erklärt sich aus örtlichen oder zeitlichen Gegebenheiten: der "Flußausschlag", Darmerkrankungen im Sommer, Beschwerden der Atemwege im Winter. Auch rechnet man damit, daß sich Organe allmählich verschleißen: amakindane sind steife Glieder, die Arbeit, Tanzen, Reiten verursachen; das Alter bringt eine Versteifung anderer Art.

Wenn daher anerkannte Sozialanthropologen behaupten, die medizinischen Auffassungen der Xhosa (und anderer Schwarzer) seien "ziemlich ungenügend" (HUNTER 1961: 296) oder bildeten einen "unbedeutenden Teil des Gesamtwissens" (HAMMOND-TOOKE 1974: 340), so übersehen sie die geschilderten Überlegungen. Sie mißachten auch die Tatsache, daß Herbalisten erkennen, daß Krankheiten einen bestimmten Verlauf nehmen. Ein Schmerz drängt sich ins Bewußtsein; er wird zum pochenden Schmerz (intutumba), etwa bei einer durch einen Dorn verursachten Entzündung, zur Qual (itsili) bei inneren Beschwerden. Andere Krankheiten beginnen mit Appetitlosigkeit, dann fühlen sich die Muskeln "wabbelig" (idibidili), Fieber tritt auf; es kann intermittierend (ityulibasi) oder dauernd (ihashe) sein. Die beginnende Genesung zeigt sich mit Rückkehr des Appetits; sie wird durch eine kräftigende Kost (ukongulu), durch besondere Zukost (idlebelgndlovu) unterstützt; sie vollendet sich, wenn sich der Kranke wieder "kompakt" (ukuhlangane) fühlt. Bei der Genesung hilft nach Auffassung der Xhosa die innere Einstellung (ukucacisa): "Ein fröhliches Herz tut so wohl wie eine Medizin" ist eine Redensart. Trauer und Groll dagegen verbittern das Leben, erschweren die Genesung. Unheilbaren gibt man ein ubulungu (Besitzzeichen an Vieh), ein Placebo, um sie zu erfreuen. Tritt ein Rückfall ein (isivubeko), macht sich eine alte Wunde, ein verborgener Schmerz wieder bemerkbar. Trotz sorgfältiger Behandlung werden manche Krankheiten chronisch: ukohlokolo (Keuchhusten); isilale (eine alte Krankheit); untyontoshe (chronische Dysenterie). Manche Krankheiten treten freilich als Epidemien auf: indyikitya weist auf die vielen Todesfälle in einer Seuche hin. An die heftig grassierende Dysenterie von 1802 erinnerte man sich noch ein Jahrhundert später mit einem besonderen Wort.

Daß Krankheiten im allgemeinen in zwei Phasen verlaufen, einmal bis zur Krise, dann zur Genesung oder zum Exitus, kommt auch in der Klassifizierung der Medizinen zum Ausdruck. Die Unterscheidung zwischen "heißen" und "kalten" Medizinen trennt Medizinen, die eine Krankheit sozusagen zum Reifen bringen, z.B. bei einem Abzeß oder in einem fiebrigen Anfall, von solchen, die "abkühlen" sollen (vor allem Wurzeln, Zwiebeln). Der Gegensatz zwischen "schwarzen" und "weißen" Medizinen akzentuiert ebenfalls den Fortgang von Erkrankung und Heilung. "Schwarze Medizinen" (Blätter, Wurzeln, die zerquetscht in Wasser gekocht werden) dienen als Brechmittel; es muß außerhalb der Heimstatt eingenommen werden, damit der verursachende

Schmutz" (intsila) entfernt wird. Diese Behandlung impliziert die Beachtung von Tabus (z.B. darf die Heimstatt nicht verlassen werden außer zum Erbrechen, gewisse Speisen sind verboten, sexuelle Abstinenz wird erwartet). Von dieser Tabuordnung wird man durch "weiße Medizin" befreit. Sie besteht aus Abwaschungen (ukuphothula) und Brechmitteln, die im Viehkral eingesetzt werden: der ist den Ahnen geweiht, daher bringt "weiße Medizin" Segen!

Bei den Erklärungen der Herbalisten spielen also auch Ansichten eine Rolle, die nach den Werten unserer Wissenschaften von zweifelhafter Bedeutung sind. Dies gilt für die Assoziation, daß am Ort, der eine Erkrankung verursacht, z.B. "Fluß-Ausschlag", auch die heilende Pflanze bereit steht (umsolo, umsolo womlambo). Oder für die Auffassung, daß Tiere Heilpflanzen an sich selbst anwenden (und damit dem Menschen zeigen) z.B. das Ichneumon (Pharaoratte; diese ist auch aus Indien als Sucher von Heilpflanzen bekannt, wenn sie von einer Schlange gebissen wurde) gegen Schlangenbiß, die Geier gegen Milzbrand (vgl. incwadi). Dies gilt auch für die sogenannten falschen Analogien, die in der afrikanischen Medizin, in ihrer Theorie und Praxis, ihren historischen Platz haben. So wird sogenanntes "blaues", d.h. dunkles Blut durch den Strauch matsane behandelt (Galium petiolaris). Die Schnittfläche der Wurzel sieht nämlich wie frisches Fleisch aus; der beim Kochen entstehende Extrakt gleicht hellem Blut und heilt das Blut des Patienten. Die Analogie-Medizin wird noch differenzierter in einer nichtgenannten inneren Krankheit angewandt. Der Patient kaut die Wurzel des Strauchs mokutswana, (Lippia japonica) und bläst den "Duft" davon in die Nasenlöcher eines Huhns; der Heiler tötet und rupft es. Das Aussehen der gerupften Haut zeigt die heilende Medizin an: entweder die Wurzeln des montlwa-Strauchs (Geigeria burkei) oder des sebala-Strauchs (Senecio longiflorus); mit anderen Worten: Der Zustand der Hühnerhaut bestimmt die Art der Medizin, und deren Aussehen überträgt sich auf die Gedärme des Patienten. Diese Behandlungen werden vom Maluti-Distrikt berichtet; sie verraten das magische Denken einer abgelegenen Gegend (LAMLA 1975: 161).

Die Grenzen der Volksmedizin sind also eindeutig. Sie ist durch ihre geschichtliche Entwicklung in einer nicht-technischen Kultur abhängig von den in Flora und Fauna ihrer Umgebung vorhandenen und als solche erkannten Heilmitteln. Die Herbalisten experimentieren mit diesen Heilmitteln oder sammeln wenigstens an ihnen Erfahrungen. Aber sie bleiben nicht selten dem traditionellen Verhalten verhaftet. Und ihre Theorie bewegt sich auf Wegen, die der Korrektur durch Arithmetik (Messungen), (physikalische) Apparatur und (chemische) Analyse ermangelt. So fehlen ihr die Mittel, Differentialdiagnosen zu stellen, z.B. zwischen Bilharziose und Harnbluten aus anderer Ursache oder wenn Malaria eine Lungenentzündung vortäuscht. Dennoch "funktioniert" diese Medizin. Wir fragen uns: Warum?

1. In der Behandlung "äußerer Symptome" (Hautkrankheit, Knochenbrüche, gewisse Beschwerden des Speisekanals, der Sinnesorgane, besonders auch bei Schlangenbiß (HUNTER 1961: 305; BLOHM 1931)) ist die afrikanische Medizin erfolgreich (auch ein Heinrich BARTH nahm ein afrikanisches Mittel gegen Dysenterie).

Wenn diese Symptome durch die Xhosa nicht bildhaft erfaßt werden, wie es in Ghana der Fall ist - vgl. "geschnitzte Krankheitsbilder" nach HAAF & ZWERNEMANN (1975) - so doch durch die Sprache, wie dies das in so mancher Hinsicht mangelhafte Wörterbuch von 1915 beweist (eine Zusammenarbeit mit Sprachkennern ist also in der Ethnomedizin unerläßlich). Auf dem Gebiet der inneren Krankheiten dagegen ist die Medizin der Herbalisten weniger erfolgreich und in der Chirurgie unbewandert. Dies ist schon aus der geringen Zahl treffender Diagnosen ersichtlich. Erstaunlich dagegen ist, daß mit Bezug auf psychotische Störungen heilende Wirkungen berichtet werden. Hier mögen kulturell bedingte leichtere Formen solcher Störungen vorliegen, aber auch institutionell ausgefeilte Behandlungsweisen, wie bei der ukutwasa-Krankheit der Wahrsager.

2. Der Erfolg der Behandlungen beruht zum großen Teil auf den kulturell geprägten Erwartungen des Patienten. Die sprachliche Erfassung von Anzeichen der Krankheit durch den Herbalisten, die angewandten Mittel und Behandlungen sind dem Patienten vertraut; sie werden gemütsmäßig positiv bewertet. Der psychologische Faktor der Autosuggestion kommt ins Spiel; er wird durch die Suggestivkraft der Heiler erhöht (schon Kinder werden von ihren Eltern mit suggestiven Methoden z.B. gegen Bettnässen behandelt). Nicht-Erfolge werden nach dem psychologischen Gesetz des Nichtbeachtens negativer Fälle aus dem Bewußtsein verdrängt, oder man erklärt sie mit dem Fehlverhalten des Patienten. Der Europäer als Außenseiter hat es schwer, die afrikanischen Behandlungen kulturkonform, d.h. als effektive Maßnahmen zu sehen; er sieht sie rein phänomenologisch und beurteilt sie daher als "magisch" und "irrational".

3. Es besteht demgegenüber ein enges Vertrauensverhältnis zwischen Patient und Herbalist. Der Heiler ist beflissen, dem Kranken würdig zu begegnen, ihn durch Sprachformeln zu beschwichtigen (tsi!) und zur Heilung zu beschwingen (camagu!). Die gewissenhafte, oft langwierige Behandlung wird auch in der Bezahlung der Dienste des Herbalisten reibungslos geregelt. Ein kleines Handgeld ruft den Herbalisten herbei, läßt ihn seinen Medizinsack öffnen. Die "Liquidierung" der oft hohen Forderung findet nur nach der Heilung statt. Sie wird nie durch rechtliche Vollstreckung eingetrieben, sondern durch religiöse Sanktionen erwirkt - der Gebührenverweigerer wird "verrückt" oder "verliert seine Nachkommenschaft". Bei Mißerfolgen besteht die Möglichkeit, andere Herbalisten zu konsultieren, ja der erfolglose Arzt empfiehlt den Patienten weiter - ohne Honorar. Herbalisten werden daher von ihren Patienten auch kritisiert. Man nennt manche Quacksalber, die zwar das Gehabe, nicht aber die Kräfte eines Heilers haben.

4. Bei der Behandlung beteiligt sich die ganze Familie des Kranken, seien es Eltern, Ehepartner oder Kinder, ein Verfahren, das durch das Zusammenwohnen der Großfamilie in Heimstätten erleichtert wird. Sie umsorgen den Patienten Tag und Nacht, verköstigen ihn nach Wunsch und Vorschrift, kommen Idiosynkratien nach, und der verantwortliche Senior hält die Kommunikation mit den heilspendenden Ahnen durch Gebet und Opfer aufrecht. Der Familie obliegt es auch sicherzustellen, daß der Patient die Medizinen wie vorgeschrieben einnimmt. (Dieser Faktor

fällt nur bei Erkrankungen wie Aussatz und Syphilis weg, die daher auch ein moralisches Manko implizieren).

5. Die afrikanische Volksmedizin lebt auch unter heutigen Umständen weiter. Dies tut sie einmal, weil die Herbalisten neu auftretende Krankheiten, vor allem Mangelkrankheiten, (Skorbut zu Anfang des Jahrhunderts, Kwashiorkor heute) in ihr Repertoire aufnehmen. Sie übernehmen auch das Ritual der europäischen Mediziner, d.h. sie treten mit weißem Mantel, Hörrohr und Injektionsspritze auf und füllen ihre Medizin in Flaschen ab. Auch übernehmen sie spektakuläre europäische Mittel, z.B. das intensiv violett färbende Kaliumpermanganat bei Schlangenbiß. Sie haben die Genugtuung, daß Nicht-Schwarze, d.h. Weiße, Mischlinge und Inder sie gelegentlich konsultieren. Es sind dies meist Menschen, denen durch engen Kontakt mit Schwarzen deren Sprache, Brauchtum und kulturelle Erwartungen zu einem Teil ihres Wesens geworden sind. Bei solchen Menschen haben die Herbalisten dementsprechende Erfolge. Eine mechanische Übertragung von Xhosa-Medizinen allein in ein anderes kulturelles Milieu garantiert daher keineswegs die gleiche Wirkung.

6. Die Afrikaner, und unter ihnen nicht zuletzt die Herbalisten und Heiler im allgemeinen, fühlen sich daher berechtigt, zwischen "afrikanischen" und "nicht-afrikanischen" Krankheiten zu unterscheiden. Um die Jahrhundertwende war der Begriff indogo bedeutsam. Er bezog sich auf Medizin von Malaien, Nachkommen ehemaliger Sklaven am Kap, die als äußerst wirksam (für gewisse Krankheiten) galt und gegen hohes Entgelt erstanden wurde, wenn die afrikanische Medizin versagte. Heute hebt man die Unterscheidung zwischen "afrikanischen" und "europäischen" Krankheiten und Therapien hervor. "Afrikanische Krankheiten" haben Symptome, die in der afrikanischen Sprache erfaßt, von afrikanischen Herbalisten behandelt und geheilt werden. Europäische Ärzte kennen sie nicht, ja verneinen sogar manchmal ihre Existenz; daher haben sie auch keine Mittel gegen sie. Zu ihnen gehören gewisse psychotische Störungen, viele Hautkrankheiten, Schmerzen im Unterleib und Beschwerden in den Sexualorganen. Zu ihnen gehören aber auch Übel sozialer Art: die unerklärliche Isolierung einer Heimstätte aus dem Sozialgefüge durch einen Blitzschlag, die widernatürliche Abneigung, die manche junge Männer oder Frauen im anderen Geschlecht erregen, die Ungunst, die sich ein Untertan von seinem Häuptling zuzieht. Dieser soziale Schadensbereich liegt außerhalb des Interesses der europäischen Ärzte. Man gibt zu, daß diese viele andere Krankheiten an ihren Anzeichen erkennen, sie mit Medikamenten erfolgreich bekämpfen, in Krankenhäusern erfolgreiche chirurgische Eingriffe vornehmen. Die Xhosa Herbalisten haben daher Einsicht in den Unterschied zwischen kulturbedingten Erkrankungen und ihrer Behandlung einerseits und Krankheiten, die individuell und gleichzeitig universal sind, da sie überall vorkommen können, andererseits.

Die Beobachtung, daß Herbalisten von der schwarzen Kultur nahestehenden Weißen in Anspruch genommen werden, gilt auch für die Wahrsager. Die Meisterschülerin des Jodwana soll schon von der weißen Polizei bei der Aufklärung von Diebstählen und Einbrüchen konsultiert worden sein. Rulumente Njajula wurde von der Polizei beauftragt, ein vermißtes weißes Kind zu suchen; er fand es in einem Flußarm ertrunken. Njajula wurde einmal von von einem weißen Ladenbesitzer mit seiner ganzen Belegschaft aufgesucht, um einen Einbruch aufzuklären. In der Seance erhielt er den Bescheid, beim Absatz des Gestohlenen in der nahen Lokation die Hehler festnehmen zu lassen. Der Heimleiter des Ovedale College, damals noch unter Missionsregie, konsultierte Wahrsager regelmäßig, wenn im Speisesaal oder in seinem Büro Dinge abhanden kamen. Das Vertrauen in die detektivischen Fähigkeiten der Wahrsager ist besonders groß bei Weißen, welche die Wertvorstellungen der Schwarzen teilen, weil sie in deren Sprache und Kultur zuhause sind.

Dennoch vollzieht sich eine unaufhaltsame Modernisierung des Wahrsagetums. Sie bewegt sich in zwei Richtungen, auf religiösem und auf rechtlichem Gebiet. Auf kirchlichem Gebiet übernehmen vor allem die AUK (afrikanischen unabhängigen Kirchen) der 'Zionisten' und 'Apostel' Vorstellungen und Therapien der Heiler und fügen sie in ihre Liturgie, in die Gestaltung ihrer Gottesdienste ein. Diese werden dadurch zu Veranstaltungen, die der Heilung (im weitesten Sinn) dienen. Daneben gibt es 'zionistische' Amtsträger, die einen Diebstahl durch 'ferne Sicht' aufklären können, und wenn der Dieb sich und seinen Raub durch machtvolle Medizin schützt, diesen durch überlegene Mittel überwindet. In einer solchen zionistischen Gemeinde nahm P. ZEPE, einer meiner Schüler, an einem Gottesdienst teil, in dem eine Frau als 'Hexe' angesprochen wurde, weil sie ihren Mann aus Eifersucht ermordet haben sollte. Sie wurde daraufhin von der Gemeinde schwer mißhandelt, ohne daß ihre anwesenden Söhne einschritten. H.J. BECKEN (1972) hat die Praktiken der AUK mit großer Einfühlung untersucht und stellt fest, daß diese of afrikanische wie europäische Medizin verwerfen. Dies geschieht aus unterschiedlichen Gründen: Weil die afrikanische unleugbare Verbindung zum Heidentum habe, und die europäische dem biblischen Verbot unterliege. Dagegen ergeben sich bedeutende Parallelen zwischen traditionellen und 'zionistischen' Heilern. Beide werden durch Träume berufen, obwohl jene von den Ahnen, diese von Gott kommen. Beide machen eine langjährige Ausbildung durch, die in der Graduierung bzw. Installation ihren Höhepunkt findet. Im Gottesdienst der AUK geht eine orakelhafte Diagnose des inneren Zustands des Teilnehmers voraus, wie bei der Behandlung durch den Wahrsager. Die Behandlung in den AUK kennt Abreibungen mit Asche und Öl, das Beräuchern, Abwaschungen, Aderlassen und das Einnehmen von rituell behandeltem Wasser. Die Heilung wird oft durch Rundtänze der Gemeinde um Heiler und Kranken bewerkstelligt, wobei das Betasten und Schlagen des Kranken die Heilung fördert. Der entscheidende Unterschied zwischen den Therapien der Wahrsager und der 'zionistischen' Heiler liegt demnach nicht in deren Form, sondern in ihrer Legitimierung: die Wahrsager berufen sich auf die Ahnen, die Heiler der AUK auf Gott.

Auf rechtlichem Gebiet ergibt sich ein Trend zur Berufsorganisation. Zahlenmäßig sind die Wahrsager dafür ausreichend. In einer von LAMLA 1975 erstellten Statistik ergaben sich in den 13 Distrikten der Transkei 3356 Wahrsager, d.h. etwa 1 auf 1000 Einwohner. Wie wir sahen, halten Wahrsager in einem Bezirk unter sich Kontakt, verweisen Klienten an Spezialisten, erkennen eine Berufungsinstanz an, und laden sich gegenseitig zu

Seancen und Zeremonien ein, wenn auch immer nur in begrenzter Anzahl. Die Preissingerin Ncamashe nannte Kodwana einen Professor der Wahrsagekunst, der eine Hochschule dieser Kunst gründen und eigene Zertifikate für Absolventen ausstellen solle. Doch gilt für den Zusammenhang der Wahrsager unter den Xhosa, was EVANS- PRITCHARD (1937) für die Heiler der zentralafrikanischen Azande feststellte: Sie bilden keine Körperschaft, haben kein institutionalisiertes Führungskorps, wie dies bei den westafrikanischen Geheimgesellschaften der Fall ist. Der Xhosa Wahrsager arbeitet auf eigene Rechnung und ist sich nur selbst verantwortlich in allem, was seinen Beruf angeht.

Diese lose Struktur geriet durch den Medical Act von 1928, durch den die sogenannten witch doctors, also die Wahrsager kontrolliert werden sollten, in Bewegung. Seitdem sind vor allem die Herbalisten bemüht, und die Wahrsager sind ja auch Heiler in diesem Sinn, einen Verein zu bilden, der von der Regierung gebilligt wird und dem einzelnen Heiler zur staatlichen Anerkennung verhilft und damit den echten vom betrügerischen Heiler unterscheidet. Unter den letzteren sind die Wahrsager gemeint, insofern sie immer noch Schadzauber und Verstöße gegen den Ahnenkult feststellen. Assoziationen dieser Art entstanden bald in allen Provinzen von Südafrika, wo sie meist unter Namen wie African Dingaka/Nyanga Association bekannt sind. Die Reaktion der Regierung war gespalten. Das Justizministerium ging von der herkömmlichen Verurteilung des afrikanischen witch doctors aus, vor allem wegen der Praxis des Hexenausriechens, des Gelderwerbs unter Vorspiegelung falscher Tatsachen, des Knochenwerfens, des unerlaubten Handels z.B. mit Menschenfett, des Anspruchs Unqualifizierter auf ärztliches Honorar usw. Das Gesundheitsministerium dagegen war vom Wert zumindest der Herbalisten überzeugt; es war bereit, die Vereinigungen zu gestatten (d.h. Mitglieder aufzunehmen, Zertifikate auszustellen, Gebühren zu erheben, Wahlen für die Führungsgremien durchzuführen). Bald mußten auch Versandhäuser für afrikanische Heilkräuter zugelassen werden. Einige der Assoziationen legen Gewicht auf die rituelle Ausbildung samt Introitus-Erkrankung, auf Tänze und Opfer. Andere fördern das Studium der einheimischen Medizin und wollen die Unterschiede zur westlichen Medizin und zur Magie erarbeiten. Die Gründung einer Aktiengesellschaft für den Vertrieb einheimischer Medizin (SOMO) beweist, daß kapitalistische Betriebsformen unter den Heilern Einzug halten. Die Geschichte dieser Assoziationen wird sicher einmal beweisen, daß sie zur Rationalisierung, Monetarisierung und Bürokratisierung des einheimischen Heilertums beigetragen haben. Dementsprechend drängen die Söhne und Töchter von Xhosa Heilern ins medizinische Studium an den Universitäten.

Literatur

BECKEN, H.J. 1972 Theologie der Heilung. Das Heilen in afrikanischen unabhängigen Kirchen. Hermannsburg

BLOHM, W. 1931 Die Nyamwese. Land und Wirtschaft. Hamburg

EVANS PRITCHARD, E.E. 1937 Witchcraft, Oracles and Magic among the Azande. Clarendon Press. Oxford

GELFAND, Michael 1964 Witch Doctor. Traditional Medicine Men in Rhodesia. Kapstadt

HAAF, Ernst, ZWERNEMANN, Jürgen 1975 Geburt - Krankheit - Tod

in der afrikanischen Kunst. Schattauer Verlag. Stuttgart
HAMMOND-TOOKE, W.D. 1974 (Ed) The Bantu-Speaking Peoples of South Africa. London
HUNTER, Monica 1961 Reaction to Conquest. London
KROPF, A. 1915 Kafir-English Dictionary. (2nd. Edition by. R. Godfrey) Alice, C.P.
LAMLA, C.M. 1975 Oresent-Day Diviners (amaGqira) in the Transkei. University Fort Hare
LAUBSCHER, B.J.F. 1937 Sex, Custom and Psychopathology (Tehmbu) London
MACKEURTAN, G. 1930 The Craddle Days of Natal (1491 - 1845). London
MQOTSI, L. 1949 A Study of ukuThwasa. University of Fort Hare
SOUTH AFRICAN DIGEST 1982 Pretoria P/Bag X152. RSA. 4.6.82

Zusammenfassung

Bei dem südafrikanischen Volk der Xhosa besitzt jede Sippe ihre eigene medizinische Tradition; sie ist nur bei Sippenmitgliedern wirksam. Daneben gibt es eine Vielzahl von Heilern (sing. ixhwele), die sich auf gewisse Leiden spezialisieren können. Sie erlangen ihre Befähigung durch Lehre und Ausbildung bei einem anerkannten Kräuterarzt. Diagnose und Behandlung beruhen auf empirischen Erkenntnissen physiologischer und ethnobotanischer Art. Eine höhere soziale Stellung nehmen die Wahrsager (sing. igquira) ein. Sie empfangen zwar auch die Ausbildung als Kräuterarzt, aber erfahren ihre Berufung durch ein psychotisches Abweichen vom normalen Verhalten. Sie werden von diesem geheilt durch ein Aufnahmeritual (umhlwayelelo), jahrelange Ausbildung bei einem Meister und ein Abschlußritual (ukugoduka), durch das der Betreffende in die Gemeinschaft der Wahrsager eintritt. Wahrsager werden bei schwierigen akuten oder chronischen Erkrankungen konsultiert. Sie finden die Ursache meist in sozial bedingten Zerwürfnissen: Streit zwischen den Frauen in einer polygamen Ehe, Zwist zwischen Brüdern in einem Sippenzweig, Eifersucht zwischen Nachbarn. Solche Verhältnisse belasten das Gemüt der Betroffenen und verursachen durch Fluch und Schwarzzauber des 'Feindes' tiefgreifende psychosomatische Störungen. Sie werden nicht durch Medikamente beseitigt, sondern durch sozialhygienische Maßnahmen: Versöhnungsopfer, Verbannung des Störenfrieds und - in der Vergangenheit - seine Tötung.

Summary

Among the South African Xhosa every clan has its own medical tradition; it is effective only with clan members. Besides there exists a class of healers (sing. ixhwele). They are variously specialized and acquire their qualification through teaching and trainig with an acknowledged herbalist. Diagnosis and treatment rest on empirical know-how of a physiological and ethnobotanical kind. A higher social status is ascribed to the diviner (sing. igqira). Diviners, too, have been trained as herbalists but they experience a call to their profession in a psychotic deviation from normal behaviour. This is cured through an accession ritual (umhlwayelelo), a training lasting several years in a master diviner's establishment, and a concluding ritual (ukugoduka) through which the candidate joins the community of diviners. Diviners are consulted in complicated acute or chronic diseases. They establish the cause mostly in social disruptions: quarrels between the co-wives of a polygynist, dissension between agnates of a lineage, jealousies between neighbours. Such circumstances burden the mind of the person concerned and cause deep-reaching psychosomatic disturbances through an "enemy's" curse or black magic. Such disturbances are not healed by medicines but removed by socio-hygienic measures: atonement through a sacrifice, banishment of the suspected troublemaker and - in the past - his death.

Résumé

Chez les Xhosa - au Sud de l'Afrique - chaque clan a sa propre tradition médical; elle n'est efficace que chez les membres de ce clan. En outre, il existe une multiplicité de guérisseurs (sing. ixhwele) qui peuvent se spécialiser dans l'étude de certaines maladies. Ils acquièrent leurs aptitudes à travers l'enseignement et la formation chez un herboriste reconnu. Le diagnostic et le traitement sont fondés sur des connaissances empiriques de physiologie et de botanique. Comparés aux guérisseurs, les devins (sing. igquira) tiennent un rang plus important. Eux aussi leur formation chez l'herboriste, mais la vocation est fondée sur la divergence psychotique par rapport au comportement normal. On les traite par un rituel initiatique (umhlwayelelo), une formation de plusieurs années chez un maître et un rituel final (ukugoduka) par lequel ils entrent dans la communauté des devins. On consulte les devins lors de maladies graves aigues ou chroniques. Le plus souvent, la cause réside dans des désaccords sociaux: querelle entre les femmes dans un ménage polygame; controverse entre frères lors d'un conflit de clans; jalousie entre voisins. Ces situations pèsent sur les âmes des victimes et provoquent par malédiction et magie noire de "l'ennemi" des perturbations psychosomatiques graves. On ne les traite pas par des médicaments mais par des mesures sociohygiéniques: sacrifices de réconciliation, bannissement du fauteur de troubles, et, dans le passé par son exécution. (W.Sie.)

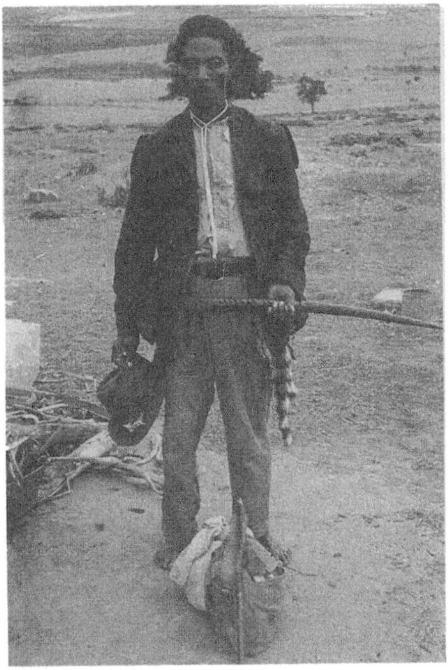

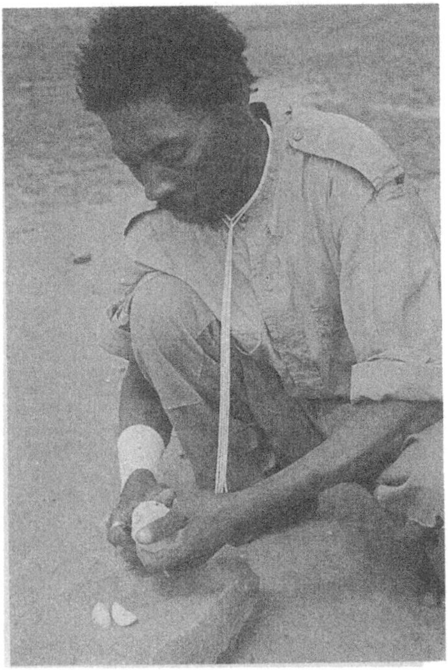

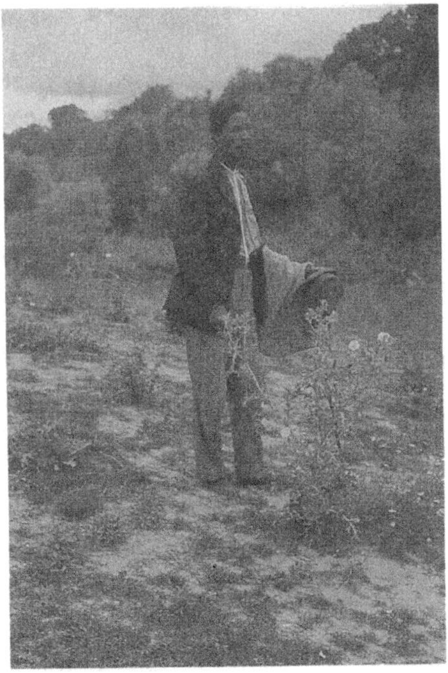

Abb. 1: Der Meisterwahrsager stellt sich auf Heimstatt der Kandidatin ein

Abb. 2: Der Meister bereitet Medizin vor (Zwiebelpflanze)

Abb. 3: Er sammelt Zweige am Uferrand, die für das Lager der Kandidatin in der Isolierungshütte verwendet werden

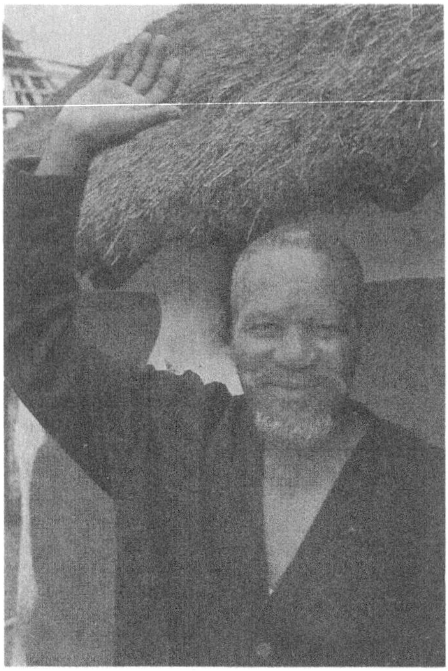

Abb. 4: Wahrsager Span Jockwama vor seinem Haus

Abb. 5: Seine Schülerin besteht den Schaumquirltest in der Ritualhütte ihrer Familie

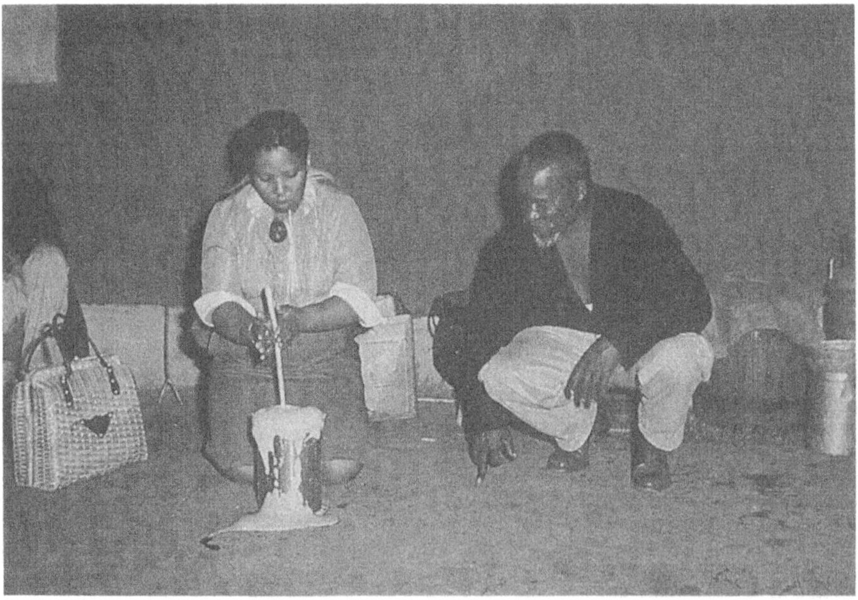

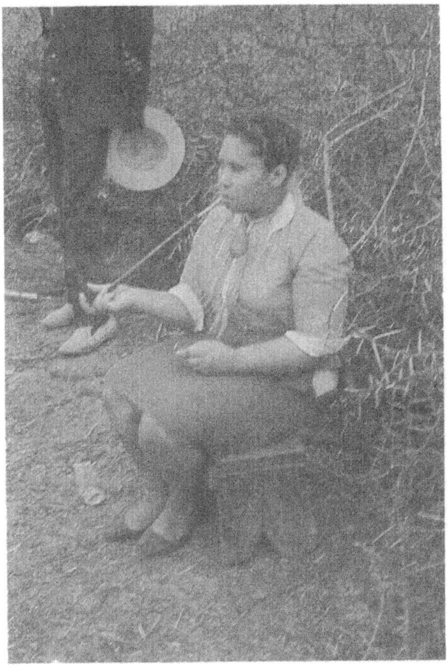

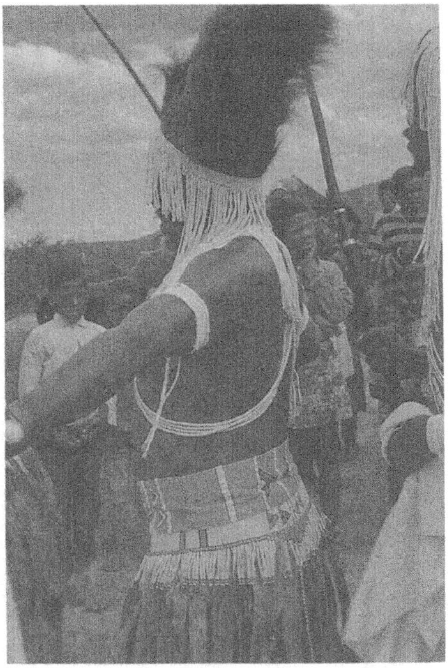

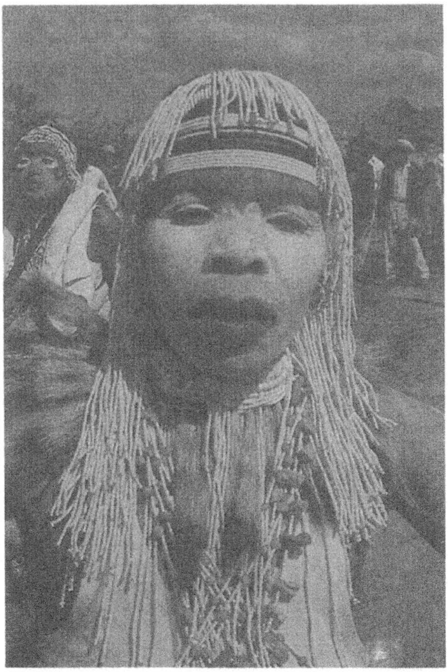

Abb. 6: Die Kandidatin auf dem Ehrenplatz im Viehkral, sonst für Frauen tabu, mit Amulett (Halsband) und Pfeife (als Symbol ihrer erfolgreichen Graduierung)

Abb. 7: Der Meisterwahrsager im Triumphtanz im Hof der Heimstatt seiner graduierten Schülerin

Abb. 8: Eine der Wahrsagerinnen im Trancezustand beim Werbetanz

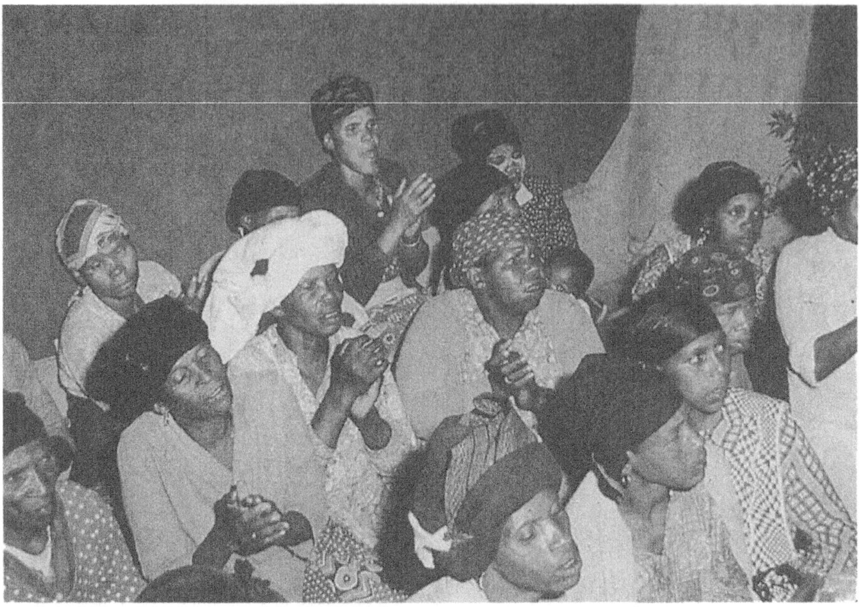

Abb. 9: Zuschauerschaft beim Werbetanz der Wahrsager in der Ritualhütte. Die Wahrsager behandeln Probleme "gratis"

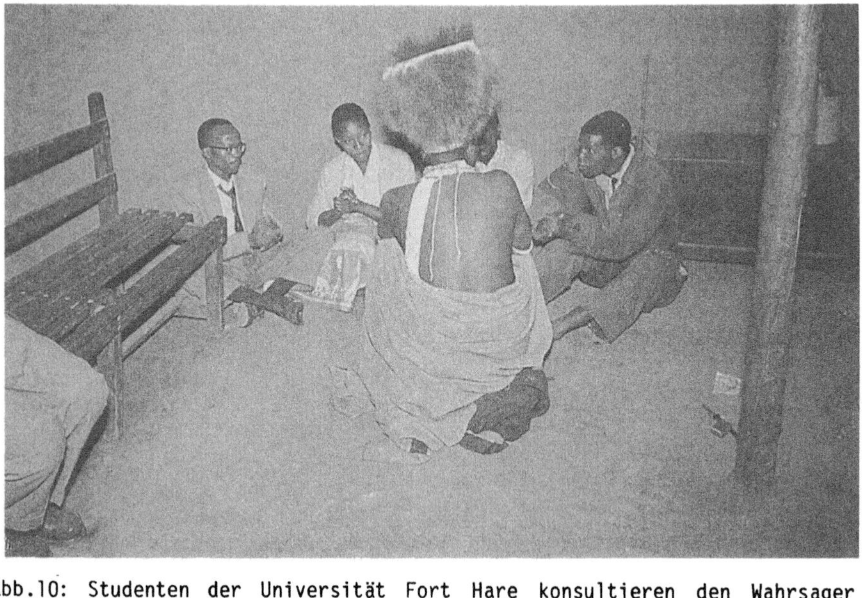

Abb.10: Studenten der Universität Fort Hare konsultieren den Wahrsager Njajula wegen eines vermutlich gestohlenen Radios
(mit Assistent des Wahrsagers)

Heilung, Heil und das Okkulte. Gespräche mit einem traditionellen Heiler in Nigeria

Hannelore Vögele / Daniel Fraiberg

Wir lernen Dr. Okopedi, einen traditionellen Herbalisten aus dem städtischen Milieu Westafrikas, in Calabar kennen. Während eines achtwöchigen Aufenthaltes (Aug./Sept. 1984) sind wir dort vorwiegend mit der Untersuchung spiritualistischer Kirchen (spiritual churches) befaßt. Calabar, die Hauptstadt des Cross River State (SO-Nigeria), hat ca. 130 000 Einwohner, in der Mehrzahl Efik und Ibibio, von denen die meisten Christen sind. Heilung und Schutz suchen die Menschen in den zahlreichen spiritualistischen Kirchen und bei den traditionellen Herbalisten. In einem Stadtteil registrieren wir Kirchen und Gesundheitseinrichtungen. Meist zeigen große künstlerisch gestaltete und auffällig plazierte Tafeln den Weg zu Missionskirchen, spiritualistischen Kirchen, traditionellen Heilern (Hebammen, Knochenheiler, Herbalisten) und Medizinläden.

Zwei Schilder fallen auf. Das eine weist auf traditionelle Geburtshilfe, das andere wirbt mit Zuständigkeit für alle 'weltlichen Probleme': "Nigerias Biggest Occult Centre". Dr. Okopedi, der Leiter des Krankenhauses, empfängt uns in seinem Büro. Wir erklären, daß seine Werbung uns neugierig gemacht habe und wir gern einiges über seine Arbeit erfahren würden. Er zeigt uns Säfte, Kräutermischungen und Räuchermittel aus eigener Herstellung, die er verkauft. Nach einer Führung durch das Krankenhaus verabreden wir uns zu einem Gespräch an einem der folgenden Tage. Als Leitfaden dienen uns vorbereitete Fragen, die zum Teil durch das Vorgespräch angeregt sind. Wir notieren die Antworten; die beiden folgenden Gespräche nehmen wir vollständig auf Band auf. Dr. Okopedi erzählt sehr temperamentvoll, antwortet und erklärt bereitwillig. Für das zweite Gespräch hat er sich mit einem Text zur Geschichte der traditionellen Heilkunde vorbereitet. Bevor er ihn verliest, stellt er sich förmlich vor: "My name is Dr. Okon Okopedi. I'm known als Okopedi, and here also called the 'Professor of Herbs'". Für jede Sitzung zahlen wir 10 Naira - das entspricht der Konsultationsgebühr für zwei Patienten. Im Gespräch zeigt der Heiler ein klares Bewußtsein für den Wert seiner Arbeit: Zeit und Energie habe er aufzubringen, Ausbildungskosten investiert.

Dr. Okopedi ist 39 Jahre alt. Seine Eltern stammen aus Calabar. Sein Vater, der 1966 starb, war traditioneller Herbalist. Von ihm erhielt er sein Wissen. Seine Mutter arbeitet noch als traditionelle Hebamme. Er hat zwei Frauen (eine ist traditionelle Hebamme, die andere Lehrerin) und ist Vater von acht Kindern. Seit dem Tod des Vaters ist er selbständiger Herbalist. 1970 gründete er "The African Traditional Healing Centre", später umbenannt in "Okopedi Herbal Hospital and Manufacturing Centre", zu dem heute zwei Nebenstellen und ein botanischer Garten gehören. Sein Hospital besteht aus vier Krankenzimmern (15 Betten, davon 4 für Geburtshilfe), einer Rezeption, einem Behandlungsraum und einer Küche, in der die Angehörigen der Patienten kochen. 1977-1980 studierte Okopedi in Südindien in "The International Mission of Brotherhood Brahma-Ramanism. An International Lodge & Widespread Cult / Devoted to Yoga, Psychism & Spiritualism". Er hat das erste Jahr eines vierjährigen Korrespondenzkurses bei der "School of Herbal Medicine" (Tunbridge Wells, England) absolviert. Er bildet Interessierte zu Kräuterspezialisten ("medical herbalists") aus, ist Sekretär der "Nigerian Association of Medical Herbalists" (NAMH) in Cross River State und Mitglied der Presbyterian Church.

Dr. Okopedis Heilpraxis gliedert sich in zwei Bereiche: 1. Heilung von Krankheiten mit natürlicher Ursache; sie obliegt dem Kräuterspezialisten. 2. Heilung von Krankheiten, die auf einen Verursacher zurückzuführen sind, sowie Wahrung oder Förderung von Sicherheit, Erfolg und Glück. Diese Krankheiten und Probleme können nur von einem Okkultisten behandelt werden. Als traditioneller Herbalist ist Dr. Okopedi beides: Kräuterspezialist und Okkultist. (Occultist wird von Dr. Okopedi als modernes Synonym für witch-doctor verwendet.) Der Kräuterspezialist diagnostiziert eine Krankheit aufgrund von Symptomen, die er durch Befragung des Patienten erfährt und therapiert auf Kräuterbasis. Nennt der Patient keine Symptome, muß eine Methode des okkulten Teils der traditionellen Heilkunde angewandt werden. (Dr. Okopedi spricht auch von mystic part oder mystic healing.) Die geheimen Methoden der okkulten Heilung werden außerdem eingesetzt, wenn der Verursacher ermittelt und der Patient von der negativen Kraft befreit werden muß oder wenn es um Schutz geht. Der Verursacher ist eine Person, die aus Neid, Eifersucht oder Rachsucht mittels Hexerei oder durch Geister einer anderen Leid zufügt (ifot bezeichnet in Efik witchcraft, witch und wizard). Es gibt weiße und schwarze Hexerei; die weiße ist Heilkraft, die schwarze bedeutet Zerstörung, Krankheit und Tod.

Im folgenden soll Dr. Okopedi selbst zu Wort kommen. Es wird deutlich, wie er begrifflich differenziert, wo er die Akzente setzt und worin er die Besonderheit seiner Arbeit sieht. Sprachliche Eigenheiten wurden transkribiert, der Text gekürzt, sowie der Interviewablauf für die Darstellung in Teilen geändert. Abschnitte aus dem Protokoll des ersten Gesprächs sind gekennzeichnet (*). Den Abschluß bilden Ausführungen zur Situation der Heilkunde in Nigeria, speziell in Calabar und Umgebung.

Wir fragen Dr. Okopedi nach seiner Ausbildung zum Herbalisten

A. In my own traditional healing I inherited from my father since youth. You know, when he practices I used to follow him to the bush. Now, continously after his death I have to take over from him because it's a family profession, it's an inherited occupation from the family. I took up fully as a professional herbalist when my father dies in 1966. That was how I started.

F. Did your father only teach you? Are you the first-born son?

A. No, I'm not the first-born son of my father, I'm the second son. The first son is also practicing herbalism.

F. Do you have other brothers?

A. Yes, we have other brothers and sisters. Some of them, some of the sisters they are all married, other ones are in other occupation like mechanic, electricians, as a navy, and many other handwork. But other sisters they are all married.
F. Why did he train just you and your brother?
A. Only any child who show interest in the occupation that could be trained. Somebody who show interest only is to be trained.
F. How did he train you? You said, he took you to the bush, and so he showed you the plants?
A. Being an inherited occupation it does not need much training. The knowledge is within the body. So whether you are trained or not trained - the occupation is inborn one, you are born with it. But most of them where you don't know will be shown to you when the father died. So inherited occupation does not need much training, it is inborn one, is natural one. Any inherited occupation does not need much training, because it is in the blood.
F. So you received your knowledge in dreams?
A. Most of the knowledge are in dreams. So if your father died, or any ancestor can show you in the dream. Most of them you see practically. The other one you don't see will be shown to you in dream, because it is inborn one.
F. Could you already treat patients before your father died?
A. I worked hand in hand with my father during his lifetime.
F. Your father, where did he work?
A. Yes, he was here in Calabar, but this is my own plot. He lived quite different
F. He also had a hospital?
A. He did not have this modern method, he was just doing it privately at home. He was not just modernized like this he did it privately at home. Only those who attend to him that he could treat. He did not make it in a commercial way.

Dr. Okopedis Visitenkarte gibt an, daß er alle Krankheiten heilen könne. Wir möchten wissen, welche Krankheiten er behandelt.
A* I can treat all kinds of sicknesses except surgery. We don't have the equipment, we cannot make operations. We use only herbs for treatment.
F* What are the main types of diseases you treat?
A* We have ante-natal care and delivery. We can treat hernia: a six month old hernia just with herbs. We treat epilepsy, madness, convulsions, measels, cough, internal heat.
F* Are there any other diseases you can treat?
A* Oh, all diseases, infertility in women.
F* In men also?
A* Yes (lacht). Dysentery, diarrhea, cholera. All infections, contagious diseases, measels for example. We do bone-mending; we also do extraction of bullets.

Wir fragen nach Symptomen, Diagnose, Behandlung und Ursache von 'internal heat'.
F* What are the symptoms of internal heat?
A* Feeling heat at the womb and around the waist. If it is serious it goes up into the head. You feel general heat, severe heat and unrest.
F. Now, will a patient come to you and say: 'I have internal heat', or will he complain about something else and you will say ...
A. ... it's internal heat. Now, he will tell me what he is suffering of. When he tells me, then through questions I will then give the name of the sickness. I will know exactly what is happening through answering my

questions: that is how I can detect out some sicknesses.

F. And how do you treat internal heat?

A. We give drinking and pumping, enema, drinking and enema, two methods only. Pumping, second method, first drinking. All cannot be treated at the same time. Drinking can be taken a week, daily. Pumping is done daily for at least a week. Drinking is daily for about a week or two.

F. The people who have internal heat, are they mainly women or men?

A. Majority are women, because of the womb.

F. Children too?

A. No, not likely in children. Internal heat is not likely in children.

F. What do you think are the causes of internal heat?

A. One of the causes in internal heat ... you know, some, like other sicknesses could cause up by food we eat. In women it can cause up by taking some contraceptives. Bad food generally, men and women, particular in women: contraceptives. Then internal heat can also generate from any other sickness in the body because all the body are connected, are one. Other sickness can cause internal heat, apart from food and drug.

F. So the causes would always be natural causes?

A. Food, yes, mainly because it is what we eat that causes all the problem to our body.

Bei einem Rundgang durch die Krankenzimmer weist Dr. Okopedi auf einen kleinen Raum mit nur einem Bett: dieser Raum sei für schwere Fälle. Das Bett ist mit dem einzigen stationären Patienten belegt. Wir fragen nach der Krankheit des jungen Mannes

A* Brain disorder, madness. He was brought here chained (zeigt auf Hände und Füße). He has been here for two weeks and he can move freely. If he wants to go I can discharge him next week. He is a first year student at UNICAL (University of Calabar)

F* What was the cause of his madness?

A* You know, the student took Indian hemp. He didn't tell me, but I found out.

F* How did you find out?

A* I made tests with saliva and urine.

F. Are there different kinds of madness?

A. There is some madness caused by food, bad food, or taking of drugs, or an enemy. Those are the types.: drugs, bad food, or this marijuana, and caused by enemy. We have different treatments for all of them.

F. What would the treatment be?

A. There are different, different medicine to use. You know, when you have headache and bellyache, not the same medicine. If it is caused by devil, we know the medicine; if it is caused by drugs, we know the medicine; if it is by food, we know the medicine.

F. And the medicine would be herbs?

A. In sum, all of them herbs; some will be drinking, some be by pumping, enema, some be by rubbing, but there will be different kinds, but the same application; the same application but different herbs.

F. Do the patients behave in different ways, when they have madness of different causes?

A. Yes, some may not be wild, some mad people may not be wild. They can just remain like that, you talk to them - they will answer another thing, but they couldn't be wild. But it will be his own action, it look very useless. That's how it is. So some of them who are too wild, we chain them, we chain them until they calm down. Because they can kill, can use machete, they can use anything, pistol or anything, kill. Can set fire to a house, so the best thing is to chain them, hands and leg.

We throw them into a room until they calm down.
F. So you have all cases in your hospital here?
A. I do have, I do have. Some take three months to treat, serious ones, some can take two months, some can take one month, some two weeks, depending on the nature of the sickness, some can take a year.
F. Do you have cases when somebody is very sad, depressed?
A. We have such cases. You see, some worries, some physical worries ... We have what we call physical worries, we have what we call spiritual worries. In the way of sadness may be spiritual worries. Some may not need medicine. Some treatment does not need medicine. We can confine them in a room and make them do fasting; we give them holy water and oil, it finishes, and they may not need any remedy. We do treat such cases.
F. And a case of depression would also be called madness?
A. Some of them are just caused up by anxiety; some can be anxiety, or too much thinking. Too much thinking, or anxiety for certain thing which he cannot get. We mean that it is not caused up by anything. Well, if it is caused by anything, maybe something happened for that person, then he can go, say thinking, or have anxiety for something. But, generally, is not caused up by anything. Is only caused by Satan, - not caused up by person, your spiritual worries. You want to buy this bottle, you have no money to buy this bottle, you are thinking how to get this bottle, then something happens. See, that's the thing. You want to trek down to your quarter, you don't have money for a taxi - you think how you will trek ten miles, become worried. Such a thing is not caused up by devil now (lacht), is not caused up by you (lacht).
F. You have cases of possession?
A. There is. All of them are in the same line, they have the same treatment.

Auf die Frage, mit welchen Problemen neben den körperlichen Beschwerden Leute zu ihm kommen, antwortet er:
A. Like bad luck, like bad luck in business, for example like bad trading: if you are running a business, the business can liquidate - you don't know how to manage. Like in witchcraft business: if you are being attacked by witchcraft you can come in for help. Like in promotion, in offices. Like treating court matters, court cases: if you have a court case we can scatter the case, we have power to scatter the case through the mystic part of traditional medicine. If you go to court, if your offence is very heavy for which they would have committed you to about five years - it could be given one month, or a fine, or nothing. Those are some of the problems outside treatment. That is apart from sickness, those are other physical troubles. Like protection against poison; like travelling in trance. We can make you visit your house when you are here in Nigeria: that is travelling in trance. Other things like gun-proof: somebody can shoot you with bullet, you make like this (streift mit beiden Händen am Oberkörper entlang, geht mit diesem gleichzeitig etwas zurück): it fall, it no touch you. Somebody can cut you with knife or machete - nothing happens: so we do all these things.
F. Protection of this kind
A. Yes. For any sharp instrument or gun-shot can't touch you, when it shot you - bah - you make like this: the bullet fall down. We have the power. We can also extract bullet from your body. If you are being shot by gun, the bullet enter your body, we can extract it out. So there are other mystic works we can do: in the accidents, you can protect against an accident; you can fly, plane can crash - you fly to safety.
F. So you can treat sickness and you can do protection.
A. Thank you! In general, that is a short form of it. But only I was trying

to analyse. As we are sitting down here if enemies come to attack us he can pass us here: we are here - he doesn't see us. We cause darkness. So we can cause darkness, any time in time of emergency (lacht). See! I don't know whether you believe all these things exist. Do you believe that somebody could disappear? Or whether you are just taking for fun?

F. It is difficult, like when you explain about bullets.

A. No, it is not difficult. It is not. If there is a gun here I ask you to shoot me, yes!

F. I do not want to shoot you (Gelächter). We will not try it out (Lachen).

Wie er die Ursache von Krankheiten erkennen könne und ob die Patienten den Grund für ihre Krankheit wissen wollen, fragen wir Dr. Okopedi.

A. Now, see, there are two ways of finding the cause of a sickness: we can find it in the medical form, we can find it through question, through asking the patient 'What is wrong with you?'. I think if you tell that a headache is worrying you, I will ask you 'How do you feel in your body?'. You tell me some symptoms - if you don't tell me some symptoms I will ask you questions. That is number one. The other part is finding through traditional method which is the occult part of finding something. Which is the secret part we cannot explain. There is something we can do like this ... it tell us the cause of a sickness in the traditional way. That is the family wisdom which cannot be explained.

F. And the patients, will they try to find out what the reason for their sickness is?

A. When some of them come they will tell you what is their problem. Some does not tell you, some will ask you to find by yourself: that is where we apply the mystic part. When you don't tell me anything about yourself, want me to find, we go to the mystic part which I have to bill you because you give me headache to find what is in you. When you tell me what is your problem the fee will be low - when you don't tell me, the fee will be high because you give me headache to make research: but I will have the answer, yes.

F. And the patients are interested in finding out exactly what is wrong?

A. Yes, some are interested, some are not. Some will simply tell you their problem and ask you to apply medicine. Some does not want something like that at all. Some say they are Christian, they don't want something like that but tell you their problem, then ask you to treat them, finish, you charge them.

Dr. Okopedi sagt, daß die traditionelle Heilkunde in zwei Bereiche geteilt sei: 'Healing Part' and 'Occult Part'. Wir bitten ihn, den okkulten Teil zu erklären.

A. You see, as I have told you, traditional medicine are in two parts: the occult part and the other side of it. Then, the occult parts cannot be explained because it concerns the practice of witchcraft. That is where we have the secrecy in the traditional medicine. That is where we have the secrecy so that it cannot be explained because it concerns the practice of witchcraft.

F. So, in which cases do you use this occult practice?

A. We use it when a sickness is caused by an influence of witchcraft, or enemy, that is where we apply the occult part of it. Being attacked by an enemy, that is influence of a devil; you know, some sicknesses caused up by person, by person in short, is caused up by influence of devil, which is caused up by human being. Human being can cause you sickness through the influence of devil. In such a case this medicine, ordinary medicine cannot work except you use the occult part of this. No remedy, no medicine, no tablet, no root, no herb can cure that part except you use the occult part of it. If a sickness is caused up by influence of a spirit, a bad spirit, you can treat even up to twenty years - the person cannot recover, he cannot finish except you use the occult part of it. That is, you'll find the root cause of the sickness, you except go inside to that very place it causes whole thing, and then solve the matter before you apply medicine. But some people does not believe that this thing exists, but it is ... Such thing exists! Such power exists! You see that somebody can cause you to get accident for example .. you can drive a car on a main road, you can see road divided into three, but you can have original road which is one: you can go into the bad one. That bad one may be inside pit, or water, or river ... I am now telling you the part the occult part can play. The occult part of healing is for protection.

F. And what kinds of sicknesses could be caused by spirits?

A. Any sickness: the Satan have power to give you any sickness, anyone. This belly-ache, it can be caused up by devil, it can also be ordinary sickness.

F. So when you see the patient you can say this isn't an ordinary sickness?

A. Yes. That is why we apply the occult part because that is why it is too secret because it contain ... you have to be a member of that society.

F. So you are a member of this?

A. Yes! I am. I'm a witch-doctor. I'm a witch doctor. Without that we cannot treat the occult part of it; you know we have cycles, we have step one, step two, step three: it depends on how you practice. Just as you have your degree in university - so we have it in our own. So that I am a full member, I am a witch-doctor: that is why I am able to treat so many difficult cases.

F. And when did you join this witchcraft-society?

A. You know, you join it through your father. As soon as your father dies he pass you into ... Now, as I'm here none of my children can be a herbalist except I dies. That's why actually this traditional medicine is hereditary. Before I die I transfer the power to any of them. That is I am telling you the powers in the occult part, how it is used. That is why it cannot be explained, it is very difficult to explain it because it is hereditary.

F. But it is allowed to explain it in any case?

A. No, not at all, at all.

F. It's like a secret society?

A. Yes, cannot! That is the last power we have: how will you show somebody your last power? But we can train somebody for ordinary healing. We can train you if you wish to come in as a healer, we can train you, but not in that part. That part is a family part, is a family business ... family, cannot be explained (lacht).

F. And this power always passes on to the children?

A. From father to son, father to son. We use them for healing, for treatment, for treating the serious cases. That is only benefit. I think you know, this witchcraft - they are in two: the black and white, that is good and bad. So the healers use the white one, healers use the good one to treat serious cases caused up by devil. White power is for treatment. Use them for treatment, use them for research, use them for inventions.

F. And the power could also pass on to your daughter?

A. Yes, anyone you like ... you transfer before you dies. Before you are dead you have already chosen one to be transferred for, only one. Depending on the child who love you, who always have the interest for what you are doing ... And even before that time, somebody will come, or any of the child will develop interest, then you will know.

F. But could your daughter also ...

A. Yes, this work is not for ... this traditional thing in that part of the occult part, always man. If it is in the woman we'll give them very little, not all. Because, you know, woman always marry, go to another family. Woman would go to another family entirely, send you family thing to another family, so that's why you don't give to a woman. Man always be in his father's family. Man can marry twenty wives, but he will still be at his family. That is why it is difficult to explain. There's a great secrecy in it, because a family god cannot be taken to another family.

F. So in witchcraft-society there are only men?

A. No! Not only men. We are talking of the white one for traetment, for healing ... is only for men. Witchcraft ... a woman can be a witchcraft, a man can be a witchcraft - good or bad. But the one we use for treatment, for healing, in a family cannot be transferred to a woman.

F. So women who have witchcraft power will not be able to heal?

A. Well, they can heal, there are women who can heal, but they will not have the full power, not full. Just as a medical doctor; you know, we have nurses, we have matrons ... so in the native there are women who can heal. But they won't have the full power, but they will do well.

Wir fragen, was 'witchcraft' sei, wer sie anwendet und wer von ihr bedroht wird.

A* Witchcraft are bad spirits driven from heaven. They are evil powers. They exist - whether you believe it or not. If you don't believe it, they will make you a victim.

F* Why is it that people get attacked at a certain point?

A* Witchcraft is a human being. When you have a collision with a member of witchcraft-society, instead of using court action he can cause you accident, sickness, or I can hire a man to do it for me, somebody who is a witchcraft.

F. Why could people be interested in harming others?

A. Those people who are interested in harming people are wicked people who does not like good thing. For example, you can be in your office, working, you come as a new person in your department but you have promotion up to two times - the other man has been there for twenty years, no promotion! Will he be happy? (lacht) That is how they made me to used to come. But he forget that you study hard. Because you study hard, because you know your work, that is why you are promoted. So a new person become promoted two times, an old person does not: will you be happy if it is you? They will try to bring you down, or work transfer. He can cause your transfer, or he cause you anything. This is an example I'm telling you.

F. Will everybody have this power to cause harm to others?

A. Depending on the sort of spirit you have. If you have a strong spirit nothing can harm you. But if you have a weak spirit you can be harmed

F. Could you help a person who is accused of being a black witch?

A. He could be helped, yes. Because we only want to save the life of the person. If he confess that he will never do bad again, that is where we can help. If not, we cannot help because he's a wicked person. When he confess, we can help him provided he stop.

Wir möchten wissen, ob es verschiedene Geister gibt und in welcher Weise sie handeln.

A. There are in millions. There are so many that nearly you can't count them. There are in groups: there are one for one o'clock, there are one for two o'clock, there are one for day, there are one for night. Yes, and they have names. All of them work by their own time and hour. There is a devil for twelve o'clock, there is a devil for one o'clock, there is a devil for four - but as a mystic man you must know all the names and their works. You have the devil, you have the angels, As the devil work in time, angel also work in time. We can call them; there are in battalions (lacht).

F. And you use the good spirits to help you?

A. Good ones, we do ask, yes.

F. You say there are bad spirits, and they harm people. Do the bad spirits cause this harm out of their own will, or are they being sent by persons?

A. Sent by persons. They cannot just harm you, when you just pass like that. Somebody sent them to you. That is why it is necessary for one to protect himself in any way you believe: either with God, or with ordinary protection. Some people does not believe in charms. People believe with their own creator, some people believe with charms. The charm itself - which the Christian do not believe, - is God because all the ingredient, the material is the work of God, what he has made and then forced power in them. So that when somebody use charm for protection is also depending on his own creator. Is the same thing.

F. Can you actually see the spirits, the evil spirits, or can they not be seen?

A. We ourself can see them through invocation. When we go to invocation in the grave, in the forests, in the room, they can come out. You see them for a special purpose - if you don't know how to dismiss them they beat you, you die on the spot. They can make you deaf, they can make you dumb if you make a little error. During incitation, you make a little error, you cannot talk, or you close your ear, or you die. So it's very dangerous, you don't always invoke spirit always, it's too dangerous. Except it is very important matter, and we have to bill the patient, somebody who want invocation we bill you properly because it's a risk, very risky, very risky. We don't like to do that work always ... The devil can be seen, can be seen.

F. But only the witch-doctors can see them?

A. Yes. The occultists, generally, the occultists, including the witch doctors. The occultists, but it's very risky to work on that always.

F. And what's the difference between occultists and witch doctors?

A. They are the same, because only names different, but they are the same. The occultist is just modern name, it's just a modern name given to it.

F. And the spirit appears as a person, or an animal?

A. It can appear like animal, it can appear as a cat, can appear as any animal, can appear in form of a bat - not a human being (lacht). At time, if he want to come out, at time he can come like an old woman, very old retired woman, or old man - just like that, but you would understand. But it's very risky, very, very, very risky. It's not always good to deal with that as you wouldn't live long.

Wir erwähnen, daß Heilung auch in den zahlreichen spiritualistischen Kirchen eine große Rolle spiele. Dr. Okopedi zieht daraufhin einen Vergleich zwischen den Heilmethoden.

A. We are the same line, because in spiritual healing they may use holy water which is made by nature; they may use oil which is a fruit of a plant. We can use a leaf, we can use a root which are all made by nature. So we also call upon God before we start our healing in traditional method. We feel that spiritual healing and traditional healing are the same thing, and they use the same material, because we call God, they call God; they use water, we use water; they use prayer, we ; they use holy oil, we use holy oil. The difference we may tell may be only in name. Because the traditional healing - we could take it as traditional religion. That is another different way of worshipping God. I think you know we have different churches with different names. All of them are calling upon one God. So there is no difference between the spiritual healing and traditional healing. Because we all are working towards one goal.

F. So you also believe in one God, in this God?

A. Too much, yes. I'm a being created by God; before even I start to heal I call upon him. All the herb we are using is made by him. He put the power in them before they could act. We are only agent to God.

F. And did you ever go to church?

A. Eh ... that's another important question. Ehm, ehm ... it is myself, I do go to church whenever I wish. I do go to church whenever I wish. It does not mean that when somebody is a traditional doctor that he could not go to church. So I do go.

F. And to which kind of church do you go?

A. Presbyterian.

F. Are you a member?

A. I'm a member.

F. But the power to heal, the knowledge to heal you have from your forefather?

A. From my forefather.

F. And not from God?

A. No, you know, from my forefather ... the power to heal, the power to treat, I inherited from my father, my father and my forefather inherited from God. You see, that's why I say we are the agents of God. We mean that traditional doctors are the first doctors, the first doctors on earth are traditional doctors. And they are being trained by God. God trained them.

F. You said, it is the same: traditional religion and traditional healing.

A. Yes.

F. Healing, you said, is also a form of worship.

A. Yes. Healing is a sort of worship. It is, traditional healing is a sort of religion.

Dr. Okopedi ist ein traditionaller Heiler moderner Prägung. Sein Angebot steht zwischen dem der spirituellen Heiler und dem der Ärzte. Bewußt in der Tradition stehend und diese verteidigend, bleibt er neueren Entwicklungen gegenüber aufgeschlossen. Er integriert Elemente anderer Gesundheitssysteme und bewahrt somit seine Attraktivität für den Patienten.

Gesundheitsversorgung: Heilkunde und Medizin

Während der Kolonialzeit wurden die Heiler im Gebiet des heutigen Nigeria gleich doppelt verdrängt: durch die Einführung der westlichen Medizin und durch die Einrichtung zentralisierter Formen der Gesundheitsversorgung, auch zu Lasten des niedergelassenen Arztes, (PEARCE 1980: 94). Die gegenwärtige Lage der Heiler ist nicht einfach, wobei besonders die Rechtslage sie in Schwierigkeiten bringen kann: Sie dürfen weder Kranken- noch Totenscheine ausstellen und laufen Gefahr, der Tötung angeklagt zu werden, wenn ein Patient stirbt. (ASUNI 1979: 35). Das Gesundheitssystem ist jedoch für alle Beteiligten problematisch geworden. Im September 1984 haben die Krankenhausärzte aus Protest wegen fehlender Medikamente, mangelhafter technischer Ausrüstung und schlecht ausgebildetem Personal gestreikt. Nicht einmal von Regierungsseite wurde die Legitimität ihres Anliegens bestritten. Parallel zur Berichterstattung darüber erschienen in nigerianischen Zeigungen zahlreiche Artikel, die das Problem unter dem Aspekt traditionelle Heilkunde aufgriffen.

Das stärkste Argument für die Heiler liegt weniger in der Verteidigung der afrikanischen Heilkunde als in einer nüchternen Bestandsaufnahme der gegenwärtigen Gesundheitsversorgung im Hinblick auf ihre zukünftige Entwicklung. Neueste Untersuchungen zeigen einen nahtlosen Übergang vom Scheitern der Gesundheitsplanungen 1962-1968 und 1970-1974 ("only a marginal impact on the health status of the average Nigerian") zum Scheitern des "Basic Health Services Scheme" 1975 ("little or no impact on the overall quality of health care delivery"; FADAYOMI & OYENEYE 1984: 794). Im Rahmen des BHSS kam es zwischen 1975 und 1981 zum Bau von nur 22 "Comprehensive Health Centres", während im Jahr 2000 nach Plan (bei einem Bevölkerungswachstum von 3,5 %) 3371 Zentren erforderlich wären (OYENEYE 1985: 67). In Anbetracht der Bevölkerungsentwicklung scheint es allerdings kaum möglich, für die Gesundheitsversorgung auch nur im gegenwärtigen Umfang weiterhin Mittel aufzubringen. Am Beispiel Nigerias fordern FADAYOMI, & OYENEYE deshalb, den Akzent auf Vorsorge (Ernährung, Hygiene) und einheimische Ressourcen zu legen. Doch die Entwicklung der Heilkunde wird unterschiedlich beurteilt: "I can only see the role of the traditional healers getting narrower and narrower, but not to the extent of being completely eliminated" schreibt der nigerianische Psychiater ASUNI (1979: 36). Eine entgegengesetzte Einschätzung weist gleichzeitig auf den Grund hin, auf dem die divergierenden Urteile ihren Platz finden: "Traditional medicine harbours enormous potential which remain largely unexplored" (OYENEYE 1985: 69).

Eine Bestandsaufnahme der Heilkunde würde Klarheit über die Gesundheitsversorgung der Bevölkerungsmehrheit Nigerias bringen, denn die offizielle Medizin erreicht hier nur 25-35% der Bevölkerung (PEARCE 1980: 96; FADAYOMI & OYENEYE 1984: 794). In Nigeria sammeln sich 70% der Ärzte in nur sieben größeren Städten, während von den restlichen mehr als die Hälfte ebenfalls in Städten praktiziert (OYEBOLA 1980a: 23). Die Ärztedichte von 1:26.000 (1979) bleibt zwar weit hinter dem Planziel von 14.000 (1980) zurück - wobei die Schere künftig weiter auseinanderklaffen dürfte -, sagt aber noch wenig über die tatsächlichen Verhältnisse (FADAYOMI & OYENEYE 1984: 795). Es mangelt an Zahlen zur Ärztedichte in ländlichen Gebieten. Im Annang-Ibibio Gebiet (Bev. 1.200.000) praktizieren 13 Ärzte, also ein Verhältnis von 1: 92.000 (ENANG 1979: 291). Angaben zur Zahl der Heiler sind noch rarer. Eine Untersuchung aus Bendel State, Nigeria kommt zu einem Arzt-Heiler Verhältnis von 1:150, bzw. 1:24, zählt man das gesamte medizinische Personal (OYENEYE 1985: 68). Für den Yoruba Bereich (Bevölkerung 14 Mill.) basiert die Zahl von 26.304 Heilern (1976) auf der Hochrechnung einer Schätzung der Heilerzahl in Ibadan 1963 (OYEBOLA 1980a: 28). In einer Untersuchung MACLEANS gaben 1963 12 (3%) von 400 befragten Männern in einem Stadtviertel Ibadans (5.790 Einw.) herbalist/native doctor als Beruf an (1966: 132). Zu zwei Yoruba Ortschaften in Ondo State, Nigeria machen ORUBULOYE & CALDWELL (1975: 261) für 1973 genauere Angaben: Ido (17.600 Einw., Krankenhaus, 1 Arzt, 11 Schwestern/Hebammen, 2 'Health

Workers') zählt 56 Heiler (1:314); Isinbode (4.300 Einw., keine medizinische Einrichtung) zählt 20 Heiler (1:215). Was Calabar betrifft, ist die Angabe von UYANGA (1983: 581), daß hier und in Uyo Hunderte von Heilern praktizieren würden, wenig genauer als Okopedis Auskunft zu Calabar: "Ah, there are so many, there are so many!"

Heiler und Ärzte

Die Beziehung zwischen Heilern und Ärzten stellt sich, folgt man den Berichten der nigerianischen Zeitungen, eher als strukturelle Konkurrenz denn als "unstrukturierte Koexistenz" (BICHMANN 1984: 185) dar. Man schreibt von "kaltem Krieg": Archaisch, barbarisch und unhygienisch seien die Methoden der Heiler, nicht akzeptabel die Geheimhaltung ihrer Praktiken. So lauteten die Vorwürfe der Ärzte (ADESOLA 1984). Umgekehrt wird der harsche Umgang mit Patienten in Krankenhäusern ebenso kritisiert wie eine drakonische Amputationschirurgie (ANYASI 1982). Die 'Nigerian Union of Medical Herbal Practitioners' beklagt auf ihrer dritten Konferenz in Lagos (August 1984), daß sie von der Regierung nicht anerkannt werde, da die "westlich ausgebildeten Ärzte" erfolgreich gegen die Heiler Position bezögen (ONUOHA 1984). Einige Bundesländer haben jedoch Heilerverbände anerkannt. Dabei verträgt sich die Opposition gegen Heiler durchaus mit einer positiven Haltung zur Heilkunde. Bei einer Befragung von 103 nigerianischen Ärzten konnte PEARCE feststellen, daß zwar fast zwei Drittel die Integration der beiden Gesundheitssysteme befürworten, von den Befürwortern jedoch knapp zwei Drittel der Zusammenarbeit mit Heilern reserviert gegenüberstehen. Er zieht den Schluß: "The initial positive response to the suggestion of integration camouflages ambivalent feelings or reservations". Die Ärzte zeigen sich in dieser Befragung zwar an den psycho-spirituellen Aspekten der Heilkunde interessiert - doch die mögliche Abgrenzung gegenüber bestimmten Praktiken ist schlicht durch die Ausgrenzung der Heiler ersetzt (1982: 1615f.) Angesichts solchen Konkurrenz- und Kontrollstrebens stellt 'Integration' auch für Heiler die Frage nach einer Abgrenzung.

Schroffe Töne im Verhältnis moderner und traditioneller Therapeuten, gedämpft durch die Indifferenz der Mehrzahl der Ärzte (ASUNI 1979: 37), geben wohl kein vollständiges Bild der Situation. Eigene Beobachtungen in Calabar lassen vermuten, daß auf einer Ebene weit unterhalb der nationalen, von Verbandspolitik bestimmten Debatte, und außerhalb festgeschriebener Programme, zumindest in Einzelfällen eine effektive Zusammenarbeit entstanden ist. Im Krankenhaus einer Knochenheilerin konnten wir einen Arzt bei der Versorgung eines Verletzten beobachten; die Heilerin gab an, er besuche regelmäßig ihr Krankenhaus und sei für die Wundbehandlung zuständig. Auch Okopedi erwähnt, daß eine Krankenschwester des 'General Hospital' zweimal wöchentlich zur Visite käme; in Zukunft, so hofft er, werde sie ständig in seinem Krankenhaus arbeiten. Schon heute behandele er Patienten, die ihm von dort überwiesen würden. Wo solche Kontakte angesprochen werden, klingt es manchmal wie die Andeutung obszöner Praktiken: "There are stories of some doctors referring physical cases to traditional healers. There are also stories of some doctors using traditional healing practices on themselves when they take ill" (ASUNI 1979: 36).

Der städtische Heiler: Öffnung und Abgrenzung

Auch ohne Kooperation und gezielte Förderung integrieren Heiler Elemente des medizinischen Gesundheitssystems (OYENEYE 1985: 68). Während ASUNI noch einen Heiler anführt, der nicht wisse, wie er Behandlungsgebühren einführen könne, verlangt Okopedi schon vor der Behandlung eine Konsultationsgebühr. Auch Aufzeichnungen - von ASUNI ebenfalls zu den Problemen der meist ungebildeten Heiler gerechnet - fertigt er an: Die Patienten werden in einer Kladde registriert (mit Adresse und Besuchsgrund); Angaben zur Rezeptur seiner Kräutermittel hat er schriftlich niedergelegt. Im Zusammenhang mit deren Verkauf - er erhofft sich auch den Staat als Abnehmer - hat er sich zwecks Kauf eines Etikettiergeräts an eine Schweizer Firma gewandt; bei unserem Besuch übersetzen wir deren französisches Antwortschreiben. Auf den Modernisierungsprozeß angesprochen, betont Okopedi - neben der Möglichkeit, Kräutermittel jetzt länger zu konservieren - besonders die Kommerzialisierung; Während der Vater nur zu Hause praktiziert habe, betreibe er ein Krankenhaus. J.O. MUME, ein Heiler aus Agbarho, Bendel State, wirbt sogar mit ganzseitigen Zeitungsanzeigen für sein Krankenhaus (Sunday Concord, 8. April 1984: 16).

Die Aufnahme neuer Elemente besonders durch städtische Heiler folgt zum einen aus der ökonomischen Notwendigkeit; zum anderen führt der Einfluß prestigeträchtiger Therapieformen zu einem Interesse an Kooperation und Weiterbildung. Das Beispiel Okopedi zeigt klar, wie sich ein Heiler engagiert, wenn ihm ohne staatliche Integrations- und Heilerfortbildungsprogramme noch die Chance bleibt, seinen Interessen zu folgen. Als nigerianischer Heiler sucht er eigene heilkundliche Erfahrungen durch indische Kenntnisse und europäische Naturheilkunde zu bereichern. Hier beginnt sich eine Situation abzuzeichnen, in der einer "kosmopolitischen Medizin" (BICHMANN 1984: 184) eine Heilkundige gegenübersteht, die nicht im Provinziellen verharrt, sondern kosmopolitisch orientiert ist, mit dem Ziel einer Fundierung und Stabilisierung der eigenen Tradition.

Wir sehen an Okopedi, auf welchem Weg ein Heiler das Problem von Öffnung und Abgrenzung bewältigt. Auch bei dem Heilkundigen MUME lassen sich Ähnlichkeiten feststellen, wo es um Identitätswahrung, Statussicherung und Prosperität geht. Im Gegensatz zur traditionellen Haltung, den gesamten Bereich im Heilkundlichen im Verborgenen zu halten - in der nigerianischen Debatte ein häufig genannter Kritikpunkt -, betont Okopedi die Notwendigkeit der Kommunikation über den Bereich der 'normalen Krankheiten'. Doch geht es nicht um schülerhafte Übernahme, sondern um gezielte Weiterentwicklung der eigenen herbalistischen Praxis. Seinem Wunsch zu lernen, seinem Interesse an Kontakten auch mit medizinischen Einrichtungen, entspricht die Bereitschaft, traditionelles Wissen weiterzugeben. Okopedi formuliert hier selbst den Unterschied zur früheren, rein familiären Weitergabe, wobei die Offenheit im Bereich 'normale Krankheit' (healing part) durch Verschlossenheit des anderen Teils (occult part)ausbalanciert wird. Dieser umfaßt Diagnoseverfahren (s. SOFOWORA 1982: 28) sowie Schutz und Hexerei. Dabei scheint die

Unmöglichkeit, über Hexerei zu sprechen, nicht nur Ausdruck von Vorsicht und Unwillen: Wenn über Hexerei nichts mitgeteilt werden kann, so auch, weil es wie Okopedi andeutet, sprachlich kaum zu fassen ist.

Die Verbindung der Teile: "Occult Part" und "Healing Part"

Das Verhältnis der beiden Komponenten traditioneller Heilkunde bleibt ein zentrales Problem der nigerianischen Diskussion wie der wissenschaftlichen Betrachtung. Die Versuchung ist groß, die Dualität als Dichotomie zu konstruieren und analogisch zuzuordnen; modern - traditionell; akzeptabel - verwerflich; wesentlich - unwesentlich. PELTZER notiert das Desinteresse der Ärzte am "metaphysischen Teil", während Heiler beide Teile für wichtig ansehen. Chief J.O. LAMBO, Präsident der NAMH (1983) hält die okkulte Heilmethode für effektiver und zuverlässiger als die naturwissenschaftliche (PELTZER 1981: 8), und MUME sieht in der Vermittlung okkulten Wissens die besondere Schwierigkeit der Heilkunde wie ihren Unterschied zur medizinischen Lehre (1976: 140). Er ist entsprechend skeptisch, was die Möglichkeiten einer Integration des traditionellen und medizinischen Gesundheitssystems anbetrifft: "We belong to different schools of thought" (1983). In einem Zeitungsbeitrag empfiehlt IGINLA, die Heilkunde um den okkulten Teil zu kürzen: "Why not castigate this side and concentrate on that side which we can teach to students and research? We have no justification to denounce everything in traditional medicine!" ASUNI dagegen folgt scheinbar dem Argument der Heiler, dreht es jedoch herum: Sofern die Heiler keine Arznei (Kräuter) verwenden, also nur Positionen beziehen, die die Medizin nicht beansprucht, sieht er keine Probleme (1979: 38). Die Toleranz gegenüber dem okkulten Bereich dient der Abdrängung in Nischen.

In wissenschaftlichen Erörterungen zur Heilkunde geht es immer wieder um den Stellenwert des 'rationalen Anteils'. KRAFZYK hält die rationalen Züge der afrikanischen Heilkunde für "praktisch bedeutungslos" (1982: 71), sieht sie fest im magischen Weltbild verankert und vermutet, auch die Theorieanteile zur 'natürlichen Ursache' könnten von den Europäern übernommen sein (S. 68). Dagegen kommt WYLLIE aufgrund einer Befragung von 40 ghanesischen traditionellen und spirituellen (kirchlichen) Heilern zu dem Ergebnis, daß beide natürliche Ursachen als die typischen und häufigsten ansehen. Auch fehlt die Zuordnung zu nur einem Ursachentyp. "The whole question of the role of spiritual ideas and symbols in indigenous medicine ought to be considered anew. It would appear that these serve a legitimating function" (1983:56).

Die Überbetonung des einen oder anderen Aspekts der Heilkunde scheint willkürlich; sie provoziert eine ethnologische Selbstanalyse, die ebenso beliebig ist. So schreibt HELLER in einer Studie über die Tamang (Nepal): "Unsere Untersuchung macht es wahrscheinlich, daß die ätiologische Bedeutung von Geistern und Hexerei in Volksmedizinen generell überschätzt wird, und zwar auf Grund der 'exotischen Selektivität' der Wahrnehmung kulturfremder Beobachter" (1977: 38). Dagegen stellt KRAFZYK fest, daß viele Heiler im Gespräch das Empirische betonen und das Magische bagatellisieren: "Auf diese Weise begünstigen manche Heiler, die ohnehin beim europäischen Beobachter vorhandene Tendenz, die Fremdheit dieser Weltauffassung durch Verleugnung ihrer magischen Anteile zu bewältigen " (1982: 72).

Okopedi betont nicht die lange Ausbildungszeit beim Vater, sondern spielt ihre Bedeutung zugunsten ererbter Kenntnisse und des Wissenserwerbs durch Träume herunter. Doch diese Form der Legitimation kann nicht heißen, das Faktum der langen Lehrzeit zu ignorieren. OYEBOLA stellt eine durchschnittliche 10jährige Ausbidlungszeit fest (1980b: 32). Von 29 Heilern in Abeokuta geben 17 an, mehr als 10 Jahre ausgebildet worden zu sein (BRAITO & ASUNI 1979: 188). Okopedi legitimiert seinen Status allerdings doppelt. In seinem Text zur Geschichte der traditionellen Heilkunde leitet er den Stand der afrikanischen Kräuterheilkunde von den Erfahrungen vieler Generationen von Medizinmännern ab; er sieht sich selbst in dieser Linie einer durch Versuch und Irrtum entwickelten Heilkunde: "Traditional doctors are the fathers of medicine". Unabhängig davon, inwieweit der Versuch, sich der eigenen Geschichte auf diese Weise zu vergewissern, schon Produkt moderner Erfahrung ist: Die Vorstellung natürlicher Ursachen und normaler Krankheiten ist nicht Ergebnis europäischer, sondern alltäglicher Erfahrungen. Die Praxis der Heilung (ausgenommen bei Spezialisten) ist durch eine Verknüpfung der Aufgaben charakterisiert: "Few could be found who did not combine witchdoctoring and fortune-telling with herbalism" (UYANGA 1979: 324). SOFOWORA spricht von "therapeutic occultism", durch den die Heilwirkung der Kräuter mystisch umhüllt werde. "Yet, to reach great heights as a traditional medical practitioner, occultism is virtually essential" (1982: 43).

Die ambivalente Hexerei

Der Heiler J.O. MUME schreibt; "Patients with chronic diseases caused by evil hands have a poor chance of getting better with the treatment generally available under the nations' health service. ... this is the main reason why herbalists and native doctors flourish in Nigeria today as never before" (o.J.: 72). Chronischer Krankheitsverlauf legt die Vermutung nahe, ein Verursacher stecke dahinter. UYANGA findet bei den traditionellen Heilern zu 57% Patienten, die länger als ein Jahr krank sind (1979: 326). Die Ibibio gelten in besonderem Maße als hexereigläubig. Calabar geradezu als Zentrum der Hexerei (JEFFREYS 1966: 95f.). "The Ibibio are not only obsessed with witchcraft, but such beliefs are central to their cosmology" (OFFIONG 1983; 82). "In almost any dispute or disagreement there is an implied threat by one of the parties to bewitch the other" (1983: 85). The 'witchcraft-society' wird von einigen Autoren zu den Geheimgesellschaften gerechnet (NOAH 1980: 29; ENANG 1979: 28; s. auch NWAKA 1968: 198). Der wirkmächtige Heiler steht als Mitglied der Hexereigesellschaft in einer zwielichtigen Nähe zum Bösen: "The Ibibio suspect almost every traditional healer of being a witch" (OFFIONG 1983: 87). Die potentiell ambivalente Stellung des Heilers findet sich auch in anderen Gegenden (MUME 1976; ONYIOHA 1979: 213). EVOGO schreibt über die benachbarten Ibo: "It is believed that a person who can treat diseases attributed to witchcraft and magic is also a member who is versed in the cult; but he is a member who does not practice the evil aspect. He refrains from partaking in their 'feast'" (1981: 58). Die Auseinandersetzung mit dem Bösen, deren Anstrengung Okopedi so eindringlich vermittelt, hat sich zum Teil zur Konfrontation mit dem bösen traditionellen Heiler verschoben: Auf dem Weg zu Okopedi werden wir von Leuten, die uns für Glaubensgenossen ihrer spiritualistischen Kirche halten, gewarnt vor diesem "darkness place" und seinen "evil spirits".

Die Patienten: Gesundheitseinrichtungen und Heilerwahl

Was leistet diese Heilkunde? Sucht man eine Antwort in der Entscheidung des Patienten, finden sich nur dürftige Zahlen, die Auskunft über Patientenstruktur und Heilerwahl geben. GESLER untersuchte 1976 das Gesundheitsverhalten der Zielbevölkerung einer Family Health Clinic in Calabar. Dabei wurden 444 Kinder bis zu sechs Jahren erfaßt. Innerhalb von zwei Wochen führten 124 Kranheitsfälle zu 105 "practitioners contacts", davon nur sechsmal Heiler und neunmal "Prayer House". Aufgrund dieser geringen Häufigkeit, die auf Angaben der Mütter basiert, fallen beide Einrichtungen aus den weiteren Analysen! GESLER schlußfolgert: "The principal 'competitors' to Western facilities are places that exist primarily to sell drugs" (1979: 30). Er gibt allerdings zu bedenken: "The good showing of Western places may stem from a desire on the part of mothers to say what they thought the field health workers wanted to hear" (1979: 29). Die restlichen Untersuchungsergebnisse beschränken sich auf die Feststellung allgemeinster Zusammenhänge zwischen höherem sozio-ökonomischen Status und "Western contacts". Daten über Anzahl und Spezialisierung der im Viertel vorhandenen Heiler fehlen.

Auch die Untersuchungen von UYANGA zu Krankheitsverhalten und Heilerwahl in Calabar und Umgebung sind nicht allzu ergiebig; sie sind zusätzlich durch fehlerhaftes Datenmaterial und unplausible Interpretationen belastet. Er befragte 193 Patienten bei 18 Heilern. Er stellt ein Übergewicht von weiblichen Patienten (62%) und Kindern fest. Da 48% der Beschwerden im Bereich der Unfruchtbarkeit (Frauen) und Schwangerschaft sowie "genito-urinary symptoms" (Männer und Frauen) liegen, sieht UYANGA die untersuchten Heiler als Spezialisten auf diesem Gebiet. 12% der Besucher sind nicht Patienten, sondern Klienten: Sie kommen zwecks Schutz und Beratung. Die direkte Frage an den Patienten, warum er den Heiler aufgesucht habe, enthüllt wenig: "Others could not do it" (41%); "It is not the sickness for hospital" (32%) (1979: 325ff). Der Autor vermutet hier diejenigen, die übernatürliche Kräfte, Verursacher und insbesondere Hexerei hinter ihrer Krankheit sehen. Als Ergebnis seiner Untersuchung der Einstellungen in zwei Dörfern in Cross River State betont UYANGA ebenfalls die Annahme übernatürlicher Verursachung, und "witchcraft as the most frequently mentioned cause of diseases". Die hohe Anzahl der Heiler in den städtischen Zentren führt er darauf zurück, daß diese die ländliche Bevölkerung sowie Migranten bedienen, deren Einstellung sich noch nicht verändert habe (1983: 581). Bei solchen Befragungen bleibt als unwägbares, nicht zu unterschätzendes Element die geringe Bereitschaft, einen Heilerbesuch zuzugeben: "The act of having to consult the traditional healer must be kept very secret from colleagues because of potential ridicule" (1983: 583). Okopedi selbst deutet im Interview diese Verleugnung an, als er christliche Patienten erwähnt, die zwar zur Behandlung kommen, jedoch nichts weiter damit zu tun haben möchten.

Der Glaube an Verursacher ist eine schwer faßbare Entscheidungskomponente. ADEMUWAGUN interpretiert die Entscheidung des Patienten für eine Behandlungsart als kritisches Urteil über deren Wirksamkeit. Bei seiner Untersuchung im Ibarapa-Distrikt (Oyo State, Nigeria) hatten sich die Befragten vor allem in folgenden Fällen für Heiler entschieden: Sorgen 92%; Schlaflosigkeit 74%; Malaria, Gelbfieber 56%; Schlangenbiß 55%; Würmer 35%; Verbrennungen 33%; (Pocken 46%: hier sei das traditionelle Verursacherdenken ausschlaggebend.) Bildung sei kein signifikanter Faktor (1979: 167f.) In der Untersuchung von ORUBULOYE & CALDWELL dagegen korreliert nur der Ausbildungsgrad der Eltern mit der Wahl der Behandlungsart (traditionell - modern) für ihre Kinder; Beruf und Einkommen wirkten nur mittelbar. UYANGA bringt die Heilerwahl damit statistisch nicht in Verbindung, jedoch zeigt sich nach seinen allgemeinen Daten ein gravierender Bildungsunterschied zwischen Stadt und Land. Bildung kann mit der veränderten sozialen Situation in der Stadt zusammenwirken, insofern hier die Jüngeren ein stärkeres Entscheidungsgewicht bei der Wahl des Gesundheitssystems haben. MACLEAN kommt zu dem Ergebnis, daß im Dorf Idere (Ibarapa-Distrikt) alle Mütter ihren Kindern traditionelle Heilmittel geben, während die Zahl in Ibadan stark altersabhängig ist: - von den unter 24jährigen verwenden noch 44% solche Mittel. Um ihre Fruchtbarkeit zu sichern, benutzen allerdings Frauen in der Stadt ebenso wie auf dem Land traditionelle Mittel (29%) oder suchen Heiler auf (14%) (1969: 175f).

In allen Fällen bleibt zu klären, inwieweit eine andere Wahl auf Einstellungsänderungen zurückzuführen ist. Vor allem muß die Analyse der Einstellungen mit einer Bestandsaufnahme der verfügbaren Gesundheitseinrichtungen verbunden sein. UYANGA läßt dies außer acht, obwohl er den hohen Anteil von Kindern unter den Patienten der Heiler feststellt. "Health services have by far their greatest impact on populations in their immediate vicinity ... The confinement of most of the impact to a relatively small radius is particularly the case with children, especially the very young. Continued mortality decline is really not a matter of overcoming ignorance but of providing sufficient density of health services" (ORUBULOYE & CALDWELL 1975: 272). Kinder befürfen einer prompten und effektiven Behandlung; besonders Mütter suchten daher nach neuen Behandlungsformen (MACLEAN 1969: 184). MACLEAN unterstreicht den pragmatischen Charakter der Entscheidung: "The decision to use the hospital may come at any point in a series of different efforts towards cure, steps which may involve in turn, herbalists, 'babalawo', a proprietary preparation of a cure-all from an itinerant medicine seller" (1966: 139).

Die spiritualistischen Kirchen: Heilung in Gottesdienst und Krankenheim

Die afrikanischen spiritualistischen Kirchen wurden bisher nur am Rande erwähnt, sind jedoch im Raum Calabar für die Beschreibung der Gesundheitsversorgung und der Situation eines traditionellen Heilers mindestens ebenso wichtig wie Einrichtungen der offiziellen Medizin. Denn Krankheiten und Hexerei bringen Kunden nicht nur zum traditionellen, sondern auch zum kirchlichen Heiler (OFFIONG 1983: 85). In Calabar sind diese Kirchen vermutlich genauso zahlreich wie im angrenzenden Annang-Ibibio Distrikt um Anak, nach BARRETT dem Gebiet mit der wohl höchsten Dichte 'Unabhängiger Kirchen' (1968: 291).

Daten zur Religionszugehörigkeit finden sich nur vereinzelt. In einem Stadtviertel Calabars mit 80% Efik/Ibibio Bevölkerung stellt GESLER (1979) folgende Zusammensetzung fest: protestantisch 49%; katholisch 24%; "separatist" 19%; andere 8%. UYANGA (1983) kommt bei 58 Haushaltsvorständen in Calabar zu folgenden Zahlen: christlich 64%; "spiritual" 23%; traditionell 14%. Entgegen seiner Aussage, daß spiritualistische Kirchen auf dem Land größere Anhängerschaft hätten (1979: 324; 1983: 580f), zeigt seine Untersuchung - vergleicht man die beiden Städte (Calabar, Uyo) mit den beiden Dörfern (Ediene, Ibiono) - keinen Unterschied (Stadt: 28%; Land: 29%). Die Anhänger der traditionellen Religion sind allerdings mit 20% auf dem Land doppelt so stark wie in den Städten.

Die Bedeutung dieser Kirchen können diese Zahlenangaben jedoch nicht dokumentieren. Die 'Unabhängigen Kirchen' werden von den Annang-Ibibio 'Ufok Uyanga' genannt: "A house for help, a healing house" (ENANG 1979: 250). Erfolgreiches Heilen kraft des Heiligen Geistes begründet den Rang des Personals. "So sind diese Heiler ... in den Augen ihrer Gefolgschaft, ihrer Patienten und Klienten die idealen Pastoren. ... Ihre Taten bezeugen, daß religiöse Autorität ihnen mit Recht zukommt" (GRESCHAT 1974: 84). 60% der Übertritte von klassischen zu spiritualistischen Kirchen sind durch Krankheit und die Suche nach Heilung motiviert (ENANG 1979: 339). Der Besuch einer 'Heilenden Kirche' muß keineswegs den Übertritt einschließen. So kommt es, daß 6-10 Heilkräfte 25-300 Menschen betreuen, von denen aber nur ein bis zwei Drittel ständige Mitglieder sind. Im Falle von 'Isaiah's Prayer House' kommen von 25 Besuchern 19 zwecks Heilung und Beistand (1979: 338).

Die spiritualistischen Kirchen fungieren als Krankenhäuser (ENANG 1979: 292) oder 'healing homes' (UYANGA 1979). Das Spektrum der kirchlichen Heilung reicht vom regulären Heilungsgottesdienst an Freitagen bis zu 'spiritual hospitals', die über Einrichtungen zur stationären Behandlung (Krankensäle, Warte- und Sprechzimmer) verfügen. Dazwischen liegen Kirchen (oder einzelne Gemeinden), die in ihrem Namen auf die Funktion des Heilens verweisen, jedoch Kranke durch eine berufene Person nur ambulant behandeln, bzw. im oder am Kirchengebäude versorgen, ohne jedoch über speziellere Einrichtungen zu verfügen. Die Vielfalt bei den Heilern reicht von Selbständigen, die ihre eigene 'prayer group' oder 'power church' gegründet haben über Spiritualisten, die in herausgehobener Stellung als Heiler-Pastoren der Gemeinde einer Kirche vorstehen, bis zu heilungsbegabten Laien, die in den Gottesdiensten tätig sind (GRESCHAT 1974: 71).

Die kirchlichen Heiler erfüllen im wesentlichen die gleiche Funktion wie die traditionellen Heiler: Krankheit heilen, Mißgeschick abwenden, Zukunft sichern (GRESCHAT 1974: 76). Ihr Anspruch ist unterschiedlich. 10% geben an, nur bestimmte Krankheiten heilen zu können, während 90% behaupten, alle Krankheiten zu heilen. Erstere erkennen den möglichen Nutzen sowohl von Medikamenten als auch Heilkräutern an. Die wichtigsten Heilmittel aller christlichen Heiler sind aber spiritueller Natur: Beten, Fasten und Sündenbekenntnis (ENANG 1979: 272ff). Von besonderer Bedeutung ist die Macht des Worts: "The healers have the habit of announcing several times, at various points in the curing ritual, that the patients will get well" (UYANGA 1979: 324). Dazu kommt die wirkmächtige Berührung. Das wichtigste Element des spirituellen Verfahrens ist die Bestimmung der Ursache der Malaise. 'Entdeckung' steht somit zwischen Diagnose und Behandlung (ENANG 1979: 255), kann aber mehr als Teil der Behandlung denn als bloße Voraussetzung verstanden werden (UYANGA 1979: 329). Das Angebot einer plausiblen Erklärung begründet die Attraktivität spiritueller und traditioneller Heiler selbst nach abgeschlossener medizinischer Behandlung.

Heilkunde in Calabar: traditionelle und spirituelle Heiler

UYANGA stellt bei den Patienten der spirituellen Heiler eine stärkere Ausrichtung auf übernatürliche Verursachung fest: Er ordnet die Beschwerden von 30% der 279 Patienten dem Bereich "witchcraft and diseases of supernatural aetiology" zu (1979: 327). Dazu paßt WYLLIES Befund, daß spirituelle Heiler eher als traditionelle die Möglichkeit übernatürlicher Verursachung berücksichtigen (1983: 51). Bei den spirituellen Heilern findet UYANGA (1979) gleich viele männliche und weibliche Patienten. Hier stellen unfruchtbare oder schwangere Frauen 20% aller Behandlungsfälle, während die traditionellen Heiler es bei einem Übergewicht weiblicher Patienten zu 34% mit Beschwerden dieser Art zu tun haben. Der größte Teil der Patienten (spirituell 37%; traditionell 42%) hat körperliche Beschwerden (Atmung, Verdauung, Hautkrankheiten). Ebensowenig wie bei psychischen Problemen (13-14%) zeigen sich Unterschiede zwischen den Patientengruppen. Zu den beiden Heilertypen kommen auch Klienten, die sich Schutz erhoffen (OFFIONG 1983: 92). Okopedi bietet allerdings Leistungen an, die die Kompetenz des spirituellen Heilers überschreiten. Dazu gehört die Beschneidung. Eine Untersuchung in Bendel State, Nigeria, zeigt deren große Verbreitung (fast 100%); die Mehrzahl dieser Operationen wird von traditionellen Chirurgen ausgeführt. Heute erhalten sie Konkurrenz von modern ausgebildeten Kräften (Schwestern, Hebammen: 25% der Fälle), (MYERS et al. 1985). Das breite Behandlungsspektrum des traditionellen Heilers demonstriert auch die Untersuchung von ADEMUWAGUN. Während Leute mit Sorgen oder Schlafstörungen gleichermaßen traditionelle und spirituelle Heiler aufsuchen, geht niemand mit Knochenbrüchen oder Schlangenbissen, fast niemand mit Fieberkrankheiten zum spirituellen Heiler (1979: 170). In diesem Bereich verliert der traditionelle Heiler Patienten an medizinische Einrichtungen. Traditionelle und spirituelle Heiler konkurrieren zunehmend auf dem gleichen Sorgenfeld um Patienten und Klienten. Zwischen christlichem Heilangebot und medizinischer Versorgung ist der traditionelle Heiler aber einem doppelten Wettbewerb ausgesetzt; beide Konkurrenten haben den Vorteil, als modern zu gelten. Nach UYANGA (1979) sind 62% der Patienten in 'spiritual healing homes' Alphabeten - gegenüber 68% Analphabeten bei den traditionellen Heilern. Die Auswertung seiner Befragung zu Besuch ("most frequently used service") und Präferenz der Gesundheitseinrichtungen zeigt eine starke Zunahme des Besuchs medizinischer Einrichtungen in der Stadt. Heiler (traditionell/spirituell) werden noch von einem Viertel (Stadt) gegenüber zwei Drittel (Land) der Bevölkerung aufgesucht. Diese Verschiebung geht weitgehend zu Lasten der traditionellen Heiler, die drei Viertel ihrer Kunden verlieren. Sie werden in der Stadt noch von 10% am häufigsten aufgesucht, die spirituellen Heiler von 16% (Land 27%). Ein Vergleich mit den Behandlungspräferenzen städtischer und ländlicher Bevölkerung zeigt, daß sich in der Stadt die besuchte Einrichtung mit der bevorzugten deckt, während in den Dörfern nur die Hälfte derjenigen, die Heiler aufsuchen, diese auch bevorzugen. Die geringere Bevorzugung von Heilern durch jüngere Leute und Stadtbewohner betrifft die traditionellen Heiler. Die Angaben für die Präferenz kirchlicher Heilung zeigt kaum Unterschiede zwischen Stadt und Land; sie liegt aber bei den unter 25jährigen höher als in der Altersgruppe 26-39. Bei den über 40jährigen ist sie am niedrigsten. Die wirklich dramatische Verschiebung ist die zwischen traditionellen und spirituellen Heilern: Von den über 40jährigen Stadtbewohnern bevorzugen 38% Heiler - 35% tradtionelle und 3% spirituelle. Von den unter 25jährigen bevorzugen 31% Heiler - 4% traditionelle und 27% spirituelle (s. UYANGA 1983, Tab. 3 und 5).

ASUNI spekuliert, daß die kirchlichen Heiler als neutrale Instanz dem Patienten als Ausweg aus seinem Dilemma zwischen traditioneller und moderner Gesundheitsversorgung dienen könnten (1979: 37). Die Auswertung zweier Tabellen von UYANGA weist auf die enorme Fluktuation der Patienten hin. Von den Patienten der traditionellen Heiler haben nur 5% keine andere Gesundheitseinrichtung besucht; 44% haben Erfahrung mit medizinischen Einrichtungen, 40% mit anderen traditionellen Heilern und 32% mit kirchlichen Heilern. Von den Patienten der kirchlichen Krankenheime fehlen 23% anderweitige Erfahrungen; 36% sind schon bei medizinischen Einrichtungen gewesen, 35% bei traditionellen Heilern und 27% bei anderen Kirchen (1979, Tab. 2 und 6).

In den spiritualistischen Kirchen verschmelzen traditionelle mit christlichen Elementen aus Lehre und Praxis (Missionskrankenhäuser). Einige der primären Heilmittel der Kirchen (z.B. Wasser) entstammen gleichermaßen traditionellen wie christlichen Quellen (ENANG 1979: 265). Die spirituellen Heiler begründen die Besonderheit ihrer Heilform zum Teil durch die Ablehnung von Kräutern und Medikamenten und stets durch die christliche Predigt, die häufig eine Polemik gegen traditionelle Heiler, Hexerei und 'Juju' ist (GRESCHAT 1974: 72). "So sind diese christlichen Heiler die stärksten Gegner der traditionellen Zauberer und "Medizinmänner" im Konkurrenzkampf um deren bisherige Stammkundschaft, zumindest aber um deren christliche Abnehmer, geworden" (1974: 74).

Sowohl beim spirituellen wie beim traditionellen Heiler ist Heilung eine religiöse Praxis. "Healing", sagt Okopedi, "is a sort of worship". Auf die Kirche angesprochen, meint Okopedi beim Vorgespräch noch knapp: "We belong to traditional religion". Im Interview dagegen betont er geschickt den geringen Unterschied zwischen spiritueller und traditioneller Heilung und ordnet die verschiedenen Ansätze dem gemeinsamen Ziel unter. Seine Argumentation ist pragmatisch: "People believe with their own creator, some people believe with charms". Der traditionelle Heiler integriert Elemente aus dem Repertoire seiner spirituellen Heiler-Konkurrenten (UYANGA 1979: 325). Okopedi erwähnt die Verwendung von 'Holy Oil', 'Holy Water' und der Bibel.

Die unzureichende medizinische Versorgung ist sicher ein Grund für die attraktive Praxis der Heiler. Doch wo Heilung als umfassende religiöse Handlung und Krankheit als Ausprägung eines ebenso umfassend begriffenen Unheils verstanden wird, bleibt die säkulare Medizin unvollständig und unbefriedigend. Dr. Okopedi unterscheidet sich durch sein breites Angebot vom Arzt wie vom spirituellen Heiler. Während medizinische Einrichtungen seine Funktion zum Teil übernehmen, erwächst ihm gleichzeitig Konkurrenz in den spiritualistischen Kirchen. Das Feld, in dem er sich behaupten muß, prägt nicht allein der Konflikt zwischen afrikanischer Tradition und wissenschaftlicher Moderne.

Literatur

ADEMUWAGUN, Zacchaeus A. 1979 The challenge of the co-existence of orthodox and traditional medicine in Nigeria. In: ADEMUWAGUN, Zacchaeus A. et al. (Eds) African therapeutic systems. Waltham. Massachusetts: 165-170

ADESOLA, Abiodun 1984 The need for a college of traditional medicine. The Punch (Lagos) 14. September

AKISANYA, A. 1976 Traditional medical practice and therapeutics in Nigeria. The Conch 8: 231-241

ANYASI, Charles 1982 Heartless nurse at Igbobo Hospital. Sunday Concord (Lagos), 12. Dezember

ASUNI, Tolani 1979 The dilemma of traditional healing with special reference to Nigeria. Social Science and Medicine 13B: 33-39

AYE, Efiong U. 1967 Old Calabar through the centuries. Calabar.

BARRETT, David B. 1968 Schism and renewal in Africa: An analysis of six thousand religious movements. Nairobi.

BICHMANN, Wolfgang 1984 Die Rolle der traditionellen Medizin in der Entwicklung Afrikas.In: SCHRÖDER, Ekkehard & FRIESSEM, Dieter H. (Eds) George Devereux zum 75. Geburtstag: Eine Festschrift. Vieweg Verlag. Braunschweig: 177-192

BRAITO, Rita, ASUNI, Tolani 1979 Traditional healers in Abeokuta. Recruitment, professional affiliation, and types of patients treated. In: ADEMUWAGUN, Zacchaeus A. et al. (Eds) African therapeutic systems. Waltham. Massachusetts: 187-190

ENANG, Kenneth 1979 Salvation in a Nigerian background: Its concept and articulation in the Annang Independent Churches. Berlin

EVOGO, Ekoro Idoh 1981 Agbo concepts of disease. (University of Calabar. B.Sc. Arbeit.)

FADAYOMI, T.O., OYENEYE, O.Y. 1984 The demographic factor in the provision of health facilities in developing countries: The case of Nigeria. Social Science and Medicine 19: 793-797

GESLER, Wilbert M. 1979 Illness and health practitioner use in Calabar, Nigeria. Social Science and Medicine 13D: 23-30

GRESCHAT, Hans-Jürgen 1974 Westafrikanische Propheten: Morphologie einer religiösen Spezialisierung. Marburg

HELLER, Gerhard 1977 Die kulturspezifische Organisation körperlicher Störungen bei den Tamang von Cautara/Nepal. In: RUDNITZKI, Gerhard, SCHIEFENHÖVEL, Wulf & SCHRÖDER, Ekkehard (Eds) Ethnomedizin: Beiträge zu einem Dialog zwischen Heilkunst und Völkerkunde. Barmstedt: 37-52

IGINLA, J.A. 1983 Problems and prospects of trado-medicine in Nigeria. Sunday Times. (Lagos) 27. Februar

JEFFREYS, M.D.W. 1966 Witchcraft in the Calabar province. African Studies 25: 95-100

KRAFZYK, Peter 1982 Traditionelle Heilkunde - ein anderer Weg zur Gesundheit? Freibeuter 13: 68-80

LAMBO, J.O. 1976 The impact of colonialism on African cultural heritage with special reference to the practice of herbalism in Nigeria. The Conch 8: 123-135

LANDY, David 1977 Role adaptation: Traditional curers under the impact of Western medicine. Culture, disease and healing: Studies in medical anthropology. New York: 468-481

MACLEAN, Catherine M.U. 1966 Hospitals or healers? An attitude survey in Ibadan. Human Organization 25: 131-139

MACLEAN, Catherine M.U. 1969 Traditional healers and their female clients: An aspect of Nigerian sickness behavior. J. Health Soc. Behavior 10: 172-186

MACLEAN, Catherine M.U. 1971 Magical medicine: A Nigerian case study. London.

MAKINDE, Akin 1984 African philosophy, culture, and traditional medicine. National Concord (Lagos) 30. August.

MUME, J.O. 1976 How I acquired the knowledge of traditional medicine. The Conch 8: 136-157

MUME, J.O. 1983 I specialise in the curative aspects of witchcraft. (Interview) Sunday Times (Lagos) 17. April

MUME, J.O. o.J. Traditional medicine in Nigeria. Agbarho (via Warri, Nigeria).

MYERS, R.A. et al. 1985 Circumcision: its nature and practice among some ethnic groups in Nigeria. Social Science and Medicine 21: 581-588

NOAH, Monday Efiong 1980 Old calabar: The city states and the Europeans 1800-1885. Uyo.

NWAKA, Geoffrey I. 1968 Secret societies and colonial change: A Nigerian example. Cahiers d'Etudes africaines 18: 187-200

OFFIONG, Daniel A. 1983 Social relations and witch beliefs among the Ibibio of Nigeria. J. Anthrop. Res. 39: 81-95
ONUOHA, Ugo 1984 Herbalists accuse doctors of standing in their way. The Guardian (Lagos), 28. August
ONYIOHA, K.O. 1976 The metaphysical background to traditional healing in Nigeria. The Conch 8: 203-272
ORUBULOYE, I.O., CALDWELL, J.C. 1975 The impact of public health services on mortality: A study of mortality differentials in a rural area of Nigeria. Population Studies 29: 259-272
OYEBOLA, D.D.O. 1980a Traditional medicine and its practitioners among the Yoruba of Nigeria. A classification. Social Science and Medicine 14A: 23-29
OYEBOLA, D.D.O. 1980b The method of training traditional healers and midwives among the Yoruba of Nigeria. Social Science and Medicine 14A: 31-37
OYENEYE, O.Y. 1985 Mobilizing indigenous resource for primary health care in Nigeria: A note on the place of traditional medicine. Social Science and Medicine 20: 67-69
PEARCE, Tola Olu 1980 Political and economic changes in Nigeria and the organisation of medical care. Social Science and Medicine 14B: 91-98
PEARCE, Tola Olu 1982 Integrating western orthodox and indigenous medicine; Professional interests and attitudes among university-trained Nigerian physicians. Social Science and Medicine 16: 1611-1617
PELTZER, Karl 1981 Bericht über einen Workshop zur Traditionellen Medizin. Ghana 1980. curare 4: 7-10
SOFOWORA, Abayomi 1982 Medicinal plants and traditional medicine in Africa. Chichester
UYANGA, Joseph 1979 The characteristics of patients of spiritual healing homes and traditional doctors in southeastern Nigeria. Social Science and Medicine 13A: 323-329
UYANGA, Joseph 1983 Rural urban migration and sickness/health care behaviour: A study of eastern Nigeria. Social Science and Medicine 17: 579-583
VÖGELE, Hannelore, FRAIBERG, Daniel 1985 J.O.MUME Traditional Medicine in Nigeria (Agbarho, o.J.) The confession of the Wizard of Igbinse: A true story of the life of a wizard (Agbarho, o.J.)(Besprechung) curare 8: 6-7
WYLLIE, Robert W. 1983 Ghanaian spiritual and traditional healers' explanations of illness: A preliminary survey. J. Rel. Africa 14: 46-57

Zusammenfassung

Ein traditioneller Herbalist aus dem städtischen Milieu (Calabar, Nigeria), der ein Kräuterhospital leitet, wird vorgestellt und seine Heilpraxis charakterisiert, die er selbst in zwei Bereiche gliedert; Heilung von Krankheiten mit natürlicher Ursache; Heilung von Krankheiten, die auf einen Verursacher zurückzuführen sind, sowie Wahrung und Förderung von Sicherheit, Erfolg und Glück. In den wörtlich wiedergegebenen Gesprächen gibt er Auskünfte über seine Ausbildung und die Behandlung von Krankheiten. Zwei Beispiele werden genauer besprochen: 'internal heat' und 'madness'. Der okkulte Teil der traditionellen Heilkunde wird erläutert, wobei die Bedeutung der 'witchcraft' unterstrichen wird. Der traditionelle Herbalist betont die Ähnlichkeit zwischen seiner Heilpraxis und der Heilung in spiritualistischen Kirchen. Der Aufsatz schließt mit Ausführungen zur Situation der Heilkunde in Nigeria, speziell in Calabar und Umgebung.

Summary

A traditional herbalist from an urban background (Calabar, Nigeria) is introduced, who is in charge of a herbal hospital. His therapy is briefly characterized which he himself divides into first, healing of sicknesses with a natural cause; second, healing of illness caused by persons, including the safeguard and promotion of security and success. In the transcribed interviews he talks about his training and the treatment of sicknesses. 'Internal heat' and 'madness' are taken as examples. The occult part of traditional healing is explained with particular emphasis on witchcraft. The traditional herbalist stresses the similarity between his practice and spiritual healing. Finally, the article makes reference to the situation of healers in Nigeria, and especially in the Calabar region.

Résumé

L'article présente la thérapeutique d'un herboriste traditionnel en milieu urbain (Calabar, Nigeria) qui dirige un hôpital où l'on soigne par les plantes. Celui-ci la décompose en deux parties: d'une part guérir les maladies d'origine naturelle; d'autre part guérir les maladies causées par des personnes et aussi maintenir et favoriser la sécurité, le succès et le bonheur. Dans les entretiens que nous avons fidèlement transcrits, il parle de sa formation et du traitement des maladies. La dite 'internal heat' et la folie sont étudiées comme exemples. La partie occulte de la médecine traditionelle est expliquée, en insistant particulièrement sur la sorcellerie. Le guérisseur herboriste traditionnel met l'accent sur les similitudes entre sa propre thérapeutique et les pratiques des églises spiritualistes. Enfin, l'article commente la situation des herboristes, des guérrisseurs "spiritualistes" et des médecins modernes au Nigéria et dans la région de Calabar.

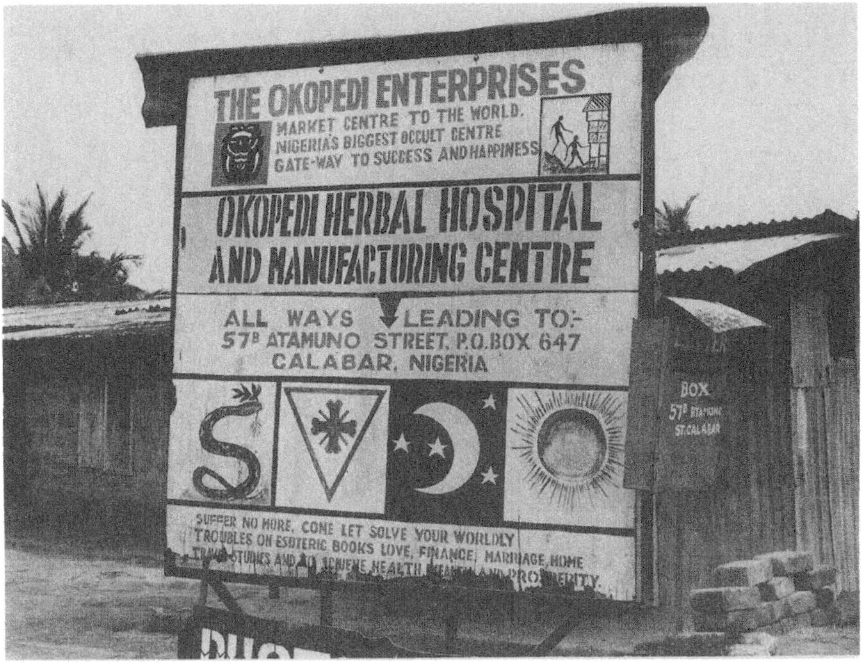

Abb. 1: An der Hauptstraße. Hinweisschild zu Okopedis Kräuterhospital. (Foto Fraiberg)

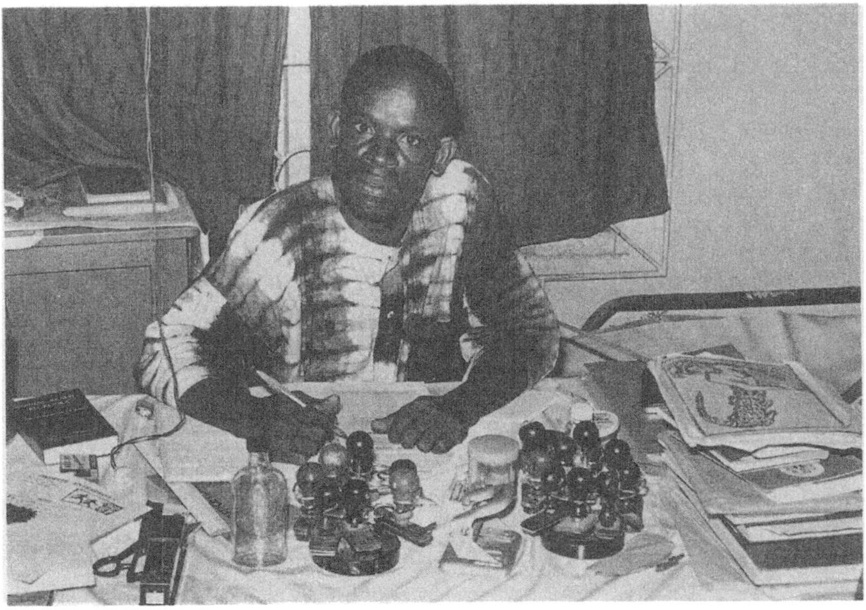

Abb. 2: Dr. Okopedi am Schreibtisch in seinem Büro. (Foto Fraiberg)

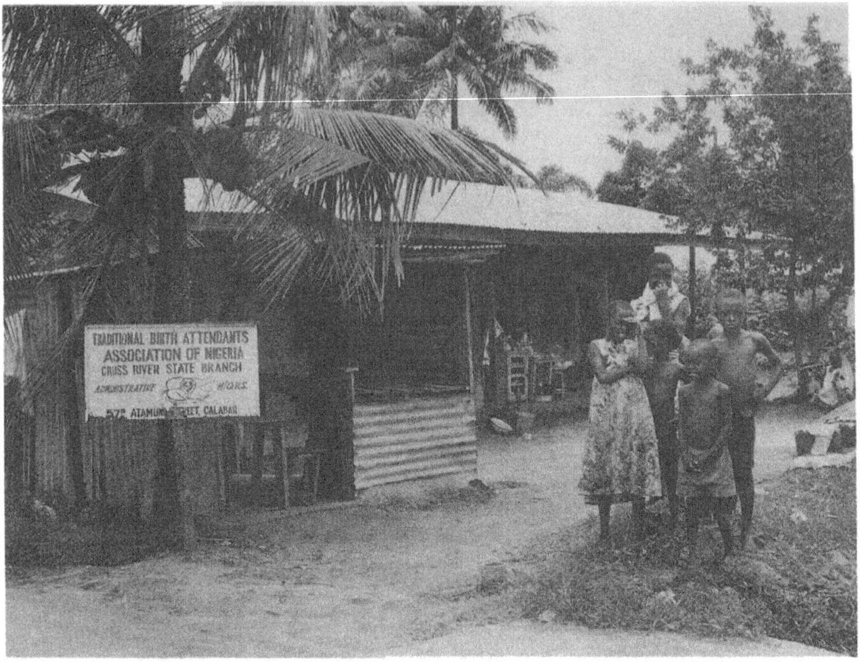

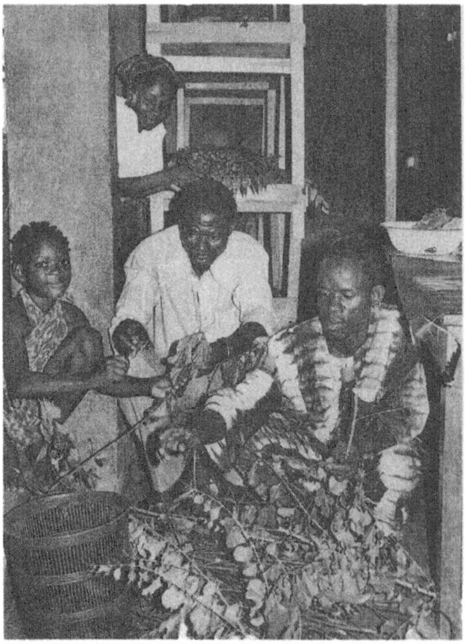

Abb. 3: An der Straße. Hinweisschild zum traditionellen Entbindungsheim. (eine Abteilung in Dr. Okopedis Kräuterhospital), 50 m weiter an einem Nebenweg gelegen. (Foto Fraiberg)

Abb. 4: An der Veranda des Hospitals werden die Blätter des 'lokoja'-Baumes abgestreift, auf dem Regal hinten zum Trocknen ausgelegt. (Foto Fraiberg)

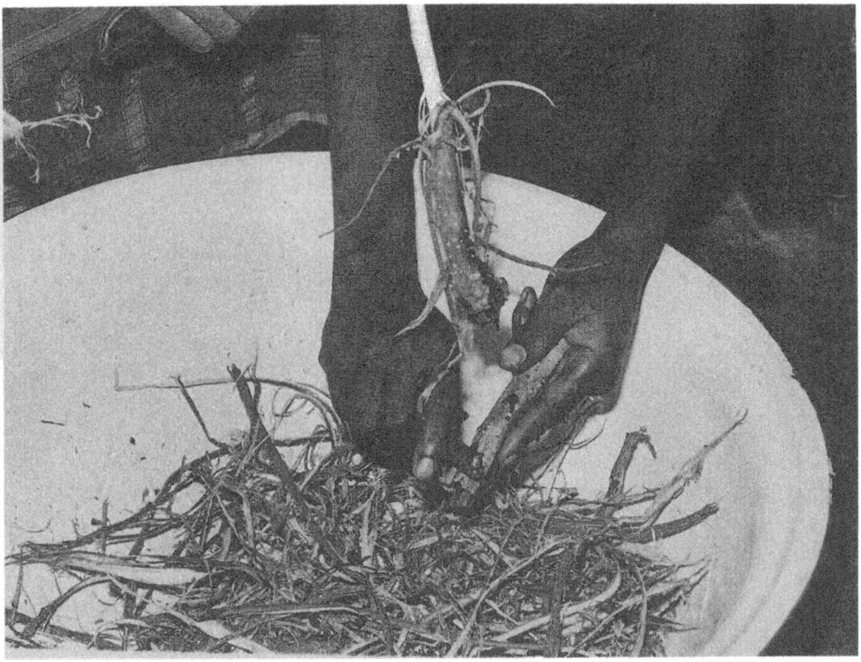

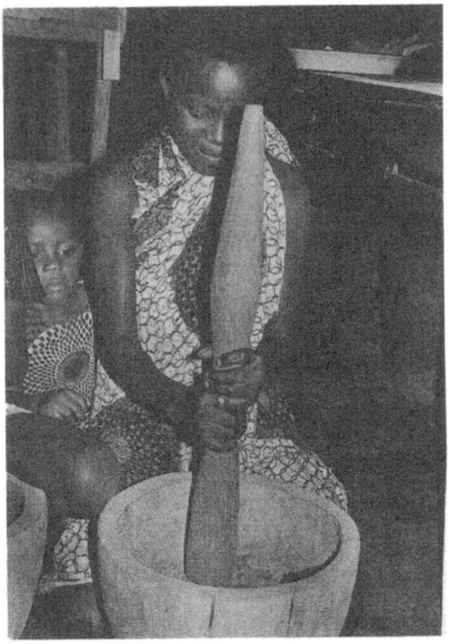

Abb. 5: Die Rinde von den Zweigen des 'lokoja'-Baumes wird abgeschält (Foto Vögele)

Abb. 6: Auf der Veranda des Hospitals werden Kräuter gestampft (Foto Vögele)

Die Pockenpriester West-Afrikas. Ein ethnomedizinischer Rückblick.

Werner Stöcklin

Nach Ansicht der Weltgesundheitsorganisation dürfen die Pocken seit 1977 als ausgerottet gelten. Der letzte offiziell registrierte Pockenpatient war Ali Maow Maalin aus Somalia. Im Folgenden möchte ich die Frage der Pockenprophylaxe von medizinhistorischer und vor allem auch von ethnomedizinischer Seite her kurz beleuchten. Ein Blick auf die epidemiologische Landkarte zeigt, wie erstaunlich rasch die Eradikationskampagne ihre Endphase durchlaufen konnte. Wenn auch zahlreiche Faktoren mitgespielt haben mögen, so waren doch die prophylaktischen Maßnahmen, die gezielten Impfungen in gefährdeten Gebieten von ausschlaggebender Bedeutung.

Im Gegensatz zu Asien und Afrika hat die Pockenimpfung in dem sonst so fortschrittlichen Europa erst im 18. Jahrhundert Eingang gefunden. Die Ursache dieser Verzögerung lag wohl in den theoretischen Erwägungen der abendländischen Medizin begründet. Einer der ersten Autoren, die sich im Rahmen der hippokratisch orientierten Heilkunde mit ätiologischen Aspekten der Pocken befaßte, war RHAES (860-932). Er leitete die Pocken (wie übrigens auch die Masern) ab aus einer "Säfteverderbnis durch das im Kind noch nicht genügend abgekühlte Blut". Es ist klar, daß sich aufgrund dieser Anschauung keine Prophylaxe anbot.

Erst der berühmte englische Arzt Thomas SYDENHAM (1674) kam auf die richtige Spur, indem er die Pocken (wie auch alle anderen akuten Krankheiten) auf einen schädlichen, von außen kommenden Stoff zurückführte. Herman BOERHAAVE (1735) war überzeugt, daß die Pocken "durch Mittheilung eines Contagiums von einem früher betroffenen Menschen erworben" würden. Zu einer wirksamen Vorbeugung konnte allerdings auch diese miasmatische Theorie keinen gezielten Anstoß geben.

Wohl mehr aus empirischen als aus wissenschaftlichen Erwägungen wurde in Europa zu jener Zeit hie und da das "Pockenkaufen" geübt, von dem zufällig einmal ein Impfeffekt ausgehen mochte: Man schickte die Kinder, die noch keine Pocken durchgemacht hatten, in das Haus eines Patienten, wo sie gegen Bezahlung etwas Schorf überreicht bekamen, den sie in der Hand zusammendrücken mußten. Eine eigentliche Impfung, die sogenannte Variolation, wurde 1718 durch Mary Wortley MONTAGU (die Frau des britischen Botschafters in Konstantinopel) in England eingeführt. Diese gräkotürkische Impfmethode fand relativ rasch guten Anklang und wurde später auch in anderen Ländern Europas mit Erfolg angewendet.

Ende des 19. Jh. gelang dem englischen Arzt Edward JENNER (1798) eine entscheidende Verbesserung der Pockenprophylaxe, indem er die Kuhpockenimpfung, die Vakzination entwickelte. Obwohl er zunächst mit Spott und Skepsis für seine Mühen belohnt wurde, war er zuversichtlich und schrieb in seiner Publikation "On the origin of the vaccine inoculation": "Es zeigt sich mit einer über jeden Streit erhabenen Deutlichkeit, daß die Ausrottung der Pocken, der furchtbarsten Geißel des Menschengeschlechts, das Ergebnis dieser Impfung sein muß ...". Auf lange Sicht hat Jenner mit seinem Optimismus nun offenbar recht behalten.

Während man in Europa bis ins 18. Jahrhundert hinein den Pockenepidemien rat- und tatlos ausgeliefert war, lag in anderen Erdteilen eine völlig andere Situation vor. In Indien soll die Variolation schon seit undenklichen Zeiten bekannt gewesen sein. Und im Werk Sactaya GRANTHAM wird sogar die Vakzination beschrieben. Der Text soll etwa so lauten: "Die Pocken, welche durch die Flüssigkeit von Kuheutern hervorgebracht werden, bedingen eine leichte Krankheit. Der Geimpfte wird niemals unter Blattern zu leiden haben". In China geht die Variolation zumindest bis ins 6. Jahrhundert nach Christus zurück. Getrocknete Eiterkrusten wurden zu Pulver zerrieben und noch nach jahrelanger Konservierung mit Hilfe eines Blasrohrs oder eines Wattestäbchens in die Nasen der Kinder eingeführt. Auch in afrikanischen Gebieten war die Pockenprophylaxe durch Variolation weit verbreitet. Genauere Belege sind vor allem aus Nordafrika, Ghana, Mali, Togo oder Tanzania zu finden. Doch war die Variolation auch bei kongolesischen und südafrikanischen Stämmen anzutreffen.

Es ist nicht möglich, die Pockenprophylaxe in Afrika bis zu ihren Wurzeln zurückzuverfolgen. Immerhin dürfte der amerikanischen Hexenjäger und Theologe Cotton MATHER den Nachweis erbracht haben, daß die Variolation zumindest in Westafrika schon vor 1716 bekannt gewesen war; denn in jenem Jahre hörte er durch seinen Negersklaven Onisemus eine genaue Schilderung der afrikanischen Impfmethode, die deutlich von der byzantinischen Variolation abwich.

Im Zuge der Kolonisierung wurde (wie GALLY 1910 berichtet) die Variolation in den meisten afrikanischen Ländern verboten. Da aber die Pocken überall ein latentes Problem darstellten, und die Vakzinationskampagnen der weißen Beamten und Missionare aus technischen Gründen oft versagten, so daß allen Bemühungen zum Trotz immer wieder verheerende Pockenepidemien auftraten, behielt die traditionelle Variolation ihre Bedeutung bei. Erst die Einführung des temperaturbeständigeren lyophilisierten Impfstoffes ließ die Variolation auch in Afrika allmählich obsolet werden.

Die Inoculationstechnik war in den afrikanischen Ländern erstaunlich vielfältig, wie eine Darstellung von IMPERATO (1974) zeigt. Es fällt dabei auf, daß im allgemeinen flüssiger, frischer Bläscheninhalt Verwendung fand. Doch war zumindest in Ghana, Nigeria, Togo und Benin auch die Verwendung von pulverisiertem, während längerer Zeit aufbewahrtem Borkenmaterial üblich.

Eine dritte Variation könnte unter dem Stichwort 'Impfsalbe' angeführt werden. Dabei handelte es sich um Pockensekret, das mit 'Medizin' vermischt dem Impfling nach vorheriger Skarifikation in die Haut eingerieben wurde. Die Medizin soll (nach HAAF 1967) aus Rindergalle, Urin eines Ziegenbockes und zwei Pflanzen bestanden haben.

Die Variolation wurde nicht von jedem beliebigen Stammesmitglied vorgenommen. In Mali waren alte Männer und Frauen, Schmiede und allenfalls die Lehrer der Koranschule für diese Tätigkeit ausersehen. In Ghana, Togo und Benin war die Pockenprophylaxe und auch der Umgang mit Pockenpatienten einer speziellen Gruppe von Medizinmännern vorbehalten, die als Priester der Pockengottheit eingestuft wurden.

Je nach dem sprachlichen Lokalkolorit hörte die Gottheit, welcher diese Priester unterstanden (oder der zu dienen sie vorgaben) auf Namen wie Sakpata, Shopana, Chapanna oder Sabata. Bei den Yoruba war sie als Omolu oder Babalyê bekannt und gefürchtet.

Die im Sakpata-Kult verwendeten Statuetten, die "Pockenfetische", sollen grundsätzlich alle der in Abbildung 1 und 2 dargestellten Figur aus Benin geglichen haben. Durch einige Kaurimuscheln, die in ihrer symmetrischen Anordung wie eine Verzierung erschienen, wurde der Hautausschlag symbolisiert. Einige mit Schnüren und Schlick am Bauch der Skulptur montierte Behälterchen aus Glas, Ton und Flaschenkürbis unterstrichen den spezifischen Aufgabenbereich dieses Fetischs, der primär dazu bestimmt war, gegen die Erkankung an Blattern zu schützen.

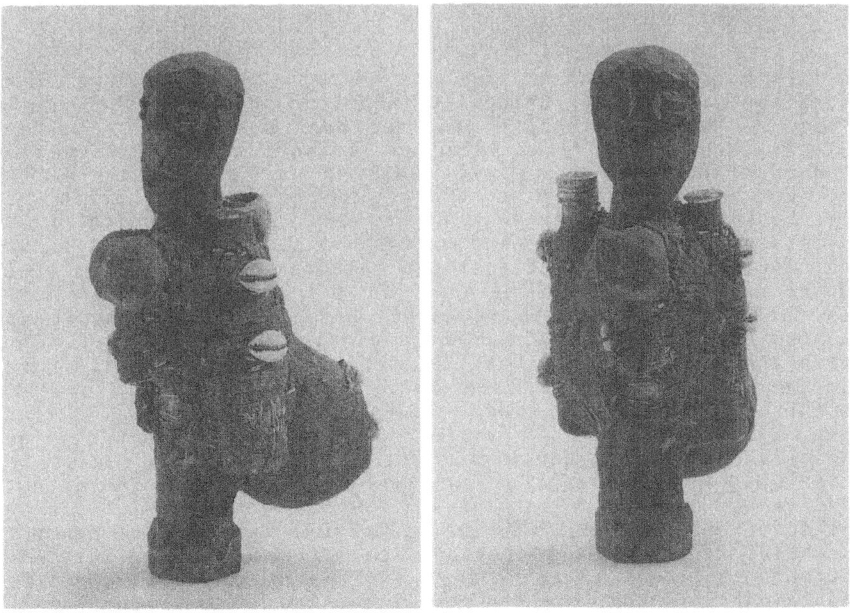

Abb. 1 und Abb. 2: Pockenfetisch aus Benin

Sofern die Angaben der Gewährsmänner in Togo stimmen, beinhaltete das mit einem Schraubdeckel versehene Fläschchen ursprünglich Kölnisches Wasser (das übrigens in Europa einst als wirksames Abwehrmittel gegen die Pest gepriesen wurde). In der Kürbisflasche - auf dem Rücken des Fetischs - befand sich wohlriechender Babypuder, der auf die Haut gerieben, vor den Auswirkungen von Hexerei und bösem Blick zu schützen vermochte. Im dritten, aus Ton geformten Gefäß wurde angeblich ein feiner Staub aus Pockenborken aufbewahrt, der nach Skarifizierung in die Haut des Impflings einmassiert wurde, wodurch eine Variolation zustande kam. Die Funktion des unverschlossenen Glasfläschchens (an der linken Seite der Statuette) konnte leider nicht eruiert werden).

Die Priester des Sakpata hatten ein relativ hohes soziales Ansehen. Ihre Aktionen waren von kultischem Geheimnis umhüllt. Der Umgang mit den Pocken - die bei einzelnen Stämmen als 'Häuptling aller Krankheiten' bezeichnet wurde - gab ihnen eine große Macht, die sie als unberechenbar zu investieren pflegten.

Sie hatten das Monopol bei der Betreuung der Pockenkranken, konnten Hab und Gut der verstorbenen Pockenopfer einheimsen und nach Gutdünken die Kontaktpersonen impfen oder ungeimpft lassen. GLOKPOR (1969) behauptet sogar, daß die Sakpatapriester in Togo und Benin mit unsorgfältig durchgeführten Impfungen den Ausbruch neuer Epidemien provozieren konnten, wenn ihre Kasse nicht mehr stimmte oder wenn der Rachedurst sie plagte.

Doch im positiven Sinne stand es immerhin auch in ihrer Willkür, eine ausgebrochene Epidemie durch Umgebungsprophylaxe einzudämmen und so die Pockenausrottung beschleunigen zu helfen.

Es mutet seltsam an, daß die Sakpata-Priester trotz ihrer fast sprichwörtlichen Skrupellosigkeit und Habgier Jahrhunderte lang von der Gesellschaft geduldet oder gar geachtet wurden. Die Erklärung für dieses Phänomen ist wohl auf zwei Ebenen zu suchen. Einerseits liegt sie gewiß in der allgemeinen Furcht vor der Pockenkrankheit begründet. Andererseits aber darin, daß der Pockentod mancherorts in Afrika als "schlechter Tod" klassifiziert wurde. Auch Meningoencephalitis, Hepatitis mit schwerem Ascites, Wochenbettfieber und maligne verlaufende Lepra endeten nach landläufiger Meinung oft mit dem 'schlechten Tod'. Es fällt nicht schwer zu vermuten, daß eine dumpfe Ahnung von Contagiosität diesem Gliederungsprinzip zu Grunde lag. Doch nach afrikanischem Krankheitsverständnis handelte es sich dabei um Leiden von Menschen, die durch Versündigung den Zorn unsichtbarer Mächte auf sich geladen hatten. Auch ein Patient, der sein Leben nicht in den Armen seiner Familienangehörigen beschließen konnte, war - wie HAAF (1967) von den Kusase berichtet - dem 'schlechten Tod' geweiht. Damit war festgelegt, daß seiner Seele der Eintritt ins Totenreich oder ins Haus des Schöpfergottes versagt bleiben mußte. Die Hinterbleibenden versuchten, den Tod des so schimpflich aus der Welt geschiedenen Stammesmitgliedes zu ignorieren. Sie beerdigten den Verstorbenen nicht in Ehren, wie dies sonst der Brauch war, sondern warfen ihn achtlos in ein altes ausgedientes Grab oder gar in den Sumpf. Niemand richtete ein Totenfest und niemand begehrte die

Habe des Toten. Die einzige Sorge der Lebenden war es, sich vor dem umherirrenden, auf Böses sinnenden Geist des Abgeschiedenen zu schützen, der nun natürlich auch andere mit in den Tod reißen wollte.

Unter solchen Umständen schien es geradezu ein Segen für die Gesellschaft gewesen zu sein, daß sich wenigstens die Sakpata-Priester um die zu Recht gefürchteten Leichen von Pockenpatienten kümmerten und die Weiterverwendung ihrer materiellen Hinterlassenschaften übernahmen. Diese Gruppe von Medizinmännern konnte somit - zumindest bei einer guten Pflichtauffassung - nicht nur durch Variolationen die Pocken in Schach zu halten versuchen, sondern vermochte durch die Aneignung der kontagiösen Erbschaften und die Vermeidung von Totenfeiern Wesentliches zur Limitierung eines Seucheherdes und damit letztlich zur Pockeneradikation beizusteuern.

Literatur

BOERHAAVE, Hermann, 1735 Opera omnia medica. Venedig.

GALLY, L. 1910 La lutte contre la variole en A.O.F. Larose, Paris

GLOKPOR, G.F. 1969 Seminar on smallpox eradication and measles control in Western and Central Africa. Proceedings of a meeting held in Lagos, Nigeria. May 13-20 1969. U.S. Department of Health, Education and Welfare. Public Health Service. Center of Disease Control. Atlanta

HAAF, Ernst 1967 Die Kusase, eine medizinisch-ethnologische Studie über einen Stamm in Nordghana. Giessener Beiträge zur Entwicklungsforschung. Stuttgart: 99/100, 154

IMPERATO, P.J. 1974 Observations on variolation practices in Mali. Trop. geogr. Med. 26: 429-440

JENNER Edward 1798 An inquiry into the causes and effects of the variolae vaccinae. London

SYDENHAM Thomas 1674 Opera universa. Editio novissima Lugduni Batavorum

Zusammenfassung

Wirksame Maßnahmen gegen die Pocken wurden in Europa (Variolation 1718, Vakzination 1798) erst viel später als in China, Indien und Afrika eingeführt. In westafrikanischen Ländern wurden die gefürchteten Pockenepidemien hohen Gottheiten (Sakpata, Chapanna, Omolu und Babalayé) zugeschrieben, für deren Dienst besondere Priester zuständig waren. Pockenfetische, kleine Holzskulpturen (s. Abb. 1), wurden als Vermittler zwischen Mensch, Gott und der Krankheit angesehen. Diese Figuren enthalten kleine Behälter, in denen u.a. Schorf und Pockenpusteln zur Durchführung von Variolationen aufbewahrt wurde. Die Priester hatten das Behandlungsmonopol und das Recht, die Habe ihrer Patienten an sich zu nehmen; daher kam es zwischen ihnen und den Kranken oft zu Spannungen. Als Priesterärzte haben diese Heilkundigen andererseits dazu beigetragen, die Pocken in Afrika einzudämmen. (W.Sch.)

Summary

In Europe measures against smallpox (variolation 1718, vaccination 1798) were introduced much later than in China, India, and Africa. In West-African countries, the occurrence of the much dreaded smallpox epidemics was usually attributed to a high deity (Sakpata, Chapanna, Omolu and Babalayé), for whose worship special priests were responsible. Smallpox fetishes, little wooden skulptures (vide Fig. 1) were thought to be mediators between Man, God and sickness. These figures held small containers, in which, among other things, scab of patients with smallpox eruptions was stored, ready to be administered by variolation. The priests had a therapeutic monopoly and the right to seize all possessions of their patients. The relationship between people and priests was therefore rather ambivalent. Those healers have, however, contributed to controlling the deadly disease in Africa. (W.Sch.)

Résumé

En Europe on prenait des mesures contre la variole (variolation 1718, vaccination 1798) bien plus tard qu'en Chine, Inde et Afrique. Dans les pays de l'Afrique occidentale l'apparition de la variole, qui répandait beaucoup de peur, était attribuée d'habitude aux dieux importants (Sakpata, Chapanna, Omolu ou Babalayé). Des prêtres particuliers étaient responsable pour le culte de véneration de ces dieux. On pensait, que certains fétiches, petits sculptures en bois (voir Fig. 1) servaient comme médium entre Homme - Dieu - Maladie. Ces figures tenaient de petites boîtes pour garder, entre autres choses, des croûtes des malades atteints de la variole, prêtes pour l'application (variolation). Les prêtres tenaient le monopole de thérapeutiques et ils avaient le droit de se saisir de toutes les propriétés de leurs clients. D'où la relation plutôt ambivalente entre le peuple et les prêtres. (W.Sie.)

Heilen bei den !Kung. Tradition und Wandel

Marguerite Biesele

Einleitung

Dieser Beitrag hat drei Schwerpunkte: 1. die Beschreibung traditioneller und moderner religiöser Tänze der !Kung Buschleute, in denen Krankenheilung eines der erwünschten Ergebnisse eines veränderten Bewußtseinszustandes ist; 2. die Beschreibung grundlegender Prozesse, die für diese Tänze charakteristisch sind; 3. die Betrachtung der Veränderungen, die die Heilerrolle der Trance-Tänzer in neuerer Zeit erfahren hat.

Der Trend, der als "Verweltlichung" der Trance-Tradition der Buschleute bezeichnet werden kann, soll ebenfalls untersucht werden. Diese Erhebung gipfelt in der Frage: Kann eine synergistische Gemeinschaftsheilung weiterbestehen, wenn die egalitäre Wirtschaftsform und die Beziehungen zwischen den Geschlechtern irreversiblen Veränderungen unterliegen?

Ich nehme zwei grundlegende theoretische Positionen ein: 1. Wir können vieles über Tradition lernen, indem wir ihren Wandel beobachten und vice versa. 2. Religiöse Tänze, Krankenheilung und andere Ausdrucksformen sind empfindliche Anzeiger für die ökonomische, politische und soziale Situation einer Gesellschaft.

In der Zeit seiner Stammesgeschichte, in der der Mensch als Jäger und Sammler lebte, wurden grundlegende Muster der menschlichen Existenz geformt. Soziale und ökonomische Konstrukte, die in späteren Formen menschlicher Organisation gefunden werden, stehen in enger Verbindung zu diesen Mustern. Die !Kung San oder Buschleute von Süd-Afrika sind eine der wenigen menschlichen Gemeinschaften, die bis in die heutige Zeit als Jäger und Sammler leben; ein Studium ihres Soziallebens kann daher helfen, die Funktionsmechanismen anderer Gesellschaften zu verdeutlichen.

Verschiedenes weist darauf hin, daß die Verfahren der Heilung durch Zustände erweiterten Bewußtseins oder der Trance, wie sie für die Kultur der !Kung charakteristisch sind, bis in die Ur- und Frühgeschichte zurückgehen. In dem typischen Heiltanz der die ganze Nacht dauert an dem die ganze Gemeinschaft teilnimmt, erreichen die Teilnehmer einen Zustand erweiterten Bewußtseins, aus dem heraus sie sich selbst und die anderen von physischen, sozialen, psychologischen und geistigen Krankheiten heilen. Ausführlich dokumentiert wurde dieser Tanz durch MARSHALL (1969), die Kalahari Forschungsgruppe der Harvard Universität und andere Autoren. Charakteristika des Tanzes sind: a) die regelmäßige Durchführung in aller Öffentlichkeit, b) fast die Hälfte aller Erwachsenen fallen in Trance und c) die

!Kung setzen großes Vertrauen in die Heilkräfte der Heiler.

Ich behandle zuerst einige grundlegende Prozesse der Erneuerung, die bei den !Kung - wie ich annehme - in den Vorstellungen von Krankheit und Praktiken der Heilung seit alters her verankert sind. Zusammen mit R. KATZ, R. LEE und P. WIESSNER konnten diese Praktiken bei !Kung Heilern in Nordwest-Botwana über zwei Jahrzehnte beobachtet werden. Verbale Berichte über Tranceerfahrungen wurden durch Kassettenrekorder und schriftliche Erfassung dokumentiert. Diese Berichte sind von der gleichen Art, wie diejenigen, die von erfahrenen Trancetänzern an Novizen weitergegeben werden: sie stellen spezifische Kombinationen von überliefertem traditionellem Glauben und individuell verschiedenen idiosynkratischen Erfahrungen dar. Ihre Funktion scheint darin zu liegen, die große Furcht der Neulinge über das, was hinter dem beängstigenden Eintritt in die Trance liegt, zu reduzieren.

R. KATZ (1976: 290) stellt heraus, daß das "experiential mystery" zum Eintritt in die Trance für die !Kung im Gleichgewicht steht mit einem hohen Maß an "conceptual clarity" individueller Berichte, die zum Allgemeingut werden. Die Halluzinationen der in Trance tanzenden n/um k"xausi erhalten durch einen Prozeß, der gleichzeitig in hohem Maße individuell und sozial ist, eine Vermittlerfunktion, die eine Trance für Unerfahrene erleichtert. Wie an anderer Stelle beschrieben (BIESELE 1975, 1978), ist die Übertragung individueller Heilsbotschaften (persönliche religiöse Offenbarungen) in Bilder, an denen alle Mitglieder der Kultur teilhaben, ein sehr wichtiger Prozeß für die religiöse Einheit der Jäger/Sammler und zweifellos auch vieler anderer Völker. Die Verflechtung von Tradition und Kreativität erhält die Gesellschaft am Leben, so daß die Individuen ihr eigenes Leben als Beitrag zu einer miteinander geteilten Wirklichkeit erfahren.

Es stellt sich die Frage, wie idiosynkratische Erfahrung ihre Einzigartigkeit verliert und zur Tradition wird? Ein Teil der Antwort ist, daß die Erfahrung selbst - vom Kindesalter an - kulturell bestimmt und weitergegeben wird. Die Erfahrungen der Neulinge werden bestimmt durch Berichte, die sie von anderen gehört haben. Im Vergleich meiner Arbeiten mit Trance-Tänzerinnen und derjenigen von R. KATZ mit Trance-Tänzern zeigt sich, daß der Anteil von gleichartigen mündlich "Reise"-Berichten über selbsterfahrene Trance nach einer Trancenacht hoch ist. Für die !Kung selber stellen diese Erfahrungen einzigartige Nachrichten aus dem Jenseits dar, die allen zugute kommen. So sind sie durch die Tradition vorbereitet und tragen gleichzeitig dazu bei. Die Aufnahme neuen Materials findet gleichzeitig mit der Bestärkung des alten statt. Lernen ist Kommunikation und vice versa.

R. TONKINSON (1978) hat einen ähnlichen Prozeß bei den australischen Mardudjara Aborigines beschrieben und gezeigt, wie enthusiastisch individuelle Erfahrungen sozial exploriert werden auf die Hinweise, die sie zur Struktur des großen Traumes bzw. der anderen Welt beitragen können. Es ist ein Prozeß des ständigen Einfließens individueller Erfahrungen (die z.T. aber nicht vollständig auf Vorhergehendem beruhen) in die Tradition, wo sie verallgemeinert, konventionalisiert, dem akzeptierten Wissen angepaßt werden und dann allen zur Verfügung stehen. Auch dem Individuum stehen sie wieder zur Verfügung als Teil des kulturellen Repertoirs, das es selbst mitaufgebaut hat.

Dadurch daß das Individuum dynamischer Teil dieses rückwirkenden Prozesses ist, wird seine Treue zur Tradition verstärkt. Die Macht der Religion selbst könnte darin liegen, daß sie einen wandelbaren, wachsenden Rahmen zur Verfügung stellt, innerhalb dessen die Einzelperson ihre persönlichen Erfahrungen zu konzertiertem sozialen Verstehen verarbeitet und damit zu ihrem weiteren Wachsen beiträgt.

Die basalen Prozesse der Erneuerung in der Trance der !Kung zeigen sich nicht erst im Laufe der Zeit, sondern - und das ist besonders wichtig - im Leben jedes Neulings, der mitmacht. Das müssen wir bei der Untersuchung über die Teilnahme von Männern und Frauen am Heiltanz berücksichtigen. Zunächst beschreibe ich die traditionellen, später die transitionellen Methoden von Männern und Frauen zur Bewußtseinserweiterung. Dabei treten einige wichtige Aspekte zu Tage. Im traditionellen Jäger- und Sammlerleben sind die Anstrengungen, die von !Kung Männern und Frauen innerhalb der Gemeinschaft zur Freisetzung der Heilkraft geleistet werden im wesentlichen gleich. Zwar gibt es bedeutende Unterschiede zwischen den Geschlechtern in ihrem Beitrag zum Tanz und in ihrer Schulung zur aktiven Teilnahme, aber die wichtige Ähnlichkeit von Erfahrung und Wirksamkeit bleibt.

Wenn sich der Lebenstil der !Kung ändert und vom Jagen und Sammeln zu einer mehr seßhaften Lebensform mit Landwirtschaft und Hirtentum übergeht, werden die Unterschiede zwischen den Bemühungen von Männern und Frauen um Trance und Heilung größer und die Gleichheit der gesamten Tanzerfahrung wird für die ganze Gemeinschaft verändert.

Im traditionellen Trance Tanz verbinden sich die Unterschiede zwischen den Heilstilen von Männern und Frauen dynamisch zu einem mächtigen Werkzeug der Gruppenzusammengehörigkeit, individueller Heilung und sozialem Wachstum. Jüngere Tanzformen der !Kung könnten wichtige Themen des kulturellen Wandels aufzeigen, darunter besonders die neue Differenzierung der Geschlechtsrollen und den Zusammenbruch bisheriger synergistischer Arbeitsweise durch die Übernahme einer seßhaften Lebensweise. Diese Themen werden untersucht in ihrem Verhältnis zur ökologischen Adaption von Jäger/Sammlern. Schließlich stellt sich die Frage, ob es möglich ist, diese Art der Heilung durch erweitertes Bewußtsein, das synergistisch von der ganzen Gemeinschaft geteilt wird, auf neue !Kung Generationen unter sich radikal ändernden Lebensbedingungen zu übertragen.

Der Giraffe-Tanz

Die !Kung treffen sich oft in Gruppen, um zu singen und zu tanzen. Tänze, die tshxeni tshxi (ein Lied tanzen) genannt werden, finden ca. einmal pro Woche statt, wie man es gerade für nötig oder wünschenswert hält. Im Idealfall dauern die Tänze die ganze Nacht und lösen sich erst gegen Morgen auf nach einem letzten heftigen Ausbruch von Gesang und Heilung, der in der Morgendämmerung stattfindet. Wesentliches Ziel des Tanzes ist die Heilung derjenigen, die krank sind oder sein könnten, und die Abwendung von Mißgeschicken, die die Gruppe als Ganzes bedrohen könnten. Trotzdem ist die Atmosphäre bei diesen Tänzen absolut nicht feierlich. Normalerweise sind es Augenblicke des Spaßens und großer Freude, von denen religiöse Heilung ausgeht. Durch die physische und künstlerische Disziplin des stark strukturierten Tanzes, wird in einigen Tänzern ein veränderter Bewußtseinszustand hervorgerufen, der Nutzen für die ganze Gruppe bringt. Die !Kung glauben, daß durch den Tanz regelmäßig ein Kontakt mit der Welt der //Gauwa, ihrer Götter, und der Welt ihrer Ahnen, //gauasi, hergestellt wird. Alle, die zum Tanz kommen, sagen, daß sie eine erhebende Energie erfahren, die sie für nötig halten und als normalen Teil ihres Lebens ansehen. Sie sind damit von der psychischen Heilung, die im Tanz verfügbar ist, abhängig; ein offenbar viele Jahrhunderte alter Bestandteil ihrer Kultur.

Die Medizingesänge, die die !Kung zur rhythmischen Untermalung der Tänze singen, sind nach "starken" Dingen wie Giraffen, Gemsböcken, Honigdachs, Eland-Antilopen oder dem Tod benannt. In den letzten Jahrzehnten war eine Gruppe von "Giraffe" Liedern besonders beliebt. Obwohl "Giraffe Dancing" erst seit einigen Jahrzehnten verbreitet ist, wurde der Terminus "Giraffe" wenigstens zeitweise zum Synonym für die alten Heiltänze im allgemeinen. Da auch die !Kung selber gegenwärtig ihren Großen Tanz so nennen, bleiben wir bei diesem Ausdruck.

Man sagt, daß die Lieder des Giraffe-Tanzes und anderer Trance Gesänge - im Gegensatz zu den Alltagsliedern der !Kung - n/um haben, eine spezielle Energie oder geistige Kraft. N/um ist unsichtbar; es ist enthalten in den Gesängen und in den Körpern der Trance-Tänzer, wo es, wie sie sagen, durch //Gauwa hingekommen ist. Dort bleibt es latent, bis es durch Gesang und Tanz aktiviert wird. Diejenigen, die gelernt haben n/um zu aktivieren und kontrollieren (ca. 50% der erwachsenen Männer und ebenfalls einige der Frauen), werden n/um k"xausi (Besitzer des n/um) genannt. Sie können ihr Bewußtsein verändern, indem sie sich in Trance, !kia genannt, versetzen. In !kia können n/um k"xausi Krankheiten mit ihren Händen aus anderen herausziehen.

Die Rollen von Männern und Frauen beim Tanz sind im allgemeinen unterschiedlich, obwohl die Individuen, wenn sie es für nötig halten, auch manchmal in die jeweils andere Rolle schlüpfen können. Die Frauen machen mit ihren Stimmen und Händen die Musik für den Tanz, indem sie komplizierte Melodien und Rhythmen singen und klatschen. Sie sitzen in einem Kreis um das Feuer, ihre Körper berühren sich und ihre Beine sind verschlungen: sie hören sorgfältig auf die anderen, um die Lieder harmonisch zu gestalten und zu verstärken. Sie glauben, daß ihre Musik ein unverzichtbares Mittel ist, damit die Männer in Trance fallen. Hinter den Frauen, in einem sich immer weiter vertiefenden Graben im Sand, tanzen die Männer in elegant kontrollierten Stampfschritten im Kreis . Auch die Männer machen Geräusche und füllen die Nacht mit dem rhythmischem Geräusch von Rasseln, die an ihren Beinen befestigt sind. Während sie so manchmal stundenlang ohne Pause tanzen, "heizen" die Männer n/um in ihren Körpern auf, so daß es entlang ihrer Wirbelsäule "hochkocht" und ihnen erlaubt, in !kia zu fallen und zu heilen.

Zu Beginn der Nacht passiert es manchmal, daß Lieder begonnen und unterbrochen werden und die Teilnehmer sich über den Fortgang zanken. Später beginnen sie sich selbst zu loben, wenn die Musik "zusammenzukommen" scheint, wenn sie "schwer" wird, wenn Sänger und Tänzer sich synchronisieren und endlich genau aufeinander abstimmen. Die Kraft des n/um wird in einigen der Männer aktiviert. Der Tanz zum eigenen Vergnügen hat sich verändert und ist zu einer wichtigen religiösen Angelegenheit geworden. Die n/um k"xausi können nun die Vermittler der //Gauwa und die Geister der toten Ahnen kontaktieren, die ihnen plötzlich außerhalb des Feuerscheins im Inneren des Kreises erscheinen. In der Trance beschimpft der n/um k"xausi die Geister, bewirft sie mit Stöcken und klagt sie an, Probleme zu verursachen. Die in Trance befindlichen Männer und Frauen gehen zu den Kranken und denen, die sich unwohl fühlen, und heilen sie durch Handauflegen, wobei ihre Hände durch die Kraft des n/um zittern.

Die !Kung glauben, daß Krankheit von den //Gauwa in Form von kleinen unsichtbaren Pfeilen kommt. Der Heiler zieht diese Pfeile, die Krankheit und Schmerz verursachen, heraus und nimmt sie in seinen eigenen Körper auf. Dann stößt er sie aus der oberen Rückenpartie aus und schreit gleichzeitig den gewaltigen stereotypen Heilruf "kowhedeli!" aus. Wenn er tiefer in Trance fällt, bewußtlos erscheint, glaubt man, daß der Heiler seinen Körper verlassen muß, um mit den Geistern der Toten zu kämpfen. Einige n/um k"xausi können in die Stadt der //Gauwa im Himmel reisen, um dort um die Rückgabe der Seelen der Kranken und Sterbenden zu bitten.

Die n/um k"xausi gehen durch eine lange und harte "Schule", um die !kia zu erlernen. Manchmal dauert dieser Prozeß Jahre. Sie sagen, es erfordert den Mut eines Mannes, um zu sterben und wieder ins Leben zurückzukehren. Trance-Tänzer werden wegen ihrer Leiden für die Gemeinschaft geachtet. Ihre Leistung für die Gruppe besteht in Heilung und Wohlbefinden und wird als absolut lebensnotwendig angesehen. Die Trancetänzer wiederum respektieren den Beitrag der Frauen, deren rhythmischer Gesang den Heilern als musikalischer Schutz dient, wenn sie gefährliche Gebiete durchschreiten. Der Tanz gibt allen Teilnehmer ein erhebendes Gefühl, weil sie an einer konzertierten Anstrengung der ganzen Gemeinschaft, Gefahr und Krankheit abzuwehren, teilgenommen haben. Dieser große Heiltanz, gegenwärtig Giraffe genannt, verkörpert die zentralen Werte der !Kung: Egalität und gemeinsame Anstrengungen gegen Unglück.

Der Trommel-Tanz der Frauen

Erst in neuerer Zeit wurde eine ganz neue Tanzform bei den !Kung populär. Um die Jahrhundertwende faßte ein Trommel-Tanz für Frauen Fuß in den östlichsten Gebieten des Dobe Gebiets. Bis zu den 60er Jahren hatte er sich dort überall ausgebreitet, vor allem wohl deshalb, weil er den Charakter einer Sozialbewegung annahm. Jetzt, in den 80er Jahren, übertrifft seine Bekanntheit noch die des Giraffe-Tanzes, obwohl die !Kung noch immer anerkennen, daß das ihr Haupttanz ist.

Im Trommel-Tanz sind die Geschlechtsrollen anders verteilt. Die Frauen tanzen und fallen in Trance und die Männer übernehmen die wichtige Rolle als Trommler. Die Tänze finden mit der gleichen Häufigkeit wie die Giraffe-Tänze statt (ca. einmal pro Woche). Wenn eine Gruppe von Trancetänzerinnen in ein neues Dorf reist, um junge Frauen zu initiieren, können die Tänze sogar nächtlich stattfinden. Die Atmosphäre gleicht dann der eines Straßenkarnevals. Normalerweise tanzen 8-12 Frauen, begleitet von einer Reihe Trommler, die sich von Zeit zu Zeit ablösen. Bis zu 8 Frauen fallen während eines Tanzes in !kia. Die Männer schauen zu oder trommeln.

Der Ton der Trommel ruft die Leute zum Tanz, der im allgemeinen bei Sonnenuntergang beginnt. Die Trommler haben ihren Platz dort, wo die hufeisenähnliche Formation der Frauen sich öffnet. Die Frauen singen die Trommellieder, klatschen kontrapunktartig und tanzen in Hufeisenformation am Platz. Nach nicht allzulanger Zeit beginnt bei einigen Frauen ein starkes Zittern in den Beinen; das ist der Beginn der !kia. Diejenigen, bei denen sich Zittern und Schwanken zuerst eingestellt haben, werden von den anderen Frauen unterstützt, nach wenigen Minuten fallen sie bereits in volle Trance.

Die Darstellungen, die die Frauen von den Auswirkungen des kochenden n/um auf ihren Magen und entlang ihrer Wirbelsäule geben, ist ähnlich der der männlichen Trancetänzer. Im !kia-Zustand werden die Frau von anderen Tänzerinnen gerieben und massiert, aber nur selten resultiert aus ihrem Tanz eine Heilung. Stattdessen liegt die Betonung auf der !kia um ihrer selbst willen. Weitere Unterschiede zum Giraffe-Tanz sind: Die Tänzerinnen empfinden weniger Furcht bei ihren ersten Versuchen, die !kia zu erreichen; die Zeit, die beim ersten Mal benötigt wird, um diesen Zustand zu erreichen, ist kürzer, und schließlich laufen wenigere in den Busch oder versuchen, das Feuer zu betreten, als es bei Einführungen von Männern zu beobachten ist. Frauen benötigen während des !kia-Zustandes Hilfe, besonders, da gefürchtet wird, daß sie ihre Bekleidung in Unordnung und sich selbst in eine gefährliche Lage bringen.

Obwohl Heilungsvorgänge beim Trommel-Tanz nicht aktiv angestrebt werden, gelingt es einigen Frauen, in anderen Kontexten als Heilerinnen zu fungieren. Sie können in speziellen Zeremonien für Schwerkranke heilen, und viele von ihnen werden auch Heilerinnen im Giraffe-Tanz. Im allgemeinen ist die Heilerinnenrolle den älteren Frauen in der Menopause vorbehalten, da die Vorstellung besteht, daß n/um den ungeborenen Kindern schadet. Heute wird n/um von älteren, erfahrenen Frauen auf junge Mädchen übertragen, und wenn die Mädchen heiraten und eine Familie gründen, wird es wieder entfernt. Später, in der postreproduktiven Phase, kann sich die Frau für die Reaktivierung ihres n/um entscheiden. Dann kann sie im Trommel-Tanz die !kia- Trance erreichen und evt. auch im Giraffe-Tanz in Trance fallen und heilen.

Die Übertragung von n/um auf junge Mädchen wird so beschrieben: unsichtbare Pfeile werden ihnen von den initiierten Frauen in ihr Zwerchfell geschossen. Man glaubt auch, daß der Prozeß der n/um-Entwicklung durch den Genuß eines Tees, der aus !gwa, einem einheimischen Strauch, hergestellt wird, gefördert wird. Aber dieser Tee wird nur rituell bei der ersten Erfahrung genommen.

Der Baum-Tanz

Eine weitere neue Form der Aktivierung von !kia wurde in /xai/xai am südlichen Ende des Dobe-Gebietes eingeführt. Es scheint, daß im Zuge der Akkulturation der psychische Druck so stark wird, und daß ein spezieller Impetus für die Einführung neuer Formen gegeben ist. Die neuen Baum-Tänze werfen Fragen auf bezüglich der Erhaltung der Tradition des Heilens.

Man sagt, daß dieser Tanz von einem !Kung Mann, /Ti!kay genannt, erfunden wurde; er geht aber wohl zurück auf einige noch bestehende Tanzformen. /Ti!kay, ein Mann in den Vierzigern, hat einige Zeit in den Minen von Johannisburg verbracht und sein Tanz zeigt einige Elemente der dort durchgeführten Sonntagstänze. Ebenso zeigen sich Einflüsse der Tänze benachbarter Viehzüchter und traditioneller !Kung Themen.

Der Tanz wurde zum ersten Mal 1967 in /xai/xai durchgeführt. Normalerweise beginnt er bei Sonnenuntergang und dauert bis zum Einbruch der Nacht. Anscheinend findet er nicht in bestimmten Intervallen statt und er scheint auch nicht an die Bedürfnisse der Gruppe angepaßt zu sein. Er findet statt, wenn /Ti!kay tanzen will, und wenn er seine weibliche Tanzgruppe überreden kann, ihm bei der Ausrichtung zu helfen. Normalerweise findet er ein bis zweimal im Monat statt, und die meisten Bewohner aus den umliegenden Camps nehmen als Zuschauer teil.

Der Baum-Tanz wird in einem umzäunten Gebiet durchgeführt, das einem Viehgehege mit einer Rinne an einem Ende gleicht. Es ist etwa 20 Fuß lang und an der schmalsten Stelle sechs Fuß breit. Umgeben ist es von einem Zaun aus Ästen mit einem "Tor" an einem Ende, durch das /Ti!kay und seine Tänzerinnen hereinkommen. Die eingeschlossene Struktur ist ein dauerndes Abbild des Dorfes.

/Ti!kay ist die den Tanz dominierende Person. Abwechselnd charismatisch oder mürrisch (traurig?) scheint seine Wechselhaftigkeit der Schlüssel für seine Macht als Innovator zu sein. Eine Gruppe von etwa 15 Frauen bildet den Chor für /Ti!kay. Sie singen, klatschen und tanzen im Wechsel mit ihm. Die Gruppe besteht aus Frauen aller Altersgruppen und wird "getrieben wie Vieh" - so nennt er es - in den eingezäunten Raum hinein und wieder heraus. Die Frauen werden auch mit Bäumen verglichen, wenn sie sich in fester Formation auf- und niederbewegen - daher der Name des Tanzes.

/Ti!kay singt in Fanagalong, der lingua franca in den Minen und macht aus Alltagsereignissen lange ausführliche Geschichten. Am Ende jedes Liedteils befiehlt er den Frauen, mit Gesang und Klatschen zu antworten. Er stößt sie vor und zurück, bis sie die Formation einnehmen, die er will. Endlich synchronisieren sich Gesang und Tanz und /Ti!kay fällt in !kia. Er teilt dann bisweilen immer noch Befehle an die Gruppe aus, aber er zerstört die Atmosphäre, die die !kia begünstigt, nicht. Wenn er in tiefer Trance ist, helfen ihm die Mitglieder seiner Gruppe, indem sie seinen Körper reiben.

Andere, die zum Tanz kommen, sind die Zuschauer, aber auch sie bleiben nicht völlig passiv. Sie rufen den Tänzern ihre Vorstellung zur Durchführung des Tanzes zu. Aber keiner - abgesehen von /Ti!kay und seiner Gruppe - betritt die Einzäunung oder nimmt am Tanz teil. Ein kleiner Junge agiert als Helfer; er treibt die Frauen mit Peitschenknallen vorwärts. Er wird von /Ti!kay "boss-boy" genannt und offenbar von anderen jungen Männern wegen dieser Autoritätsstellung beneidet.

Die Atmosphäre im Baum-Tanz fördert in einem sehr strukturierten Rahmen zwischengeschlechtliche Interaktionen. Die Beziehung zwischen Männern und Frauen ist im Vergleich zur Egalität im Giraffe-Tanz deutlich hierarchisch. Geschlechtsrollen werden klar getrennt; es herrscht eine starke physische Trennung der Geschlechter, und das Anliegen der Heilung ist im Baum-Tanz viel weniger ausgeprägt als im Giraffe- Tanz. Der !kia-Zustand ist nur für /Ti!kay erfahrbar, auf den die Aufmerksamkeit aller konzentriert ist. Seine ausladenden Gesten stehen in starkem Kontrast zu den kleinen, kontrollierten aber kräftigen Tanzschritten, die von den Männern beim Giraffe-Tanz gemacht werden, wenn sie n/um suchen. Obwohl /Ti!kay von einem "schützenden, heilenden Schleier" spricht, der von seiner Gruppe ausgehe, ist es klar, daß auch diese Vorstellung einen starken Kontrast darstellt zur generalisierten Heil- Energie, die allen Teilnehmern am traditionellen Trance-Tanz zur Verfügung steht.

	Giraffe	Drum	Trees
place of the dance in the culture frequency distribution	 frequent widespread	 infrequent local	 infrequent local
community involvement in the dance	open to all	open to women and selected men (as drummers)	open to selected men and selected women (the dance troup)
in attendance at the dance	open to all; those in attendance not separated from the dance, at times becoming participants	open to all; those in attendance separated from and an audience for the dance	open to all; those in attendance separated from and an audience for the dance
male and female roles in the dance dancers singers experience !kia practice healing role overlap relative valuation of contribution	 men women men and sometimes women men and sometimes women most overlap equally valued in their complementarity	 women men (as drummers) women and rarely men women and rarely men little overlap female contribution valued more	 men (and female dance troop) women men men no overlap male contribution valued more
!kia and healing in the dance emphasis on !kia emphasis on healing healing given to whom relative valuation of !kia and healing	 much emphasized much emphasized men and women both in the dance and throughout the community attending the dance !kia valued primarily because it lends to healing	 emphasized little emphasized restricted to female dance performers and on occasion, the male drummers !kia alone valued; its relation to healing not stressed	 little emphasized least emphasized restricted to dance performers !kia alone most valued; its relation to healing least stressed

Diskussion

Die drei dargestellten Tänze repräsentieren nur ein Teilspektrum der Tänze, die im rituellen Leben der !Kung von Bedeutung sind. Sie wurden ausgewählt, weil in keinem der drei ein Geschlecht völlig ausgeschlossen bleibt; Männer und Frauen stehen in diesen drei Tänzen in unterschiedlich dramatischer Beziehung zueinander, auch sind Vorgang und Gewichtung des Heilens ganz unterschiedlich (s. Tab. 1).

Wichtige Unterschiede in der Dynamik sexueller Beziehungen werden innerhalb dieser verschieden definierten Rahmen ausgespielt. So können z.B. im traditionellen Giraffe-Tanz egalitäre symbolische Beziehungen zwischen den Männern und Frauen der Gemeinschaft beobachtet werden. Diese Form läßt sich als eine Art Paradigma der traditionellen Kultur ansehen; das sehen auch die !Kung so. Die beiden anderen Tänze sind dem Giraffe-Tanz insofern ähnlich, als sie ebenfalls die !kia betreffen und Möglichkeit zur Heilung bieten. Aber die dort stattfindenden Veränderungen der paradigmatischen Form werfen Fragen auf, über den Effekt ökonomischer Veränderungen und der Seßhaftigkeit auf sexuelle und politische Aktivität und auf das Verhältnis von Arbeit und Freizeit.

Die drei Tänze können in Spektren eingereiht werden, entweder nach ihrem zeitlichen Auftreten, oder anhand der nach der Ansicht der !Kung abnehmenden "Heiligkeit". Auch scheinen gewisse soziale, politische und ökonomische Veränderungen die wachsende Beliebtheit der neueren Tanzformen zu begleiten. Besonders in den neueren Tänzen (Trommel- und Baum-Tanz), haben Klassenkontrolle und manipulative Aspekte männlicher und weiblicher Zeremonien den Vorrang vor dem spezifischen Inhalt dieser Zeremonien selbst: Es ist wichtig, zwischen der religiösen Form und ihrer Funktion zu unterscheiden. Die Trennung könnte besonders für die Übergangssituation der !Kung, wo Rollenkonflikte zwischen Männern und Frauen verstärkt auftreten, von Bedeutung sein wie es auch DRAPER (1975: 108-109) beschreibt. Betrachtet man die neueren Tänze als mögliche Strategien, um mit neuen sozialen Gruppierungen fertig zu werden, muß man fragen, ob diese neueren Formen als hervorbrechende Unterthemen der Kultur (Herausforderungen an ein urspüngliches Gleichgewicht) oder als Teil eines Vorgangs von evolutiver Bedeutung, der schon seit langem abläuft, angesehen werden müssen. Unsere Diskussion betrifft auch die allgemeine Frage, ob man erwarten kann, daß der Giraffe-Tanz als Heilungsmodell unter sich mehr und mehr ändernden Lebensbedingungen, die R. LEE als "dependent peripheral capitalism" (1978: 7) charakterisiert hat, weiterbestehen kann.

Der Giraffe-Tanz bietet, besonders im Unterschied zu den beiden anderen Tänzen, ein interessantes Modell der Beziehung zwischen Geschlechtsrollen und Heilertätigkeit. Hier scheinen eine Anzahl von Variablen korreliert zu sein: Die Häufigkeit des Tanzes, sein umfassender Charakter, gleichbewertete und in gewisser Weise überlappende Geschlechtsrollen im Tanz, die Möglichkeit für Männer und Frauen, !kia-Erfahrung zu machen und zu heilen, die Betonung des Heilcharakters und die Verteilung der Heilung an alle. Ich möchte weder statistische Behauptungen darüber aufstellen welche Korrelationen die stärksten sein könnten, noch bestimmte kausale Beziehungen herstellen. Aber das Herausnehmen von zwei oder mehr beliebigen Variablen führt zu faszinierenden Mustern der Gesellschaft. So scheint es einen Zusammenhang zu geben zwischen dem umfassenden Charakter des Tanzes und der allgemeinen Verteilung der Heilwirkung. Das gilt auch für das Gleichgewicht zwischen Geschlechtsrollen und dem doppelten Zutritt sowohl zu der !kia als auch zur Heilertätigkeit. Gibt es aber auch eine Relation zwischen der Ausgewogenheit der Geschlechtsrollen und der Betonung und Verteilung des Heilens? Ich finde eine solche Gedankenverbindung herausfordernd, wohl wissend, daß die Fokussierung auf nur einen Teil, des Netzwerks von Verbindungen in die Irre führen kann und daß es eine Basisvariable geben könnte, die den größten Teil der Varianzen erklärt. Eine solche könnte z.B. der umfassende Charakter des Tanzes oder die Bedeutung und Praxis des Teilens im !Kung Leben sein.

Erscheinungen wie n/um und !kia setzen interessante Ähnlichkeiten und Unterschiede voraus, da sie von Männern und Frauen praktiziert werden. Am auffälligsten sind die Unterschiede, die eher stilistisch als substantiell sind, bei unerfahrenen Heilern; die Ähnlichkeiten sind am ausgeprägtesten bei erfahrenen Heilern und beziehen sich mehr auf wesentliche Teile im Zentrum der Heilerfahrung. Die !Kung kennen nur ein n/um. Diese Annahme liegt den fundamentalen Ähnlichkeiten zwischen männlichen und weiblichen Heilern zugrunde. Besonders bei erfahrenen Heilern ist es sehr schwer, Geschlechtsunterschiede zu erkennen, sowohl in der Phänomenologie der Trance als auch im Heilerverhalten oder der Laufbahn des Heilers. Unter den sehr wenigen besonders mächtigen Heilern sind Unterschiede im Grunde genommen nicht existent. Vergleicht man weniger erfahrene männliche und weibliche Heiler, kann man gewisse stilistische Unterschiede erkennen.

Die Ausbildung von Männern und Frauen zum Heiler bietet eine weitere Anzahl interessanter Vergleiche. Für Männer ist der Schulungsprozeß normalerweise lang und mühsam. Die Schüler "suchen" n/um, und die Suche selbst wird zu einer wichtigen Erfahrung und zu einem Programm. Erst allmählich wird der Schüler zum Heiler, da er ständig mit dem Schmerz des n/um kämpft, und nur gelegentlich überwindet er seine Furcht und "trinkt n/um". Dieser Kampf findet in der Laufbahn des männlichen Heilers nie ein Ende und selbst erfahrene Heiler müssen sich mit den Schmerzen des kochenden n/um auseinandersetzen. Es gibt keine ausgesprochene Verbindung zwischen diesem männlichen Erziehungsprozeß und einer speziellen Position im reproduktiven Zyklus. Für Frauen ist die Ausbildung normalerweise kurz und weniger mühsam. Die Schülerin ist keine aktiv Suchende; die Suche nach n/um ist sicherlich kein genau ausgearbeitetes Konzept. Die Schülerin wird ziemlich plötzlich zur Heilerin, normalerweise, indem sie ihre Furcht in ein paar Tagen der Übung überwindet. Außerdem gibt es wie erwähnt eine enge Verbindung zwischen der Ausbildung zur Heilerin und der Reproduktionsphase. Aktive Heilertätigkeit ist auf die Menopause beschränkt. Die Frauen glauben, daß es am besten ist, n/um ruhen zu lassen, wenn sie schwanger oder empfängnisbereit sind. Die Laufbahn der Heilerin spiegelt nicht ständig den Kampf mit dem n/um wieder.

Nur bei älteren Frauen ist die Arbeit mit n/um dem Ernst der männlichen Annäherung vergleichbar.

Im Giraffe-Tanz haben Männer und Frauen gleichbewertete, sich ergänzende Rollen. Trance und Heilung, die in diesem Zusammenhang als schwere Arbeit und das Ergebnis einer langen, harten, sozialen Lehrzeit angesehen werden (LEE 1968:36) sind meist Aufgabe der Männer. Da die !Kung Frauen weniger intensiv nach n/um suchen, könnten wir geneigt sein, wie ROSALDO und LAMPHERE (1974:8) zu schließen, daß sie "excluded from cultural projects of transcendance" sein könnten. Aber !Kung Frauen kritisieren im traditionellen Zusammenhang diese Rolle nicht, und sowohl Männer als auch Frauen drücken aktiv Anerkennung für Frauen aus, die versuchen, mit welchen Mitteln auch immer, n/um zu erreichen. Was sie ständig wiederholen ist: Je mehr n/um k"xausi es gibt, um so mehr Heilkraft wird für den einzelnen nutzbar sein. In diesem Zusammenhang sowie in anderen Anliegen der !Kung Gesellschaft wird Heilen als ultimatives Gut für alle angesehen.

Ich halte es für wahrscheinlich, daß im traditionellen !Kung Leben die Geschlechtsunterschiede wahrscheinlich nicht groß genug waren, um einen klaren Bedarf an alternativen Tanzformen für Frauen zu erzeugen. Der Medizintanz war vielleicht ein komplettes Ventil für die meisten von ihnen, und die Rolle als n/um K"xau war für jene wenigen Frauen im postreproduktiven Alter vollständig ausführbar, die dazu besonders motiviert waren und ihre Selbstbestätigung dort fanden. Wir glauben, daß das zeremonielle Leben der !Kung, um es mit ROHRLICH-LEAVITT et al. auszudrücken "reflected the social organization that the women and men have evolved in their struggle to adapt to a precarious environment".

Der letzte Kommentar ist zugegebenermaßen subjektiv, aber der Beitrag scheint ohne ihn unvollständig. Meiner Meinung nach gibt es ein wichtiges herausragendes Merkmal im Giraffe-Tanz, das beiden neueren Formen fehlt. Es handelt sich dabei um das höchste kulturelle Vertrauen und das Fehlen von Passivität gegenüber der existentiellen Welt. Tänzer und in Trance Befindliche agieren zusammen und arbeiten idiosynkratische Erfahrung in die überlieferte Tradition ein, um daraus ein befriedigendes Ganzes zu machen. Dies wurde mir zuerst von P. WIESSNER (s. a. WIESSNER & LARSEN 1979) verdeutlicht; obwohl ich zuerst nicht zustimmte, teile ich jetzt ihre Ansicht: Ich meine, daß die neueren Tänze eine Passivität gegenüber den veränderten Lebensbedingungen wiederspiegeln.

Literatur

BIESELE, Marguerite 1975 Folklore and Ritual of !Kung Hunter-Gatherers. Thesis. Dept. of Anthropology. Harvard University

BIESELE, Marguerite 1978 Sapience and Scarce Resources; Communication Systems of the !Kung and other Foragers. Social Science Information 17 (6)

DRAPER, Patricia 1975 !Kung Women: Contrasts in Sexual Egalitarianism in the Foraging and Sedentary Contexts. In REITER, Rayna (Ed) Toward an Anthropology of Women. Monthly Review Press. New York

KATZ, Richard 1976 Education for Transcendence: !kia Healing Among the !Kung" In: LEE, Richard & DEVORE Irvin (Eds) Kalahari Hunter Gatherers. Harvard University Press. Cambridge

LEE, Richard B. 1968 The sociology of !Kung Bushman Trance Performances. in: PRINCE, R. & BUCKE E.M. (Eds) Trance and Possession States. Memorial Society. Montreal

LEE, Richard B. 1968 What Hunters do for a living, or how to make out on scarce resources. In: LEE, Richard B. & DEVORE, Irvin (Eds) Man the Hunter. Aldine. Chicago

MARSHALL, Lorna 1969 The Medicine Dance of the !Kung Bushmen. Africa 34

ROHRLICH-LEAVITT, SYKES, B., WEATHERFORD, E. 1975 Aboriginal Woman: Male and Female Anthropological Perspectives. In: REITER, Rayna (Ed) Toward an Anthropology of Women. Monthly Review Press. New York

ROSALDO, M.., LAMPHERE, L. 1974 Woman, Culture, and Society. Stanford University Press.

TONKINSON, Robert 1978 The Mardudjara Aborigines: Living the Dream in Australia's Desert. Holt, Rinehart & Winston. New York

WIESSNER Pauline, LARSEN Flemming 1979 "Mother! Sing loudly for me!" The annotated dialogue of a Basarwa Healer in Trance. Botswana Notes and Records 11: 25-31

Zusammenfassung

Der sogenannte Trance-Tanz der Buschleute (San) ist eine faszinierende ethnomedizinisch und sozialpsychologisch relevante kulturelle Antwort auf die Bedrohung des Einzelnen und der Gemeinschaft durch Krankheit und andere Gefahren. Die Autorin berichtet von ihren Felduntersuchungen bei den !Kung und vergleicht drei verschiedene Formen des Tanzes in Trance (!kia): den traditionellen Giraffe-Heiltanz, in dem zumeist Männer die Rolle der Heiler übernehmen, den Trommel-Tanz, in dem praktisch nur Frauen in !kia fallen und für den die Ausbildung wesentlich kürzer ist als im Fall des Giraffe-Tanzes, und eine rezente Neuentwicklung, den synkretistischen Baum-Tanz, bei dem nur der Haupttänzer, der eine Gruppe von Tänzerinnen in einer Art symbolischem Viehkraal hin- und hertreibt, den !kia-Zustand erreicht. Für den Zusammenhalt der Gemeinschaft und ihr spirituelles körperliches Wohlbefinden war die autochthone Form des Giraffe-Tanzes, der auf die Kommunikation mit dem Übernatürlichen angelegt ist und bei dem sich die Tänzer mit gemessenen, komplizierten Schritten in einem sicherlich auch symbolisch zu verstehenden engen Kreis um die den Rhythmus gebenden singenden Frauen und die Kinder bewegen, ohne Zweifel viel bedeutender als die anderen Formen. Ihre Entwicklung bzw. Übernahme aus benachbarten Kulturen spiegelt offenbar die sich schnell verändernde sozioökonomische Situation der Buschleute wieder: beginnende Seßhaftigkeit und stärkere Geschlechtsrollendifferenzierung. Die neuen Tänze sind wohl vor allem, wie P. WIESSNER vorgeschlagen hat, Ausdruck der Hilflosigkeit gegenüber diesen Vorgängen. (J.Sch.)

Summary

The so called trance dance of the Bushmen (San) is a fascinating, ethnomedically and sociopsychologically relevant cultural answer to the physical and spiritual dangers the individual and the whole community are exposed to. The author reports on her fieldresearch among the !Kung and compares three different forms of dancing in trance (!kia): the traditional giraffe-dance, in which mostly men take the healer-role, the drum-dance, in which almost exclusively women reach the !kia-state and for which the length of training is considerably shorter than in the case of the giraffe-dance, and a recent introduction, the syncretistic tree-dance, in which only the main dancer, who drives a group of female dancers to and fro in a sort of kraal, reaches !kia. For the unity of the small San groups and their spiritual and physical wellbeing the autochthonous giraffe-dance was doubtlessly more important than the two other forms; it is characterized by dancers who narrowly encircle, in controlled and complicated movements, the women, who provide rhythm and melody, and the children (a setting carrying a clear symbolic meaning), and is furthermore oriented towards communication with the supernatural world. The development, respectively the introduction of the two other dance-styles seem to mirror the rapidly changing socioeconomic situation of the San: beginning sedentism and a marked increase in sex role differentiation. The new dances may, as P. WIESSNER has suggested, also reflect a certain helplessness vis-a-vis these unprecedented developments. (J.Sch.)

Résumé

La soi-disante danse de transe des Bushmen (San) est une réponse fascinante, qui a de l'importance culturelle ethnomédicale et socio-psychologique, sur les menaces par maladies et par d'autres dangers. L'auteur parle de ses études sur le terrain de !Kung et compare trois formes différentes de danses en transe (!kia): la danse de la girafe, traditionelle pour les guérisons, dans laquelle surtout les hommes tiennent le rôle du guérisseur; la danse du tambour où ce sont les femmes qui tombent en !kia et qui est plus vite apprise que la danse de la girafe; et finalement une danse nouvelle, syncrétique, la danse de l'arbre, où il n'y a que le danseur principal qui atteint l'état de !kia en chassant un groupe de danseuses cà et là dans un kraal symbolique de bétail. Pour la cohésion de la communauté ainsi que pour son bien-être spirituel et corporel la forme autochtone de la danse de la girafe était sans doute beaucoup plus importante que les autres danses. Les danseur tracent un cercle symboliquement serré autour des enfants et des femmes qui donnent le rythme en chantant. Leurs pas son mesurés et compliqués et l'ensemble de la danse vise à la communication avec le surnaturel. Le développement des autres danses, respectivement leur reprise des cultures voisines réfléchit apparemment la situation socio-économique des Bushmen, qui change vite: le commencement d'une vie sédentaire et une différentiation plus poussée entre les rôles des hommes et des femmes. Il semble, que ces nouvelles danses sont surtout, comme P. Wiessner l'a proposé, l'expression de l'impuissance vis-à-vis de ces phénomènes socio-économiques. (W. Sie.)

Originaltitel des englischsprachigen Aufsatzes: "!Kung healing. Tradition and Change." Übersetzung: Judith Schuler

Die traditionelle Medizin, Eckpfeiler der Gesundheitsversorgung in Ghana? Ein Projektbericht aus Dormaa-Ahenkro im südlichen Ghana

Helga Fink / Marcel Schutgens

In jeder Kultur befaßt sich der Arzt oder Heiler damit, die Gesundheit seiner Patienten zu erhalten oder wiederherzustellen. Was aber unter Gesundheit verstanden wird, welcher Mittel und Methoden man sich bedient, hängt von der jeweiligen Kultur ab und von dem Wissen, das sich die medizinischen Spezialisten angeeignet haben. Auch die Forderungen der Patienten an den Arzt und Heiler sind kulturbedingt. Bei den matrilinearen Dormaa wird beispielsweise eine Frau, die keinerlei körperliche Beschwerden fühlt, jedoch keine Kinder bekommt, den Arzt oder Heiler in der Hoffnung konsultieren, daß er sie von diesem Leiden befreit, welches in ihrer Kultur als eine der schlimmsten Krankheiten gilt. Unfruchtbarkeit (awoo) gehört in der Dormaa-Medizin zu den entwürdigenden, schandbaren Krankheiten, den yadee fo. Entsprechend der Lebensphilosophie der Dormaa, gilt das Leben einer Frau nur dann als erfüllt und sinnvoll, wenn sie Kinder geboren und so zum Fortbestehen von Familie, Lineage und Clan beigetragen hat. Frauen, die mit dem Makel der Unfruchtbarkeit behaftet sind, können nach ihrem Tod nicht in den Rang der Ahnen aufsteigen und als solche verehrt werden. Vielmehr wird ihren Totenseelen der Eintritt ins Reich der Toten (asamando) verwehrt, und sie sind dazu verdammt als unbefriedete Ahnengeister auf immer zwischen den beiden Welten umherzuirren. Gleichzeitig glauben die Dormaa an die Wiedergeburt der Seele (okra). Um zu verhindern, daß die okra einer unfruchtbaren Frau in anderer Gestalt aber mit dem gleichen Schicksal behaftet wieder auf die Erde zurückkehrt, wurde früher eine kinderlos gestorbene Frau ohne die üblichen Beerdigungsrituale und mit Dornen durchbohrten Fußsohlen begraben. Dieser schmachvolle Abschied sollte die okra für immer von der Erde fernhalten.

Während bei uns eine mehr oder weniger große Beeinträchtigung des körperlichen oder geistigen Wohlbefindens als Krankheit angesehen wird, gilt bei den Dormaa, neben rein körperlichen Beschwerden, jede Störung der kosmischen und sozialen Ordnung als Krankheit. Es ist die Aufgabe von Arzt oder Heiler, diese Ordnung wiederherzustellen und damit Gesundheit zu erhalten.

Stichworte der Gesundheitspolitik in Ghana

Das Dormaa-Heiler-Projekt ist Teil der Basisgesundheitsversorgung im Dormaa Distrikt. Es ist neben dem Primary Health Care Training for Indigenous Healers in Techiman (kurz PHRETIH-Projekt genannt) bisher der einzige Versuch einer Zusammenarbeit zwischen Vertretern der modernen und der traditionellen Medizin in Ghana. Ziel dieser neuen gesundheitspolitischen Bemühungen ist es, insbesondere die Gesundheitsversorgung der Landbevölkerung zu verbessern. WARREN und TREGONING (1979) stellten fest, daß in Ghana zwischen 1975 und 1976 fast 88 % des Gesundheitsetats für kurative und nur knapp 12 % für präventive Medizin verwendet wurden. Eine Aufschlüsselung des Gesundheitsbudgets von 1975/1976 ergab, daß mit 15 % Gesamtgesundheitsetat 90% der Bevölkerung versorgt werden mußten (Ministry of Health 1977: 53). Am stärksten sind die ländlichen Gebiete von dieser ungleichen Verteilung der finanziellen Ressourcen im Gesundheitssektor betroffen, sie sind mit modernen Gesundheitseinrichtungen weit unterversorgt. Die Mehrzahl der Bevölkerung in Ghana hat im Krankheitsfall keinen direkten Zugang zu Gesundheitsstationen und Krankenhaus, sondern ist auf die Hilfe der traditionellen Heilkundigen angewiesen. Doch selbst in der Stadt, wo es moderne, d.h. westlich ausgebildete Ärzte gibt, werden oft beide, Ärzte und traditionelle Heiler, von Patienten konsultiert. Im Krankenhaus vermag wohl die physiologische Seite einer Krankheit mit Erfolg behandelt werden, für die religiöse Dimension, d.h. die Erkundung und Beseitigung der Krankheitsursache aber sind die traditionellen Heilkundigen zuständig. Ein Kranker gilt erst dann als geheilt, wenn sein Körper kuriert <u>und</u> die Krankheitsursache gefunden und behoben ist. Aus diesem Grund wenden sich viele Patienten gleichzeitig an Ärzte und traditionelle Heiler. Für die Dormaa bedeutet dies keinen Widerspruch, vielmehr benutzen sie zwei in Struktur und Zielsetzung voneinander verschiedene Gesundheitseinrichtungen mit je unterschiedlichen Erwartungen. Vom Arzt und Krankenhaus erhoffen sie sich Erleichterung und Linderung bei Schmerzen und sonstigen Beschwerden. Dagegen erwarten sie vom Heiler, vollständig, d.h. an Körper und Seele geheilt zu werden. Dahinter steht ein ganzheitliches Verständnis von Gesundheit, das Harmonie im Menschen zwischen Körper, Geist und Seele, Harmonie zwischen den Menschen und Harmonie zwischen Mensch und Natur und Mensch und Kosmos bedeutet. Die Behandlung beim Heiler wird deshalb auch bevorzugt, weil sie Teil einer kulturellen Zeremonie ist und unter Einbeziehung der Familie des Patienten durchgeführt wird. Sie stellt keine Bedrohung dar, wie dies oft im Krankenhaus der Fall ist; sie ist Teil der eigenen Kultur.

Eine 1979 vom Gesundheitsministerium durchgeführte Untersuchung zeigte, daß sich trotz einer Erhöhung des Gesundheitsbudgets der Gesundheitszustand der Gesamtbevölkerung nicht verbessert hat. "The general health status of Ghanaians has not improved and some contagious diseases are actually on the increase." (Ministry of Health 1979: 1-2). "At present the health status of Ghanaians is among the poorest in the world by any index of health measurements. The expectation of life and birth is below 50 years. The majority of Ghanaians still have poor housing, sanitation, water supply and inadequate nutrition and are far removed from health services." (Health Policy of Ghana 1982).

Kurz nach ihrer Machtübernahme im Dezember 1981 erklärte die derzeitige ghanaische Regierung schließlich die Primary Health Care zum "bed-rock of Ghana's health care delivery system." (Ministry of Health 1982).

Dezentralisierung des bestehenden Gesundheitssystems, Einbeziehung der Gemeinden in die Verantwortung, Verbesserung der Gesundheitsversorgung und -situation und Zusammenarbeit mit den traditionellen Heilkundigen werden als wichtige Schritte hin zu einer befriedigenden Basisgesundheitsversorgung gesehen. Den traditionellen Heilern als intimen Kennern von Kultur und Traditionen und als Heilkundigen mit profundem heilpflanzlichem Wissen wurde in den gesundheitspolitischen Richtlinien von 1982 eine besondere Rolle im Hinblick auf eine Verbesserung der Basisgesundheit zugewiesen. Es heißt darin u.a.: Die traditionellen Heilkundigen bilden eine wichtige Quelle medizinischer Versorgung, die von der Regierung nicht länger vernachlässigt bzw. ignoriert werden darf. Vielmehr müssen Heiler, Ärzte und jeder, der sich mit ländlicher Entwicklung befaßt, einen gezielten Beitrag zur Verbesserung der Gesundheitsversorgung leisten" (Ministry of Health 1982) (Übers. durch die Verfasser).

Doch darf diese neue Einsicht in die Notwendigkeit der Integration der traditionellen Medizin und ihrer Vertreter mit in die Primary Health Care, nicht nur auf einen Umdenkungsprozeß zurückgeführt werden, in dessen Verlauf die Bedeutung der traditionellen Medizin als wichtige Quelle kulturell angepaßter medizinischer Versorgung erkannt worden wäre. Tatsächlich entstand der Integrationsgedanke auf nationaler wie auf internationaler Ebene zunächst aus einer ökonomischen Notwendigkeit. Ein effektives und für alle Bevölkerungsteile gleichermaßen verfügbares modernes Gesundheitssystem erwies sich für die meisten Entwicklungsländer als zu teuer. Diese ökonomischen Gegebenheiten zusammen mit der in den Industrieländern immer lauter werdenden Kritik an der rein naturwissenschaftlich ausgerichteten Schulmedizin öffnete schließlich bei Gesundheitsplanern den Blick für alternative Gesundheitsmodelle. Die Kooperation zwischen westlicher und traditioneller Medizin bietet die Möglichkeit, ein den finanziellen Ressourcen und den kulturellen Bedingungen der jeweiligen Länder angepaßtes Gesundheitssystem zu entwickeln.

Zur Entstehung des Dormaa-Heiler-Projekts

Während eines 26-monatigen Forschungsaufenthaltes zwischen April 1981 und Juni 1983 untersuchte die Autorin bei den matrilinearen Dormaa, einer Subethnie der Akan im südlichen Ghana, den Zusammenhang von traditioneller Religion und Medizin im Hinblick auf die Möglichkeiten der Integration von traditionellen Heilern und ihrer medizinischen Kentnisse in die Primary Health Care. Interviewsprache war twi. Alle Interviews wurden mit Hilfe eines Übersetzers durchgeführt. Vorrangiges Forschungsinteresse war, den traditionellen Heilern den Gedanken einer Kooperation mit den Vertretern der modernen Medizin nahezubringen und sie für ein Gesundheitsprojekt in Form eines Basisgesundheitstrainingsprogramms zu interessieren und zu motivieren.

Im Laufe der Untersuchung zeigte sich, daß die weitverbreitete Annahme, traditionelle Heiler seien einer Zusammenarbeit mit Vertretern der westlichen Medizin gegenüber nicht aufgeschlossen, bei den Dormaa nicht zutraf. Gleichzeitig wurde von den Heilern aber immer wieder betont, daß beide Seiten bereit sein müssen, voneinander zu lernen, und daß sich die westliche Seite von ihren Vorurteilen den Heilern und ihrer traditionellen Medizin gegenüber freimachen muß.

Die Bereitschaft der Heiler zum Dialog läßt vermuten, daß die bisherigen Vorstellungen, die traditionelle Medizin und ihre Heilpraktiken seien etwas Geheimnisvolles, ihre Vertreter würden nur im Verborgenen tätig, um so eine Preisgabe ihres Wissens zu verhindern, falsch sind; daß dies ein von westlicher Seite über Jahrzehnte gehegtes und gepflegtes Vorurteil ist, das es abzubauen gilt.

Das Sammeln ethnologischer Daten über Aufbau und Struktur der Systeme einheimischer Medizin und Religion ergab sich bei dieser Untersuchungsmethode eher zwangsläufig. Außerdem konnte verhindert werden, was in der ethnologischen Forschung in der Vergangenheit häufig geschehen ist, nämlich, daß die Menschen traditionaler Gesellschaften für den Ethnologen zu reinen Forschungsobjekten wurden.

Wie sehr sich die Heiler selbst als Betroffene verstanden, die aktiv zum Gelingen des Projekts - ihres Projekts - beitragen wollten und sich mit dessen Zielen identifizierten, wurde mit der Gründung der Dormaa Healers' Association im November 1982 deutlich. Mit der Gründung dieser Vereinigung auf Distriktebene, als Zweig der nationalen Ghana Psychic and Traditional Healers' Association, suchten sich die Heiler des Dormaa Distrikts gegen Scharlatane und Quacksalber, die ihrem Ruf schaden, abzugrenzen. Gleichzeitig sollten damit aber auch alte Rivalitäten untereinander überwunden werden.

Die Zeit der Feldforschung stellte eigentlich schon den Beginn der Zusammenarbeit in Form eines Dialogs zwischen der westlichen und der traditionellen Seite dar. Es war ein gegenseitiges Geben und Nehmen. Form, Inhalt und Bedingungen des Projekts wurden mit den Heilern zusammen erarbeitet.

Diese Untersuchung traf zusammen, sowohl zeitlich als auch inhaltlich, mit der im Rahmen des Dormaa Presbyterian Primary Health Care (DPPHC) schon seit längerem geführten Diskussion über die Möglichkeiten eines kooperativen Trainingsprogramms für einheimische Heiler. Man war sich darüber einig, daß ein Trainingsprogramm für Heiler nur dann sinnvoll ist, wenn es auf einer systematischen Exploration der traditionellen Vorstellung von Krankheit, Gesundheit und Medizin, der traditionell-medizinischen Theorien von Krankheit und Krankheitsursachen und der in der traditionellen Medizin verwendeten Behandlungsmethoden basiert, sowie den Zusammenhang von Medizin und Religion als kulturelle Determinanten mitberücksichtigt. Die personelle Unterbesetzung des DPPHC ließ eine solche Untersuchung jedoch nicht zu, und folglich mußten bis 1981 alle Überlegungen der Gesundheitsplaner in Dormaa zur Zusammenarbeit mit traditionellen Heilern rein theoretisch bleiben.

Zwischen November 1982 und Mai 1983 konnte mit dem Vorprojekt begonnen werden, in dessen Verlauf die Konzeption eines Trainingsprogramms erarbeitet wurde. Dies geschah in enger Zusammenarbeit zwischen dem DPPHC, Ärzten des Krankenhauses, den Heilern und der Autorin. Als Teil des Vorprojekts wurden zusätzliche projektrelevante Informationen über das medizinische Wissen der Heiler gesammelt. Hierfür war es notwendig, von jedem einzelnen Heiler zu erfahren, welche Krankheiten ihm bekannt sind, wie er diese diagnostiziert und behandelt, und was er als Krankheitsursache annimmt.

Durch seine ethnologische Ausrichtung, aber auch durch den ständigen Dialog zwischen Vertretern der westlichen und traditionellen Medizin, unterscheidet sich dieses Projekt von vielen anderen Gesundheits- und sonstigen Entwicklungsprojekten. Allzu oft besinnen sich Entwicklungsplaner erst dann auf die in einer Region vorhandenen ethnischen und kulturellen Gegebenheiten, wenn der Fehlschlag eines Projekts abzusehen ist. Gerade der ethno-kulturelle Aspekt ist aber für das Gelingen von Entwicklungsprojekten von größter Bedeutung.

Das Dormaa Heiler Projekt konzentriert sich nicht nur auf die Kooperation von westlicher und traditioneller Medizin und die Erweiterung der Basisgesundheitsarbeit im Distrikt um die Mitarbeit der traditionellen Heiler, sondern es wird auch versucht, Antworten auf folgende Fragen zu geben:

- Welches sind die Parameter der traditionellen Medizin?
- Nach welchen objektiven Kriterien läßt sich die Wirksamkeit der traditionellen Medizin messen?
- Wo liegen die Unterschiede von moderner und traditioneller Medizin und wo die Parallelen?
- Wird die Kooperation von den Vertretern der westlichen und der traditionellen Medizin gleichermaßen gewünscht?
- Können zwei in ihrem Ansatz verschiedene Systeme tatsächlich zusammenarbeiten?

In anderen Worten, mit dem Dormaa-Heilerprojekt soll auch dazu beigetragen werden, theoretische Rahmenbedingungen zu schaffen, die die Planung und Durchführung ähnlicher Projekte erleichtern.

Demographische Daten

Der Dormaa Distrikt befindet sich im äußersten Westen der Brong-Ahafo Region an der Grenze zur Elfenbeinküste. In diesem Distrikt leben ungefähr 125.000 Menschen, davon wohnen 15.000 in der Distrikthauptstadt Dormaa-Ahenkro. Ethnisch gesehen ist die Bevölkerung im Distrikt homogen. 95 % bezeichnen sich als gebürtige Dormaa. Die verbleibenden 5 % stammen vorwiegend aus dem Norden Ghanas und sind als Saisonarbeiter in der Landwirtschaft beschäftigt. Für die Dormaa bildet die Landwirtschaft die Hauptlebensgrundlage. Insgesamt 91 % leben von der Landwirtschaft, davon bauen 63 % Kakao, Kaffee und andere landwirtschaftliche Produkte wie Tomaten und Maniok als "cash-crop" an. 28 % ernähren sich durch Subsistenzwirtschaft. In der Regel produziert ein "cash-crop" Farmer auch für den Eigenbedarf. Die verbleibenden 9 % der Bevölkerung sind im Dienstleistungssektor beschäftigt oder leben vom Handel. Ungefähr 43 % der Bevölkerung gehören dem christlichen Glauben an, 38 % nennen sich Traditionalisten und 12 % sind Moslems.

Gesundheitseinrichtungen im Dormaa Distrikt

- Distriktkrankenhaus mit 137 Betten (gegründet 1955)
- 5 Gesundheitszentren
- 3 Erste Hilfe Stationen
- Mobile Klinik für 18 Dörfer (die mobile Klinik arbeitet seit 1970)
- Village Health Workers (VHWs) in 20 Dörfern (das Trainingsprogramm für VHWs begann 1982)
- Traditional Birth Attendants (TBAs) (im Juli 1983 begannen TBAs aus 10 Dörfern mit einem Trainingskurs)
- Dormaa-Heiler-Projekt. Das Projekt befindet sich in Phase I: Vorbereitung. (Offizieller Projektbeginn war Januar 1984)
- 7 private Kliniken

(Die Angaben sind dem noch unveröffentlichten 'Dormaa-District Health and Nutrition Survey' entnommen, der 1980 vom Dormaa

Presbyterian Hospital durchgeführt wurde.)

Träger des Distriktkrankenhauses und des Dormaa Presbyterian Primary Health Care (DPPHC) ist die presbyterianische Kirche von Ghana.

Grundzüge der traditionellen Dormaa-Medizin

Die häufigste für Krankheit verwendete Bezeichnung bei den Dormaa ist oyadee, von oyaw (Schmerz) und ade (Ding) (AKROFI & BOTCHEY 1968: 68 u. 81). Krankheit ist schmerzhaft, wobei in der Dormaa-Medizin Schmerz nicht nur als körperlicher Schmerz, sondern auch im übertragenen Sinn als schmerzliche Situation oder schmerzliches Ereignis verstanden wird; genauso wie Krankheit mehr als nur physisches Leiden bedeutet, sondern Unfälle und unglückliche Geschehnisse in verschiedenen Lebensbereichen (Ehe, Familie, Beruf) miteinschließt. Eine weitere Kategorie von Krankheiten sind übernatürlich verursachte Krankheiten. Diese werden häufig durch einen unbefriedeten Ahnengeist, Hexerei und durch erzürnte Gottheiten hervorgerufen. Krankheit ist in der Vorstellung der Dormaa sowohl ein individuelles Ereignis als auch eine Störung der kosmischen und sozialen Ordnung, entstanden durch Übertretung verbindlicher Verhaltensnormen. Ein wesentlicher Aspekt der Dormaa-Medizin besteht wie erwähnt in der Wiederherstellung der gestörten Harmonie. Erst wenn sich alle Bereiche miteinander in Einklang befinden, gilt der Mensch als wirklich gesund.

Krankheit und Gesundheit sind Teil des religiösen Weltbildes der Dormaa und nur in diesem Zusammenhang verständlich. Leben in der Dormaa-Gesellschaft ist religiös bestimmt oder, anders ausgedrückt, erst durch Religion erhält das Leben seine eigentliche Bedeutung. Krankheiten als Bestandteil des Lebens werden als religiöse Vorgänge verstanden, denen man gegebenenfalls mit religiösen Mitteln begegnen muß.

Bei der Behandlung von Krankheiten beziehen die traditionellen Heilkundigen spirituelle und magische Kräfte mit ein. Ist der Heiler überzeugt, daß Hexerei oder ein Tabuverstoß die Krankheit verursacht haben, so wird er sich nicht mit dieser Feststellung und der Verordnung von Heilkräutern begnügen, sondern versuchen, auch die Urachen z.B. Neid, Mißgunst, Eifersucht oder die Übertretung ethischer Gebote aufzudecken, zu beheben und die gestörte Harmonie wiederherzustellen.

Die Dormaa-Medizin beschränkt sich bei der Bekämpfung von Krankheiten jedoch nicht auf magische Praktiken. Wundversorgung, Abszeßspaltung und Einrichten von Knochenbrüchen gehören ebenso zu der medizinischen Praxis eines Heilers wie Heilpflanzenbehandlung verschiedener innerer Erkrankungen, die Gabe sedierender Mittel aus Pflanzenextrakten bei epileptischen Anfällen und psychischen Störungen und Impfungen bei ansteckenden Krankheiten. Pockenimpfungen waren schon vor Ankunft der Europäer Teil der präventivmedizinischen Maßnahmen der Dormaa-Heiler (vgl. Beitrag STÖCKLIN in diesem Band). Gesunden Mitgliedern einer Dorfgemeinde wurde die sich in einer Pocke ansammelnde Flüssigkeit in einen kleinen Schnitt am Oberarm eingerieben. Wer diese Art der Immunisierung überlebte, war für den

Rest seines Lebens gegen Pocken immun.

Allerdings stehen diesen positiven Seiten auch negative Auswirkungen der traditionellen Dormaa-Medizin gegenüber wie Fehldiagnose, Vergiftungen durch Überdosierung von Pflanzenmedizinen oder durch falsche Kräuterbehandlung; diese Aspekte wurden allerdings von den Ärzten oft unverhältnismäßig übertrieben. Bekanntlich gibt es ja auch in der modernen Medizin Probleme mit Diagnose und Therapie.

Das Ein- und Zuordnungsprinzip von Krankheiten geschieht in der Dormaa-Medizin:

1. entsprechend dem Schweregrad einer Erkrankung in yadee hunu (leichte Krankheit, kleine Krankheit) und in yadee bone (große Krankheit, böse Krankheit),
2. entsprechend den erkrankten Körperteilen in yafunu yadee (Krankheiten der Bauchhöhle), ti yadee (Krankheiten des Kopfes), wa yadee (Krankheiten der Atemwege) und in moga yadee (Krankheiten des Blutes)
3. entsprechend ihren Ursachen in onipadua yadee (Krankheiten mit natürlichen Ursachen) und in sunsum yadee (Krankheiten mit übernatürlichen Ursachen).

Außerdem wird zwischen ansteckenden (nsan yadee) und nicht ansteckenden Krankheiten unterschieden. Im medizinischen Alltag gehen die Dormaa davon aus, daß die meisten Krankheiten als kleine Krankheiten (yadee hunu) beginnen und sich erst bei unsachgemäßer oder verspäteter Behandlung zu einer schweren Krankheit (yadee bone) auswachsen.

Die Bauchhöhle zwischen dem unteren Rand des Sternums und der horizontalen Linie der Schambehaarung wird in der Dormaa-Medizin als yafunu bezeichnet und gilt als Zentrum von Gesundheit und Krankheit. Die Resistenz des Körpers gegenüber Krankheitserregern hängt wesentlich von der Funktionstüchtigkeit der Organe innerhalb des yafunu ab, dem Magen (afrutana), den Gedärmen (nsone) und bei Frauen, den Geschlechtsorganen (awodee). Eine gestörte Verdauung und Stuhlanhäufung gelten als erste Krankheitssymptome, aus denen sich die Mehrzahl aller Krankheiten entwickelt.

Darmverstopfung kann unter anderem zur Verunreinigung des Blutes (mogya) führen. Ist das Blut erst einmal 'schmutzig', so vermag sich eine Krankheit im ganzen Körper auszubreiten und innere und äußere Erkrankungen hervorzurufen.

"Oyaree biara firi yafunu mu" (OSEI 1978: 43), jede Krankheit entsteht im yafunu. Die regelmäßige Anwendung von Einläufen ist fester Bestandteil der Körperhygiene der Dormaa und hat schon beinahe rituelle Bedeutung. Und ein Patient wird den Arzt oder Heiler, gleich mit welchen Beschwerden er ihn aufsucht, zuerst über den Zustand seines yafunu informieren.

Allgemein läßt sich für die Dormaa-Medizin sagen, daß Krankheit zunächst eine Reaktion des Körpers (onipadua) auf wie auch immer gestaltete krankheitsauslösende Faktoren ist. Krankheit mag auf verdorbenes Essen und mangelnde Körperhygiene, oder auf Angriffe von Hexen, erzürnten Ahnengeistern und Gottheiten auf das sunsum (Psyche, Charakter, Geist) eines Menschen zurückgehen. Durch die destruktiven Kräfte einer Hexe (bayifo) kann das seelische Gleichgewicht eines Menschen so gestört werden, daß sein Körper (onipadua) mit Krankheit reagiert. Besonders wenn ein Patient über längere Zeit nicht auf die Behandlung mit Heilpflanzen und Mineralien anspricht oder an einer chronischen Krankheit leidet, erhält die Erkrankung zusätzlich eine übernatürliche Dimension.

Tatsächlich betrachtet die Dormaa-Medizin die überwiegende Mehrzahl aller Krankheiten in ihrem Ursprung als natürliche Krankheiten (onipadua yadee), die sich jedoch unter bestimmten Bedingungen in übernatürliche Krankheiten (sunsum yadee) entwickeln können. Etwa Elefantiasis (des Skrotums) und Kampo (Kropf) gehören zu den wenigen rein übernatürlich verursachten Krankheiten. Ein wesentlicher Unterschied zwischen einer Krankheit des Körpers onipadua yadee und einer sunsum yadee Erkrankung zeigt sich in den Krankheitssymptomen und im Krankheitsverlauf. Die Symptome der sunsum yadee Krankheit sind weniger klar definiert und können selten genau lokalisiert werden. Sie verschlechtern sich entweder schleichend oder abrupt und sofern der Krankheit nicht durch einen okomfo (religiöser Spezialist, Heiler) Einhalt geboten werden kann, enden sie tödlich. Die Behandlung eines sunsum yadee Leidens hat nur Aussicht auf Erfolg, wenn es dem behandelnden okomfo gelingt, die Krankheit in einen onipadua yadee Zustand zu transformieren oder rückzutransformieren, erst dann ist die Krankheit heilbar.

Alle sunsum yadee Krankheiten gehören in die Gruppe der yadee bone oder schweren Krankheiten, aber nicht alle yadee bone müssen auch sunsum yadee Erkrankungen sein.

Im Verlauf der Untersuchung wurden von 61 Heilern zusammen knapp 100 Krankheiten benannt. Eine sorgfältige Prüfung der Krankheitsbezeichnungen ergab, daß in 60 % aller Fälle Symptome als Krankheit betrachtet wurden, wie z.B. Kopfschmerzen (tifa yadee), Fieber (abunu), Schwindelgefühl (anisokyini) und Gelbsucht (yadee koko). In anderen Fällen gibt die Krankheitsursache wie Spulwurmbefall (ntokoboa) einer Krankheit ihren Namen. Häufig leitet sich der Name einer Erkrankung auch von dem erkrankten Körperteil ab. Dies ist u.a. bei Magen-Darm-Beschwerden (yafunu yadee), Erkrankungen des Kopfes (ti yadee), der Atemwege (wa yadee), des Rückens (sisi yadee), des Nackens (kon yadee) und bei Herzkrankheiten (akoma yadee) der Fall. Die Dormaa-Heiler diagnostizieren Krankheiten also entweder anhand von Krankheitssymptomen oder entsprechend der Krankheitsursache.

Tabelle 1 enthält 10 der häufigsten von den 61 Heilern behandelten Krankheiten, und in Tabelle 2 sind 10 Krankheiten aufgeführt, auf deren Behandlung sich die einzelnen Heilkundigen spezialisiert hatten. Jeder Heiler konnte bis zu 3 der in seiner Praxis am häufigsten vorkommenden Erkrankungen oder Beschwerden und bis zu 3 Krankheiten aus seinem Spezialgebiet angeben.

Tabelle 1: Häufigste Krankheiten

Krankheiten	Häufigkeit Anzahl der Nennungen
soro (Fieberkrampf, Konvulsionen bei Kindern)	30
asono (Kwashiorkor)	21
yanufu keka (leichte Magen- und Darmerkrankung)	14
awoo (Unfruchtbarkeit)	13
babaso (Geschlechtskrankheiten)	5
ti yadee (Kopfschmerzen)	5
kote wuie (Potenzstörungen)	5
abunu (Fieber, Malaria)	4
nufo yadee (Brustentzündung)	3
dam (Geisteskrankheiten)	3

Tabelle 2: Spezialgebiete der Heiler

Spezialgebiete	Häufigkeit Anzahl der Nennungen
awoo (Unfruchtbarkeit)	37
soro (Fieberkrampf, Konvulsionen bei Kindern)	20
yafunu keka (leichte Magen- und Darmerkrankung)	14
dam (Geisteskrankheiten)	11
asono (Kwashiorkor)	8
ti yadee (Kopfschmerzen	8
twa (Epilepsie)	7
abunu (Fieber, Malaria)	6
awodene (schwierige Entbindung)	6
babaso (Geschlechtskrankheiten)	5

Vertreter der traditionellen Dormaa-Medizin

Die traditionellen Heilkundigen im Dormaa-Distrikt lassen sich in zwei Hauptgruppen einteilen.

- Die Herbalisten oder dunsini, denen sich auch die bonesetter zurechnen lassen und
- die Priester oder okomfo.

Die hier aufgeführte Klassifikation gibt jedoch mehr einen Hinweis, wie sich die Heilkundigen selbst sehen, als daß es eine strikte Trennung zwischen einzelnen Berufen wäre. Häufig kommt es vor allem zwischen den Praktiken der dunsini und der okomfo zu Überschneidungen. Insgesamt konnten im Dormaa-Distrikt 61 Heiler erfaßt werden. Davon gehörten 44 (72 %) zur

Gruppe der okomfo, 12 (20 %) bezeichneten sich als dunsini und 5 (8 %) arbeiteten als bonesetter. In der Gruppe der okomfo waren weibliche und männliche Heiler fast zu gleichen Teilen vertreten. Überall in Ghana finden wir sehr viele Priesterinnen, deren soziales Ansehen das von Priestern übersteigt. Dunsini und bonesetter dagegen sind exklusive Männerberufe.

Tabelle 3: Die verschiedenen Typen von Heilkundigen und die Vererbung ihres medizinischen Wissens.

n = 61	okomfo				dunsini				bonesetter			
	♂	%	♀	%	♂	%	♀	%	♂	%	♀	%
Patrilinear	5	8,2	1	1,6	5	8,2	-	-	2	3,3	-	-
Matrilinear	14	23,0	12	19,7	1	1,6	1	1,6	2	3,3	-	-
nicht vererbt	5	8,2	7	11,5	4	6,6	1	1,6	1	1,6	-	-
gesamt	24	39,4	20	32,8	10	16,4	2	3,3	5	8,2	-	-

(Aufgrund der Ab- bzw. Aufrundungsregel ergeben sich in dieser und den folgenden Tabellen als Summe nicht immer 100 %)

59 (92 %) aller Heiler sind gebürtige Dormaa, d.h. sie lassen sich den matrilinearen Akan zurechnen.

80 % der Heiler sind älter als 40 Jahre, und 44 % davon haben sogar schon das 60. Lebensjahr überschritten.
Der Anteil der Heilkundigen, die eine Schule besucht haben, lag nur bei 20 %, und davon war nur eine Priesterin tatsächlich des Lesens und Schreibens kundig.

80 % der okomfo sind hauptberuflich Heiler, demgegenüber leben 88 % der dunsini vom Ertrag ihrer Farmen und betätigen sich nur im Bedarfsfall als Heilkundige.

Tabelle 4: Ausübung der Heiltätigkeit als Haupttätigkeit (Heiler) vs. Nebentätigkeit (Farmer)

n = 61	okomfo				dunsini				bonesetter			
	♂	%	♀	%	♂	%	♀	%	♂	%	♀	%
Heiler	22	36	15	24,5	1	1,6	-	-	-	-	-	-
Farmer	2	3,3	5	8,2	9	14,7	2	3,3	5	8,2	-	-
gesamt	24	39,3	20	32,7	10	16,3	2	3,3	5	8,2	-	-

Als Hauptinteresse an der Kooperation mit dem Projekt gab die Mehrzahl der Heiler an, ihre Methoden der Zubereitung und Konservierung von Heilpflanzen verbessern zu wollen. Vor allem die kurze Haltbarkeit einzelner Pflanzenmedizinen stellt sie immer wieder vor Probleme, besonders dann, wenn die Pflanzen nicht das ganze Jahr über wachsen.

An zweiter Stelle wurde der Wunsch genannt, mehr über diagnostische Mittel und Methoden der modernen Medizin zu erfahren. Einigkeit herrschte bei allen Heilern darüber, daß die Ärzte von ihnen über 'wirkliche' Krankheitsursachen lernen können. Nahezu jeder Ghanaer ist beispielsweise davon überzeugt, daß im Krankenhaus bestimmte Krankheiten zwar kuriert, aber nicht geheilt werden können. Weiter äußerten die Heiler die Bereitschaft, ihre 'Kollegen' die Anwendung von Heilpflanzen zu lehren.

Unterschiede zwischen dunsini und okomfo

Der bedeutsamste Unterschied zwischen okomfo und dunsini besteht darin, daß der okomfo im Dienst einer Gottheit (obosom) steht, die von seinem Geist Besitz ergreifen kann. Im Zustand der Besessenheits-Trance wird der okomfo zum Medium der Gottheit. Das Amt des okomfo wird zumeist (s. Tab. 3) matrilinear vererbt, d.h. eine Gottheit wählt unter den männlichen und weiblichen Mitgliedern einer matrilinearen Verwandtschaftsgruppe ihren Diener bzw. ihre Dienerin aus. Das Priesteramt kann aber auch individuell erworben oder patrilinear vererbt sein (in 41 % der erfaßten okomfo, vgl. Tab. 3).

Zu den Aufgaben eines okomfo gehören das Vorhersagen der Zukunft, das Heilen von Krankheiten und das Aufdecken übernatürlicher Krankheitsursachen wie Hexerei. Seine Kompetenz als Heiler beschränkt sich nicht auf das Heilen körperlicher Leiden, sondern schließt die Wiederherstellung der gestörten sozialen, religiösen und kosmischen Harmonie mit ein. Er behandelt und heilt unter Zuhilfenahme von Heilpflanzen und religiösen Ritualen. Die Handhabung dieser ganzheitlichen Behandlungsmethode wird während einer 2-7jährigen Ausbildung bei einem erfahrenen okomfo erlernt und findet unter dessen Supervision ihre erste Anwendung.

Tabelle 5: Ausbildungsdauer der Heiler

n = 61	okomfo				dunsini				bonesetter			
	♂	%	♀	%	♂	%	♀	%	♂	%	♀	%
2 Jahre	6	9,8	4	6,6	-	-	-	-	-	-	-	-
3 Jahre	11	18,0	7	11,2	-	-	-	-	-	-	-	-
4 Jahre	-	-	3	4,9	-	-	-	-	-	-	-	-
5 Jahre und mehr	6	9,8	6	9,8	-	-	-	-	-	-	-	-
keine Ausbildung	1	1,6	-	-	10	16,4	2	3,3	5	8,2	-	-
gesamt	24	39,2	20	32,9	10	16,4	2	3,3	5	8,2	-	-

Der dunsini konzentriert sich dagegen bei der Behandlung von Krankheiten hauptsächlich auf das Kurieren körperlicher Beschwerden unter Anwendung seiner heilpflanzlichen Kenntnisse. Das Aufdecken übernatürlicher Krankheitsursachen liegt jenseits seiner Kompetenz, und die Verwendung religiöser Rituale ist die Ausnahme. Doch werden auch von ihm die Heilpflanzen als Teil der belebten und beseelten Natur verstanden und entsprechend mit Ritualen zur Befriedung der ihnen innewohnenden Geister zur Potenzierung ihrer Heilkräfte bedacht. Der Beruf des dunsini kann vom Vater auf den Sohn, d.h. patrilinear vererbt sein. Häufiger aber eignet sich ein Herbalist sein Wissen selbst an, manchmal als Autodidakt, manchmal, indem er über längere Zeit bei einem erfahrenen dunsini lebt und so von diesem lernt. Nicht selten unternimmt ein dunsini ausgedehnte Reisen, was seinem Ruf als Heiler sehr zuträglich ist. Eine formale Unterweisung, vergleichbar der Ausbildung zum okomfo, gibt es für die dunsini nicht. Die Weitergabe des medizinischen und heilpflanzlichen Wissens vom Vater an den Sohn erfolgt informell, oft über Jahrzehnte hinweg.

In den westlichen Augen basieren die Behandlungsmethoden der traditionellen Medizin nach wie vor weitgehend auf religiösen Ritualen. Der Heiler mache sich die Angst des Patienten vor den magischen Kräften der Natur, der Gottheiten und die ihm, dem Heiler, selbst zugesprochenen übernatürlichen Fähigkeiten bei der Behandlung von Krankheiten zunutze, heißt es häufig. Besonders von den okomfo wird angenommen, daß sie sich bei der Therapie ausschließlich dieser übernatürlichen Kräfte bedienen. Physiologische und heilpflanzliche Kenntnisse werden ihnen weitgehend abgesprochen. Die Vorurteile den dunsini gegenüber sind meist schächer. Sie gelten als Heilkundige mit profundem heilpflanzlichen Wissen.

Die Ergebnisse dieser Untersuchung deuten jedoch klar darauf hin, daß bei den Dormaa die okomfu über ein differenzierteres Wissen um die Wirksamkeit der verschiedenen Heilpflanzen und um die physiologischen Abläufe im Körper eines Menschen verfügen als die dunsini. Weiter reicht das Verständnis der okomfo über den Verlauf einzelner Krankheiten und deren Ursachen weit über das der dunsini hinaus.

Die Gründe sind u.a. in der sich über Jahre erstreckenden Ausbildung eines okomfo zu suchen, sowie in der Tatsache, daß sein ganzes Leben dem Beruf des Heilers und Priesters geweiht ist.

Schlußbemerkungen

Jede menschliche Gesellschaft muß sich mit Krankheit und Gesundheitsproblemen auseinandersetzen. Und jede Gesellschaft entwickelt entsprechend ihrer eigenen kulturellen Verhältnisse Erklärungsmuster, die es ermöglichen, mit Krankheit im weitesten Sinn umzugehen. Auch der Glaube an Hexerei entspringt der Sorge um das Wohlbefinden des Einzelnen, das der Familie oder der Gemeinschaft. Gesundheit, Krankheit und medizinische Vorstellungen sind eng mit anderen Bereichen jeder Kultur verflochten. Die traditionelle Medizin der Dormaa läßt sich nur in

Zusammenhang mit religiösen Vorstellungen verstehen. "Life in the traditional African setting is a religious journey. And practically the whole of human existence derives its meaning and significance from religion." (OPOKU 1977: 105).

Die Diagnose von Krankheiten ist ein Hauptanliegen jeden medizinischen Systems. Sie bereitet oft große Schwierigkeiten. Der diagnostische Prozeß ist häufig kompliziert und langwierig. Die Methoden der Diagnosefindung variieren von Kultur zu Kultur. Vergleicht man die traditionelle Medizin der Dormaa mit der modernen Medizin, so stellt man fest, daß beide Medizinsysteme mit der Diagnose von klar umrissenen klinischen Krankheitsbildern am erfolgreichsten sind. Jedoch gibt es im Alltag beider Medizinsysteme eine Vielzahl pathologischer Zustände, die nur symptomatisch bewertet werden können, d.h. sie beschreiben eher einen Symptomenkomplex als eine Krankheit. Und der Arzt wie auch der Heiler behandelt deren Symptome. Spricht der Patient auf die Behandlung an, so gilt er als geheilt. Bleibt der Behandlungserfolg aus, so greifen Arzt und Heiler auf andere diagnostische und therapeutische Techniken und Erklärungsmuster zurück, die ihre jeweilige kulturelle Einbindung widerspiegeln.

In der modernen Medizin kann ein körperliches Leiden, das auf keine medikamentöse Behandlung anspricht, als psychosomatische Krankheit bezeichnet werden. Die traditionellen Heiler der Dormaa werden die Ursachen einer therapieresistenten Krankheit im Übernatürlichen suchen.

In der traditionellen Gesellschaft der Dormaa sind der Glaube an übernatürliche Kräfte und Hexerei Teil des kulturellen Alltags; bei der Erklärung von Krankheiten wird dem Rechnung getragen.

Die moderne Medizin dagegen, als Teil unserer von rationalem Denken geprägten Kultur, erkennt nur empirisch Überprüfbares als real an. Sie wird deshalb bei der Diagnose und Behandlung von Krankheiten nur auf empirisch getestete und überprüfbare Methoden vertrauen. Hexerei als Ausdruck eines spirituellen Phänomens hat in der modernen Medizin keinen Platz.

Auf den ersten Blick scheinen beide Medizinsysteme voneinander grundverschieden. In Wirklichkeit sind sie nur Spiegel ihrer jeweiligen Kultur und zeigen so die kulturelle Determiniertheit von Krankheit und Gesundheit.

Schema: Ähnlichkeiten und Unterschiede zwischen Dormaa-Medizin und moderner Medizin im Umgang mit Krankheiten und der Erklärung von Krankheitsursachen.

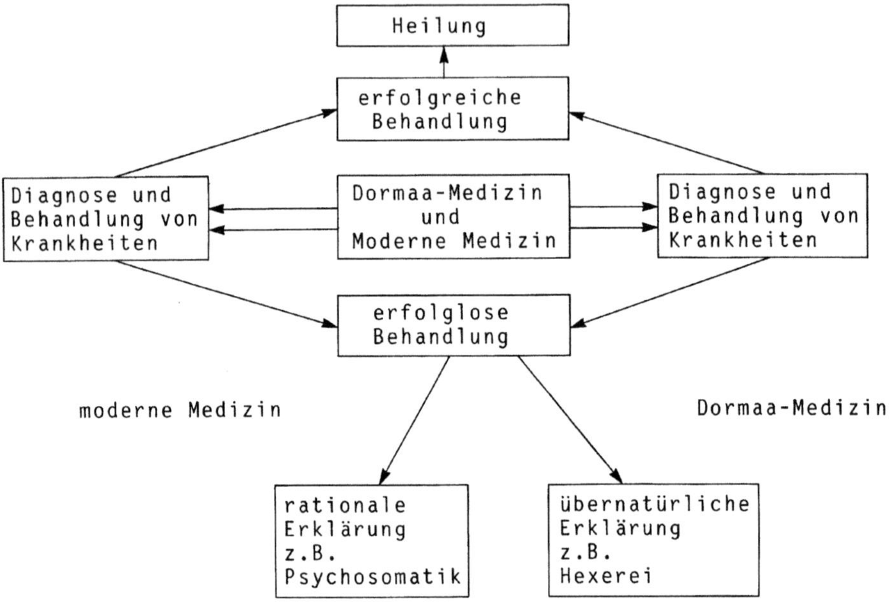

Anhang: Beschreibung des Dormaa-Heiler-Projektes

Rahmenbedingungen des Projekes

- Einbeziehung der Gemeinden: Die einzelnen Gemeinden müssen durch 'Town Development Committees' und/oder 'Village Health Councils' an allen das Projekt begreffenden Entscheidungen wie Ansatz, Methode und Finanzierung beteiligt sein.

- Selbstorganisation der Heiler: Die Selbstorganisation der Heiler in einer wohlfunktionierenden und gut organisierten Vereinigung ist von großer Wichtigkeit, einmal zur Wahrung ihrer eigenen Interessen und Autonomie gegenüber Krankenhaus und Ärzten, zum anderen um die Kooperation untereinander zu fördern und zu stärken. (Im November 1982 wurde die schon erwähnte Dormaa Healers' Association mit dem Oberpriester des Distrikts als Vorsitzendem gegründet.)

- Multidisziplinärer Ansatz: Ausgehend von der Einsicht, daß Gesundheit mehr ist, als nur das Fehlen von Krankheit, sondern das physische, psychische und soziale Wohlbefinden der Menschen miteinschließt, muß das Projekt von allen sich mit ländlicher Entwicklung befassenden Institutionen getragen werden. Es wurde deshalb entschieden, den Lehrkörper für das Trainingsprogramm aus den verschiedenen Institutionen wie Krankenhaus, Public Health, landwirtschaftliche Beratungsstelle, Wasserwerk sowie aus zwei Heilern zusammenzustellen. Diesem multidisziplinären Ansatz wird auch bei der Auswahl der Unterrichtsthemen Rechnung getragen.

- Wissenschaftliche Begleitung des Projekts: Die wissenschaftliche Begleitung des Projekts übernimmt Dr. Oku Ampofo, Leiter des Center for Scientific Research into Plant Medicine. Das Institut repräsentiert den ersten Versuch Ghanas, die in der traditionellen Medizin verwendeten Heilpflanzen wissenschaftlich zu erfassen, zu katalogisieren und auf ihre biochemische Wirksamkeit hin zu untersuchen. Ärzte und Heiler arbeiten hier seit Jahren Seite an Seite. Für jeden Patienten wird die Diagnose gemeinsam gestellt und die Therapie aufeinander abgestimmt.
  Außerdem bestehen Kontakte zum African Institut der Universität Legon und zur Ghana Psychic and Traditional Healers Association (GPTHA). Die GPTHA wurde von Nkrumah kurz nach der Unabhängigkeit Ghanas 1956 ins Leben gerufen. Die Mitgliedschaft in der GPTHA ist für alle praktizierenden Heiler obligatorisch.

- Lehrgarten für Medizinpflanzen: Gemeinsam mit den Heilern wurde beschlossen, einen Lehrgarten für Medizinpflanzen anzulegen. Der Garten soll neben einer Systematisierung der von den Dormaa-Heilern verwendeten Heilpflanzen auch ermöglichen, daß ihre Anwendung für alle Heiler im Distrikt gleichermaßen transparent gemacht wird. Außerdem können mittels dieses Gartens neue den Dormaa-Heilern bisher unbekannte, in Center for Scientific Research into Plant Medicine aber mit Erfolg getestete Medizinpflanzen eingeführt werden. Die Heiler wählten aus ihrer Mitte eine Priesterin und einen Priester aus, die sie mit dem Anlegen und der Leitung des Lehrgartens betrauten und die während des Trainingsprogramms den Unterrichtsblock 'Heilpflanzen' übernehmen sollten.
  Das Anlegen des Gartens fand unter Anleitung eines Herbalisten des Center's for Scientific Research into Plant Medicine statt. Davor besuchten die beiden Heiler einen sechsmonatigen Kurs an diesem Center. Ziel des Kurses war, die Heiler mit hygienischen Methoden der Zubereitung und Konservierung von Pflanzenmedizinen in flüssiger und pulverisierter Form sowie von Salben vertraut zu machen und sie anzuleiten, wie dieses neugewonnene Wissen am besten an die Kollegen weitergegeben werden kann.

- Teilnahmebedingungen: Grundsätzlich kann jeder okomfo oder dunsini an dem Trainingsprogramm teilnehmen. Für bonesetter soll zu einem späteren Zeitpunkt ein eigenes Trainingsprogramm entwickelt werden.)
  Jeder Teilnehmer muß eine Aufnahmegebühr von 20 Cedis (ca. 2,-- DM) und zusätzlich für jeden Unterrichtsblock eine Kursgebühr in Höhe von 10 Cedis (ca. 1,-- DM) entrichten. Versäumt ein Heiler einen Kurs, möchte diesen aber nachholen, so erhöht sich die Kursgebühr um die Hälfte. Aufnahme- und Kursgebühren helfen dem Projekt nicht nur finanziell, sondern geben ihm auch innerhalb der Gemeinden eine größere Bedeutung. Es hat sich in der Vergangenheit immer wieder gezeigt, daß kostenlose Dienstleistungen von den Dormaa zwar gerne in Anspruch genommen wurden, die Bedeutung, die man ihnen z.B. in bezug auf zu erwartende Lernerfolge beimaß, jedoch gering war.

- Unterrichtsort: Statt in den Räumlichkeiten des DPPHC in Dormaa-Ahenkro, wird der Unterricht in den Dörfern, jeweils im Hof eines Heilers durchgeführt.

- Unterrichtsgruppen: Eine Unterrichtsgruppe ist jeweils auf die Teilnahme von 6-8 Heilern beschränkt. Um die Transportprobleme und die daraus für die Heiler zusätzlich entstehenden Kosten so gering wie möglich zu halen, wird nach Möglichkeit darauf geachtet, daß sich Heiler aus benachbarten

Dörfern in einer Unterrichtsgruppe zusammenfinden.
Der Unterricht für okomfo und dunsini findet getrennt in zwei Gruppen statt.

- Identitätskarten für Heiler: Von den Heilern wurde angeregt, ihnen eine Art 'Arztausweis' zu geben, mit dem sie sich bei einem Krankenbesuch Arzt und Pflegepersonal gegenüber als Kollegen ausweisen können.
  Die Krankenhausverwaltung stimmte diesem Vorschlag nach einigem Zögern, bei nicht ganz ausgeräumten Bedenken, schließlich zu.

- System der gegenseitigen Überweisung: Die Untersuchung zeigte, daß von Seiten der Heiler schon seit langem Patienten mit bestimmten Krankheiten wie Hernien (nkywei), Tuberkulose (nsamanwa) und Blutarmut (mogyawie) ans Krankenhaus überwiesen wurden. Dieser Tatsache waren sich die Krankenhausärzte nicht oder zu wenig bewußt. Nur in seltenen Fällen wurde ein Patient, meist mit psychischen Störungen, vom Arzt zu einem Heiler geschickt.
  Ein Ziel des Projektes ist es, diese sehr informelle Art der Überweisung mit dem Einbeziehen der Heiler in Primary Health Care auszubauen, zu institutionalisieren und für alle transparent zu machen. Schriftliche Überweisungen scheiden aus, da die Mehrzahl der Heiler des Lesens und Schreibens unkundig sind. Eine alternative Überweisungsform soll im Verlauf des Kurses mit den Heilern diskutiert und gemeinsam erarbeitet werden.

Aufbau des Projekts

Phase I: Vorbereitung
- Vorbereitungskurs für die mit dem Unterrichtsblock 'Heilpflanzen' beauftragten Heiler am Center for Scientific Research into Plant Medicine.

- Anlegen des Lehrgartens für Medizinpflanzen in Dormaa-Ahenkro.

- Seminar in Erwachsenenbildung:
  Themen des Seminars:
  Einführung in die traditionelle Medizin
  Die Beziehung zwischen traditioneller Medizin und Religion
  Die medizinische Praxis des Heilers
  Die Rolle des Heilers in Primary Health Care

  Zielgruppe:
  Ärzte und Krankenhauspersonal, Mitarbeiter des DPPHC, der landwirtschaftlichen Beratungsstelle, des Wasserwerks, von Public Health sowie Vertreter der örtlichen Kirchen

  Ziel:
  Abbau bestehender Vorurteile gegenüber traditionellen Heilkundigen und ihren medizinischen Praktiken. Vermittlung wichtiger Hintergrundsinformation über den Zusammenhang von traditioneller Medizin und Religion für die an der Mitarbeit im Projekt Interessierten

- Auswahl der Lehrer

- Entwicklung adäquater Unterrichtsmittel und -methoden für den Unterricht mit Analphabeten u.a. im Rahmen eines 'workshops'. (Es ist vorgesehen, ein Handbuch aus Bildern zu erstellen, das während des Unterrichts als Demonstrationsmittel verwendet und den Heilern nach Abschluß des Kurses als eine Art Memory-Buch überlassen werden kann.)

- Entwicklung der einzelnen Unterrichtsblöcke

- Entwicklung von Fragebögen für die Nachbereitung der verschiedenen Unterrichtsthemen

- Vertiefung der Kontakte mit den Gemeinden. Die Vorbereitungsphase muß besonders dafür genutzt werden, die Kontakte mit den Gemeinden zu vertiefen und sie umfassend mit den Grundsätzen des Projekts vertraut zu machen. Nur so können sie zur Mitarbeit und finanziellen Unterstützung motiviert werden. Wichtig ist dabei auch, in den Gemeinden deutlich zu machen, daß mit diesem Projekt kein neues, mit der Arbeit des village health worker konkurrierendes Gesundheitssystem in den Dörfern entstehen soll. Vielmehr muß die Zusammenarbeit zwischen traditioneller und moderner Medizin schon auf der Dorfebene beginnen, wenn sie in größerem Maßstab funktionieren soll. Als mögliches Problem für die Kooperation zwischen Heilern und BHWs könnte sich das große Altersgefälle zwischen Heilern und Basisgesundheitsarbeitern erweisen.

- Zusammenstellung der ersten Trainingsgruppe.

Phase II: Das Trainingsprogramm
Dauer: 9-10 Monate. Einteilung in 5 Unterrichtsblöcke. Unterricht, Praxis und Nachbereitung der einzelnen Unterrichtsthemen werden sich während der gesamten Dauer des Trainingsprogramms abwechseln.

Unterrichtsblock I: Heilpflanzen
- hygienische Zubereitung und dauerhafte Konservierung von Pflanzen in pulverisierter Form
- hygienische Zubereitung und dauerhafte Konservierung von Pflanzen in flüssiger Form
- Zubereitung von Salben
- Wert, Zusammensetzung und mögliche Nebeneffekte einzelner Medizinpflanzen
- Dosierung von Pflanzenmedizinen
- Benutzung des Lehrgartens

Unterrichtsblock II: Krankheiten, Diagnose und Behandlung
- erste Hilfe
- Fieber (z.B. Malaria, Meningitis)
- Husten (z.B. Tuberkulose)
- Durchfallerkrankungen und der damit verbundene Flüssigkeitsverlust
- Masern
- Unterernährung (Marasmus, Kwashiorkor)
- Nebeneffekte bei traditioneller Behandlung
- System gegenseitiger Überweisung

Unterrichtsblock III: Ernährung
- Nährwerte lokaler Nahrungsmittel
- altersgemäße Ernährung von Kindern
- Zusammenhang von Krankheit und Ernährung
- Essenstabus und mögliche Substitute
- Ursachen von Kwashiorkor und Marasmus

Unterrichtsblock IV: Umwelt, Wasser, Hygiene
- Wasser und Krankheit
- Hygiene und Krankheit
- Verbreitung von Krankheiten (z.B. durch Fliegen

und Mosquitos)
- Abfallbeseitigung
- öffentliche Toiletten
- Reinhaltung und hygienischer Gebrauch von Flüssen und Bächen

Unterrichtsblock V: Präventive Maßnahmen
- Immunisierung, z.B. Malariaprophylaxe
- Pflege von Neugeborenen
- Familienplanung
- Wiederholung der in Unterrichtsblock II besprochenen Krankheiten im Hinblick auf präventive Maßnahmen

Phase III: Projektevaluierung
Folgende Punkte müssen bei der Evaluierung des Projekts besonders berücksichtigt werden:
- Zusammensetzung und Größe der Unterrichtsgruppen
- Unterrichtsmethoden und -techniken
- Nachbereitung der einzelnen Unterrichtsthemen
- das neue Selbstverständnis der Heiler als Teil der Primary Health Care
- Vorschläge von Seiten der Heiler zur Veränderung des Trainingskurses

Ziel

Langfristiges Ziel des Projekts ist, nicht nur den Boden für eine Kooperation zwischen traditioneller und moderner Medizin zu bereiten, sondern gemeinsam mit den übrigen Primary Health Aktivitäten und dörflichen Entwicklungsplänen einen Beitrag zur Verbesserung der Lebensbedingungen in den ländlichen Gebieten zu leisten. Verbesserungen in der Gesundheitsversorgung, den sanitären Einrichtungen, der Abfallbeseitigung, der Reinhaltung der Flüsse und eine gesunde Ernährung sind dabei gleichermaßen wichtig. Jeder, der im Bereich der ländlichen Entwicklung tätig ist, muß über diese Notwendigkeit aufklären. In der Auswahl der Trainer aus verschiedenen sich mit ländlicher Entwicklung befassenden Institutionen wird diesem multidisziplinären Ansatz Rechnung getragen.

Der Erfolg dieses und ähnlicher Projekte wird stark abhängen vom Bemühen der modernen Medizin und ihrer Vertreter um ein Verstehen der traditionellen Medizin, der ihr zugrundeliegenden Vorstellungen von Krankheit und Gesundheit, ihrer Heilmittel und Methoden. Es bleibt zu hoffen, daß Ärzte und Pflegepersonal langfristig einer Zusammenarbeit genauso offen und optimistisch gegenüberstehen wie die Heiler im Dormaa Distrikt und daß sie nicht die Supervision der modernen Medizin über die traditionelle Medizin fordern. Denn dann würde eintreten, was von Kritikern der jüngsten Kooperationsversuche beider Medizinsysteme gegen Projekte wie das Dormaa-Heiler-Projekt ins Feld geführt wird: daß nämlich die traditionellen Heilkundigen, die innerhalb ihrer Kultur hochangesehene Spezialisten sind, zu reinen Gesundheitsarbeitern und somit als auf der untersten Stufe des modernen Gesundheitssystems stehend abqualifiziert würden.

Bei einer Zusammenkunft zwischen den Dormaa-Heilern, Vertretern des DPPHC und des Krankenhauses, brachte der Oberpriester des Dormaa Distriktes die Hoffnungen seitens der Heiler auf eine fruchtbare Zusammenarbeit zwischen traditioneller und moderner Medizin in einem Eröffnungsgebet zum Ausdruck: "Onyame (Schöpfergott), Asase Yaa (Erdgottheit) und all unsere Vorfahren, vereinigt Euch mit uns zu diesem Willkommenstrunk, anläßlich dieses Treffens. Wir alle befürworten eine Zusammenarbeit von uns Heilern mit den

Vertretern der modernen Medizin, da es unser aller Anliegen ist, die Gesundheit der Menschen im Dormaa Distrikt zu erhalten und zu verbessern. Die ältere Generation wird sterben und durch die jüngere ersetzt werden, doch wir hoffen, daß dieser jetzt beginnende Dialog fruchtbar und frei von eigennützigen Bestrebungen der Beteiligten zum Wohle aller sein wird. Früher gab es Differenzen zwischen uns Heilern und den Ärzten. Die Ärzte bekämpften uns und sprachen uns jegliche medizinischen Kenntnisse ab. Sie taten dies, ohne den Versuch unternommen zu haben, mehr über unsere Behandlungsmethoden zu erfahren. Heute sind diese Schwierigkeiten überwunden. Onyame, Asase Yaa und all Ihr anderen Götter, kommt und seid Zeuge dieses besonderen Augenblicks, kommt und trinkt mit uns."

Literatur

AKROFI, A.C., BOTCHEY, G.L. 1968 English-Twi-Ga-Dictionary. Accra

Dormaa District health and nutrition survey 1980 Dormaa-Ahenkro. unveröffentlicht

Health Policy of Ghana 1982 Accra.

Ministry of Health Planning Unit 1977 Health Planning Data Book for Ghana. Accra

Ministry of Health Planning Unit 1979 A Primary Health Care Concept for Ghana. Accra

Ministry of Health National Health Advisory Council 1982 Health Politics for Ghana. Accra

OPOKU, K.A. 1977 Procreation in Africa. Traditional and Modern. In: POBEE, J.S. (Ed) Religion, Morality and Population Dynamics. Legon

OSEI, Y. 1978 Traditional Medicine among the Akan of Ghana. Dissertation Heidelberg

WARREN, S.M., TREGONING, M.A. 1979 Indigenous Healers and Primary Health Care in Ghana. Medical Anthropology Newsletter 11: 1-13

Zusammenfassung

Wie in einigen anderen Ländern Afrikas hat auch die traditionelle Medizin Ghanas in den letzten Jahren eine gewisse Neubewertung seitens der Gesundheitsbehörden erfahren. Dabei waren ökonomische und logistische Schwierigkeiten, die sich der Propagierung der kosmopolitischen Medizin in den Weg stellten, mindestens ebenso bedeutsam wie die Überzeugung, daß die Bevölkerung und die traditionellen Heiler mit ihren autochthonen medizinischen Vorstellungen und Praktiken als Exponenten des alten Heilsystems wirkliche Partner der modernen Gesundheitsfürsorge werden könnten. Die Autoren berichten von ihren Erfahrungen mit einem derartigen auf gegenseitiges Verständnis und echte Kooperation angelegten Projekt. Sie geben einige Grundzüge der traditionellen Krankheitsvorstellungen der Akan wieder und charakterisieren die wichtigsten Heiler-Typen (Herbalisten, Knocheneinrichter und Priesterärzte); dabei werden auch quantitative Daten herangezogen, die Aufschluß geben über Übernahme des Amtes (matrilineare, patrilineare oder keine Vererbung), die Unterscheidung in haupt- und nebenberufliche Heiler sowie ihre Ausbildungsdauer. Im Anhang ist eine detaillierte Beschreibung des Dormaa-Heiler-Projekts wiedergegeben, aus der die Ernsthaftigkeit der Bemühungen um wirkliche Zusammenarbeit zu erkennen ist. (W.Sch.)

Summary

Like in some other African countries the traditional medical system of Ghana has been reevaluated in recent years by the health authorities. Economic and logistic difficulties preventing an easy spread of cosmopolitan medicine into all areas of the country and all classes of the society were at least equally powerful motives for this change of attitude than the conviction that the people with their medical beliefs and practices and the traditional healers as figureheads of the old system would become real partners of modern health care. The authors report on their experiences with a specific project which aimed at mutual understanding and real cooperation. They describe some basic traits of traditional medical classifications and attitudes of the Akan towards sickness and characterize the three important types of healers (herbalists, bonesetters and priest-physicians), partly on the basis of quantitative data exemplifying the mode how the healer-office is taken over (matrilinear, patrilinear or no inheritance), the differentiation between parttime and fulltime healers and the length of their training. In the annex a detailed description is given of the Dormaa-Healer-Project from which the sincerity on both sides may be judged. (W.Sch.)

Résumé

La médecine traditionnelle du Ghana, comme celle d'autres pays de l'Afrique, a été estimée par les services d'hygiène à une nouvelle valeur ces dernières années. Les difficultés économiques et logistiques qui s'opposaient à la publicité de la médecine cosmopolite étaient aussi importants pour ce changement d'opinion que la conviction d'une collaboration possible entre les idées et pratiques authochtones de la population et de ses guérisseurs en tant qu'exposants du système ancien de guérison d'une part et de l'administration sanitaire moderne d'autre part. Les auteurs exposent leurs expériences avec un tel projet fondé sur une compréhension mutuelle et une coopération véritable. Ils rendent compte de certains traits fondamentaux des idées traditionnelles de maladie chez les Akan et ils caractérisent les types de guérisseur les plus importants (herbalistes, rebouteurs et prêtres); à cette occasion on apporte aussi des données qui éclaircissent les modes de remise des charges (matrilinéaire, patrilinéaire ou sans transmissibilité), la différenciation entre guérisseurs de profession primaire et secondaire, ainsi que la durée respective de la formation. Dans l'appendice on trouve une description minutieuse du projet des guérisseurs "Dormaa". Elle témoigne de la sèriosité des efforts d'une coopération vraie. (W.Sie.)

curare Traditionelle Heilkundige Sonderband 5/86, 239–247

Mrs. Sang Hee Kim – A great Korean Shaman. With an Introduction by Dorothea Sich

Duk Hee Kang

Introduction

Mrs. Duk Hee Kang and I are both grateful for the opportunity to introduce the life story and the work of the great Korean Shaman Mrs. Kim Sang Hee. We both have recognized and admired the function that she fulfilled for the rural Korean community in a time of rapid cultural change. Both of us were equally moved and dismayed by her sudden, unexpected death.

Mrs. Kang has studied various shamans in their community setting, their life stories and performances, among them those of Mrs. Kim Sang Hee. Mrs. Kang has especially studied illness behaviour and childbearing behaviour in rural Korea. Her motivation and enthusiasm for the work comes from the fact, that traditional values, worldview and behaviour are speedily slipping into the subconscious level of the Korean people in this highly developed East Asian Confucianist culture. Modern physicians, for instance, have now rarely any more an opportunity to observe a shaman's gut (great rite) and they may even insist, that shamanism is a thing of the dim past.

We both, Mrs. Kang and I, think that shamanism has a most important role to play for rural Korean people in helping them to cope with modernization. One of these aspects of help is in illness behaviour and health care. About 25 years ago 75 % of all Koreans lived in rural areas. The figure is now only 46 % and by 1990 it is supposed to be only 25 %. This implicates changes in living environment and in family relations, in understanding of self and of life. All this takes place in the whole country with unprecedented speed.

Korea, was, until recently, a Confucianist, literate, male dominated rural culture. Confucian literature, Confucian family relations, and Confucian culture in general was and is what has been studied most by European scholars of traditional Korea. But shamanism was and is still omnipresent and influential.

Shamanism is, however, a covert cultural substrate. It is the religion and living environment of the poor, of the illiterate and the women. It is especially alive in rural environments, where we still find it in its traditional form. There, daily life, especially for elder women, is still surrounded by a pantheon of spirits and gods whom they worship, whom they obey and from whom they solicit a good and healthy life. They feel dependent on them with their fate and that of their loved ones. It is amazing how little attention Korean shamanism has received until approximately 5-6 years ago.

It was our impression that Kim Sang Hee tried to span the distance between tradition and modern life for simple rural Korean people. Her function seemed to help them cope with speed, unrest, and cultural indifference of modern life that broke into their families. This appears to be typical of Korean shamans and their functions today.

Kim Sang Hee lived on an island which has very typical rural Korean features: Kangwha island, which is located off the Eastern shore, 58 km distant from the capital of Seoul, and connected with the mainland through a bridge. Mrs. Kim lived in the local prefecture. Her husband was the local police chief and she herself was the head of the local shaman association which had 110 members (as compared to 16 physicians in a population of appr. 100 000).

Before I conclude my introduction I would like to refer briefly to the function of myongdarees that Mrs. Kang mentions in her report. These are pieces of white cotton cloth, 7 yards long and 7 inches wide, on which the 8 important chinese characters of an individual are written, including birth date, name and address. This cloth is brought to the shaman and left at her shrine. The shaman is thus obligated to regularly pray for this individual, usually a child. Yet, his family is equally obliged to bring sacrificial offerings at regular intervals and to worship at the shrine.

I got to know Kim Sang Hee as an extremely intelligent but illiterate woman, who behaved with great dignity and who demanded respect by her mere appearance. She had a keen sense for people and their problems. When in trance she demonstrated and communicated a kind of compassion which one can rarely observe even with physicians or priests. This demeanor was the source of her charisma. It made people turn to her in physical or mental misery or uncertainty. They were sure to be comforted, uplifted and filled with confidence in whatever their problem was.

She could, however, not tolerate doubt in her ability to trance and to heal. She avoided contact with disbelievers. She allowed us to observe her and her clients only, after having tested us and our sincerity very severely. She was ever afraid to lose her ability to trance, for which she was famous all over the country.

She ended her life after having been ridiculed by a gang of youngsters during a gut. This was the straw that broke her overstrained ability to mediate between tradition and modern life for people of the rural Korean community. (D. Sich)

1. Some remarks on Korean Shamans

Every society has developed its strategies to deal with diseases; these strategies form a medical system which is integrated into the total cultural system. Korea has developed its indigenous medical system which is divided into two sub-systems: a naturalistic medical system, and a supernaturalistic medical system. The naturalistic medical system originating from Chinese medicine, had been accepted mainly by the ruling class who could read Chinese, while the supernaturalistic medical system which originated from Korean shamanism had been widely accepted by the common people. Therefore it is very important to study the supernaturalistic medical system to understand the health behavior of Koreans as a whole.

In the supernaturalistic system, the shaman is the central figure who has healing ability and oversees religious activity. In the shamanistic context many kinds of illnesses are thought to be related to religion. There are 14,800 registered shamans and about the same number of unregistered ones in Korea. Among these, Mrs. Sang Hee Kim was a typical shaman who had powerful healing abilities and consequently had many clients in Kangwha Island. Mrs. Kim had more than 800 myongdarees at her shrine. A myongdaree is a long cotton cloth, a kind of document which proves that the little child whose name is written on it is the adopted son of the shaman. The adopted sons' families come to the shaman's shrine at least three times a year, and pray for their health and good fortune, and they bring food and money as sacrificial offering.

2. Mrs. Kim's life history

Mrs. Kim was born in Hwanghae-do, North Korea, in 1927. She was the second daughter of a farmer who had five children. When she was only sixteen years old she married a nineteen year old technician working in the police office.

Her family moved to South Korea during the Korean War. They suffered a great deal on the way to the South. At the culmination of their hardship she intuitively prayed to a god for their safety even though she did not know who the god was. They finally settled down on Kangwha Island in 1952. They did their best to adapt to the new environment. By 1955 they became economically and emotionally stable and Mrs. Kim felt grateful to her god who had protected her family.

After that, she became ill for no apparent reason but the others did not take her illness serious. After that she disliked her husband and refused to sleep with him. She frequently dreamed about an old woman dressed in white. In her dream the old woman showed her an interesting gut performance (a shamanistic ritual) and taught her shaman songs. The more often the old woman appeared in her dream the severer her sickness became.

She felt that her sickness was a call to a shaman's life. As she did not want to be a shaman, she tried her best to resist the temptation. Sometimes she was startled to discover that she was beginning to sing a shaman song automatically and so she tried to keep her lips so tight that she bit them.

She was sick for eight years. Her husband was so worried about her failing health that he took her to various hospitals and Chinese medicine clinics, but because she knew her illness was psychosomatic, she sometimes discarded her medicine secretly. At last she became so weak that she could not eat anything except a few spoons of water and she spit blood for twenty days. To save her life her husband finally decided to try the nalimgut which they had wanted to avoid the most. Nalimgut is a shaman's initiation rite. With this gut she got the social status of a shaman which is in Korea a very low status. After the nalimgut her health was gradually restored and she became a shaman.

During the nalimgut she realized that her tutelary god was byulsang (a god who has the appearance of a general). In Korea most shamans are women and when a woman becomes a shaman it means symbolically that she "marries" her tutelary god (hierogamy), so she cannot sleep with her husband after that. Mrs. Kim was not an exception in this respect and she did not sleep with her husband anymore. Moreover she became "masculine". For example she wore white shirts and a necktie and rode a motorcycle.

After becoming a shaman she acquired the typical ability to cure the sick and the insane, and she could divine very well. Consequently she became famous and many people gathered around her and also asked her to keep their myongdarees at her shrine.

Even though she learned shaman songs and the gut ritual from the old woman in her dream, this was not enough if she was to perform the whole gut. Generally a gut takes two or three days and consists of twelve stages. Each stage has its own shaman song and shaman dance. It is necessary to learn the content of the gut from another shaman, so Mrs. Kim became an apprentice of a Hwanghae-do born shaman who lived in Inchon. She learned the shaman songs and dances from her. After five years of learning she became independent and began to perform guts herself with several colleagues. As she had a powerful healing ability and a strong personality, many apprentice shamans gathered around her, and more than ten shamans became independent after learning from her. The apprentice shaman is called 'god daughter'.

Her personal life was not so happy. The relationship with her husband became superficial after the "initiation disease". She had two sons and three daughters but they caused much troubles and anxieties. The eldest son committed suicide owing to depression caused by his parents' rejection of his marriage to a girl of his choice. The second son was the father of two children but he constantly had other women and quarrelled with his wife frequently. The first and third daughter were making relatively good livings but the second daughter was another cause of anxiety. Soon after the second daughter had married, her husband failed in business and she became ill. What Mrs. Kim was worried about the most was that some of her second daughter's symptoms seemed to be of the initiation disease.

In addition she felt uncomfortable among her shaman colleagues. As she had many clients and kept more than eight hundred myongdarees in her shrine, she had quite a large assured income. Many 'god daughters' gathered around her and wanted to inherit her clients after her retirement or death. Consequently her 'god daughters' were hostile with each other and this caused her deep sorrow.

At last she committed suicide with an agricultural insecticide in March, 1981 (lunar calendar) when she was 55 years old. Two years before her death, her husband's nephew became a shaman through an initiation gut and her second daughter began to show definite symptoms of the initiation disease. She used to say that her tutelary god gave her many successors in her own family in order to bring her to him. She talked about her death.

The motivation for her suicide may be described from several points of view. She was very sorry about her second daughter's becoming a shaman which she had herself resisted so strongly and she was distressed by this unavoidable fate. Moreover the unhappy family life of her remaining son made her very sad. The second problem was her shaman life. Five months before her death she performed a jinjeuk gut at her house. When she saw her god daughters fighting with each other during the gut, she got very angry and felt deep sorrow at the same time. The third reason came from the social situation. As the rural area developed and changed as a result of modernization, shamanism was regarded superstitious, especially by young people. This increased the stress upon her.

Before her death she often said that she did not want to leave her shrine after her death and she asked that her whaboon be laid in her shrine. A whaboon is a portrait of a shaman dressed in a tutelary god's costume. In accordance with her will her whaboon is now in her shrine and her daughter-in-law places a bowl of clear water before her shrine every morning.

Her clients continue to visit her shrine and give offerings. Even though some of them have wanted to transfer their myongdaree to another shaman since her death, they don't dare to do that because they are afraid of her revenge. A client said that Mrs. Kim had threatened her in a dream saying that if she transferred her myongdaree she would be injured.

Whenever troubles occur in Mrs. Kim's family they pray before her whaboon after placing a bowl of clear water there. When they receive such presents as rice cakes from the neighbours they always put some before her shrine first to avoid trouble. Mrs. Kim's second daughter returned home to take over after her mother's death. She has not performed the initiation gut yet, but she resembles her mother in many ways so she is expected to take over from her mother successfully.

As explained above, Mrs. Kim's family and her clients are still deeply influenced by her.

3. Healing process

a) Diagnosis: Mrs. Kim's clients can be divided into two groups. The first group includes those who visited her whenever they got sick. The second group includes those who visited her after having wandered about to many drug stores, Chinese medicine stores, modern physicians, clinics and hospitals. In each case when a client visited her she first learned from the client about her or his illnesses and then diagnosed them by divination.

Generally Korean Shamans use rice, coins, chopsticks, shaking divination rods, bells or turtle shells, when they divine. Mrs. Kim used rice. In her shrine there was a small table which is called flower table and a small pile of rice, approximately one cup, is piled up on it. As Mrs. Kim chanted the client's name, date of birth and address, she repeatedly scattered and piled up the rice, then she fell into trance and began to oracle. In the oracle she pointed out the cause of illness, its prognosis and the treatment.

Usually she classified the causes of illness as follows:

Possession by a dead ancestor or wandering spirit. For example: a client had a sister-in-law who died early. This sister-in-law liked pork very much when alive but she was too poor to enjoy much food. When the client's five year old son suffered from convulsions every night, Mrs. Kim diagnosed that the dead sister-in-law's spirit possessed the son.

Violation of a taboo so that the pertinent god becomes angry, e.g. for three to seven days after giving birth to a child, visitors are prohibited from entering a house and if this taboo is violated it may offend the samshin who is in charge of child and birth and may cause the baby's illness.

Things out of place. For instance: one day when an old woman visited Mrs. Kim and asked her to diagnose her two year old grandson's high fever, Mrs. Kim told her that something bad had gotten into the house, so it had to be found and gotten rid of. The old woman remembered some straw ropes which had been used to wrap the coffin of an old relative who had died three weeks before.

Mrs. Kim could cure such illnesses but there were some others which did not fall into the above categories. In such cases Mrs. Kim advised her clients to go to a hospital or Chinese medicine clinic. Her treatments were not exclusive but eclectic.

b) Healing ceremonies: The healing method is a kind of ceremony which varies with the cause, the seriousness of the illness and the social and economic status of the patient. Healing ceremonies are generally classified as follows.

b1) Sonbibim

This is the simplest ceremony and the most inexpensive. It is performed when the illness is mild and the economic status of the patient is poor. It is usually performed in the patient's house with simple offerings such as a gourd dipper of clean water, newly prepared boiled rice and some seasoned vegetables. The shaman prays to the pertinent god using the patient's pillow to sense the problem, then throws the offerings out of the house, hurling a knife after it. If the tip of the knife points away from the house the patient will be cured soon but if the tip of the knife points towards the house, the patient will recover only slowly. Mrs. Kim herself rarely went out to perform this simplest ceremony but usually sent her god daughter. Sometimes this ceremony is performed by an old family member from the patient's own family.

b2) Pudakkori

This is the commonest form of healing ceremony and it is performed when a patient's illness is not serious and the patient does not have enough money to hold a gut. It is usually held in the shaman's own house but sometimes in the patient's house. The shaman invokes and prays to all the twelve gods in the gut, one after the other. She prays to each pertinent god deeply while presenting simple offerings such as a bowl of clean water, newly prepared boiled rice, and some fruits and nuts. Then she writes the patient's date of birth and the Chinese characters dae-soo-dae-myung, which means representations of the patient's length of life, on a sheet of white paper. Then she folds the paper and inserts it between a hen's or a cock's wings. A cock is used for a female patient and a hen is used for a male patient. After that she pretends to kill the fowl by twisting its neck. The fowl is put in the barn with a bamboo basket over its body. If the patient or any other members of the family sees the fowl the effectiveness of the ceremony is gone.

b3) Gut

This is the most important healing ceremony and the core of Korean shamanism. The usual gut takes two or three days to perform. Guts are divided into fortune guts, healing guts and saryong guts. The saryong gut is held to propitiate a just departed soul.

The gut usually consists of twelve stages. Every stage has its own god and consists of three parts. The first part is the invocation of the god by chanting and singing a shaman song. The second part is dancing and going into a trance. The third part is reciting oracles and acting the god's role. Sometimes such other elements such as cheung, hwajon and jinogui are inserted according to the cause of illness. Cheung is a straw puppet dressed in the patients clothes and used as a scapegoat which would vanish with the evil spirit when it is burned. Whajon is a ceremony in which an evil spirit is driven away with fire. Jinogui is a kind of propitiating ceremony for a wandering ancestor's spirit.

As mentioned before, Mrs. Kim's tutelary god was byulsang and this god is believed to be especially powerful in a healing gut, so many seriously ill patients gathered around her to request guts.

Mrs. Kim eliminated private despair, troubles in families and social and economic problems through her sacred treatment. Because she maintained close relationships with the patients from the past to the future through myongdaree, she could free individual patients from specific problems through her holistic treatment.

4. Conclusion

LEVI-SRAUSS is interested in the symbolic functions of the actors and systems in socio-cultural processes. He says that the efficacy of magic implies a belief in magic which has three complementary aspects: first, the sorcerer's belief in the effectiveness of his techniques; second, the patient's belief in the sorcerer's power; and finally, the faith and the expectation of the group, which constantly acts as a sort of gravitational field within which the relationship between sorcerer and patients is located and defined.

In the Korean cultural context, Mrs. Kim's psychosomatic disease could be cured through the initiation gut and also she could get the ability to prevent and heal her clients' illnesses. As many Korean cultural factors rapidly change, however, the indigenous medical system also changes. Day by day the gravitational field between Mrs. Kim and her clients became narrower, consequently she sometimes compromised by suggesting using Chinese medicine or Western medicine at the same time. After all, in modernized society, Korean shamans do not compete with modern medicine but accept it, thereby continuing to exercise influence as healers.

Zusammenfassung

Lebensgeschichte und Heilerpersönlichkeit einer typischen koreanischen Schamanin werden beschrieben. Frau Sang Hee Kim stammte aus Nordkorea und kam im Zuge der Wirren des Korea-Krieges mit ihrer Familie nach Südkorea. Sie entwickelte eine schwere Krankheit und Verhaltensänderungen; damit erfüllte sie ein typisches Erfordernis der schamanistischen Initiation. Sie wehrte sich vehement gegen die sich abzeichnende Berufung als Schamanin, unterzog sich aber dann dem Initiationsritus und einer formalen Ausbildung und wurde ungewöhnlich bekannt, was sich auch darin äußerte, daß sie zu mehreren hundert Familien eine formalisierte, für sie ökonomisch tragfähige Beziehung hatte, die in der traditionellen Weise dadurch aufgebaut wurde, daß die Familien ihr Kinder zur "Adoption", d.h. zur spirituellen Betreuung auch in medizinischer Hinsicht überließen. Einige der diagnostischen Schritte und Grundzüge schamanistischer Sitzungen werden kurz skizziert. Frau Kim setzte ihrem Leben ein Ende, offenbar als Folge familiärer Spannungen (u.a. entwickelte eine ihrer Töchter ebenfalls die Zeichen einer schamanistischen Inititationskrankheit und arbeitete bereits in ähnlicher Weise wie ihre Mutter) und der rapiden Akkulturation mit ausgeprägter Hinwendung zum Profanen. (W.Sch.)

Summary

Life history and personality of a Korean shaman are described. Mrs. Sang Hee Kim was born in North-Korea and came to South Korea in the cause of the Korean war. There she developed a severe sickness and behaviour changes, both of which can be seen as typical prerequisites for the initiation to become a shaman (cp. the contribution of A. PRINZ in this volume, who describes such biographical factors also for our European culture). Mrs. Kim strongly resisted the apparent call for a long while but finally gave in, underwent a formal training and the initiation rite. She became unusually well known which was also documented by the fact that she had formalized and economically rewarding relations to many hundred families who gave her their children for "adoption", i.e. spiritual protection, also in the medical sense. Some of the diagnostical steps taken by her and some principles of shamanistic sessions are sketched out. Mrs. Kim committed suicide, apparently in consequence of problems within her family (one of which was that one of her daughters developed the same symptoms of the initiation sickness she had suffered from herself; this daughter already worked in a similar way as her mother) and of the rapid acculturation with its outspoken tendency to the profane. (W.Sch.)

Résumé

On décrit l'histoire de la vie et la personalité d'une femme chaman typique pour la Corée. Madame Sang Hee Kim tirait son origine du Nord de la Corée et venait avec sa famille au cours des malheurs de la guerrre au Sud de la Corée. Elle développait une maladie grave et changeait son comportement. Ainsi elle accomplissait une des exigeances typiques de l'initiation des chamans. Elle luttait avec véhémence contre cette vocation de devenir femme chaman, mais elle se soumettait finalement quand-même au rite initiatique et à l'éducation formelle. Elle se faisait connaître en fréquentant plusieurs centaines de familles. Ces familles leur donnaient - dans la manière traditionelle - des enfants pour l'adoption, c'est à dire pour l'assistance spirituelle et médicale. On décrit brièvement quelques éléments fondamentales et diagnostiques des sessions de chamans. Madame Kim s'est suicidée, apparamment comme conséquence de tensions familiales (entre autres faits une de ses filles montrait aussi des signes de la maladie initiatique des chamans et elle travaillait déjà dans la manière de la mère) ainsi que de l'acculturation rapide et pronocé vers la profonation. (W.Sie.)

The Thai Village Doctor as a Mediator between Traditional and Modern Medicine

Paul Hinderling

1. Outlines

Falling ill means suffering from uncomfortable alterations from a state of supposed normality or health. Signs of ill health vary: changes in parts of the body, feelings of tiredness, pain, any other indisposition. Such signs are felt as sensations, possibly creating sentiments such as anxieties and fear, and giving way to various cognitive reactions.

Usually, the patient feeling signs of ill health examines whether these signs are of more or less permanent nature. He knows that such signs sometimes disappear by themselves without leaving any trace: in this case he need not worry at all. Sometimes the signs are familiar to him and he can use familiar means to cope with them without consulting anyone else.

If the signs are severe enough, or constant enough, the patient begins to worry about them, or else his social environment (his family, his friends etc.) become aware of such signs and begin to worry. Besides feelings of general anxieties the worries will be about the following nature:

- Why am I suffering?
- Why am I suffering?
- What is the cause of my indisposition?
- How can I get rid of it?
- What does it mean to me?
- Should I communicate it to somebody, and to whom?
- What else could I do?

Usually the patient, or the group, tries to identify the disorder or disturbance. The patient or group can either do this by themselves, or they consult a known expert who is said to be able to diagnose and to advise the way of curing.

In the process of the diagnosis the expert uses his knowledge about medicine. This "knowledge" can be of various nature. It corresponds to his education (or training), his cultural background etc. Different persons within the same culture often have varying knowledge; the expert has various diagnostic techniques at his disposal, be they requests to deities thought responsible for the illness, or be they techniques of observation and checking, or both.

After diagnosis, the patient and his group may decide whether they want to continue cooperating with this expert. The expert may or may not be accepted as being able to perform the treatment.

If it is decided to continue with one expert, the patient and his "doctor" - whoever he may be - establish a kind of explicit or more often implicit contract in which the "doctor" takes the lead, the patient being expected to follow his advice. This "contract" may be terminated at any time at the patient's request. Sometimes the patient is no longer in a position to decide by himself; he becomes dependent, and the expert and/or the group decide for him.

By admitting his illness, the patient assumes the "sick role" (cf. PARSONS 1972). His social position, his duties, responsibilities and his rights are temporarily modified. He becomes dependent. The ultimate objective of the treatment is the restoration of the patient's health and his reintegration into his former situation. If it is judged that a recovery is not possible, the patient is treated as permanently ill or as a terminal case. Then, again, his situation, especially the interaction pattern with his group, may change.

2. Analysis of the Thai case

2.1. Alternative models of explanation

Rural patients in Central Thailand - the situation in Bangkok seeming to be similar - who seek relief from their illness are confronted with different models of explanation. These include:

a) the model of modern, cosmopolitan medicine
b) the Thai-Buddhist model explaining illness as a disturbance of the balanced "elements" (thàad) within the body. This model is based on the Ayurvedic/Indian medical system. There are perhaps also some Chinese influences.
c) the "folklorist" or "primitive" model explaining illness as intruding external forces, as spirits (phi), or missiles, etc.
d) there is also the notion of the "loss of the soul" (khwan). Yet, loss of the soul itself usually is not supposed to create illness, only to dispose a person to be more susceptible to illness (and accidents) of any kind
e) all these models are ruled by the general Buddhist belief of the fate (wen-kam) of the soul, or self, determined by the acquisition of bun (merit) and baap (demerit) in previous existences, and also during present existence. This fate is not supposed to be liable to treatment.

Although, we need not discuss further the explanatory model of modern cosmopolitan medicine, nor the loss of the soul - or the wen-kam-concepts -, it seems appropriate to supply more information on the models of the "balance of the elements" and of the "disturbing external forces", since, in order to cure sick people - according to these notions - particular specialists (m) for diagnosis and curing are required.

The Thai-Buddhist explanatory system (b) relates to the Indian Ayurvedic system either directly or by the vehicle of Buddhism. Buddhism, as "the path to salvation", is not genuinely interested in ontology. Its ontology depends clearly on older Indian systems. The Maha-Sahipatthana-Sutana refers explicitely to the elements earth, water, air and fire (according to DAHLKE 1960: 350) and also to the respective parts which constitute the human body. Without having specific knowledge of the ways this philosophy was transferred from ancient India to contemporary Thailand, we may conclude that the information given to us by educated Buddhist monks reflects the contents of the original Pali-canon.

According to this doctrine the human body consists of basic elements (thàad). They are translated differently: as "constituent parts", "the humours of the body", "the primary elements", "the relics". The term "element" obviously refers to the basic ingredients of the states of aggregation (solid, liquid, gaseous, and, in addition to these, "warmth"). Ether is sometimes referred to as a 5th element. All these basic elements can be divided into various forms, e.g.: 20 or 21 solid parts of the body, 12 liquid, 6 gaseous and 4 warming parts. 32 (or 33) out of these are parts of ingredients of the body; the remaining 10 produce motion or they warm the other parts. The winds are of particular importance since they are the most common cause of disturbances but, at the same time, easiest to influence.

The solid elements constitute the solid parts of the body e.g. the bones, the hair, the skin, etc., as well as other individual organs like the heart, the lungs, the kidney and the liver. The liquid elements, for their part, constitute the various liquids in the body, e.g. blood, saliva, mucus, perspiration, tears, urine, etc. These elements are set in motion or preserved with the help of the other basic elements namely the various kinds of wind which blow through the body (e.g. rising and falling winds) and warmed with the assistance of certain types of warmth.

When these elements react with one another in the right proportion, the person in question feels well and the body is healthy. The equilibrium is, however, very unstable and can be disturbed by various interior as well as exterior factors. When this equilibrium is actually destroyed the result is an excess of some elements, or a deficiency in some other elements. Consequently, the person in question does not feel well. When this equilibrium is completely out of control, or a basic element is missing, or is not properly functioning, or if a basic element is present in far too excessive proportions, the result may be the death of the person concerned.

Thus, in this model, illness is usually explained as a disturbance of the normal equilibrium of the thâad, caused either by external conditions such as seasonal change, or by internal forces such as the fate of the self. The diagnostician's task is therefore to observe exactly the condition of the body (including the "soul"!). With this disturbance - i.e. the absence of insufficiency of certain elements or the overrepresentation of others - the equilibrium is challenged, but since there are natural remedies, mostly plants, which correspond to bodily parts and to the thâad, these can be properly used in carefully restoring the equilibrium.

One who has studied the "science of nature" intensively, as revealed in the Pali-canon and in the medical tradition, is aware of the correspondence. He will apply properly prepared and carefully measured doses of herbal medicine in order to restitute the lost equilibrium and to cure the sick patient. Thus, the treatment consists mainly in administering differently prepared medicaments of natural origin, mostly plants. The one who knows, is, of course, the expert who has studied all these difficult matters. He is the m phaein booraan (herbalist), usually an older, wise man, quite often a monk, or a former monk, since only monkhood allows enough leisure to study such topics. For a long time he has been the apprentice of an older colleague - the teacher - in order to learn techniques and practices. He may even have studied at one of the medical schools (e.g. the one at wat Phoo in Bangkok). On the other hand he may have one or several students to whom, little by little, he transfers his own knowledge, thus guaranteeing continuance in oral and written tradition.

In the "folkloristic" or "primitive" model (c) illness is understood as an external, foreign particle, i.e. either a spiritual or a substantial item which has - by its own sake or by manipulation, directed by a deity or by a powerful man - entered the human body, causing indisposition, pain, illness. There is probably no complete system of such spirits and particles, but, of course, some of them appear more frequently than others, and are better and more generally known.

We have ourselves met the notion of different phii, of phraaj, nammanphraaj, khun khon, khun phii, lompheelomphad, bûng, pakod, baat-tha-cīd, puàng, maitiingûngtiinka, naam daeng, etc., but there are certainly many more (cf. e.g. TEXTOR), and the notion of them may be at variance with regional and temporal distance.

If, when one falls ill, the cause is judged to be an intruding particle, then the diagnostician's task is obviously to find out what particle or what spirit is responsible. If it were a spirit his first task is to get in contact with it. In order to treat, it will be necessary to remove the foreign element. This can be done in different ways, according to the character of the foreign element and according to the mode of intrusion. In the case of phii (spirits) who are supposed to have a certain personality, it will usually be necessary to appease them, to persuade them to leave the body, or to exorcise them by any means (power, technique). In order to remove the foreign element it is assumed that certain paraphernalia and rituals of the Buddhist cult - as prayers, holy water, blowings, candles etc. - are efficacious as counterforces, but also, in other cases, alternatively or cumulatively so are the strong personality of the exorcist himself, his proper magical power, the power of his familiar, the power of one of the deceased Thai prophets (rysii) or even the deities of the Brahmanical pantheon. It may be mentioned that, in order to remove the sickness, anybody may try to apply buddhist formula and prayers, but that in cases of stubborn renitence on the part of the intruded spirits, only a powerful mɔɔ phii (spirit doctor or exorcist) may be able to perform the task.

Mɔɔ phii's normally adhere to Buddhism and make use of all facilities provided by Buddhism, but they dispose also of their own magical techniques, of spirits as familiars etc. Usually they do not know much about the system of the thâad, since these belong to an alternative model which is not their own. They are, sometimes, somewhat odd, strong minded people who have learned their profession with other similar professionals whom they revere as their achâan (revered teacher). There may be different and competing traditions; the m phii who proves to be stronger and more efficacious in exorcising is accorded the most prestige as a healer.

2.2. Resources

In a definition of the "medical system" ("= ... the pattern of distribution of medical resources in a particular culture"), UNSCHULD (1976) introduces the concept of "resources". We may understand the different means a patient can have access to, when he seeks relief from his sickness, as "his resources". What are, then, the potential resources of a rural Thai patient? Here we have to list all resources as they are available in the rural setting, including, of course, the resources of cosmopolitan medicine.

There can be no doubt that Thailand has made strong efforts to introduce a good deal of cosmopolitan medical facilities. There are many hospitals, not only in Bangkok, but also in the changwats (provinces) filled with doctors who have been trained in Bangkok and in Western universities. In addition these doctors normally run their private clinics. There are small or larger health stations (anaamai) in the amphur (communities) and also in some of the tambol (villages), with trained nurses. Several of the Bangkok hospitals are equipped with ultramodern apparatus to treat severe cases. It would certainly be incorrect to claim that these facilities were not available in Thailand. Strangely enough, these facilities are not always sufficiently explored by Thai patients. Attendance is often, compared with other developing countries, rather poor (cf. BRYANT, 1969: 56f). We shall return to this point later.

We may conceive the supply of Western medicaments as a part of the "cosmopolitan" medical system. We do not exaggerate when we describe this supply as plentiful. Many of the best known American, British, German, French, Swiss, Japanese etc., medicaments are abundant on the free market and available even in the shops in the changwats and amphurs. There is plenty of advertisement for these medicaments in newspapers, radio and TV.

Much less organized is the supply of resources in the medical system which we have called "Thai-Buddhist". There are no hospitals, no clinics, no health stations working on the principles of this system. Certainly, there are drug stores offering some of the material which can be prepared into "traditional medicaments" (yaa booraan), but it is hard to compare this poor supply with the abundance of modern and semimodern (Chinese, Thai etc.) medicaments. There are still many mɔɔ phaen booraan ("traditional herbalists") in the villages, but usually they are old men, and it is said that they are rarely replaced when they die. These mɔɔ phaen booraan usually prepare the medicaments they apply themselves, but they hardly have large stocks at their disposal; rather they use to prepare their drugs on request, searching for the necessary plants, fruits, roots, barks, leaves, etc. in the fields and forests.

Similarly, the medical model which we have called "folkloristic" or "primitive" is lacking any type of organization. One may find some monks who are specialized in such cases, and in the villages here and there minor and major specialists for different kinds of "folk illnesses" which are supposed to be caused by intruding external particles. But the distribution of these specialists is more or less accidental. In order to learn of them, patients or their relatives have to rely on hearsay and gossip. They may travel far, simply to find out that these specialists are absent, or indisposed, or dead, or incompetent to cure the particular problem. Yet, usually the mɔɔ phii try their best. When visited by patients, they try to diagnose and apply their particular techniques of exorcism, etc. Some of them may be famous far beyond the village or even the amphur and changwat. It may well be that they are also visited by desperate patients from Bangkok. Usually these "spirit doctors" hardly need any medicaments. They try to cure by applying their own techniques and rituals which demand very little material.

2.3. Attendance

It would be extremely hard to get good data on the use of all these offered resources. But light might be shed on the problem by counting what our 81 rural patients whom we interviewed in Bang-Pa-Han mentioned as reactions to their sufferings. According to our content analysis the patients reported to have a total of 354 contacts with different experts and doctors (by "contact" we understand a meeting between a patient and an expert, regardless of success and frequency of meeting). From these we have listed 150 "events" which can be qualified as "normal consultations". These 150 "normal consultations" are distributed as follows:

- expert is a relative or a "non competent" person	25
- expert is a mɔɔ phaen booraan (herbalist)	6
- expert is a mɔɔ or a mɔɔ sajjasaad (including mɔɔ phii) using magical means, etc. as treatment	14
- expert is the nurse at the health station	25
- expert is a doctor at a clinic or a hospital (clinics 9, hospital in Ayuthya 29, hospital elsewhere, esp. Bangkok 21)	59
- consultation at a "mobile unit"	5
- expert is a mɔɔ tambol (see below)	16
	150

There is a heavy irregularity in attendance among the different patients. Many patients seem to be reluctant to meet or consult any expert. Other patients run from one supposed place of competence to another. The frequency of all the 354 reported contacts with "experts"varies from one to ten contacts:

Of the 81 patients there were only 3 reporting contact with only one expert. 68 patients reported contact with three or more experts, 21 of them reported contacts with as many as six or more experts. This seems to indicate that rural Thai patients in Bang-Pa- Han tend to be very inconstant in choosing a doctor. They usually try here and there, in order to find the one who can provide relief. This behavior may therefore be termed "shopping behavior".

This is not entirely surprising. Thai patients are hardly dogmatic-minded. Even if they were, perhaps, convinced that real medicine is cosmopolitan, they would certainly not hesitate to apply techniques of another range if these could better cure their ailments. We all probably would react in a similar way if we were confronted with so many alternatives. As patients we tend to be pragmatic rather than scientific. We may conclude that, in order to find relief, not only are there a variety of resources or alternative strategies for rural Thai patients, but that these patients also feel considerable doubts as to which expert they should consult for what kind of indisposition or illness.

2.4 Analysis of the needs of the patients

Before we can, as intended, evaluate the situation and consult how to proceed best, we have to analyse the real needs of the patients. It is for them that measure should be taken. What, then, has to be understood by "the real needs of people" regarding health?

In order to attain at least the first steps towards this unrealistic goal, we would have to concentrate on means to provide preventive medicine. Though such a goal is important enough, it is not our present problem. A person who is sick has already failed to be saved by preventive medicine. He calls for help. There will always be suffering patients and thus the problem of curing. A patient suffers from his illness. Besides developing different anxieties and fear he will also ask why he has this illness, what its cause is and how he can be cured. Since the Thai setting offers several models of explanation, the patient, while choosing one, may still keep others "in reserve".

Thus there is a plurality of alternatives. Patients can really decide among them. Their erratic behavior is explained by uncertainty and by free choice. However, one of the most crucial questions - both for the Thai patient and for ourselves - will be whether a chosen doctor - or the chosen model - is a competent answer to the illness, what medical model is competent for what kind of indisposition.

2.5 Competence of alternative medical models

There are, of course, those of us who believe that only modern cosmopolitan medicine is able to cure people. All other medical systems are a kind of heresay and should be eliminated. - This authoritarian belief in science is certainly also held by a number of doctors and laymen in Thailand.

Others of us pretend that there are alternatives to scientific medicine, and that some of these alternatives are better in particular cases. There is a wealth of literature on this topic which cannot be quoted here. We may, just as an example, quote an article in a newspaper ("Tagesanzeiger"), which is introduced with the sentence: "Die ganzheitliche Persönlichkeitsbetrachtung rückt wieder mehr in den Brennpunkt der medizinischen Forschung. Man sucht nach dem Zusammenhang und dem Zusammenwirken ... körperlicher und geistig-seelischer Vorgänge."

It is also quite interesting that many trained doctors themselves hold that their "art" is only patchwork and that qualified alternatives may replace it in many cases. To be sure: we would never contest that modern medical science has thorough knowledge of the anatomy of the body as well as of most of the possible distortions, the chemical, biological etc. processes which explain disease and of the effect of medicaments and other curing techniques. Yet, what "curing" really is still remains a secret. Modern medicine includes different psychotherapies, psychosomatic medicine, etc. Since scientific medicine knows of the "placebo"-effect, we must conclude that prayer, magic and other non-scientific techniques may have a similar effect. Modern medicine is also aware that the medicaments which science has created are by no means unambiguous; they cure under particular conditions; in other conditions most of them would be inefficient or highly dangerous. It seems that the process of curing or healing cannot neatly be separated from the particular conditions under which it takes place, and that these conditions are complex, or "total", including, of course, specific mental states, specific social constellations etc. Thus, alternative curing techniques should be taken into account.

2.6 Assets and handicaps of alternative medical systems

It appears that the different medical systems each have their assets and their handicaps. What are these? We do not have means to answer this question in general terms. Since we are concerned with Thai patients we must find our answer within the actual Thai situation. Who, then, is able to answer?

There is, of course, no genuine difference between the way our Thai informants evaluate their doctors and the relevant medical models, and the way we try to evaluate them, since our perception is - predominantly or partially - the result of our informants' opinions. To be sure, we would disagree with many patients on many points, whereas in other points we would agree. In fact there are Thai patients who are more competent for such judgments than ourselves. Only, we can obviously not say who they are. Thus we stick to our own judgment, which is admittedly biased.

In Thailand, cosmopolitan medicine relates to a vast body of medical knowledge and of world-wide and nation-wide medical organization. This medical system is thus, compared with other medical systems, extremely powerful. Doctors are trained and paid by governmental institutions and by private organizations. Most hospitals and probably all health stations are governmental institutions. Training of doctors and nurses-to-be, and the admission of trainees to the various medical tasks are under governmental supervision. There are rarely doctors who differ basically from the governmental model. Doctors sometimes have access to the most sophisticated equipment for diagnoses and treatment.

Thus, modern cosmopolitan medicine certainly has a most astonishing power and competence in all domains which relate to this system, as surgery, anatomy, obstetrics, classical pathology, epidemiology, etc. Therefore, indispositions and diseases which can easily be diagnosed with the current method of cosmopolitan medicine are also subject to its treatment, in so far as such treatments are known to be successful. (There are, of course, others with only doubtful success, as in the case of the common cold, psoriasis, or cancer, to name only a few.)

Thai patients usually agree that in the case of "severe illness" and in the case of "known disease" such as need for surgery, of treatment of TB, leprosy, appendicitis, diabetes, malaria, circulatory troubles, gall or bladder deficiency, prostate dysfunction etc., Western cosmopolitan medicine is by far superior. In cases of such ill-health there is no question that cosmopolitan medicine is accepted if it is available and if it is not connected with disproportional costs.

However, the potential danger of abundant Western medicaments should be taken seriously. We estimate that unqualified use of such drugs is extremely frequent in Thailand. Yet in some other cases Thai patients - and according to them, also we ourselves - feel that the mɔɔ phaen booraan with their traditional medicines are competent enough. If there is, for example, an irregularity caused by a known infection, or a grave defect, but rather irregular blood pressure, a chronic headache for which a "medical" cause cannot be found, if there is weakness, vague pain, feelings of hot and cold without any clinical reason, then the traditional medicines might well bring relief. Thai patiens and Thai doctors report quite unanimously that in such cases traditional Thai medicaments are useful. It is said that their immediate effect is rather poor, not comparable to the effect of strong Western drugs, but steady, and that, in the long run, they really cure the patient, whereas the effect of modern medicaments does not persist.

It is reported that in Western countries up to 60 or 70% of the patients offer vague complaints to their doctors, the doctors being unable to find a medical cause. In Thailand, the percentage of these patients seems to be similar. - It would, of course, be highly incorrect to assume that traditional Thai doctors could consistently help when the Western doctors fail, but, why not give them a chance to try? They may, in fact, be successful in several cases - and we may assume that their medicaments are at least less harmful than some of the modern drugs, and certainly less expensive.

As for the "magical doctors" - those trying to cure by religion, exorcism, etc. - we feel that their therapies concur with psychotherapy and other similar therapies. We are not able to judge the extent to that Western psychotherapies are successful with Thai patients. But all our information proves that the "religious" or "magical" doctors are successful at least in certain cases. Calming anxieties can be, without doubt, a real function of religion, and Buddhism tends to calm rather than create anxieties.

Exorcising phîi can, psychologically, be understood as a relief from serious anxiety, as a liberation from obsessions etc. Thus, so long as religious and magical curing is efficient, there is no reason to replace it by Western psychotherapies for which there is no manpower. We should always be aware that even Thai m phîi rarely create new anxieties. Rather, they express or "give meaning" to already existing anxieties, define them and remove them symbolically.

2.7 Choice and obstacles

In spite of an apparent lack of orientation on the part of Thai patients, the contours of the real competence and abilities of the different medical models appear. However, even for those patients who are able to refer their suffering to the competent medical models correctly, there are many obstacles when they try to make their choice.

Choice is, of course, easiest when the patient is a keen adherent to one particular medical model. If he is in favour of cosmopolitan medicine he surely will not ask a monk, a mɔɔ phîi or a mɔɔ phaen booraan for help, but instead will visit the nearest health station of the next clinic or hospital. If he is convinced that what troubles him is a spirit or a spiritual missile, then he will turn to the monk or to the mɔɔ phîi. If, on the other hand, he feels that the component parts of his body have run out of order, he will likely consult a traditional Thai doctor.

Even for pragmatic rural Thai patients who are ready to follow the medical system which seems to suit them best, the actual procedure is by no means easy. There arise several problems, as to referring particular types of indispositions, illnesses or diseases to particular medical systems, getting access to the place, or the doctor to whom one would like to go, and being correctly diagnosed and advised.

1. One mode of referring disease to curing techniques would simply be to match certain diseases with certain techniques. This would suppose a definite set of diseases, on the one hand, and a definite set of techniques on the other. But not every indisposition is easily identified as a specific "disease". And

it is highly improbable that we can ever establish the complete set of curing techniques. Thus the attempt to match is limited.

Another mode is, of course, the "method" of trial and error. It is always applied when other methods fail. As Thai people say, it is like catching fish with a sûm. The appropriate way to deal with the problem is obviously to try to identify the cause of the disturbance, to perceive the nature of it and then to take the logical steps in order to eliminate the trouble and to restore health. This is in fact what all professionals try to do, be it modern doctors, traditional Thai doctors, or monks and exorcists. Each medical system offers its own logical diagnostic technique.

2. The patient is confronted with various practical obstacles. He may not know what has afflicted him and where, therefore, to go. He may assume that all these mɔɔ share but one body of medical knowledge and that it does not really matter whether he asks this one or that one. Thus he will decide according to what his peers advise, or according to convenience (in terms of money or/and trouble). For instance, he may take the one mɔɔ who lives, by chance, next to him, who is the most available, or the one he trusts most because he knows him personally as a "good guy", because he is the doctor everybody speaks of. He may even hold that all these doctors do not really know much, or that they do not really want to help him. In such a case, he will be likely to try to get access to the medicaments which he judges to be most efficient. There may be more such ways of thinking, and we cannot exclude any of them. The result of such an approach to the doctors is, of course, again "trial and error".

3) We have seen that the appropriate way to know what to do would be for patients to obtain a good diagnosis by a competent expert who is aware that there are alternative curing techniques. If, for example, the diagnosis by a competent Western doctor reveals that it is a well-known disease, it would be silly to ask a mɔɔ phĩi for treatment. If such a disease can be ruled out the other medical systems could still be tried.

However, it is not easy for a rural Thai patient a) to obtain a close examination and b) to be adequately informed about such a diagnosis. In hospitals such as Ramathobodi, Siriraj, or Mahidol (all Bangkok), etc., and in some provincial hospitals as well, it is possible for the patient to be properly diagnosed, and able doctors also manage to explain their diagnosis adequately to their rural patients. Yet, in order to be among these who see the doctors and receive examination is by no means easy for rural patients. They have to be able to afford the costs of the journey to Bangkok or to the changwat, to find accomodations there - since examinations usually take days and weeks -, to overcome anxieties in removing oneself from the accustomed village milieu, to find companions for the journey, etc. They are quite often not able to understand the information given to them by the doctors and to know their implications, since many doctors fail to communicate correcty with their patients. (This problem has been studied by our research team of the Sociopsychological Research Centre on Development Planning, Sarrebruck, vis. BOESCH 1972, 1977; GOLDSCHMIDT/HÖFER 1972; SCHNEIDER, 1975.) Thus, we may assume that only a minority of rural patients are ever properly diagnosed. During our interviews with the patients in Bang-Pa-Han we came across the "missing diagnosis" again and again. We are sure that in a majority of these cases a proper diagnosis would have given definite directions for further behavior.

The ill person must decide between different and alternative procedures. Which ones are to him the most advantageous, and where are the blind alleys? It clearly emerges that the rural Thai patients need guidance.

3. Objectives in order to improve the patient's situation

The practical - or political - problem in the curative medicine of Thailand is not so much an enlargement or intensification of the facilities, nor an increase of doctors, of hospitals, of health stations and of personnel, but the improvement of individual guidance.

As we have seen in our general approach, a patient who feels ill does not know what to do. Though he is free to make his choice among different agencies, he usually cannot decide. Under Western conditions he may just consult his panel doctor, as in England, or, in other parts of the Western world, any general practitioner, as his "family doctor" (Hausarzt). If he recognizes his ailment as belonging to a specific domain - as intestines, eyes, skin etc. - he may also apply to a specialist or to the relevant ward in the hospital. Thus the problem of choosing a doctor does not loom large.

A rural Thai patient cannot do so. On foot, by bus or by boat he may reach the nearest health station. If he comes in time he will find there a benevolent nurse who is specialized in midwifery, child problems, birth control, illness prevention, etc. but who does not feel competent to treat the patient. Thus she may administer some pain-killers, tranquilizers or other palliatives, and advise him to visit the hospital in the changwat. The patient will usually return home and be satisfied with those efficient palliatives. He will then try to buy these medicaments again somewhere in a shop. But since his illness makes him continue his search, he may, another day, appear at the provincial hospital. Here, after having waited for a long time, he will see one of the doctors for a short consultation. There is no guarantee that he will examine the patient thoroughly. The patient may again be sent off with palliatives, or told to appear in the evening at the doctor's clinic for better examination. Maybe the patient fears now that this would be far beyond his financial means. Thus he may decide to see another expert first, as advised by his relatives, his friends, or by any person whom he has met accidentally, likely another patient.

He will thus have the experience that the doctor's medicaments are efficient, but that he has to take them again and again - that they do not really cure the sickness. Since he rarely follows the prescriptions exacty, he will also feel side effects of these medicaments given to him by different "doctors", and there is a real danger of becoming addicted to medicaments.

In fact it would be possible for the patient to receive an adequate examination if he were able to visit the appropriate hospital in Bangkok. But how can he know what is really the best solution? He may be afraid to visit Bangkok because of its traffic, its noise, the rumours of robbery and crime, the high cost of living, the difficulties in finding accomodations. In short: rural Thai patients - at least the older ones (and the majority of patients are old) do need advice and help from the very beginning of their illness. Sometimes they have adult children who want to help them, but these children are often abroad. Who can thus, advise them?

We have seen that the advising capacity of the nurse at the health station is limited. Even more limited is the advice given by the irregular visits of a "mobile unit". There are traditional doctors, monks and spirit doctors who rarely dispose of the information necessary to the patient. There are still some mɔɔ chĩid yaa, quacks, who know how to give "illegal" injections. They do not seem to be the desired persons, either. Yet there is still one role left which we have skipped so far in order to present it at this place. Here we are referring to the mɔɔ tambol, who could be termed the "village doctor".

3.1 The mɔɔ tambol

People who are called mɔɔ tambol may be any of the other mɔɔ. The title specifies a role, a function, rather than any medical model to which he may be oriented. Normally, this model will be either the cosmopolitan model or the traditional Buddhist-Thai-model or both. Occasionally he may also have knowledge and experience as a mɔɔ sajjasàad ("magical doctor"). Thus, a mɔɔ tambol may be a real doctor, a (male) nurse, a former orderly or hospital attendant, a traditional herbalist, a quack, a spirit doctor etc. But more crucial than his orientation is his function, his role in the community.

This function is - in the medical field - comparable to the kamnan's (village headman) function in the political field. We may take it that the kamnan, together with the phûu yàj bàan ("elder" of a hamlet) is at the same time the spokesman for the tambol - the village unit - vs. the administration, and the delegate of the administration vs. the village people. He has to transfer wishes and information, demands and orders on both sides. Of course he is integrated in the village and knows the grievances of the village. On the other hand he is supposed to understand the concerns of the government and the administration, and to represent their demands in the village. As a subordinate and representative he has a couple of special rights and duties, and a rather important amount of responsibility. Every month all the kamnan, phûu yài bàan and mɔɔ tambol are summoned by the prefect (the nai amphur) at the amphur station in order to be informed about the activities of the administration and of its demands and orders. All these low functionaries get salaries which are, however, rather low and do not permit them to make a living.

Similar to the kamnan and the phûu yài bàan in the political field, the mɔɔ tambol has to carry responsibility for the village in the medical field, however, he is not integrated in the health care system of the health stations and hospitals. He is not obliged to interfere with them. Yet he is supposed to have medical training. Any mɔɔ with sufficient medical training can be appointed as a mɔɔ tambol. The question is the standard of this training. We do not have much information as to that standard, but we know that there are special training courses at which the mɔɔ tambol have to participate, and that they have to pass public examinations. Thus not every mɔɔ in the village is a mɔɔ tambol. We may correctly assume that the mɔɔ tambol are the best of all those who work at the village level. We have met several mɔɔ tambol and gained some confidence in their competence in medical practice, making simple diagnoses, distributing medicaments, giving injections, administering first aid and treating all kinds of minor ailments. Many of them are also versed in traditonal Thai medicine and have yaa booraan (traditional medicaments) at their disposal. Some of them even use magical techniques if this is requested by patients. Others stick to modern cosmopolitan medicine and try to get additional training. Thus the mɔɔ tambol are still quite a heterogeneous group of people, usually of middle age. Generally, we were quite impressed by their subtle interactions with their patients and by their mental abilities. Some of them cooperate closely with doctors in the hospitals and clinics, seeking their advice, education, means and medicaments. However, the cooperation of mɔɔ tambol and the personnel in the health stations seems rather poor. This impression may be based on incomplete information, since we did not know a representative number of mɔɔ tambol. Often mɔɔ tambol seem to be specialists and to live on their medical activity. They receive patients in the mornings and the evenings within their house and they often wander around visiting patients during the daytime. Sometimes, in cases of accident and incident illness, they are called in for first aid. They have a bulk of medical instruments, drugs and medicaments at their disposal. They also buy medicaments etc. at the drug stores and sell them to their customers. Ethically they share responsibility with the kamnan and phûu jài bâan; and since they are supposed to be good Buddhists they are trusted by their patients. However, their competence is limited. Their medical information is usually mixed with error and superstition. They may or may not understand biological processes. Their anatomical and physiological knowledge is incomplete. They are more practitioners than theorists. They are, of course, liable to make mistakes as doctors trained in cosmopolitan medicine.

Mɔɔ tambol take, as we see, an intermediary position between the village patients and the administration, doctors and hospitals, between the traditional Buddhist system and the cosmopolitan medical system. As the official Thai policy is trying to combine the two into one feature, the mɔɔ tambol, combining the different systems, seem to us to be of an utmost importance.

3.2. Theories referring to doctors in intermediary positions

Let us now look at some theoretical work which has to do with healers or doctors in intermediary positions. We refer to: 1. UNSCHULD's (1976) and 2. LANDY's analysis (1977).

P. UNSCHULD (1976) proposes a synchronic model with which he analyses the compatibility of different doctor roles. He starts from the fact that, in many parts of the world, experts who are oriented towards different explanatory models must work side by side and that they thus are often confronted with the problem of coexistence. UNSCHULD applies four different "Dimensions of medical subsystems", lit. drugs, techniques, manpower, and concepts, in order to check the possibilities of competition, cooperation and integration.

Competition may be the usual and the most natural outcome of a coexistence of different types of doctors. But, it is hardly beneficial to the patients if they follow their different advices chaotically. Thus, UNSCHULD tries to determine whether integration, or, at least, cooperation is possible. UNSCHULD holds that the results are not the same in the four "dimensions":

	cooperation	integration
drugs	possible	possible
technique	possible	possible
manpower	possible	very difficult
concepts	possible	impossible

Thus UNSCHULD appears rather optimistic. With all four "dimensions" (or "resources") at least a certain cooperation in medical practice seems possible. However, integration can only be expected in the fields of drugs and techniques. Now, the main concern of our mɔɔ tambol is exactly the integration/cooperation of different medical models. Thus he is faced with the problems described by UNSCHULD. In fact, he is - if sufficiently trained - able to integrate drugs and techniques originating from different medical models. He himself is part of the resource "manpower", and thus tries to realize what UNSCHULD holds to be "very difficult". He is the representative of the role with which the feasibility of integration could be checked. However, it would be beyond his capacity also to integrate the cognitive content of the different medical models he is confronted with.

In Thailand we came across one mɔɔ tambol who indeed tried to do this. He had some knowledge of all the systems and attempted integration, applying Western drugs without sticking to the prescriptions. He claimed his own experience with these drugs, mixing them and administering them to his patients differently. He probably has developed his own explanatory model, containing mixed elements of different systems. How successful he was is difficult to judge since we had no means to control the outcome of his treatments. Our impression was that his activity is rather dangerous.

LANDY (1977) builds his analytic framework differently. His approach is diachronic. His goal is to find those "experts" - such as the m tambol - who could, perhaps, be qualified as the mediators between different cultural or medical models. LANDY assumes that during any cultural change the significance of these roles is affected. This change is called the role adaptation (= "the process of attaining an operational sociopsychological steady-state by the occupant of a status set through sequences of 'role bargains' or transactions among alternative role behaviors" ;p. 469). This role adaptation is either <u>attenuated</u>, <u>adaptive</u>, or <u>emergent</u>. If we apply this framework, we may attribute the roles of the traditional herbalist and of the "spirit doctor" to the "attenuate"-category, whereas the role of the quack rather seems to "emerge". It is, in our view, still uncertain what happens with the mɔɔ tambol. Will his role attenuate, will his significance remain unchanged, or will he slightly emerge? Of course, we would like to see the mɔɔ tambol among the "emergent". If we assume that he could be an asset in an improved health care system, we would like to strengthen his position.

3.3 Proposed tasks of a mɔɔ tambol

What can a mɔɔ tambol really do, and what would be the appropriate measure to fortify his role?

a) Mɔɔ tambol should be able to make first diagnostical sketches and to provide help in case of minor ailments. They should be able to separate those cases which need further diagnosis and treatment from the simple cases they can treat themselves - in other words: they should be able to provide the so-called "basic medicine". Similarly, mɔɔ tambol should be prepared to administer subsequent treatment when patients return from their doctor or their hospital. They should, for example, be able to provide the necessary regular injections. Furthermore, mɔɔ tambol should understand well enough the different medical models in order to advise their patients properly. They should be able to advise them how to proceed to obtain access to a good modern doctor, who could carry out a correct examination. They also should give advice how to travel, how to find accomodations, etc. They should be independent enough to advise their patient to choose instead a mɔɔ phaen booraan or a mɔɔ sajjasâd - or a monk, if this appears favorable for the patient. Finally, mɔɔ tambol should be trained to develop empathy with their patients, in order to understand not only their medical, but also their economic, social, interrelational and religious problems - in short: their "total" situation.

b) The position and the prestige of the mɔɔ tambol could be reinforced by adequate payment and role assignment, making his role attractive in terms of payment and prestige. The competence of the mɔɔ tambol could be improved by extending and intensifying their training. Regular courses should be held in which their medical and social knowledge could be enlarged. The possible contents of such courses has already been described in a). Since the WHO-conference in Alma Ata, 1978, has requested what we have called "basic medicine", or primary health care, as a primary goal for developing countries, the discussion of how to attain such a goal has not been interrupted. The Chinese barefoot doctors have been an often cited model. Thailand is in an advantageous position to already have the model of the mɔɔ tambol. In fact, the m tambol -likely in close cooperation with the health station - really seem designated to bear the heavy task of basic medicine. Thus they are a capital for any Thai government which should be carefully supported and enlarged.

References

BOESCH, Ernst, E. 1972 Communication between doctors and patients. Part I: Survey of the problems and analysis of the consultations. Sarrebruck.

BOESCH, Ernst, E. 1977 The medical interactions. A study in Thailand. The German Journal of Psychology 1: 14-28

BRYANT, John 1969 Health and the developing world. Ithaca/London

DAHLKE Paul (transl.)1960 Buddha. Die Lehre des Erhabenen. (Aus dem Palikanon ausgewählt und übertragen) Goldmann Taschenbücher. München

GLICK, Leonhard, B. 1977 Medicine as en ethnographic category: The Gimi of the New Guinea Highland. In: LANDY, David (Ed) Culture, Disease and Healing. New York: 58-70

GOLDSCHMIDT, A.M.F. 1972 Communication between doctors and patients in Thailand. P. II. Analysis of the interviews with doctors. Sarrebruck

HINDERLING, Paul 1973 Communication between doctors and patients in Thailand. Part III. Interviews with traditional doctors. Sarrebruck

HINDERLING, Paul 1981 Kranksein in "primitiven" und traditionalen Kulturen. Hamburg

HÖFER B. 1972 Communication between doctors and patients in Thailand. P. II: Analysis with the interviews of patients. Sarrebruck

LANDY, David 1977 Role adaptation: traditional curers under the impact of western medicine. In: LANDY, David (Ed) Culture, Disease and Healing. New York: 208-481

PARSONS, Talcott 1972 (1958) Definitions of health and illness in the light of American values and social structure. In: JACO, E.G. (Ed) Patients, Physicians, and Illness. A sourcebook in behavioral science and health. New York

SCHNEIDER, Johann 1975 Communication between doctors and patients in Thailand. Part V. The doctor's image as rated by himself or others, Sarrebruck

Tagesanzeiger, Wochenendausgabe, Zürich 12.2.1980

TEXTOR, R.B. 1960 An inventory of non-buddhist supernatural objects in a central Thai village. Yale University (hectographed)

UNSCHULD, Paul Ulrich 1976 Professionalisierung im Bereich der Medizin. Saeculum XXV, 2|3: 251-276

UNSCHULD, Paul Ulrich 1976 Western medicine and traditional healing systems: competition, cooperation or integration? Ethics in Science and Medicine 2: 1-20

Zusammenfassung

Die Situation der ländlichen Thai-Patienten ist dadurch gekennzeichnet, daß nicht nur ein modernes (westliches) "Medizinsystem" mit einem "traditionellen" konkurriert, sondern daß das "traditionelle System" seinerseits uneinheitlich ist, indem es sowohl vom indischen ayurvedischen System abgeleitetes Wissen gibt, wie auch (vielleicht ältere) Vorstellungen, z.B. von "Krankheiten" als eingedrungenen Geistern oder Partikeln. Die entsprechenden Therapie-Techniken sind sehr unterschiedlich und werden auch von unterschiedlichem Personal ausgeübt. Der erkrankte Patient, der sich in der Regel wenig in diesen Systemen auskennt, steht vor der Frage, welchem Modell d.h. in der Praxis: welchem Arzt oder Heiler - er sich zuwenden soll. Dabei ist das Angebot an moderner, westlicher Medizin reichlich; vor allem ist auch der Markt von modernen (und traditionellen) Medikamenten für jedermann offen. Für den Patienten ist es schwierig, die richtige Wahl zu treffen. Sein Verhalten ist oft chaotisch und (scheinbar) unlogisch; es hängt auch von seinen perzipierten Mitteln und Möglichkeiten und oft von zufälligen Ratgebern ab. Es gibt aber unter den verschiedenen Arzt- und Heilertypen eine Position, nämlich der (staatlich anerkannte) "Dorfarzt", die durchaus im Sinne eines guten Ratgebers für die ländlichen Patienten und eines "Mittlers zwischen den Systemen" ausgebaut werden könnte.

Summary

The rural patient in Thailand has to choose not only between the modern ("cosmopolitan") and the traditional medical system, but within the traditional system between different models of explanation and curing illness. One of them has certainly derived from the Indian Ayurvedic system; its therapy is based mainly on herbal treatment. The other traditional explanatory model deals with intruding spirits and particles; the therapy bases on the idea of expellation ("exorcism"). Different specialists are concerned with these problems. The patient who falls ill, knowing little about these models, must decide what way of curing he is going to choose,i.e. which doctor or healer he better should consult. There is no lack of offered western medicine, and the market of western (and also traditional) medicaments is available to everybody. Therefore, the correct choice is difficult. Thus, the behaviour of the patient is often non consistent, chaotic and apparently illogical. It depends on the means he perceives to be available, and on the (often accidental) advisers whom he meets. Yet, among the different types of doctors and healers, there is one position which likely could be transformed into a valuable medicator between the systems, and into an important adviser for rural patients: the already well institutionalized, but not yet sufficiently trained "village doctor".

Résumé

La situation du malade Thai dans les régions rurales est caractérisée par l'existence de différents systèmes médicaux: le système moderne et au moins deux systèmes (ou ébauches) traditionnels. De ceux-ci l'un serait un système dérivé de l'Inde ("Ayurveda"), l'autre un système se basant sur la conception d'esprits maléfiques, ou de particules qui ont pénétré le malade. Les techniques à guérir correspondantes sont d'une part celle de la médecine moderne avec ses médicaments que l'on trouve aisément sur le marché, d'autre part l'application de médicaments à base de plantes traditionels et l'exorcisme. Alors, le malade a du mal à décider lui-même ce qu'il ira faire, soit s'adresser à la médecine moderne, soit aux guérisseurs à l'herbe, ou aux exorcistes. Son comportement est souvent inconsistent, chaotic, même sans logique apparente. Cela dépent gravement des moyens et des possibilités qu'il croît voir, et des conseilleurs occasionaux. Cependant, parmi les différents types de docteurs et guérisseurs il y a une position qui pourrait facilement être élaborée pour servir aux vrais besoins de villageois: celle du "guérisseur villageois". Même aujourd'hui il joui de l'attention et de l'approbation de l'état. Un peu plus de formation le tendrait comme un vrai médiateur entre les systèmes et comme bon conseilleur.

Charismatische Zeichen - Ein Beispiel aus Nordindien zur Problematik der Wahl der Heilinstanz

Beatrix Pfleiderer

Einleitung

Indiens Gesundheitswesen (Health Care System) ist ein Produkt seines medizinischen Pluralismus. Dieser Pluralismus setzt sich aus verschiedenen historischen und kulturellen Bezügen zusammen. Ich unterscheide in dieser Hinsicht besonders seine koloniale und postkoloniale Entwicklungsform.

Medizin - das Wissen von Diagnose, Therapie und Heilvorgängen - ist Teil eines kulturellen Systems, genau so wie es Recht, Philosophie und Logik sind. Daher setzt auch Medizin kulturelle Wertsysteme fort, produziert sie und sorgt für ihre Verbreitung. So ist auch die Medizin ein Konglomerat kulturspezifischer Denkweisen. Sie ist genauso dem Wandel unterworfen wie andere kulturelle Systeme. Die medizinischen Systeme Indiens lassen sich in folgendem Schema zusammenfassen:

Schema: Typologie der Heilinstanzen

1.	Naturwissenschaftliche Systeme	System I: Westliche Medizin	System II: Ayurvedische und Unani-Medizin	
2.	Kulturspezifische empirische Systeme	System III: Ausbildungszentren traditionaler Medizin	System IV: Ausbildende Gurus	System V: Individuelle Heiler
3.	Auf dem Glauben an übernatürliche Kräfte beruhende Systeme	System VI: Schreine Tempel	System VII: Besessenheits-Spezialisten	System VIII: Animismus

Obwohl man die einzelnen Instanzen nach Inhalten oder nach geschichtlicher Provenienz gliedern könnte, liegt mir augenblicklich aber mehr daran, sie nach der Natur der Verankerung in der Gesellschaft/ Gruppe aufzuschlüsseln. Fragt man danach, muß man sich mit dem Aspekt der Herrschaft eines Denksystems auseinandersetzen. Nun gilt für unsere Gesellschaft, daß die sogenannten nicht-rationalen Denksysteme ihre Herrschaft verloren haben und bis zum 17. Jahrhundert unweigerlich untergegangen sind. Letzte Erschütterungen durch diesen Untergang waren z.B. der weitverbreitete Wahnsinn in Form von der Jagd auf sogenannte Hexen. Nichtrationale Denksysteme werden auch heute oft mit Magie/Hexerei umschrieben. Ihr Herrschaftsanspruch wurde durch die Drohung der Exkommunikation des Einzelnen aus der Gemeinschaft getragen. Das hieß, wer seine Seele behalten wollte, mußte konform gehen. Legitimierung erfolgte durch Leistung innerhalb des Systems. Das führt uns zu der Frage: Was kann z.B. ein Schamane? Was bringt er der Gruppe?

Er kann die Seele aus dem "Undefinierbaren", aus der "anderen" Welt, zurückholen und sie dem Betroffenen wieder einverleiben; er kann die befallene Seele auch reinigen durch Austreiben der üblen Geister. Versprengte Residuen dieser Denksysteme finden wir noch überall unter uns, z.B. durch unsere kleinen Alltagsmagien. Was soll man nicht alles am 13. oder am Freitag vermeiden? Man findet sie auch in Heilungspraktiken wie etwa im Hainland (Westfrankreich), wo der Zauberbanner noch zum Helfer in seelischer, körperlicher und sozialer Not wird (FAVRET-SAADA 1979), um nur ein Beispiel zu nennen. Der Erfolg im nichtrationalen Bereich verleiht ihnen Herrschaft. In Europa ging es zu Ende mit denen, die nichtrational handeln, als die wissenschaftlich-technische Revolution andersartiges Wissen durchsetzte; in anderen Kulturen aber konnten sie sich ihre Wirksamkeit durch fortbestehende Verankerung in ihrer Gruppe erhalten.

Willens- und Machtmonopol einer Heilinstanz in Anlehnung an Max Weber

In außereuropäischen Kulturen ist soziales Handeln expliziter in den Bereich des Nichtrationalen eingebettet. Doch bevor ich dies am Beispiel erläutere, frage ich bei Max WEBER nach, was es mit der Beziehung des sozialen Handelns zur "legitimen Ordnung" auf sich hat.

"Handeln, insbesondere soziales Handeln und wiederum insbesondere eine soziale Beziehung können ... an der Vorstellung vom Bestehen einer legitimen Ordnung orientiert werden." Und: "Eine nur aus zweckrationalen Motiven innegehaltene Ordnung ist im allgemeinen weit labiler als die lediglich kraft Sitte ... erfolgende Orientierung an dieser: die von allen häufigste Art der inneren Haltung. Aber sie ist noch ungleich labiler als eine mit dem Prestige der Verbindlichkeit, wir wollen sagen der "Legitimität", auftretende." (WEBER 1980: 16-17). Diese Legitimität wird nun in folgenden Schritten dargelegt:
"Die Legitimität einer Ordnung kann garantiert sein:
1. rein affektuell: durch gefühlsmäßige Hingabe;
2. wertrational: durch Glauben an ihre absolute Geltung
3. religiös: durch Glauben an die Abhängigkeit eines Heilsgüterbesitzes" (WEBER 1980: 16-17).

Diesem Begriff von Legitimität gibt WEBER folgende Strukturierung: Legitime Geltung kann einer Ordnung von Handelnden zugeschrieben werden:
a) kraft Tradition: Geltung des immer Gewesenen (2, s. Schema Heilinstanzen)
b) kraft affektuellen (insbesondere: emotionalen) Glaubens: Geltung des neu Offenbarten oder des Vorbildlichen (3, s.

Schema Heilinstanzen)

c) kraft wertrationalen Glaubens: Geltung des als absolut gültig Erschlossenen (WEBER: 1980 19) ("Legalität"), (1, s. Schema Heilinstanzen)

Aus diesen drei Konzepten der Legitimität entwickelt WEBER seine dreistufige Herrschaftstypologie, die ich nun auf das Wissens- und Machtmonopol einer Heilinstanz übertragen möchte.

Jede (historische und kulturelle) Schicht einer Heilinstanz ruht in einem ihr eigenen Legitimitätsanspruch. Dieser ist durch die Tradition des Wissens einerseits und durch seine historische Machtposition andererseits gewährleistet. Wissen war in Indien z.B. schon immer kasteneigenes Monopol der Brahmanen. Sie spielten im medizinischen System eine dominierende Rolle. Sie vereinten in sich die rational-legale sowie die traditionale Herrschaft des Wissens. Ihr Legitimitätsanspruch und damit ihr Machtanspruch war zudem im sakralen Bereich angesiedelt und damit unantastbar. Ihre Handlungsanweisungen an die Gruppe waren gleichzeitig Vermittlung zum Sakralen sowie Bestätigung ihres Abhängigkeitsverhältnisses zu den brahmanischen Wissensträgern. Um die jeweiligen Legitimationsansprüche der drei vorgegebenen Schichten von Heilinstanzen in ihrer charakteristischen Herrschaftsstruktur beleuchten zu können, wenden wir uns zur Differenzierungshilfe wieder an WEBER, der drei reine Typen legitimer Herrschaft unterscheidet. In ihrer Legitimitätsgeltung sind folgende drei Herrschaftstypen ihrer primären Natur nach zu beachten:

"1. rationalen Charakters: auf dem Glauben an die Legalität gesetzter Ordnungen und des Anweisungsrechts der durch sie zur Ausübung der Herrschaft Berufenen ruhen (legale Herrschaft), - oder

2. traditionalen Charakters: auf dem Alltagsglauben an die Heiligkeit von jeher geltender Traditionen und die Legitimität der durch sie zur Autorität Berufenen ruhen (traditionale Herrschaft), - oder endlich

3. charismatischen Charakters: auf der außeralltäglichen Hingabe an die Heiligkeit ... einer Person und der durch sie offenbarten Ordnungen" (WEBER 1980:124)

Es ist für WEBER selbstverständlich, daß keiner der drei Typen "rein" vorkommt; immer wird man von Mischtypen ausgehen müssen.

Auch in obiger Aufstellung ließe sich die ayurvedische Medizin z.B. sowohl unter (2) traditionale Herrschaft und unter (1) rationale Herrschaft einordnen. Während die kosmopolitische (westliche) Medizin ganz im Sinne der rationalen Herrschaft zu verstehen ist, sind Ayurveda und Unanimedizin auch teilweise als Elemente traditionaler Herrschaft zu verstehen. Ihrer Natur nach jedoch wären sie unter legale-rationale Herrschaft zu setzen, denn sie folgen den Grundkategorien rationaler Herrschaft als "ein kontinuierlich regelgebundener Betrieb von Amtsgeschäften, innerhalb einer Kompetenz ..." (WEBER 1980: 125). Dies trifft für alle drei Systeme, vor allem seit der Unabhängigkeit Indiens zu, da man gezielt begann, Ausbildungs- und Praktiziermodalitäten von Staats wegen einer Kontrolle zu unterziehen. Daher haben sich auch im Konsensus unterschiedliche, subkulturelle Gruppen etabliert (s. Schema in der Einleitung).

Die zweite Herrschaftsform unterscheidet WEBER durch folgende Merkmale:
"Traditional soll eine Herrschaft heißen, wenn ihre Legitimität sich stützt und geglaubt wird aufgrund der Heiligkeit altüberkommener ('von jeher bestehender') Ordnungen und Herrengewalten ... Der Herrschaftsverband ist ... durch Erziehungsgemeinschaft bestimmter Pietätsverband" (WEBER 1980: 130). Der Patient steht - vor diesem Denkmodell betrachtet - in einer gewachsenen Loyalität zu seinem Heiler. Ein medizinisches System dieser Herrschaftsstruktur ist ein System feudaler Beziehungsstrukturen, die immer verbindlich und an die Rolle des einzelnen gebunden sind.

Bei der dritten Schicht von Heilinstanzen legitimiert sich die Macht des Ausübenden ausschließlich durch zugefügte oder zuerkannte Herrschaft bei Begabung, nach WEBER also charismatische Herrschaft:
"'Charisma' soll eine als außeralltäglich (ursprünglich sowohl bei Propheten wie bei therapeutischen ... (Führern): als magisch bedingt) geltende Qualität einer Persönlichkeit heißen, um derentwillen sie als mit übernatürlichen oder übermenschlichen oder zumindestens spezifisch außeralltäglichen, nicht jedem anderen zugänglichen Kräften oder Eigenschaften (begabt) oder als gottgesandt oder als vorbildlich und deshalb als 'Führer' gewertet wird" (WEBER 1980:140).

Dabei ist gleichgültig, wie diese Eigenschaften "objektiv" gewertet würden. Es kommt nur darauf an, wie sie von der Anhängerschaft gesehen werden.

"Das Charisma eines 'Berserkers' (dessen manische Anfälle man, anscheinend zu Unrecht, der Benutzung bestimmter Gifte zugeschrieben hat: man hielt sich in Byzanz im Mittelalter eine Anzahl dieser mit dem Charisma der Kriegstobsucht Begabten als eine Art von Kriegswerkzeugen), eines "Schamanen" (Magiers, für dessen Ekstasen im reinen Typus die Möglichkeit epileptoider Anfälle als eine Vorbedingung gilt), oder etwa des (vielleicht, aber nicht ganz sicher, wirklich einen raffinierten Schwindlertyp darstellenden) Mormonenstifters, oder eines den eigenen demagogischen Erfolgen preisgegebenen Literaten ... werden von der wertfreien Soziologie mit dem Charisma der nach der üblichen Wertung 'größten' Helden, Propheten, Heilande durchaus gleichartig behandelt" (WEBER 1980: 140). Und WEBER spezifiziert die Rolle des Charismaträgers:
"Über die Geltung des Charismas entscheidet die durch Bewährung - ursprünglich stets: durch Wunder - gesicherte freie, aus Hingabe an Offenbarung ... Anerkennung durch die Beherrschten. Aber diese ist (bei genuinem Charisma) nicht der Legitimitäts grund, sondern sie ist die Pflicht der kraft Berufung und Bewährung zur Anerkennung dieser Qualität Aufgerufenen. Diese 'Anerkennung' ist psychologisch eine aus Begeisterung oder Not und Hoffnung geborene, gläubige ganz persönliche Hingabe" (WEBER 1980:140).

Der Träger der charismatischen Herrschaft wird durch die emotionale Vergemeinschaftung seiner Gruppe bestätigt. Zur Le-

gitimierung seiner Position tragen unter anderem z.B. folgende Techniken bei:
"Durch Offenbarung: Orakel, Los, Gottesurteil oder andere Techniken der Auslese. Dann ist die Legitimität des neuen Charismaträgers eine aus der Legitimität der Technik abgeleitete Legalisierung.". (WEBER 1980:143).

Der Zugang zur charismatischen Herrschaft im Falle des folgenden Beispiels erschließt sich auf dem Weg über die Zeichen (Symbole). Betrachtet man das Zeichensystem einer Heilinstanz aus der "charismatischen" Kategorie, dann unterscheidet man verschiedene "charismatische" Texte, die durch ihre charismatische Natur handlungsanweisend auf die Gruppe wirken.

Als Beispiel bietet sich eine Episode aus einem heiligen (und heilenden) Schrein in Nordindien. Das Interview, das der Episode zugrunde liegt, wurde im Januar 1979 durchgeführt. Der Heilschrein legitimiert sich durch folgende Legende. Er ist einem muslimischen Märtyrer verpflichtet, dem er seine Anziehungskraft verdankt.

Die Legende

Die Legende ist eine mündlich tradierte Biographie des Heiligen Mira Sayed Ali Datar, der als junger, vor der Hochzeit stehender Mann vom Vater und dessen König angefordert wird, um für die islamische Sache gegen einen Hindufürsten zu kämpfen. Er erschlägt den Hindukönig um den Preis seines Lebens. Sein Charisma aber dehnt sich laut seiner letzten Worte auch auf sein Grab aus, das hinfort Kraft (karamat) zur Bekämpfung der Leiden der Menschheit ausstrahlen wird. Der Königskopf ist (s. Plan) gegenüber seinem Grab im Westflügel des Schreins beigesetzt (siehe für vollen Text der Legende: PFLEIDERER 1981).

Der Text der Legende ist Pilgern und Patienten bekannt, er bildet die Grundmatrix für die Anziehungskraft des Grabes auf die Kranken. Der Text ist gegenwärtig. In vielen Interviews wurden uns Teilstücke daraus referiert. Die architektonische Anlage des Schreins spiegelt die Legende wider. Bewegungsabläufe während der dort stattfindenden Trance spielen sich oft zwischen dem Königskopf (negativ) und dem Grab (positiv) ab. Das negative Element wird dem positiven gegenübergestellt. Die Legende gilt als Grammatik für das Therapiegeschehen, ihre Symbole sind Auslöser. Die Legende definiert die Kraft, die durch das Ritual an die Betroffenen verteilt wird. Der Text der Legende ist fixiert, auch wenn die Versionen leicht modifiziert gegeben werden. Nähert sich ein heilungssuchender Pilger dem Grab, der von einem bösen Geist (bhut) besessen ist, fällt er meist in Trance (hajri).

Die Grabanlage

Die Grabanlage reflektiert die Annahme der Betroffenen über gute bzw. böse Kraft, die einander gegenüberstehen und den psychischen Kampf der Patienten zu einem physischen werden lassen, der dramatisch ausgetragen wird (PFLEIDERER 1981). Das Grab ist Zentrum der guten Kraft. Materien, die der Übertragung dienen, sind kleine Gebettexte, Weihrauch, Wasser, die um das Grab herumgetragen werden, die kleinen Stoffpferdchen, die aus dem Grabtuch (gilaf) hergestellt werden, und die direkte Berührung mit der Hand, die nur Männern erlaubt ist. Pferde, Weihrauch, Wasser, Stoff bedeuten im Zeichensystem der Betroffenen konstruktive gute Kraft. Der Königskopf jedoch, die Latrinen, der Friedhof bedeuten negative Kraft und damit das Feld, in das man die übelwollenden Geister zurückdrängen muß.

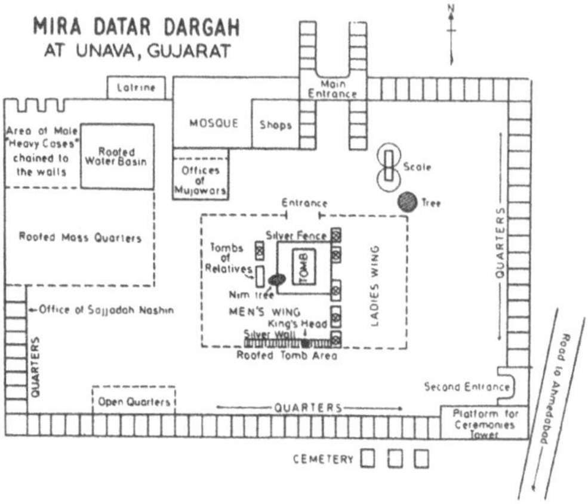

Muslimischer Heilschrein in Nordindien

Das Ritual

Allabendlich wird ein Kollektivritual durchgeführt. Es beginnt um 5 Uhr am Grab des mütterlichen Onkels des Heiligen (Mamusahib), wo Weihrauch auf die anwesenden Gläubigen und Leidenden geblasen wird. Sie berühren die Grabwände, weibliche Pilgerinnen fallen zahlreich in Trance. Als Auslöser wirkt dabei die Annahme der Betroffenen, daß der bhut (böser Geist) Weihrauch (loban) nicht riechen mag, und so sein Opfer seine Präsenz (hajri) anzeigt, indem sie tranct. Die Patienten folgen der Grammatik der Institution, indem sie motorisch den Text auslegen. Um 6 Uhr setzt sich das Ritual am Grab des Heiligen fort. Ein mujawar (Verantwortungsträger im Schrein), mit silbernem Zepter versehen, übernimmt es, den Weihrauch am Grab positiv aufzuladen, um ihn dann an die Anwesenden zu verteilen. Das letzte kollektive Ritual des Abends findet am Grab der väterlichen Großmutter des Heiligen (dadima) um 7 Uhr statt. Pilgerinnen in Trance umkreisen die Kuppel des Grabmals auf deren Spitze.

Hajri (Trancetexte)

Oben wurde schon der grundlegende Auslöser des Tranceverhaltens erwähnt. Vielleicht sollte man noch hinzufügen, daß diese Bewußtseinszustände Bestandteil des Sozialisationsprozesses sind und als normales Verhalten von Betroffenen gewertet werden. Es ist Ziel der meisten Patienten oder Pilger, soviel wie möglich Trance herbeizuführen. Dies hat mehrere Gründe. Zum einen kann die Annahme, die "Schuld" für die Krankheit liege beim Angreifer, dem bhut, extrapersonal abgearbeitet werden, indem bhut und Heiliger ins Schlachtfeld treten (s. Legende). Zum zweiten erwartet die Gruppe, die den Patienten begleitet, über die in Trance gesprochenen Texte verbindliche Auskünfte über Ursachen und Verlauf des Leidens, sowie über zu leistende Wiedergutmachungsaktionen im Bereich des sozialen Bezugsnetzes. Der Heilige gibt durch Trancetexte genau so wie der bhut seine Forderungen durch. So werden z.B. Strafen bekannt gemacht, die der Patient als Medium des bhut zu durchlaufen hat. Patienten glauben, daß die Strafen an der sozialen Herkunft des bhuts ausgerichtet werden. (Der bhut ist der "schlechte Anteil der Seele eines Menschen, der durch einen "schlimmen Tod" umgekommen ist, und sich daher an den Lebenden rächen will.) Es ist also günstiger, einen hochkastigen bhut in sich zu haben als einen niederkastigen etc. Strafen bedeuten für die betroffenen Patienten - je nach bhut - acht Stunden in der Latrine liegen, den Turm oder die Kuppe des Grabmals von Dadima in der Mittagshitze 21mal, 49mal etc. umschreiten zu müssen. Dadurch, daß Strafen als Bestandteile der Trancetexte Texte im LOTMAN'schen Sinne (1977: 149-164) sind, also hohe Bedeutungshaltigkeit aufweisen, wird ihre Ausführung mit hohen Sanktionen überwacht. Die Trancetexte haben bindenden Charakter für die Patienten. Sie beeinflussen und bestimmen den Verlauf der Therapie. Natürlich ist hier auch üppig Raum für Manipulation.

Der Traum

Träume spielen in Indien eine zentralere Rolle im Alltag als beim durchschnittlichen Deutschen, sofern er keine Therapie durchläuft. In der Therapie werden Träume zu Texten erhoben. In Indien sind sie neben den Trancetexten die Schlüssel zum Handlungsablauf. Alles wird auf Träume geschoben und alles durch sie erklärt. Träume werden in einer bestimmten Kodierung empfangen und "gehandelt". Darunter verstehe ich vor allem das Interpretieren durch die mujawars, die als weiterer Interpretant dem Traum Ex-Cathedra-Wert verleihen. An- und Abreise sowie Länge der Therapie werden oft durch Träume bestimmt.

Weihrauch

Daß Weihrauch als tranceauslösendes Zeichen von den Betroffenen gedeutet und verstanden wird, habe ich schon oben vermerkt. Ich habe hier aber zu begründen, warum ich Weihrauch als Text betrachte. Weihrauch, der an einer bestimmten Stelle (in der Nähe des Grabes) von einer bestimmten Person (mujawar) an bestimmte Leute (Betroffene) verteilt wird, ist Teil eines in größerem Rahmen verbindlichen Textes, der durch das Zeichen Weihrauch eine Aussage macht. Rauchte der Weihrauch an unverbindlichem Ort, wäre er ohne Aussage, raucht er vom Grab des Heiligen, so bedeutet er dessen Charisma; in dieser Form möchte ich ihn als Fortsetzung eines verbindlichen Textes verstanden wissen.

Texte, die durch Gruppenkonsens Bedeutung erlangen, müssen von der Alltagssprache entfremdet werden. Entfremdungsmechanismen im Heilritual sind die Mitteilung über das Vehikel Traum und Trance z.B. Die Autorität des Textes hängt somit teilweise von der Distanz zur (primären) Alltagssprache ab. Wenn nicht sogenannte "ehrwürdige" Sprachen wie Sanskrit, Latein etc. für das Kollektiv erreichbar sind, bemüht es sich um andere Legitimierungsmethoden, wie z.B. Veränderung der Stimme, das Versehen mit heiliger Kraft oder das dramatische Annehmen ritueller Rollen.

Charismatische Texte erhalten ihre charismatische Natur durch Gruppenkonsens. Ihre Bedeutung wird dadurch erreicht, daß sie, wie WEBER sagt, außeralltäglich sind, also dem Alltag entfremdet. Die charismatische Autorität des Textes hängt somit teilweise von der Distanz zur (primären) Alltagssprache ab.

Das Problem der Heilerwahl zeigt sich nun als eine Entscheidung für die jeweilige Logik einer Herrschaft. Welchem System man sich nun zuordnen will, steht mit der offenbarten Logik eines Systems in Zusammenhang; um dies festzustellen, bedarf es einer semantischen Analyse der vom Patient empfundenen Bedrohung. Dieser so und nicht anders empfundenen Bedrohung wird durch die Auswahl einer Heilinstanz entsprochen.

Bei der mehrjährigen Beobachtung der Klientel an einer Heilinstanz der charismatischen Herrschaftstypologie fiel auf, daß diese Betroffene anzog, die nicht unbedingt der nichtrationalen Denkweise angehörten. Obwohl schon der Großteil der Klientel der nichtrationalen Ideologie angehörten (Bauern, Abhängige), waren regelmäßig unter den Betroffenen Angehörige der rational-legalen Herrschaftslogik zu beobachten.

Interview mit einem Heilung suchenden Arzt und seiner Frau

Der Fall, auf den ich jetzt die Aufmerksamkeit lenken möchte, ist ein extremer, eine Ausnahme aber ist er nicht: Ein Mann (Dr. L., Arzt), aus Bombay, mittleren Alters, praktizierender Allopath und Homöopath, Katholik, hält sich im Schrein auf, wie es scheint, schon jahrelang in Abständen. In was hat er sein Vertrauen gesetzt, fragen wir ihn, jenseits der Wissenschaft des Westens, die er ja kennt. Warum er wohl hier ist, fragen wir.

"Nun, es ist die Kraft", antwortet er, "die Kraft des Heiligen. Es ist so", begründet er, "wie wir die Kraft des frischen Winds nicht sehen und begreifen können, die Energie im Strom, ja so verhält es sich mit dieser Kraft hier. Diese Wunderkraft ist so ein Ding, das der Mensch weder sehen, noch verstehen, noch begreifen kann. Man nennt sie karamat! Etwas, das für Herz und Sinn des Menschen ganz unbegreiflich bleibt, wovon er also nichts weiß, dies nennt man karamat." Und er erläutert uns die Wirksamkeit der Kraft, wie er sie hier in diesem Schrein erfährt:
"All die Verrückten, die hier zum Schrein kommen, um Öl von den heiligen Lampen zu nehmen, das sie sich in ihr Haar massieren, damit sie endlich wieder Schlaf finden können, die sind es müde, müde von Hakimen und Doktoren Pillen einzunehmen ... und müde sind sie es auch, so dem Schlaf nachzujagen, den sie nicht finden, Monate, oft vier bis sechs Monate lang nicht finden. Und sehen Sie, damit sind wir schon beim ersten Wunder, das wir hier erleben, Tag für Tag. Wenn man das rote Bändchen ums Handgelenk gebunden hat, tut man kund, daß man dem Heiligen vertraut. Wenn sie den Kopf zwei, drei Tage lang massiert haben, die Verrückten, können sie schon bald wieder schlafen. Und nach zwei, drei Wochen ist die Gesundheit besser, so geht es den Verrückten.

Und dann tut der Heilige kund, daß der Mensch in diesem unserem Jahrhundert voranschreiten wird (barhjana), daß er Gott (Allah) nahe kommt. Und er sagt, der Heilige: "Ihr im Westen, da kommt ihr bis zum Mond; 'science' hat all dies vorangebracht." Aber er sagt auch: "Wenn die, die jetzt das Sagen haben, schwach werden, dann wird meine Kraft (karamat) strahlen; wer dann hier zur Audienz kommt (darbar), wer dann gegenwärtig ist, der wird geheilt werden. Und dies gilt für alle Konfessionen: Hindus, Parsen, Christen, Juden, Marathen, Anglo-Inder; alle werden kommen"

Der Arzt berichtet seine Geschichte. Als sein Sohn noch klein war, noch kein Jahr, fielen ihm Zeichen mangelnder Entwicklung auf. Er stand nicht auf, wollte nicht sprechen und blieb zurück. Er suchte alle Ärzte auf, die ihm bekannt waren, versuchte alles, was man empfahl, aber der Sohn wurde nicht gesund. Er nahm alles an Heilangeboten wahr und mußte einsehen, daß nichts geholfen hatte. Da machte ihn einer seiner Patienten darauf aufmerksam, daß sein Sohn nicht an einer gewöhnlichen Krankheit litt. Nein, er war Opfer eines Zaubers. In der Tat, da fiel ihm ein, daß ihm Nachbarn, als der Junge sieben Monate alt war, Schokolade zu essen gaben; und dies, als er ihnen den Zutritt zu seiner Toilette verweigert hatte. Da muß man also Zauber vermuten.

Während der Mann die typische Patientenkarriere eines chronisch Erkrankten im pluralistischen setting beschreibt, erfahren wir von der Frau die Wirksamkeit des Zaubers und ihr Umgehen mit dieser Beeinträchtigung. Sie beschreibt zunächst den Zaubervertrag, den ihre Nachbarn mit einem Zaubermeister (jadukar) eingegangen sind. Dann beschreibt sie den bösen Geist (bhut), der in ihr und auch dem Sohn gewirkt, um nicht zu sagen gewütet hat. "Sie schickten mir einen afrikanischen Zauber, der mich lebenslänglich in seinem Bann halten sollte". Während der Sohn mit Krankheit reagierte, stellt sich bei ihr - nach und nach - in allen Bereichen ihres Lebens Lustlosigkeit ein. Was sie gerne tat, machte keinen Spaß mehr, was sie mal gut konnte, mißlang ihr. Sie beschreibt den Zustand, den sie erfahren hat, wenn sie im Innenhof des Schreins in Trance gerät, so als "wenn alle, die man in meinen Körper geschickt hat, sich wehren" (die bösen Geister gegen die Austreibung durch den Heiligen). Sie beschreibt weiterhin, wie sie durch Träume und Trancetexte gelernt hat, ihr Verhalten an den Wünschen des Heiligen auszurichten und wie sie für sein Grab rote und grüne Tücher ("sie lieben diese Farben") genäht hat, und wie dann trotzdem immer wieder Attacken böser Geister alles zunichte machen. Sie beschreibt ihr Leiden im Rahmen der Zeichen, die an diesem Schrein Gültigkeit haben. Damit bestimmt sie ihren Standort und gibt uns Einblick in ihr gegenwärtig gültiges Deutungsmuster (siehe auch für eine ausführliche Darstellung des Falles: PFLEIDERER 1984).

Das Schema, das in der Einleitung eingeführt wurde (vgl. dort), möchte ich nun um die WEBERschen Legitimitätskategorien erweitern:

zu 1: alle Systeme der Reihe (1) fußen auf rationaler Legitimität

zu 2: alle Systeme der Reihe (2) fußen auf traditionaler Legitimität

zu 3: alle Systeme der Reihe (3) fußen auf charismatischer Legitimität

Fälle, wie der oben geschilderte machen deutlich, daß Klienten von Heilinstanzen Bedürfnisse nach all den drei oben aufgeführten Legitimitätskategorien formulieren. Diejenigen Zeichen, die im Verlauf einer Krankheitsepisode vom Klienten wahrgenommen werden, konstruieren die Entscheidung eines jeweiligen Klienten für eine Heilinstanz. Die Klienten, die wir oben dargestellt haben, durchliefen alle Legitimitätskategorien und waren zum Zeitpunkt des Interviews der Legitimitätskategorie (3) verhaftet. Die Begründungsformen dieser Entscheidung setzen sich aus Denkformen der Kategorien (1) und (3) zusammen.

Schluß

In einer Übergangsgesellschaft wie Indien sie darstellt, finden wir häufig das gleichzeitige Nebeneinander von Deutungsmustern. Entwurzelungsängste und Modernisierungsdruck sind häufig die Ursache für das Akzeptieren "charismatischer" Heilinstanzen. Während der europäische Beobachter durch das Oszillieren zwischen den verschiedenen Deutungsmustern beeindruckt ist, scheint es für das Mitglied einer Übergangsgesellschaft selbstverständlich, beim "Versagen" des einen das nächste Heilsystem zu wählen. Notwendigerweise wird der Betroffene sein bisheriges Deutungsmuster aufgeben zugunsten des gewählten. Dies wird manifestiert durch das Einsetzen neuer "Zeichen", die dann an Bedeutungswert gewinnen.

Literatur

FAVRET-SAADA, J. 1979 Die Wörter, der Zauber, der Tod. Der Hexenglaube im Hainland von Westfrankreich. Suhrkamp, Frankfurt

LOTMAN, J.M. 1977 Text und Funktion. In: ZIMA, P.V. (Ed) Textsemiotik als Ideologiekritik. Suhrkamp, Frankfurt

PFLEIDERER, Beatrix 1981 Mira Datar Dargah: A Psychiatric Institution. In: Internationales Asienforum 12: 51-77

PFLEIDERER, Beatrix 1984 Das Spiel mit dem anderen Körper. In: KAMPER, Dietmar & WULF, Christoph (Eds) Der andere Körper. Mensch & Leben. Berlin

WEBER, Max 1980 Wirtschaft und Gesellschaft. J.C.B. Mohr. Tübingen

Zusammenfassung

An Hand der Auslegung des Max WEBER'schen Begriffs 'Charismatische Herrschaft' und 'Legitimität' wird in diesem Beitrag der Heiler (oder die Heilinstanz) und sein Bezug zur Gruppe bzw. seiner Klientel untersucht. Die Zuweisung der Qualität der 'charismatischen Herrschaft' durch die Gruppe bzw. Klientel wird an Hand eines kulturspezifischen Deutungsmusters erklärt. Ein Beispiel soll den Übergang von einem Deutungsmuster in ein anderes belegen. Dabei wird es notwendig, die Zeichen (Symbole), die für "Herrschaft" stehen, zu beleuchten und zu vergleichen, um Aussagen über die Natur der Verankerung des Heilers in der Gruppe machen zu können. Das Beispiel beschreibt einen Fall, die Familie L., die zum Opfer von Kulturwandel und kulturellem Pluralismus im urbanen Indien geworden ist. Die Lösungsansätze der Betroffenen helfen uns vielleicht beim Verstehen von Kulturwandel, der ja immer mit dem Verlust von Deutungsmustern einhergeht und daher meist als schmerzhaft empfunden wird.

Summary

This paper is an attempt to classify Indian healing traditions according to the Weberian concepts of legitimacy. Scientific systems of medicine would fall into the category of rational legitimacy, culture specific systems of therapy into the category of traditional legitimacy, and metaphysical systems into the category of charismatic legitimacy. A case study, the family of Dr.L., will show how clients oscillate between these categories and how they produce their legitimacy as clients of a specific system. The case study also shows which kind of strategy clients develop who are victims of stress arising from cultural change.

Résumé

Les systèmes thérapeutiques indiens sont utilisés par une clientèle hétérogène. Pour analyser les principes fondamentaux de l'utilisation des systèmes thérapeutiques, on a essayé d'employer les categories de légitimations de Max Weber. L'observation du cas dans la famille L. fait comprendre le processus mental qui est nécessaire pour arriver à une décision entre les systèmes thérapeutiques. On a égelement étudié comment réagissent les patients victimes du stress dû à un changement socio-culturel.

Das Interview, das der Arbeit zugrunde liegt, wurde 1979 erhoben. Ich danke Miss Nalini Chopra für die Transkription und die Übersetzung aus dem Hindi.

Materialia on Traditional Healers of Kerala (South India) and their Therapeutic Methods

Kaviraj Purushottam Dev Multani†

Introduction

India has a long and rich heritage in medicine and medical practice. Nearly 80% of the population resort to traditional medicine for medical relief. Ayurveda has served the inhabitants of India through centuries of their existence. There are variations in medical practices in different regions of the country due to its cultural and geographical diversity. In Kerala, a state in South India, the practice of this art has attained particular proficiency.

The contribution of Kerala

Kerala State is a narrow strip of land lying to the West of "Sahyadri" mountain range where nature is lush and beautiful. The geographical and environmental conditions of the region, dietary peculiarities, physiological make up and life style of the people, availability of medicinal plants and herbs in abundance are some of the factors which explain the growth of the traditional medicine and its distinctive character in Kerala. It seems that the local people have traditionally great faith in their healers who in turn justified the confidence reposed in them. Even today this kind of medicine is still popular in Kerala. Modern medicine has not made the local healer redundant.

Traditional healers

Since many generations healer-families have unique remedies at their secret treasure. The most illustrious families are called ashta vaidyas.

The legend has it that Parasurama, for preserving the health of the Keralites, advised eight Namboodiri (Brahmin) families the vaidya sastra, and later these eight families were known as ashta vaidyas. They were erudite scholars and good practitioners. There are many books still in use which originate from some of them. In addition to the Sanskrit texts, there are books written in the regional language, e.g. Sahasrayogam, Bidyamanorama, Yogarathanasamuchayam etc. Apart from practicing their profession in a rational way, the ashta vaidyas have developed certain unique therapeutic measures for the treatment of certain diseases and the rehabilitation of the patient. Ayurvedic classical texts i.e. Caraka, Susruta and Bagbhatta Samhita contain casual references to these treatments but their detailed practical description is found only in Kerala compilations.

Therapeutic approach

The principles of diagnosis and treatment and the various typical practices are based on certain fundamental principles of Ayurveda. But their application has changed from time to time in changed circumstances. Before the treatment, the patient's physical strength, prakriti (temperament) dosa (vitiated humour) etc., are observed. The traditional treatment has a purificatory/detoxicating effect on the human system; a special coordinated diet, herbal decoctions, medicated oils, fomentation and massages in various phases and forms have prophylactic, curative and restorative effects.

There is a broad spectrum of therapeutic measures or typical practices. However, the following two form the backbone of the treatment and are applied extensively: 1. snehana (oleation), swedana (diaphoresis).

Snehana: In this method the patient is given medicated oils, or butter oils internally and massaged on the body, through various typical practices. This soothens the body and lubricates the pathway through which toxins are excreted easily. Besides that it improves circulation of the blood and increases the vitality of tissues.

Swedana: Represents the therapy by which a person is made to sweat. There are several methods but navara kizhi is most popular and effective. It stimulates blood circulation, helps to excrete the toxins and provides fresh blood containing nutritional and defensive agents.

While snehana renders the body soft and disintegrates the toxins and accumulated dosas (vitiated humours), swedana melts the dosas which have been held up in the subtle channels of circulation.

Prior to administration of these therapeutic measures, the patient is prepared suitably by taking herbal medicine. Mantras (mystic incantations) are chanted, preceded by lighting a brass lamp.

Three peculiar apparatuses are specially prepared for the typical practices. 1. droni (wooden basin), 2. dhara patram (stream vessel), 3. sirovasti (leather strap with a tape).

Typical Practices

1. dhara: chikiltsa (stream treatment): This is the process in which medicated fluid is poured in a continuous stream on the forehead (e.g. oordhwangdhara) or body below the neck or on the whole body (sarwangadhara). Varieties of fluids (oil and non oily) are used according to the nature of the disease. The patient is made to lie down on his back on a droni (specially prepared for the purpose). The fluid is poured from a stream vessel hung direct over the forehead of the patient. The unbroken continuity of the stream of fluid is maintained and not allowed to run out completely. The physician handling the vessel continues to move the vessel in such a way that the stream touches all over the area of forehead, the temples and front half of the head. The process is continued for one and a half hour. The treatment may be carried out for a period of 14 days depending on the physician's decision.

Due to variations in the liquid the following four varieties of dhara are generally prescribed by healers.

a) takra dhara (stream of butter milk)
b) ksheera dhara (stream of milk)
c) stanya dhara (stream of breast milk)
d) taila dhara (stream of oil)

Takra dhara: In this the fluid is made of the decoction of dry fruits of Emblica phyllanthus in water and mixed with butter milk (made from yoghourt whose cream has been squeezed out). The other drugs used are Cyperus rotundus, Piper nigrum, Glyorrhyza glabra, the green stalks of tamarind leaves etc. This is prescribed for headache and diseases of eye, ear, nose and throat.

Ksheera dhara: In this the decoction is made of milk with roots of bala (Sida cordifolia) and tubers of satavari (Asparagus racemosus) and diluted with coconut water.

Stanya dhara: Fresh human breast milk is mixed with a little camphor.

Taila dhara: A number of medicated oils are used, preferably kheera bala, dhawantar and bala oil. This is done in cases of chronic headache, sinus trouble and diseases borne out of vitiated vata.

2. Phizhichil: This is the most effective process of snehana by which the body is made to perspire. What differentiates this from dhara is that it includes gentle massage of the body. Two attendants sit on either side of the patient (lying down on a wooden basin) holding in their left hands linen dipped with medicated oil, which is squeezed on the body of the patient. The massage should be downwards i.e. from neck to legs. It is prescribed generally against diseases of the nervous system. It is also very efficacious in rheumatoid arthritis, hemiplegia, pains and stiffness of the limbs and generally ensures the wellbeing of the patient, especially in old age.

3. Thirummal: This process consists of applying medicated oil all over the body followed by various types of delicate massage by hand or foot. When the massage is given by foot, the masseur will hold on a rope fixed to the ceiling so that only part of his body weight is used. There are certain vital centers in the human body which are termed marmas in Ayurveda. Thirumbal is specially prescribed to treat diseases originating from there. This massage strengthens the muscles, improves the skin and reduces vitiated kapha.

4. Sirovasti: The patient is to sit on an ordinary chair with an upright back. The prescribed medicated oil warmed to body temperature is poured into a special cap put on the head till it rises and remains at a level of about 3/4 inch about the top of the skull. It is allowed to remain till mucoid discharge oozes out of the mouth, eyes and nose of the patient. Sometimes the discharge may not be there for the first two or three days. The treatment is to be continued three, five or at the most seven days taking into consideration the nature of the disease.

After the process, oil is moped out with a piece of cloth. Afterwards the soles of the feet, the palms of the hands, the shoulders etc. are gently rubbed for a few minutes to warm them up. The patient is then exposed to a gentle breeze for five minutes. Now fresh oil is applied on the head as well as to the body. Afterwards, the patient is bathed in medicated hot water. The oils generally used are ksheera bala, dhawanntharam, and karapasthyadi. Sirovasti is prescribed for insomnia, headache, neuralgia, hemicrania, optic atrophy, otalgia, deafness and facial paralysis.

5. Navarkizhi: Is a process by which the whole body or parts of it are made to perspire by manual application of certain medicinal "puddings" in the form of boluses tied in a muslin bag. A decoction of Sida cordifolia is mixed with milk and raw rice (navara variety of paddy) and cooled till it forms a semi-solid paste. Now eight pieces of new clean muslin cloth (about 18 inch square) are filled with this paste. The edges of the cloth are gathered and tied in the form of a ball; these are called rice-bolus-bags.

Now the body and head of the patient are massaged with medicated oil to protect it from sudden perspiration. The rice-bolus-bags are soaked in a hot decoction of Sida cordifolia and milk. Four experienced attendants (two on either side) are required to carry out the process. The patient is seated in the wooden basin (droni). His body is massaged by the attendants. The direction of the massage is again downwards. Both sides of the body are massaged simultaneously. One attendant on each side massages between neck and hips and the other the lower limbs. Great care is taken to ensure uniform temperature and pressure on all parts of the body. When the bags become cool, they are immediately replaced with four bags lying in hot decoction.

The patient takes the following seven postures in sequence, 15 minutes each. 1. sitting erect on the wooden basin, 2. lying down on his back, 3. lying on the right side 4. lying on his back again, 5. lying on the left side, 6. lying on his back again and finally 7. sitting erect. The whole process takes about an hour and three quarter.

After the massage, all the bolus bags are opened and the remnants of the paste are applied and rubbed on the patient. After some time the paste is removed with the edge of a coconut or palm leaves. Oil on head and body is wiped off and the patient is again massaged with medicated oil. After some time the patient is given a bath with boiled luke-warm water. This treatment is continued for 7 or 15 days according to the nature of disease, the physical condition of the patient, season, and other conditions. Great restrictions are to be observed during the days of actual treatment as well as for an equal number of days thereafter in respect of diet as well as physical and mental exertion.

Within the modest resources of my knowledge, I have drawn attention to those practical suggests of knowledge and ageless wisdom of traditional healers of Kerala which make Man more healthy. Some of it is forgotten, much of it lies hidden in libraries and museums.

Need for intensive research

The WHO in collaboration with the Indian Council of Medical Research has taken initiative in this matter. Research teams of Ayurvedic and allopathic physicians are evaluating the efficacy of traditional treatments for rheumatoid arthritis at Coimbatore (South India). Diagnosis of the cases is done with the necessary laboratory investigations in accordance with the strict international criteria as laid down by American Rheumatic Association, the treatment is carried out on purely traditional (Ayurvedic) lines. Preliminary results are very encouraging.

The Role of Indonesian Healers in Health Care. What do we learn from their Client Contacts?

Thomas Maretzki

Introduction

In this presentation I place the Indonesian healer as the practitioner of folk medicine into a perspective related to the total contemporary health care system. I shall first develop a brief analogy. The quality of the healer's practice, the iatric nature of healing, and the particular body of healing arts reflected through his/her repertory are focal points from which to view relationships to the entire medical system. They are fundamental to our appreciation of the continued role of traditional healing as central to the Indonesian health care system.

The personal nature of the healer is like a design element which gives the health care system it's character or shape. The total system reflects the varieties of healer characteristics which make up the design, a pattern of the diversity of healers' personal qualities and of their healing styles. Healers include the physicians of biomedicine.

Illnesses are other design elements. Like building materials, they each have unique characteristics, for example wood in contrast with brick, bamboo or steel. Illness in their varied manifestations are reflections of cultural ideology and cultural values. They differ for a social aggregate such as a nation. There are patterns of illness which parallel sub- cultures.

Interactions with healers, the clients' consultations or complaint presentations in this metaphoric exercise, are the necessary conditions for existence and continuation of the health care system, the essential and central links. They are like the mortar which binds the health care system structure. As in biomedicine, the complaint is the core of all healing transactions. Diagnosis and therapy are the essential ingredients of healing; they are interdependent with the complaint presentations. Without this dynamic approach to healers and to healing, we are left with a very limited, unsatisfying view of the health care system which we have here compared to a structure with its own characteristics and dynamics.

Healers and the health care system: Realities and how to understand them

Formal recognition of the role of practitioners performing culturally institutionalized healing in developing countries, is now an undeniable fact. "Recognition" refers to awareness and search for greater understanding at levels beyond the popular knowledge and utilization by those served directly. "Formal" refers to the fact that this recognition is found among academic disciplines studying these phenomena. Another and parallel form of formal recognition has developed among the various representative national and local health service and health policymaking agencies, and international organizations such as the World Health Organization.

Not long ago, Westerners attempting to understand and explain other cultures incorporated healers and their therapies as part of anthropological curiosa of a presumably vanishing nature. Today these phenomena are broadly shared and broadly explored aspects of medical systems analysis which is undertaken with either basic scientific and/or totally practical ends in mind. Basic social science investigations of these phenomena have gained in sophistication and scope and there is an overlap between the different approaches.

Indonesia as the fifth largest country in the world provides a case study for comparison with other countries and for specific ethnomedically shaped interpretations. Unusual insights are offered by the diversity of cultures and languages represented in this large nation. Indonesia has established a major centralized health care service program under government sponsorship. It is adjusted regionally to different needs and requires vigorous attempts to come to grips with many practical problems. The concern with healers, therefore, is an everyday reality and consideration for those involved locally and nationally in health planning and development and delivery of health care services. (Healers refers to the culturally recognized practitioners of folk therapies. In Indonesia the generic term dukun characterizes such healers.)

The immense dimension of the healer phenomenon in Indonesia in terms of overall health care service is conceptualized through the acknowledgement of broad public participation in the diverse healing activities. There are probably few Indonesians (though no figures are available) who have not, at one time, or who do not continue to have contact(s) with one or more of the many available healers in the country. This applies to Indonesians of completely diverse backgrounds in terms of rural and urban residence, educational levels, economic status, sex and age. Healers are an almost everyday experience in the life of many Indonesians even today. The role of religious beliefs and participation in religious institutions, the role of mysticism as a central cultural force in everyday life meet with the plain fact that so-called modern health care services, even with rapid expansion, cannot yet reach to meet all parts of the population, with their many diverse health needs.

What then are the questions with which to approach the far-reaching phenomena of the diverse healers in this large country? Much depends on the broad perspective from which questions are raised, and the kind of answers sought. I suggest four different perspectives to yield quite divergent answers. These four categories are arbitrary and serve heuristic discussions, not definitive conclusions. They are: general anthropological; ethnomedical; health policies and educational oriented; medical interventive and curative.

1. Anthropologists tend to adopt a relativistic point of view. It is central to their overall theoretical orientation, one might even say to their disciplinary ideology applied to cultural phenomena. An extreme of this position emerges in attitudes that might be called cultural romanticism, the urge to preserve specific cultural forms in spite of all indications that cultures continuously change. Typical for an extreme of this position is the claim that in traditional cultures (like Bali) the healers rather than modern professional specialists should be left to deal with those phenomena involving emotional and behavioral problems closely tied to social and cultural norms. This position disregards the limitations of traditional and neo-traditional healing in the face of many psychological problems which involve biological parameters, ill defined as these remain. Ideologically, this position adopts the understandable, but arguable view that even if there are biological problems involved, the quality of human and culturally appropriate help from healers is preferable to scientifically and technologically sophisticated, but poorly delivered biomedical health care.

This position also disregards the reality of continously changing cultural conditions. In Indonesia this now relates to the role of modernization and of urbanization, changes which modify the traditional culture base to the point where folk healing often may not function in the same traditional sense. I believe we lack a great deal of detailed knowledge about responses of folk healing to changing cultural conditions. The emergence of neotraditional or eclectic healing is disregarded in extreme and relativistic positions. Put differently, this position needs a viable data base.

2. The ethnomedical approach is more aware not only of the relationship of other cultural factors to the medical system in general, it is better informed about the factors which are involved in illness phenomena. Ethnomedicine remains culturally sensitive and does not consider biomedical knowledge the sole basis for criteria on which to judge and evaluate medical systems. This is not the place to review the development and current nature of ethnomedicine. It is clear that a widening base is being created by this approach which ranges from the basic anthropological/scientific to the clinically oriented. It equates or compares by means of a cultural orientation the modern biomedical clinical setting with any other setting in which healing takes place. Clinical medical anthropology, much stimulated by the work of Arthur KLEINMAN, puts into primary focus the culturally shaped nature of health care systems (which includes illness presentation, illness explanation, therapists and therapy strategies, KLEINMAN 1980). The emphasis

here is on an understanding through systematic, anthropologically based information gathering of the actual behavior of persons utilizing the different medical systems to solve illness problems and their responses to healing.

Most in-depth anthropological studies in Indonesia related to healer phenomena were carried out by foreigners. Some of these studies adopted an ethnomedical approach which should yield many important insights when these studies appear in published form. At least one important study by an Indonesian medical anthropologist (Dr. Nico KALANGIE), provides detailed in-depth insights for one West-Java community (KALANGIE 1980).

3. The public health (community health) oriented approach is practical and preventative as well as problem solving oriented. It recognizes the cultural base for the behavior of people who need health information, education, and appropriate services, but it does not have, in general, the ability to generate an in-depth data base. In Indonesia, as elsewhere, survey research is in general an approach to improve the knowledge base. Survey research which is widely used to assess a situation for practical purposes has its place, but it generally leaves out the finer points needed for a cultural understanding which the anthropological in-depth method offers.

A considerable amount of data has been generated, mostly from the base of a public health oriented perspective, which provides general descriptions and classifications of healers and their activities. This was done in attempts to capture the extent and the overall nature of the healing phenomena for the entire nation. For some regions (e.g. Java, Bali) there is more detailed information than for others. There is a considerable amount of knowledge among public health (community) specialists in Indonesia who have made it their task to understand as much as possible the nature and extent of the healer phenomena.

One approach used to gain further insights has an anthropological flavor, but is extremely practical. It involves frequent intensive interactions between healers and health care specialists for the purpose of learning from each other to develop some kind of synergistic approaches. Bali, where a strong cultural position in public/community health is characteristic, has pioneered in this respect.

4. The fourth perspective, that of curative (interventive) biomedicine is important in its recognition of the need to deal effectively with acute health problems. It flows from the biomedical profession's basic approach to existing illness conditions, and the recognition that this is directly tied to health-oriented behavior. Within biomedicine, motivated by a curative orientation, psychiatry has developed a leading position in Western countries with regard to a culturally sensitive orientation to diagnosis and treatment. In Indonesia a responsive parallel cultural orientation has developed in the psychiatric profession. Community medicine and pediatrics in Indonesia also strive for culturally sensitive biomedical care.

Many of the views reflected in this presentation and in the

research report by Dr. Rudy SALAN as research coordinator (vide his contribution in this volume), came about as a result of the leadership provided in Indonesian psychiatry under Professor Dr. Kusumanto SETYONEGORO, Professor of Psychiatry and Director of Mental Health in the Ministry of Health. He and his colleagues recognized, once introduced to it, the value of a clinical approach to ethnomedicine for an understanding of the interactions between healers and clients (SALAN & MARETZKI 1983; MARETZKI 1984). In their research, they combined an anthropological approach with the sensitivity of clinicians who can assess the biomedical nature of health problems. That this approach presents numerous problems is obvious. But this fact should not obscure the accomplishments. One of the possible shortcomings of this approach is that it may fail to utilize the best elements which each of the two disciplines (or professions) offers, the in-depth understanding of anthropology, and the clinical sensitivity of psychiatry. This danger is obviously present when a group of busy clinicians undertakes such a study for the first time, and it is recognized by everyone involved. The alternative, in-depth work of anthropologists alone, would have fallen short because of lacking clinical insights.

More significant for this discussion is a broader issue in relation to the curative/interventive perspective. It has to do with the problem of bias introduced. There is a tendency in Western biomedicine to medicalize a large variety of social and cultural problems. None of the biomedical specialties, including psychiatry, escapes this bias. The issues are complicated and yet must be mentioned because they are central to the healer role. A large number of illness complaints are psychosocial in nature and often involve existential problems which may respond to a variety of therapeutic strategies. To deal with these problems in biomedicine they have to be converted into a medical diagnosis. While this is necessary in psychiatry and in biomedicine generally, a number of far-reaching problems are generated which now plague primary care medicine in the United States and probably elsewhere in the West. These problems have to do with the nature and effectiveness of biomedical therapies for the kind of problems presented, and the implications for those who present with such complaints. The question of what specialities are in control of what, or should be in control, is very acutely raised by this perspective. All this needs to be noted here without making it the focus of this presentation.

I could finally introduce a possible fifth approach which is barely emerging. This is a type of community diagnosis, a self assessment by communities of their conditions and problems, using an objective data base approach. Without elaborating, the approach (which is being considered in Indonesia) has interesting implications, it involves a kind of deprofessionalization in which people begin to take over functions themselves which so far have been in the hands of specialists. Whether and how social scientists and health specialists would assist in such efforts needs to be considered.

The search for solutions

In the search for solutions to provide good health care, Indonesia is caught between a desire to modernize and in the process to make available the best that modernization offers, while retaining a cultural identity. The overall goal is to provide availability of appropriate and sufficent health care for all Indonesians. In spite of a strong commitment to an ideal balanced model of modern health care delivery, Indonesia cannot avoid adopting, with the cosmopolitan biomedical care approach, the burdens and short-comings of the modern system which in the West have become so serious. The equally strong and nationally fostered commitment in Indonesia to culturally appropriate solutions, those which fit the spirit of this pluralistic country, cannot save Indonesia from the negative aspects of biomedical medicine.

For example, even in a centrally organized, economically monitored country like Indonesia, the commercialism of biomedicine and that of the pharmaceutical industries determines much of the nature of health care development. So does the often exaggerated and overstated role of biomedicine for solutions to disease conditions which are not (yet) well understood. Manpower problems must be added to these factors.

In attempting to attain goals for health care based on biomedical understanding, manpower problems are foremost deterrants to solutions. To begin with, the shortage of physicians to take care of all needs throughout the country is a basic fact of current realities. But even where there are physicians available in Indonesia, in day to day practice the time factor, so significant in interactions for communications between patients and their physicians, tends to work counter to patients' needs and expectations. The cultural gap between the models of illness represented in folk conceptualizations of Indonesian patients contrasts even more with the models of biomedicine than it does in many Western contexts where rational science approaches have gained a larger foothold throughout society. To bridge the gap through adequate understanding takes interaction time.

Related problems which have been mentioned concern negative, even condescending attitudes of some physicians towards patients of educational or sub-cultural backgrounds which have fostered health care knowledge and behavior very divergent from that of biomedicine. Also, a complaint, not unfamiliar elsewhere, is the role of nurses in history taking and in her clinical functions which many patients see as interfering with the primary physician relationship they seek. In addition, there is the question, at least in the minds of patients, of the efficacy of pharmaceutical agents.

In spite of the need to establish biomedicine fully throughout the country with the community health post (puskesmas) as the key preventive and primary care institution for the medical service net, in spite of sensitive culturally oriented efforts in various parts of the country, there is a culturally based division. It is impossible not to recognize the cultural clash between the emphasis of the imported medical system and the existing approaches. Well-known elsewhere, well described and analyzed, the clash remains a fact and will be so for a long period of time, perhaps for ever. Objective and reliable data need to be generated to document such assertions. But it seems quite clear that the sub-cultural pressures of the biomedical system as a profession, the pressures which go into the education and shaping of a physician, are ultimately not too different in Indonesia from any other part of the world. Even if modified by such culturally sensitive medical education programs as found in Bali, Semarang, and elsewhere, the physician is not like any other traditional or folk healer. Here we may find in Indonesia some interjecting and important information since a number of physicians have attempted - and little is known about the outcome - to combine their biomedical approaches with traditional healing. This combination practice approach is called dokun (an acronym of doctor-dukun).

Accepting the premise that in Indonesia biomedical and other previously existing medical systems will continue side-by-side for a long time to come, it may be useful to briefly consider some of the choices for health care policies. These were developed and presented for parallel situations in Africa by Edward C. GREEN. The six policy options he offers seem to exhaust the viable alternatives and do so in a clear and logical manner. Logical means that these options should be treated as exclusive of one another. They are:

1. Illegalize or severely restrict the practice of healers
2. Ignore healers, at least officially
3. Non-formally recognize healers
4. Formally recognize healers. Monitor healer activities and encourage healers to organize themselves in guilds
5. Pursue active programs of cooperation in addition to formal recognition. Train healers paraprofessionally and seek their incorporation
6. Concede the superiority of healers and attempt to curtail a growing modern medical-psychiatric monopoly (GREEN 1980).

These are important contextual considerations. They can only help in sketching a complex situation which no one person can easily grasp as a whole. The fact is, as we clearly acknowledged at the outset, that the Indonesian healers are widespread, overwhelmingly numerous, and important in the everyday health care of individual Indonesians.

Varieties of healers: traditional and neotraditional

In talking about the healer phenomena we observe the widely established practice of utilizing the term "traditional" healer. The use of "traditional" conveys respect for cultural realities, but seems to disregard the adaptation of healers to changing conditions, and therefore their changing nature over time. It also reflects an attitude that implies that traditional is good, preferable to modern. Another related and implicit assumption seems to be that healers, like physicians, specialize in certain therapy approaches to the exclusion of others. Word usages and categorizations in the classification of Indonesian healers according to their activities reflect or even promote this perspective.

Cultural therapies of Indonesian healers are subdivided for classification purposes (i.e. an ordering of phenomena) into those applying physical or pharmaceutical techniques, and those utilizing spiritual, religiously based healing. But a closer look at traditional healing defies such neatly dichotomous or similar classifications. The term dukun (generalized from its Javanese context to other parts of Indonesia) includes male and female healers who use or represent:

herbal treatments
massage
bone setting techniques
midwives
dental practitioners
circumcisors
sty therapists
fortune tellers
practitioners of sorcery
spiritual healers (KOENTJARANINGRAT 1979)

and numerous other categories listing different therapies. The diversity of spiritual healers, in particular, is great and varies from region to region, depending on religious and folk traditions, and on participation in "great traditions" medicine (LESLIE 1976). Balinese and Javanese include healers who rely on scriptures of Hindu tradition. Other healers are in a narrow or general sense a part of Moslem traditions, others identify strongly with mysticism (kebatinan), and there may actually be overlap between several.

No matter how different healers are conceptualized, variations in the basic premises for healing, in healing styles, in specialized therapies, make a meaningful ordering of healers almost useless except for a baseline position from which to observe actual practice. In fact, as LIEBAN has pointed out for the Philippines, the great variety of specializations and of styles is adaptive in the sense that they permit choices to clients which are welcome when illness problems can be explained in a variety of ways, and therefore a variety of health care strategies are desired. In particular, LIEBAN makes the point that type and severity of episodic versus long-lasting or chronic illness, explain choices of healers which are partly related to healing style. This kind of analysis is likely to yield useful insights also in Indonesia.

Furthermore, the functional significance of a variety and overlap of healing styles explains the emergence of new healing methods at all times. It is therefore appropriate (if 'traditional' is retained to characterize some healers) to speak about 'neotraditional' healers to designate emergent practitioners. Healers, through incorporating innovative approaches which borrow freely from other systems, including the biomedical, address themselves to the modifications of cultural conceptions of illness which occur at all times, but especially at a time of dramatic culture changes.

An example is a middle aged female healer in a large town in Central Java we observed briefly. A trained and licensed government midwife during the day, after hours she joins her husband, a retired military, in their home healing practice. They grow and dry herbs according to knowlege acquired largely by consulting an atlas of Indonesian flora published in the Netherlands (KLOPPENBURGH-VERSTEGH'S 1933). These herbs are prescribed for clients who have been diagnosed.

Her diagnosis is partly based on a general theory of bodily meridians describing the paths and the significance of pain. The theory is taken from acupuncture without any apparent in-depth training. Acupuncture charts with Chinese characters are displayed in the examination room. The healer who does not read Chinese refers to, and interprets the meridian charts to show the pathways of pain and to justify her therapy. In addition to herbs, she may use massage or acupressure, physical exercises, or restraints, and other physical interventions. All patients are first asked for blood and urine specimen which are sent to a medical technology laboratory (serving physicians) which reports to the healer to screen out obvious serious physical illnesses. Whether these lab reports are utilized in any other manner but to screen could not be established during the brief contact.

This was one of the healers not chosen for the research project because it was felt that the approach was too synchretistic to document the significance of culturally appropriate healing in relation to culturally shaped explanatory illness models of patients.

The question we have posed for this meeting focusses on the essence of the healer's healing activity. In the search for an understanding for what explains the conversion from one state of experiencing non-well-being to another, presumably improved state, we are faced with the question of : "What did bring it about?" In the traditional healers we have presumably found the practitioners whose activities are less overlaid by supercultural (as in biomedicine's so-called scientific) strategies. There seem to be basic human essentials which have coalesced into a healing quality or capability. And there is no doubt, in terms of what can be observed among Indonesian healers as well as elsewhere that the art of healing is of a special nature, and that it is acquired in special ways. Again and again we are struck by the "need" to heal which is expressed by healers and by the development of a healing charisma to which clients respond. Like the artist's ability to express something felt and created, to share without providing more than a stimulus to others, the healer's qualities are there, are recognized by the healer, and are acknowledged by those who consult. To push further the point of what is "genuine" and what is not, threatens to involve us in endless and ultimately unproductive searching. There is no doubt that the persons functioning as healers who were studied in the three provinces are to their clients 'genuine'.

These healers are traditional in the sense of rendering through their practice traditional concepts of the culture area in which they practice. Certain elements, for example the use of sacred objects, or pure, sacred water for bathing, sprinkling, or drinking, follow traditional cultural concepts in diverse areas. So do such elements as invocations of spirits or deities, and other interactions with the supernatural - in all cases specific details are influenced by local customs and therefore there is a clear cultural distinction between the healers we observed in one province, if compared with those in another, even though almost all had an 'urban' practice.

The motivation of healers are for us another puzzle and one I tend to approach with our own culturally formed conceptualizations. They tend to emerge in their accounts about a specific call to healing. Not all are clear, either because detailed information is lacking, or for other reasons. A former mechanic who becomes a successful practitioner, even though he was well paid in his technical employment, invites a rationale for his call to healing. Are any material considerations, financial advantages involved? There is no clear information on this point, but it does not seem apparent that financial advantages are sufficient to follow a call to healing. KALANGIE has stated that in the community he studied there are no healers who do not expect some payment. But he does not allege any pressure to heal from material rewards. It is clear that some healers are outright affluent in Indonesian terms, others seem comfortable, still others live a modest (by Indonesian standards) existence. In all cases there are other sources of family income. At least no one known to us seemed to live at a marginal level of subsistence.

All healers undergo validating experiences, a calling usually through spiritual validation for those who perform spiritual healing therapies. For those who have a spiritual calling there is usually a withdrawal from all social relations and communications often in a sacred location, a mountain, a place where spirits or deities live (such as a tomb area). The spiritual forces can communicate with the person so called and lend healing powers through visionary or auditory experiences. The concept of keturunan, the 'descent' of healing powers from higher forces, though varying somewhat in details, is general throughout Java, Bali, Sumatra, at least in the provinces we studied.

Finally, the matter of the need to believe in the healer is recognized, and in the case of at least one healer, was constantly reiterated for the patient ("you have to believe in me, in what I am doing" or "do you believe in me?").

Patients and patient needs

There is now sufficient information from various countries with pluralistic health care systems to provide some understanding why people with illness problems move freely between the different medical subsystems. In Indonesia some of these problems stand out and we have listed a few. Foremost is the disproportionate balance of available biomedical health care services in comparison to the availability of healers. However, there is some control for this factor in the research study since in all three provinces (with one exception) the healers were concentrated in urban areas where there is a more favorable situation of access to available biomedical specialists and clinics.

There is evidence that apart from this disproportionate distribution of manpower throughout the country the incompatibility of cultural conceptions of illness is the most significant set of factors. This has wide ramifications; for example, it may explain in part the dissatisfaction with the results of biomedical treatment. There seem too few attempts by physicians to try to communicate with the patient in meaningful ways. Whether or not that is practically possible is a matter for empirical trials.

KALANGIE in his study found patients expressing an important concept which may explain a great deal about their comfort with a healer, whether physicians or otherwise. This concept, jodoh (partner) which also has been used by patients in our sample, reflects a need for trust and the fact that this is extended to a healer when the right kind of relationship has developed. In the type of interactional study of biomedical clinics which, no doubt, will be needed for comparison with the practice of healers, here is a concept that may provide valuable insights.

It is also quite evident that there are other factors which may ultimately be cultural in nature, but which have very direct psychological connotations. Fear of physicians and their treatment can be real. Whether this relates to suggested surgical procedures, or to physical examinations, strong emotional factors are involved. One young female patient, described as "shy" by the mother who accompanied her to the healer for treatment of hemorrhoids did not wish to have a physical examination by a physician and therefore chose the healer's treatment which does not require it. The follow-up visit established that the problem had gotten under control, a fine example of the nature of self limited medical problems which are 'successfully' treated.

The list of other factors which may explain patients' decisions is long. Many somatized problems are not diagnosable in terms of basic biomedical criteria of organ pathology. Such complaints are well known everywhere, they are influenced by cultural structuring of illness experiences, and they are a major problem for treatment in biomedical practice anywhere. There are a number of these problems among those encountered in the research.

The problem of diagnostic limitations of the biomedical profession in Indonesia is as acute as elsewhere. This lies in the nature of biomedicine and is always tacitly recognized within the medical profession. The Indonesian patient, much like the patient anywhere, is not likely to know or be in a position to judge the skill level of an individual physician, or of medical arts at a particular place and point in time. The individual physician anywhere, and therefore most likely also in Indonesia is, on the one hand, aware of his professional limitations, on the other motivated to help. These are all familiar and general problems, but they are magnified in a developing country.[2]

A general explanation of the constancy of healer consultations by patients, in spite of previous or concurrent hospital treatment, can be found in all of the factors mentioned, and more not listed. It is evident that if biomedical treatment can successfully remove symptoms of a disease, the patient may be satisfied with the outcome, and this is the end of health care seeking. But if symptoms persist whether because of non-compliance or in spite of compliance with a medical regimen, and, furthermore, explanations for this fact, and for the existence of the condition as such are on the patient's mind, consultation with a healer is a natural response. Our cases are full of such examples.

The suspicion that an illness condition is caused by the ill will, or the actual negative actions (witchcraft/black magic) of others, is widespread. A patient who has consulted a physician in this case is likely to argue that the physician should be able to heal an illness; if he does not, then this must be evidence that the illness is a result of black magic. Explanatory models, communications about such facts, sharing of such beliefs, of the kind of symptoms and explanations which make sense to the patient, when lacking, lead the patient to the traditional healer.

Many healers use black magic as an etiological explanation and attempt treatment. If they do so, they address themselves to factors which have cultural relevance to the patient. The physician in such cases is simply at a disadvantage because this is not a part of his etiological repertory.

That different healers offer different explanatory models, different etiological explanations as well as different approaches to symptomatology are the essential factors in explaining the continued role of so many healers, and the emergence of new ones. Once family and friends no longer can help with sufficient initial interpretations of these dimensions of an illness episode, the variety of healer approaches and their treatments have important functional value. Another dimension explaining the need to consult healers simultaneously with physicians, even in the case of an advanced educational level, was found at least in one case where the guilt of a mother concerning her son's mental retardation led to her search for the 'hereditary' (read supernaturally) inflicted reasons, and ways to counteract them.

The personal concern of the healer and the quality of the unhurried interaction are valued by clients. Hence the use of the terms 'believe' (percaya) is significant, for belief, even if a temporary statement of faith, is an expression of confidence in the healer, which is needed to profit from treatment. At the same time, it is clear that the client is not necessarily attached to one healer, or to one healing strategy, but is willing to explore alternatives.

Another important related factor is ritualization, so well described in anthropological studies of healing. Among the Indonesian urban healers ritualization is generally modest in scope, but it is definitely present. There is always a certain degree of ritualized, i.e. regular, often repetitious, specially emphasized activity which communicates to persons seeking help. This may be found in the signs of supernatural inspiration or involvement, a sacred stone dropping from above prior to treatment, the use of sacred water or of sacred objects such as sacred stones, one kris or several. This is what patients expect when they consult a healer, and this is what they experience in treatment.

Even if after healing sessions the illness complaints remain, there is, apparently, a positive residue in most cases, some feeling that trying the powers of the healer had positive effects: patients are not known (as far as I am aware) to utter negative evaluations of healers they have consulted. Whether this is a general, culturally fostered avoidance of personal criticism, (for a direct blame of physicians is equally rare), and therefore a general attitude that humans cannot control adequately the forces of life, even if invoking supernatural powers, is a broader question that requires exploration. Clients may be questioning, but they seem to put themselves into a subordinate (merendah) position vis-á-vis the healing specialist. The healer who does not satisfy fully is exchanged for another; blame is not a part of this decision. Whatever the benefits of such trial consultations and search for treatment, they are apparent from the widespread behaviour and the ongoing search for answers that seem to work, temporarily, or indefinitely.

Conclusions

An ethnomedical approach based on clinical investigations provides important cultural perspectives not otherwise tapped with the methods of survey research. It is also absent in many in-depth studies of healers using traditional anthropological approaches. Studies of interactions of healers and patients which do not provide for the use of such important conceptual tools as explanatory models, interactive compatibility, and others from the sub-culture of clinical practice, which can be applied to traditional healing, exclude important details. The clinical perspective draws together the critical information of the nature of complaints, cultural construction of illness, and expectations from curing to explain the nature of help-seeking and of help-receiving experiences.

Ethnomedicine is an approach of validity in all settings and situations, in all social groups and nations, whether non-Western or Western, developing or modernized. The Indonesian case offers specific insights of relevance to the Indonesian situation. Culturally and in terms of health care policies and health care service approaches, there is a need to develop Indonesian strategies, not to copy others. That Indonesian strategies do not exclude the adoption of others that are acceptable is evident. The experience of a modern Asian country, Japan, is revealing. Margaret LOCK has given reasons for the revival of East Asian (traditional) medicine which include the fact: "... that cosmopolitan medicine is not at present adapted to meet the needs of many of its patients in that it does not produce rapid cures for cancer, asthma, lumbago, neuralgia, and so on..." (LOCK 1980: 253). In Germany the continued role of alternative naturopathic and eclectic non-biomedical healing is another case against which to reflect the Indonesian situation.

In Indonesia various experimental approaches are being tried. Some physicians, in some cases, incorporate traditional healing elements into their practice. Cross-referrals between physicians and healers are known to exist. There is for the present no stable model. There are only considerations of effectiveness, ethics, preventable damage and challenges. The nature of co-existing pluralistic systems has some common universal elements, and some specific cultural ones. We have mentioned manpower problems as well as cultural assumptions and expressions of illness. These latter, as LOCK has suggested, also have epidemiological implications (LOCK 1980).

We can expect that Indonesia's government and health professional groups will seek suitable Indonesian approaches through policies and program developments. So far the approach to the traditional (and neotraditional) healing phenomenon has been relatively open and limited in the exercise of strong control. The reasons for this may be largely practical, but they may also reflect the philosophies of a variety of people and groups in Indonesia.

What about the healers in terms of their reactions and assessment of the future? I can only speculate on this point since I am not aware that such questions have been asked of healers in a systematic way which would assure valid answers. Obviously, healers continue to practice, continue to fill a need, continue to add new repertories to their practice. Whether or not healers will eventually organize themselves as they feel pressures and recognize regionally or even nationally their common interests, that is a question which goes beyond our topic.

Finally, the question of how we gain objective knowledge about healing remains before us. Can we compare what are essentially the positivist approaches of the social sciences with the alternative experiential and insight-oriented approaches of those who meet with healers to learn from them and in that way to understand the essence of their healing? I feel that we need to keep constantly in mind our epistomological and methodological problems in approaching complicated phenomena, particular when we try to relate them to a real world in which people behave, try to make decisions, try to solve problems. This conference is a healthy step to move us along in the direction of gaining knowlege and understanding.

References

GREEN, Edward C. 1980 Roles of African Traditional Healers in Mental Health Care. Medical Anthropology 4: 489-521

KALANGIE, Nico 1980 Contemporary health care in a West Javanese village. The role of traditional and modern medicine. PhD. Dissertation. University of California. Berkeley

KLEINMAN, Arthur 1980 Patients and healers in the context of culture. University of California Press. Berkeley

KLOPPENBURGH-VERSTEGH'S, J. 1933 Atlas van Geneeskrachtige Planten. Wenken en Raadgevingen betreffende het Gebruik van Indische Planten, Fruchten, enz. G.T. van Dorp. Den Haag.

KOENTJARANINGRAT, R.M. 1979 Javanese Magic, Sorcery and Numerology. Masyarakat Indonesia 6: 37-52

LESLIE, Charles (Ed) 1976 Asian medical systems. A comparative study. University of California Press. Berkeley

LOCK, Margaret 1980 East Asian Medicine in Urban Japan. University of California Press. Berkeley

MARETZKI, Thomas W. 1984 Mental Health Service Development; the case of Indonesia. In: PEDERSEN, Paul B., SARTORIUS, N., MARSELLA, A.J. (Eds) Mental Health Services. The cross cultural context. Sage Publications. Beverly Hills

SALAN, Rudy, MARETZKI, Thomas W. 1983 Mental Health Services and traditional healing in Indonesia. Are the roles compatible? Culture, Medicine and Psychiatry 7: 1-40

Zusammenfassung

Traditionelle Heilkundige spielen auch heute noch eine bedeutende Rolle im gesamten Gesundheitssystem von Indonesien, einem der bevölkerungsreichsten Entwicklungsländer. Aus der Perspektive des öffentlichen Gesundheitswesens und der berufstätigen Ärzte ergibt sich kein klares Verständnis für die Funktionen der Heiler, und sie sind daher widersprüchlich. Dieses Referat bezieht sich auf eine Studie zum Zweck, die Rollen und Funktionen der verschiedenen Arten von Heilkundigen gegenüber ihren Klienten besser kennenzulernen, die von dem indonesischen Direktorat der Psychohygiene angeregt und durchgeführt wurden. Einige Fallbeschreibungen spiegeln die Probleme wider, mit denen Klienten sich an Heiler wenden, und erläutern die therapeutischen Aktivitäten der Heilkundigen. Eingeschlossen in den Besprechungen der Befunde sind Fragen über jeweiliges Risiko sowohl wie Nutzen der verschiedenen Behandlungsarten, die sich aus ethnomedizinischer Sicht, also dem Verständnis für traditionelle Kultur, sowie für die moderne Medizin, ergeben.

Summary

Folk healers play an important role in the total health care of Indonesia, a developing nation. Seen from the perspective of the formal health care system and the cosmopolitan medical profession, this role is not well understood and is therefore controversial. The paper draws on a health study carried out under auspices of the Indonesien Directorate of Mental health to gain insights into the roles and functions of various so-called traditional healers. The study used a clinical ethnomedical approach. Some cases document the problems seen by healers and permit a profile of healers' activities. Implicit in the discussion are the relative benefits and risks for clients.

Résumé

Même auhourd'hui les guérisseurs traditionels jouent un rôle important pour le système de santé publique en Indonésie, un des pays en voie de développement à population dense. Sous l'aspect du service de santé publique et des médecins les fonctions des guérisseurs ne s'éclaircissent point et restent contradictoires. Ce texte s'appuie sur une étude, faite par le directorat indonésien de psychohygiène, pour mieux connaître le rôle et les fonctions de différentes catégories de guérisseurs vis à vis de leurs clients. Plusieurs études de cas documentent les problèmes que les clients posent aux guérisseurs. On donne ainsi une idée des activités thérapeutiques des guérisseurs. Touchés par les descriptions sont aussi les questions de risques respectives et l'efficacité de différentes thérapies, vue d'une part d'un point de vue ethnomédicale (c'est à dire soul l'angle de la culture traditionelle), d'autre part du point de vue de la médecine moderne. (W.Sie.)

Investigation into the Psycho-socio-cultural Factors Involved in Traditional Healing Mechanisms in Three Geographical Areas in Indonesia: Palembang, Semarang and Bali 1982

Kusumanto Setyonegoro / Rudy Salan

Introduction

Traditional healing practices exist in Indonesia since ages and appear to be deeply rooted in the cultural life of the people. Although the term "traditional healing" is commonly used to denote healing practices other than modern, western medical treatments, these practices have actually little 'traditional' to commend, since rarely accounts are given of the oral or written means of transfer of this body of knowledge and its practices. These indigenous, popular, or alternative practices of healing constitute a vast range of practices, varying from simple bone-setting, the use of common or sometimes rare herbs or substances for the treatment of various diseases, to complicated and expensive magico-religious rituals. Healers taking up these practices are also a diverse group of people. They may be either male or female, may either be quite well educated or relatively uneducated, and may come from all social and economical levels in the community.

Since Indonesia attained independence in 1945, progress has been made in making available modern, western medical services to the people. Hospitals are available in all provinces and the majority of the districts. Health centres are distributed throughout the country down to the level of subdistricts. These latter facilities are staffed by qualified medical professionals, such as experienced nurses for the remote health centres and doctors for most health centres and all hospitals. Yet the pertinent observation was made by Indonesian investigators, that traditional healing practices are still immensely popular. In Bali 96% of mental patients in one of the largest general hospitals had previously consulted traditional healers (PANTERI 1981). The same can be said of South Celebes where 81.9% of the psychiatric inpatients and 79.8% of the outpatients had prior contact with traditional healers (SYIWU 1979), and in Palembang (Sumatra) 67% of an unrandomized sample of outpatients in the mental hospital had previously sought help from healers (BAHAR et al. 1979; HARDIMAN et al. 1981). These figures were taken from psychiatric in- and outpatient facilities, but the same picture may well represent patients with all kinds of diseases. Another approach was taken where patients coming to a traditional healer for help in West Java were interviewed. This investigation showed that these patients came from all social levels, had a wide variety of education with approximately one third of these patients having a higher than junior high school education, some of them were of university level. All age groups sought traditional healers help with 70% in the 15-24 year age group (MUHAZAM 1979).

Modern education did not seem to deter people from resorting to traditional healing practices (SYIWU 1970; MUHAZAM 1979). Although most of the patients seeking traditional healing methods for treatment of their illnesses were from rural areas, a sizeable portion also came from urban regions (DJAMALUDDIN 1979). These findings provide enough reasons to regard practitioners of traditional healing as a group of people who should seriously be considered for a possible future role in the provision of health services, if these services aim to reach all levels of the community.

A recent policy statement by the Indonesian Ministry of Health, which outlines health delivery strategies for the next 20 years, gave due recognition to the role these healers may have to play. But what kind of role was not clearly stated, which is understandable since much is still unknown about healers and their activities (SISTIM KESEHATAN NASIONAL 1982).

Most investigations focussed on demographic characteristics of patients coming to healers' practices (MUZAHAM 1979) or the traditional healers themselves (LAPAU 1979). To really be able to understand what is happening between healer and patients during and after treatment, an in-depth study of healers, patients and the interaction between them was done. This paper is a preliminary report of such a study.

Description of the study

This study focusses on basic questions, which through previous investigations remained essentially unanswered. How can we explain the health seeking behaviour of patients who still consider or even prefer help from traditional healers, although these healers' methods by all standards are unscientific and based on a variety of concepts wholly incompatible with modern medical tenets. What are the psycho-socio-cultural mechanisms involved which may render this kind of health seeking behaviour more intelligible. KLEINMAN probed these questions most exhaustively for the Taiwanese (KLEINMAN 1980) and was able to develop a research method and theoretical model which could, with some minor changes and adjustments be applied to the Indonesian scene. In this context several incisive questions arise, which not only need to be answered properly, but if possible, should provide meaningful feedback to modern health and medical professionals so that more effective health measures can be made.

These questions were among others: How do healers explain illnesses, and how do patients perceive their illness; is a special model used to explain illness? Are these explanatory models (KLEINMAN 1980) essential vehicles for the healing process, or are there other no less important factors involved? How are these concepts of health and illness perceived in a given community? Are these concepts the same for all the members of the community or are they haphazardly wholly individualized concepts? What weight does the healer give to the transmission of these concepts? Does he give verbal explanations, or are there non-verbal manipulations involved? What are the motives of patients seeking help from healers? Do they go there voluntarily, or do habits, customs, and traditions in the community urge them to consult a healer? What are the expectations of the patients before and after treatment? What kind of cases are treated? How long is the treatment process, and what happens during this process? What happens with emergency cases, or cases where vital implications are involved? Do healers refer patients to modern health centres or hospitals? How is the pattern of health seeking behavior: do patients go to healers first and consult modern health services later, after treatment with the healer has failed, or vice versa? Does there exist in the community an informal 'referral network' which provides information to patients where to ask for help? How does this network differ from the formal health services referral network? If this informal network is effective, what can we learn from it? How do patients fare after several weeks of treatment and how are these results according to the patients interpretation and how according to modern medical concepts? These are formidable questions and obviously not all of these questions can be answered satisfactorily.

Repeated studies in different areas with changes in research design over a long period may provide meaningful answers. Since the popularity of traditional healing practices is widespread in the country, three geographical regions were chosen for this study: Palembang on the island of Sumatera, Semarang on Java; and Denpasar und the much studied and well-known island of Bali.

From each geographical area, three healers who were interested and willing to participate in the study were chosen. It was decided that healers could see enough patients so that 10 patients from each healer can be selected for interview and follow-up. Observations were made during the treatment process to assess what psycho-cultural mechanisms were involved. In addition attention was given to situations before the beginning of the treatment process and/or after the treatment process, to evaluate possible personal and cultural mechanisms with other patients in the waiting room or family members of the healer. After 2 weeks a follow-up was made at these patients' homes to evaluate their condition, to take notes on environmental factors and size up concern and involvement of family members in the treatment process. The Cornell Medical Index was used to check the patient's condition before and after treatment. A total of 90 patients were examined in this way. The three areas were chosen partly because they represent different cultural concepts, partly because able and interested psychiatrists were available, resided in these areas, and had close personal contact with traditional healers and their patients.

Palembang is a medium sized, dusty town spread out on both banks of the Musi river on Sumatra and lies 70 kilometers upward from the mouth of the river. It is a wide and deep river and ocean going ships can easily navigate up the river. It was for sometime the only communication route with other areas of the province. Palembang is located on a swampy plain and the population is a heterogenous mixture of original inhabitants and people resettled from the more heavily populated areas of Central and East Java. Each ethnic group speaks its own language, however there is no communication problem since they usually communicate with each other in the national language, which has much similarity with the local language. People living on the banks of the river live in wooden houses on piles because the swamps extend up to 1/2 - 1 mile at both sides of the river. They are poor and make a sparce living out of fishery at night on the Musi river. Most of them are the original inhabitants. New settlers from Java live on better land areas in traditional Javanese houses, and make a living of home industry, agriculture and animal husbandry. The occupation of the middle class of both inhabitants and new settlers is small trade. Life in Palembang is not easy and living expenses are high compared with similar areas in Central and East Java. Although relation between the mixed ethnic groups is relatively relaxed, there is some degree of competitiveness especially among the lower and middle class. The high living costs may partly be reason and cause of a materialistic outlook on life and values, although religion which is predominantly Moslem has done much to ameliorate these materialistic tendencies. Moslem law is strictly adhered to, but magico-religious influences are very clearly seen, and decidedly non-Moslem beliefs still much influence certain behavioural patterns. The three healers chosen for study were rather rigid Moslems, a common feature among other known healers (HARDIMAN 1981).

Another picture is given by Semarang, a coastal city in Central Java. Semarang is divided in a lowland plain formed by deposits from the Semarang river, which several centuries ago was still sea area. Reaching approximately 5 kilometers southward from the coast the flat coastal plain rises abruptly upwards to a hilly region which still has some interesting, and unexplored archeological sites. Semarang developed as a coastal trading and transit centre for raw produce from inland Java. The first Chinese settled in Semarang about 500 years ago, established Semarang as a major trading centre, and became a very powerful economic class before the World War II. Recent figures give 10% of the population in Semarang as ethnic Chinese, the highest proportion in Indonesia. Life in Semarang is cheap but the cultural and economical climate of the region has stimulated fierce competition, especially among the Chinese settlers. Remnants of Chinese customs and practices are still seen but through the active involvement of the Government to integrate Chinese into the native population, much of these practices have become abandoned. In religious and cultural matters a unique syncretism exists between predominantly native Moslem practices and Chinese customs, which can still be observed during some ceremonial events or at several historical sites. The main language is Javanese and cultural influences from the Yogya and Surakarta courts are still very clearly felt. Even the Chinese who have no knowledge of the Chinese language use Javanese as a means of communication. Since independence the Indonesian language has taken over as the major means of communication but Javanese is commonly heard everywhere. Healers chosen from this area were all Javanese, but no native Semarang inhabitants. Two of the healers reside in the urban setting and lived in Semarang for several decades. The other healer lived in the outskirts of the city, in a newly developed settlement for people from the lower class. Moslem custom and practices are not too rigidly adhered to compared to Palembang, and this relaxed attitude towards religion may have been instrumental in making the unique syncretism possible. Javanese life philosophy and beliefs are very prominent components in the practice of the healers, although Moslem elements still play a significant role.

Contrasting to these two areas is Bali, a popular and somewhat overstudied region. The religion in Bali is Hindu, but some very specific Balinese cultural elements molded the original Hindu culture into a unique Balinese culture. Customs and practices are based on Hindu religion and cosmogony but remnants of some pre-Hindu practice are still visible. The Balinese are very religious people and expression of these attitudes are seen everywhere. Through intensive tourist promotional efforts much of these cultural manifestations are breaking down and degenerating into tourist attractions, a charade that has lost some of its cultural meaning. But in general the Balinese still highly value these cultural heritages and commit themselves to deeply experienced religious ceremonies. Denpasar, the major city, in Bali is a bustling commercial centre and modern city. Two healers were chosen from the city, and one healer from outside the city app. 12 kilometres from Denpasar in the rural area. Bali is virtually the only place in Indonesia, where written records of traditional medical knowledge are made, and these records inscribed on lontar leaves are usually kept as a prized possession by the owners. Knowledge of these traditional healing practices was formerly transferred through diligent study of these written records under the tutelage of a teacher. One of the healers who claimed to practice his healing based on knowledge of these texts, some of which he inherited from his father, was able to study them without guidance from anyone. It is therefore doubtful whether he has a thorough understanding of these records.

Healers: three illustrations

Healer Aba: This healer is male, 55 years, married, had 6 years of education and is native to Palembang. He states no definite employment, except of being a guardian of a mosque in front of his house and leader of guardians of a holy cemetery, rich in legendary material and still unexplored archeological artifacts (Sabokingking). He lives in a small semi-permanent house with a modestly cemented floor. As judged from the furniture he is a poor man. He started healer's activities when he was 20 years and obtained apprenticeship from Moslem teachers who taught him meditation, which later on he developed further. In 1961 an incident occurred which brought him some fame. His wife who was pregnant in the last trimester became ill and no treatments by himself or other healers were successful. Finally he took his wife to a general hospital where she gave birth to a stillborn child. Nine days later she too died. The healer became depressed and decided to die too, and chose the Sabokingking cemetery (a holy cemetery of a legendary Moslem leader) as a place where he was to die. Actually this cemetery is but a symbolic object, since underneath the tombstone was only an empty hole. He decided to fast in his hole till death. After 41 weeks of fasting (?) he heard voices requesting him to halt his efforts, and as reward for his endurance, was endowed with healing powers. He ascribed these voices as belonging to Moslem holy men (wali). Since no one in the region ever equaled his 41 weeks fasting feat he became a celebrity and was honored as leader of the group of guardians of the Sabokingking cemetery. On our first meeting the healer appeared to be a rather odd and eccentric personality. He was small and thin with long, not very clean hair, reaching to his shoulders. He spoke in a quiet but convincing voice, but occasionally could be stimulated into heated discussion when explaining his ideas of illness and health. He was very cooperative and did not seem to be very suspicious of the intentions of the investigators. He explained illness as caused by 'evil wind' coming from evil spirits inhabiting sacred mountains, or through manipulation by evildoers. As curative procedure this 'evil wind' had to be expelled from the patient's body. Examination of the patient was by feeling the pulse, touching the forehead or diseased parts of the body.

He used a special instrument for diagnostic purposes, a large copper key, which he placed between each of the patient's fingers. This procedure would provide information as to the site of illness, since that part of the diseased body will be painful. For further treatment he prescribed common herbs and holy water. Occasionally he used pieces of paper inscribed with quotations from the Koran which would be put on the diseased part of the body. A good sign of prospective cure is, if the patient or close family members of the patient dreams after this treatment. A short interpretation of dreams may follow. The healer readily admitted of failures, and in cases where he felt that disease is organic he did not hesitate to refer the patient to doctors or health centres. He did not specify which doctor or health centre. With difficult cases he may request the patient to buy through him white cloth, chickens or other necessary material to perform an exorcising ritual at the Sabokingking cemetery. At other times he may ask the patient to take a bath with holy water at a special site to perform this ritual.

Healer Suparman: This healer is male, claims to be 125 years old, has married 52 times, has no formal education but is able to read and write, and although Javanese is no native to Semarang. He has 2 children which he claims have inherited his ability to heal. When we visited him he lived in a modest semipermanent house in the centre of the city, did not seem to have a steady employment but on the right of his house he set up a small shop which seemed to provide him with a modest income. His house was located in the lower middle class community and seemed to be well integrated in this community. About his life not much can be told because many forgotten incidences in his life he attributed to old age. He started healing practices when 40 years old and obtained learning from another healer. After finishing his apprenticeship he went to a holy mountain, meditated for one month, fasted for several days until he heard a voice who taught him the knowledge he now possesses. Every year he used to go to this mountain to meditate for one month during one of the holy Moslem months. He claimed to be able to cure any disease and used very stereotyped rituals. This consisted of putting two stones which are reputed to be from the Lawu mountain (a holy mountain according to Javanese tradition) in a glass of water which will be ingested by the patient. These stones according to him have the power to heal and he was nothing but a medium of god for transmission of these healing powers. After this ritual he sat down with the patients for a cheerful chat and advices. This latter process took much of his time. He is big for the average Javanese and he was a very cheerful, talkative personality, looks much younger than his stated age, approximately 65 years, likes to joke much and blends many of his advices with jokes and anecdotes. He seemed very fit for his age, said that he never takes a bath but he seemed to be bodily clean. He also never used shirts. He spoke in the authorative ngoko language and never addressed people in the higher and polite levels of the local language. He sometimes switched to Indonesian. People coming to his place for help had a diversity of complaints varying from personal problems, psychological problems, to clearly somatic complaints. He treated them all with his cheerful but paternalistic attitude and common sense advice. He never asked any payment for services rendered, but people often left a token amount of money to some of the members of the family, usually his wife. This payment varied from nothing to US$ 4,--.

Healer Djono: This healer is male, 42 years old, married, has an elementary education, is ethnic Balinese, has no definite employment, lives in Denpasar and opens his healing practice throughout the day. When we visited him he lived in a typical Balinese housing compound and was head of the family. About his personal history the following can be said. He finished elementary school at 12 and then worked for a printing firm for 7 years. In 1957 he became very ill and "died" for three days but came to life again and was surprised to find people around him crying over his death. In 1959 he changed work and obtained employment at the general hospital. During these years he dreamed and heard voices telling him to practice healing, which at first he refused, but these voices became more and more insisting and he finally promised to practice healing after marriage. He married in 1961 and spent years going from one temple to another to try to prove the truth of what the voice said. As it turned out he was successful, and in 1967 he became a full-time healer. He perceived himself as a helper of people and was willing to be called at patient's home if necessary. This turned out to be his usual practice when treating patients, for this practice gave him the opportunity to observe certain discrepancies in the practice of customs and traditions by the patients or members of the family. Diagnosis was made by looking at the patient, listening to his complaints, and touching the diseased parts of the body. The concept of illness was partly modern, partly influenced by magico-religious beliefs. Treatment consisted of drinking holy water, using nasal drops, herbs for external use, and herbs to be ingested. Since the compound is spacious, located near a river, with many trees and is relatively cool, he also allowed patients to stay at this compound where he treated them sometimes on a daily basis. No special payment is asked, but voluntary donations are welcome. He has a commanding personality and is able to quickly sense what really is the problem with the patient. He has a pleasant personality, likes to talk much and has a tendency to show off his knowledge about healing.

Patients: Three Illustrations

Patient 1: This patient is female, 40 years old, Moslem, a native to Palembang, lives on the banks of the Musi river, has a 5th grade elementary education, is married, and has several children. Her husband's occupation is night fishing on the Musi river. She complains of chronic cough for three months, was treated at the general hospital and examined adequately for 7 days. X-ray showed chronic bronchitis but no TB. The patient was given medication and was dismissed by the treating physician and was told that "nothing was wrong with her". Obviously dissatisfied with this explanation the patient went to healer Aba. She was examined in the usual manner with the copper key and the healer gave her the following explanation about her illness. He said that the patient had been slowly poisoned by her stepson who did not like the fact that his father remarried after the death of his mother. For the cough the healer prescribed codliver oil mixed with some calcium, herbs, lemon juice salt which should be taken three times a day, and a cough syrup. The healer requested payment for the performance of a religious ritual at the Sabokingking cemetery which was not witnessed by the patient. The patient was quite willing to pay the amount requested (US $12,--) and seemed to be satisfied with this treatment. The explanation given by the healer was not fully accepted by the patient, and she explained her illness as being caused by moving from a more inland located house to a house on piles on the banks of the river. She did not want to give any opinion about the slow poison given by her stepson, but relation between them had not been damaged. Treatment by the healer resulted in diarrhea which lasted for 7 days, but the healer explained her that this was one of the ways of getting rid of the disease. Two weeks after treatment the patient claimed to feel better, sleep better, and planned to continue treatment with this healer until full recovery was effected.

Patient 2: This patient is female, 42 years, married, has three children, is ethnic Javanese and is resident of Semarang. Her main complaints were shortness of breath, headaches, vertigo, and insomnia. She belonged to a poor family and the husband obtained a living from working as night-watch and car-washer. She had difficulties with her 17 years old daughter who married against the mother's will, and decided to move to Jakarta to try a living there. This decision again was clearly against the mother's wishes and caused many problems. The patient was treated by healer Suparman in the usual way with a glass of water in which his two magic stones were put. A lot of talking and advice were given by the healer after the ritual which were received silently by the obviously depressed woman. The healer explained that the patient had to accept the situation and allow an opportunity for her daughter to live her own way. The healer talked with great compassion and deep feeling for the predicament of this woman. A visit several months later showed the woman to be in good spirits, accepting the situation well and allowing her daughter to find her own identity.

Patient 3: The patient is female, 20 years, housewife, married with one child, ethnic Balinese, has no formal education, she does not read nor write. She was brought to the healer in a confusional mental state, cried without apparent reason, talked incoherently, and seemed obviously mentally disturbed. She had these self-limiting attacks since 4 years and this was the first attack since marriage. One month ago she conflicted with her mother-in-law and sister-in-law. The patient was treated by the healer with holy water, and nasal drops. A few moments later the patient regained consciousness and was able to communicate intelligibly. The healer explained that this patient was influenced by magic but how, who and when was not stated. When interviewed a few weeks later she showed to be a completely normal woman, who admitted to having problems: her marriage was not consented by her in-laws; the home she lived in is crowded with no privacy; her husband left the house early morning and returned home late evening and did not know about the troubles she experienced during his absence. The patient, however, did not consider these problems as cause of her illness, but rather felt that the explanation given by the healer should be the correct one, although she was not very definite about this. The patient had been going to the healer every two weeks to pray at his temple and felt much relieved.

Some tentative preliminary findings

This study has not yet been analysed and only some few tentative preliminary findings can be given.

Setting

Usually the interaction takes place at the healer's home; sometimes the patient is taken to another setting, which may be a temple, cemetery, or even in the woods, where certain rituals are performed. These special settings combined with impressive rituals have tremendous suggestive power. Some of the healers are apparently skilful of making exhaustive use of such ritual arts, with the obvious objective to enhance cultural components of the procedure and to enable patients to externalize their problems in a culturally acceptable way.

Interaction

(a) Patients coming for treatment are usually accompanied by one or more close relatives. Interaction takes place between healer and patient including other persons present during the session. There is almost no privacy, and if privacy is requested this usually is minimal. This implicates that patients are not alone in facing their problem and they can expect assistance from others.
(b) Some healers see patients only once or twice. In general some degree of a continuing relationship between patient and healer is established. Certain healers decide on how many times a patient should visit him to accomplish the full treatment, others actively visit patient's homes to observe on location the practice of some customs and traditions; these healers are generally able to create a more durable relation.
(c) The time factor seems to be an important variable. Relatively much more time is allotted to each patient compared with modern medical practices and there seems to be no hurry, so that better personal rapport can be established. Time may vary between a minimum of 10 minutes to several hours.
(d) The attitude of healers towards patients is usually paternalistic which readily fits in the cultural context. In most cases healers are very informal.
(e) Ambivalent feelings between healer and patient are usually present, but where patients are uneducated, this ambivalence is less obvious.

Idiom of communication

(a) Symbolism is very often used by way of various ritualistic procedures. Cosmologic concepts are profusely used in explaining the disease, even in cases where a clear-cut organic cause can be shown. All healers claim to have acquired their healing talents through para-normal ways and at times may communicate this to the patient which seldom fails to make an impression.
(b) The psychological idiom is also employed. The healers we have seen are unusually keen and have a sharp insight in various psychological dynamics of the patient's problem. They apply psychological principles without being aware of doing so, and the results are sometimes surprisingly effective.
(c) The somatic idiom of communication is used in cases where a clear somatic symptom is the main complaint. Television commercials showing the use of cough syrups and analgesics seem to have enriched the healer's armamentarium.
(d) Explanatory models, though very helpful in our sample of patients, are not always discussed or negotiated. Some patients, however, are relieved to learn about an acceptable clarification of their illness; others remain rather sceptic. But however sceptic the patient may be about the explanations given by the healer, this does not prevent him from continuing treatment, provided the healer is able to handle the situation. Prior to coming to the healer the patient usually does not have an explanatory mo-

del of his own; his attitude is pragmatic; if he feels better after treatment, his main purpose for seeking help has been fulfilled and any explanation may be helpful.

Clinical reality

(a) The sacral or non-sacral character of clinical reality may differ from one area to another. In Bali the clinical reality is much more sacral than, for instance, Semarang. But on the other hand, Javanese philosophy has a great impact on the formation of acceptable concepts for patients.
(b) Healers' concepts about illness embrace the patient's entire life: his present existence and supernatural life.
(c) Therapeutic interventions may be symbolic (stones, holy water, amulets, etc.) concurrent with the cultural climate, which usually is combined with non-symbolic interventions (herbs, etc.). Which one is emphasized may vary from one healer to another, or from one patient to another.
(d) Therapeutic expectations are more flexible towards the healers' activities than towards modern medical interventions. The healer may be regarded as an "expert" in making "diagnosis" of patients' illnesses, but treatment depends as much on the healer as on the patient.
(e) The locus of responsibility lies more with the patient and his family. If the healer fails, he is not held fully responsible and often will find some acceptable explanation for this failure.

Phases of therapeutic mechanism

(a) Labeling of illnesses is a usual process though not always necessary. The process of diagnosis and treatment often is just one phase and indivisable.
(b) Compliance of the patient is usually high.

Concluding remarks

(1) The study as reported and undertaken by the Ministry of Health, Directorate of Mental Health, Jakarta, Indonesia was a worthwile, fascinating, and challenging endeavour;
(2) The formal health system and the informal traditional healing practices are acutely aware of each other's existence, however, due to a number of factors, have developed into two separate activities and have almost no common scientific nor cultural frame of reference;
(3) More in-depth studies of this nature - if possible on the basis of multidisciplinary team approaches - should be carried out, more systematically, more comprehensively and perhaps also on a greater scale which obviously will encounter additional difficulties in terms of funding and manpower. If, however, international understanding on the importance of such studies can be disseminated and fostered, interested parties may very well come to a mutually benefiting working relationship with the Directorate of Mental Health, Jakarta.

References

BAHAR, Ernaldi, RAMLI, Helmy & HARDIMAN, Achmad 1979 Are Non-Medical Healers Needed? Proceedings Mental Health Teaching Seminar on Traditional Healing, Directorate of Mental Health, Jakarta: 397-405

DJAMALUDIN, S. 1979 Ethnic, Culture and Traditional Healing Services in North Sumatera. Proceedings Mental Health Teaching Seminar on Traditional Healing, Directorate of Mental Health, Jakarta

HARDIMAN, Achmad, BAHAR, Ernaldi & RAMLI, Helmi 1981 Cara-cara Tradisional Dalaman Pengobatan Gangguan Mental di Palembang dan sekitarnya. Laporan kepada Litbangkes, Jakarta

KLEINMAN, Arthur 1980 Patient and Healers in the Context of Culture. University of California Press

LAPAU, Buchari 1979 Traditional Healers - A Case Study in the Subdistrict of Lilirilau, South Sulawesi. Proceedings Mental Health Teaching Seminar on Traditional Healing, Directorate of Mental Health, Jakarta

MUHAZAM, Fauzi 1979 The Use of Traditional Healing Practices. Proceedings Mental Health Teaching Seminar on Traditional Healing, Directorate of Mental Health, Jakarta: 406-417

PANTERI, I.Gst., WESTA, Wayan & RATEP, N. 1981 Beberapa Catatan Mengenai Pengobatan Tradisional Yang pernah Dialami Oleh Penderita Dengan Gangguan Jiwa di Bagian Psikiatri FK. Unud. RSU. Wangaya. Proseding Seminar Kedokteran Tradisional Bali, Fakultas Kedoteran Universitas Udayana

SISTIM Kesehatan Nasional, Ministry of Health, Jakarta. 1982

SYIWU, Sabir 1979 Peranan Dukun Pada Perawatan Pasien Mental di Rumah Sakit Jiwa di Sulawesi Selatan. Proceedings Mental Health Teaching Seminar on Traditional Healing, Directorate of Mental Health, Jakarta: 375-381

Zusammenfassung

In einem Forschungsprojekt des indonesischen Gesundheitsministeriums (Direktorat für Psychiatrie) wurden in drei Städten (Palembang auf Sumatra, Semarang auf Java und Denpasar auf Bali) mit sehr unterschiedlichen kulturellen Bedingungen jeweils 3 Heilkundige und 30 ihrer Patienten untersucht, um Aufschluß über die psychischen, sozialen und kulturellen Faktoren zu erhalten, die bei der Konsultation der Heilkundigen eine Rolle spielen. In diesem vorläufigen Bericht werden je ein exemplarischer Heilkundiger und ein Patient beschrieben; die Patienten (alle drei weiblich) wurden über zwei Wochen beobachtet. Erste Schlußfolgerungen orientieren sich an folgenden Kriterien: Behandlungssituation, Interaktion zwischen Heiler und Patient, dabei benutzte Kategorien der Kommunikation (somatische, traditionell-rituelle oder symbolische Verständigungsebene), klinische Befunde, der Gebrauch krankheitserklärender Modelle, Konzepte von Krankheit und Gesundheit, die Einordnung der Krankheit, therapeutische Vorgänge. (W.Sch.)

Summary

This paper is a preliminary report of a study made in Indonesia to investigate the psycho-socio-cultural mechanisms involved in traditional healing practices and is part of a larger study involving 9 healers and 90 patients. Three areas were chosen as investigation sites: Palembang in Sumatera, Semarang in Central Java, and the surroundings of Denpasar in Bali. These sites had different cultural characteristics. A short description is given of one healer in each area and one of his patients which was followed up for approximately two weeks. Preliminary analyses were given along such criteria as: type of setting, type of interaction which occurs between healer and patient; idiom of communication employed by the healer such as local, traditional ritualistic and symbolic procedures; clinical reality; the use of explanatory models; concepts about illness and health; the labelling process; the therapeutic mechanisms.

Résumé

Cet essay est une étude préparatoire faites en Indonésie pour examiner les méchanismes psycho-socio-culturels accompagnant les thérapeutiques traditionelles. Il fait partie d'une étude plus étendue à propos de neuf guérisseurs et 90 clients. Trois régions ont été choisies comme lieux de recherche: Palembang au Sumat(e)ra, Semarang au Java Central et les alentours de Denpasar au Bali. Toutes ces régions avaient des charactéristiques culturelles différentes. On a décrit dans chacune des régions un guérisseur et un client observés pendant environ deux semaines. Des analyses préparatoires ont été faites sous des critères tels que: type d'environnement; type d'interaction entre guérisseur et client; formules idiomatiques appliquées par le guérisseur comme procédé des symboles locaux, traditionels ou rituels; la pratique médicale; l'utilisation des modèles explicatifs; idées générales sur la maladie et la santé; le processus de dénomination; les méchanismes thérapeutiques. (W.Sie.)

Note
This paper draws upon research supported by a grant from the Institute of Health, Research, and Development, Ministry of Health Jakarta, Indonesia and the consultantship of Prof. Thomas W. Maretzki through funding framework of the World Health Organization.

Die philippinischen Geistheiler auf Luzon als Exponenten eines geistig-magischen Systems in Bezug zu anderen Heilformen der Philippinen

Walter Landolt

Als Europäer und Wissenschaftler nehmen wir im allgemeinen an, daß Phänomene, wie wir sie von philippinischen Geistheilern kennen, vom naturwissenschaftlichen Standpunkt aus untersucht werden sollten. Diese Haltung schließt ein, daß wir versuchen, diese uns teilweise fremden Erscheinungen in unsere eigenen Vorstellungen von der Welt, wie sie ist oder sein sollte, einzuordnen. Wir nehmen dabei mehr oder minder bewußt an, daß Phänomene wie diese aus ihrem soziokulturellen Zusammenhang herausgelöst und unter wissenschaftlichen Bedingungen erforscht werden könnten, da wir sie à priori als naturwissenschaftliche Phänomene betrachten. Dies wiederum schließt ein, daß die Phänomene, wie sie subjektiv erscheinen, objektiv auch seien (vgl. WHORF 1978). Anders ausgedrückt: Wir gehen davon aus, daß Faktoren wie historische Entwicklung auf einer bestimmten kulturellen Basis, Vorstellungen der Handelnden beziehungsweise Heiler und andere Elemente vernachlässigbar seien. Unsere Beschäftigung mit den Heilphänomenen beschränkt sich auf deren Erscheinungsform selbst, auf die objektive Wirklichkeit, welcher Art sie auch sein möge.

Ein Beispiel: Der Heiler Rustico Villamor stellt Diagnosen aufgrund seiner Fähigkeit, farbliche Veränderungen der Nerven an Unterarm, Schlüsselbein und anderen Stellen des Körpers zu erkennen. Der Wissenschaftler fragt sich nun: a) ist es einem Menschen möglich, in einen andern hineinzusehen, b) wenn ja, befinden sich an jenen Stellen wirklich Nerven, und c) besitzen diese Nerven eine Farbe, die sich unter Umständen verändern kann? Bei dieser analytisch-naturwissenschaftlichen Fragestellung gehen wir von der Annahme aus, das Verständnis für und die Einsicht in die Natur sei zu allen Zeiten gleich und übertragbar. Von unserem Standpunkt aus ist die Frage nach der objektiven Wirklichkeit, der Echtheit der Phänomene, vollauf legitim und verständlich, doch dürfen andere Aspekte deswegen nicht unberücksichtigt bleiben. Der ganzheitlichen Erfassung eines Phänomens gerecht zu werden, müssen wir den Fragenkreis erweitern: Was stellt sich Rustico unter Nerven vor, wie erscheinen ihm Farben? Welche Vorstellung hat ein Heiler vom Körper und von der Seele des Menschen? Allgemein, wie sieht und erfährt der Filipino sich selbst in seiner natürlichen und kulturellen Umwelt?

Unser eigenes Verständnis der Natur und ihrer Erscheinungen gründet in unserer jüdisch-christlich-arabischen Tradition, unter Einbezug anderer Traditionen und Vorstellungen. Innerhalb dieser Tradition wuchs der westliche, intellektuell orientierte Geist, dessen Hauptwerkzeug zur analytischen Betrachtung der Welt gegenwärtig die Naturwissenschaften sind.

Die Philippinen teilten diese Entwicklung bis vor kurzem kaum, gehören sie doch zum malaiisch-polynesischen Kulturbereich (vgl. AGONCILLO & GUERRERO 1980). Auch wenn die Verwestlichung der Inselwelt oberflächlich gesehen ziemlich weit fortgeschritten ist, haben sich doch viele Traditionen erhalten, Traditionen, die uns in ihren Auswirkungen fremd, wenn nicht sogar 'primitiv' anmuten. Die Auswirkungen, die Phänomene haben sich vielleicht geändert, die Grundstruktur der Traditionen jedoch ist seit der Entdeckung einigermaßen konstant geblieben.

Zur Zeit der Kolonisation (ab 1521 mit der Entdeckung durch Magellan) umfaßte die spirituelle Welt der Indios, wie die Filipinos von den Spaniern genannt wurden, ein System von verschiedenen Ebenen. (Die historischen Angaben entstammen dem Werk von Emma BLAIR und James ROBERTSON 1903.) Diese Ebenen sind nicht in sich geschlossene Einheiten, wie sie der Systematisierung zufolge erscheinen, sondern können als Stufen betrachtet werden, die eine weitgehende Durchlässigkeit aufweisen. Die Natur mit all ihren Erscheinungen, von der Pflanze bis zum Regenbogen, vom Insekt bis zum Menschen ist in dieses System eingeschlossen.

Auf der obersten Stufe befand sich bei den Tagalog um Manila Bathala (malaiisch: Batara, Gott, mit vollem Namen Bathala Mei Capal, Schöpfergott; die Visayan der zentral-philippinischen Inseln hatten ihre Göttin Laon oder Lalahon, die in der Hl. Catalina von Dumaguete aufging. Der Name des großen Vulkans auf Negros ist Kanlaon, Berg der Laon. Diese übergeordneten Gottheiten waren dem Menschen entrückt, unerreichbar, rein geistig. Die schon existente Vorstellung von einem Universalen Einen erleichterte den Spaniern die Verbreitung des christlichen Gottesbildes. Dennoch kommt es heute vor, daß Dios das Wort für den Gott der Kirche, den christlichen Gott verwendet wird, Bathala aber für jenes Geistige Eine.

Der sozialen Strukturierung zufolge sucht ein Niedriggestellter den Kontakt zu einem Höhergestellten nicht direkt, sondern über einen Mittler. Die Mittlerrolle zwischen Mensch und Gott hatten bei den Tagalog die Anito, bei den Visayan die Divata (Sanskrit: Deva, Gottheit) inne. Man verehrte diese ebenfalls geistigen Wesen in Idolen aus Stein, Ton oder Holz und brachte ihnen Opfer dar, Hühner, Schweine oder Ziegen, um sie den Menschen geneigt zu stimmen. Sie waren nicht nur die Kuriere für die Gebete zu Gott, sondern beherrschten auch die Natur und bestimmten den Ablauf von Werden und Vergehen. Auf andere Wesen wie Tiergötter sei hier nicht eingegangen, da sie für diesen Rahmen nicht entscheidend sind.

Auch die geistige Sphäre der Anito/Divata war strukturiert, es gab persönliche oder familiäre 'Gottheiten' wie auch kollektive. Die kollektiven, übergeordneten standen nicht in direkter Verbindung zu den Menschen, sondern erforderten Spezialisten, die Catolonan, Priester und Heiler in einem, wobei deren Amt vorwiegend von Frauen ausgeübt wurde. Die Catolonan, wie die Hocloban, die eigentlichen Heiler und Schwarzmagier Nordluzons, die Mangagayoma, Zauberer, die ihre Kunst mittels Steinen, Kräutern und Holz ausübten, waren Wanderer zwischen den Welten:

Als Menschen gingen sie ihren üblichen Arbeiten nach, erst die Trance, in die sie sich durch Tanz brachten, öffnete ihnen den Zugang zur anderen Welt. Bei Krankheiten begaben sie sich in Trance, um die Anito/Divata über das Schicksal des Kranken zu befragen. Leider bestehen keine Aufzeichnungen über die eigentlichen Heil- und Zauberrituale jener Zeit.

Die Durchlässigkeit der geistigen Ebenen zeigt sich auch in der Vorstellung des Nachtodzustandes, die der christlichen nicht unähnlich ist. Im Tod löst sich die Seele vom Körper und wandert auf dem Regenbogen zum Himmel oder gelangt, oft über einen großen Fluß, in die Unterwelt. Aus der Unterwelt konnte sie durch Opfer erlöst werden, wie die Seelen aus dem christlichen Fegefeuer, wobei jedoch Belohnung und Strafe in dieser Vorstellung keinen Platz fanden. Die Seelen von hochgestellten Persönlichkeiten erreichten die Stufe der Anito/Divata und wurden ebenfalls in Idolen verehrt. Zudem kannte man die Reinkarnation, wobei die Seele sich als ganzes einen neuen Körper suchte. Die Seelen hielten den Kontakt zu dieser Welt aufrecht, sie konnten zürnen oder belohnen und mit den Lebenden in Verbindung treten, indem sie mit ihnen sprachen, teilweise als eigentliche Führer im hiesigen Leben.

Die präkoloniale Schichtung der Welten, Gott - Geister - Priester/Heiler - Mensch hat sich während der letzten vierhundert Jahre kaum geändert (vgl. AHRENS 1971; LIEBAN 1967). Es folgte lediglich eine Anpassung an die neuen Gegebenheiten, das heißt, während die Struktur gleich geblieben ist, hat sich die Form gewandelt. Durch die Kolonisation traten christliche Elemente an Stelle der autochthonen, wie der Übergang Bathala-Dios und Lalahon-Catalina zeigt.

Es ist anzunehmen, daß sich die Anito/Divata-Idole in den Santos, den christlichen Heiligenstatuen, wiederfinden. Die Umwandlung von Gottheiten in christliche Heilige ist eine in der Religionsgeschichte bekannte Tatsache, man denke etwa auch an die Transformation der altirischen Göttin Dana in die Hl. Brigitte. Bei einer solchen Umwandlung ändert sich wohl die Form, selten aber die Funktion und die Art der Verehrung. Für die Filipinos ist Gott ein unerreichbares Wesen, von dem man sich kein Bild machen kann, was aber andererseits eigentlich in der jüdisch-christlich-arabischen Tradition gefordert wird. Die Geistigkeit Gottes äußert sich nicht unmittelbar auf materieller Ebene, sondern als wirkende Kraft. Und wiederum erscheinen Mittler zwischen der göttlichen und menschlichen Sphäre, die Heiligen, denen es obliegt, die Gebete der Menschen an Gott weiterzuleiten. Wie vor vierhundert Jahren verehrt man ihre Idole und opfert ihnen zuweilen ein Schwein oder ein Huhn, um damit die Genesung eines Kranken zu erflehen. Umgekehrt wiederum strömt die göttliche Kraft durch die Santos dem Menschen zu. Ein Beispiel: Auf einer Insel der Visayan künden sich Epidemien unter anderem durch das nächtliche Geräusch von Hufgetrappel an, was bedeutet, daß ein Heiliger die Bewohner vor dem kommenden Unglück warnt. Um es abzuwenden, wird in einer Prozession die Statue des San Roque durch das gefährdete Gebiet getragen. Seine Anwesenheit, die Kraft, die der Statue entspringt, neutralisiert die negativen Mächte.

Das Verhältnis ist gegenseitig und entspricht im Sozialen dem utang na loob, dem Prinzip der Gegenseitigkeit, des Gleichgewichtes: Durch meine Handlung an einer anderen Person gelangt diese in meine Schuld und hat sie durch einen Gegendienst auszugleichen. Dadurch verschiebt sich das Gleichgewicht wieder zu meinen Ungunsten; demnach wird eine Schuld nie wirklich getilgt. Aufgrund dieses Prinzips funktionieren Wirtschaft und soziale Beziehungen, wie auch das Verhältnis der Menschen zur anderen Welt. Wenn ich einem Heiligen ein Opfer darbringe, steht er in meiner Schuld, die er durch eine Hilfeleistung abträgt; dadurch gerate ich selbst wieder in die Stellung des Schuldners usw.

Die Mittlerrolle des Heiligen äußert sich bei einzelnen Heilern auf besondere Weise. Nach ihren eigenen Angaben betrachten sie sich als Werkzeug der der spirituellen Welt immanenten Kräfte. Sie sind sozusagen selbst Mittler zwischen jenem höheren Ganzen und dem Patienten. Nicht selten befinden sich im Haus eines Heilers mehrere Santos, so zum Beispiel bei Terte oder Rustico. Rustico geht soweit, die Patienten aufzufordern, ihre Spende zwischen die Statuen zu stecken, etwa als Gegenleistung für die vermittelte Heilkraft. Die Abfolge der Kraftübertragung lautet demnach: Gott - Heiliger - Heiler - Patient. Da der Patient durch den Heilvorgang Kräfte empfängt, übernimmt er ebenfalls eine Mittlerrolle: Die zwischen der durch den Heiler übermittelten Kraft und seinen Mitmenschen, die er auf irgendeine Art beeinflußt.

Im Westen sind vor allem die spektakulären Methoden der sogenannten Geistheiler berühmt geworden. Diese Heiler sind als Spitze eines Eisberges zu betrachten, dessen unterer, weitaus größerer Teil in einer beinahe unermeßlichen Vielfalt von Traditionen und Methoden ruht. Jede ethnische Gruppe - und es sind an die hundert - hat ihre eigenen Heilmethoden, wobei Überschneidungen vorkommen. Auf eine dieser Gruppen, die größte, soll hier eingegangen werden: die Cebuano im Gebiet der Visayas auf Mindanao.

Ein Cebuano, wie andere Filipinos, sieht sich umgeben von der Natur und von Wesen einer anderen Welt; seine materielle und spirituelle Existenz bewegt sich in einem Wechselspiel von Kräften. Wie jedes andere körperliche oder geistige Wesen ist er ein Teil eines ganzen Seins. Für ihn gibt es keinen qualitativen Unterschied zwischen materiellem und spirituellem Sein, die Grenzen zwischen den Welten sind fließend. Dementsprechend sind Phänomene, die wir als übernatürlich bezeichnen, innerhalb seiner Auffassung von der Welt natürliche Erscheinungen. So sucht er die Ursachen für eine Krankheit nicht allein im Materiellen, ebenso werden geistige Kräfte verantwortlich gemacht, handle es sich nun um von Menschen oder anderen Wesen ausgesandte Kräfte.

Als ich nach mehrtägiger Abwesenheit wieder auf die Insel zurückkehrte, wo ich mich während vier Monaten zu Forschungszwecken aufhielt, entwickelte sich auf meiner rechten Gesichtshälfte und auf der rechten Hand eine Infektion mit eitrigem und wässrigem Ausfluß. Die Mutter der Familie, bei der ich wohnte, nahm an, der Ausschlag komme von einem buyagan. Ein buyagan ist ein Mensch, der eine Person durch ein gesprochenes Kompliment krank machen kann. Die Frau meinte, sicher hätte mir jemand in Manila ein Kompliment für meine weiße Haut gemacht und ich hätte mich nicht mit dem Bannwort buyag! gewehrt. Oder vielleicht hätte ich dem San Vicente bei meiner Rückkehr meine Aufwartung nicht gemacht.

Am selben Tag kam ein etwa sechzigjähriger Mann, anscheinend ein einfacher Bauer. Er stellte sich mir vor und meinte, er könne mich von meiner Infektion befreien, er sei ein mananambal, ein Heiler (von tambal: Heilung, Medizin; t wird mit dem Präfix ma- zu n). Er hieß mich, auf einem Stuhl Platz zu nehmen und stellte sich selbst dahinter. Einem Stoffbeutel entnahm er drei verschiedenartige getrocknete Blätter und kaute je ein kleines Stück davon. Währenddessen flüsterte er unverständliche Worte über meinem Haarwirbel, betupfte darauf meinen Nacken mit etwas Speichel und blies über meinen Körper, zuerst über die rechte Seite, Arme und Beine, dann die linke und spuckte die Blätter wieder aus. Ich fragte ihn nach dem Grund der Infektion. Er antwortete, die encantohanon oder ingkanto (Verzauberte) hätten mich mit einem Kuß auf die Wange und mit Händeschütteln begrüßt. Am Abend wiederholte er die Behandlung und betupfte die infizierten Stellen zusätzlich mit lana tambal (lana: Oel), mit Kräutern und Wurzeln versetztes Kokosoel, das an Karfreitagen zubereitet wird.

Dieses Beispiel enthält die wichtigsten Elemente der traditionellen Behandlungsformen, wie man sie auch bei Rustico, ebenfalls ein Cebuano, antrifft (unter Tradition soll hier nur die Entwicklung seit der spanischen Eroberung verstanden sein). Als Ursache für die Infektion werden die ingkanto angegeben, Wesen von größter Wichtigkeit im Leben der Cebuano. Das sind menschenähnliche Wesen, die eine für Filipinos lange Nase und weiße Haut besitzen, also das Aussehen von Weißen haben. Sie leben in bestimmten Bäumen, Steinen, Höhlen und an Stränden und besitzen einen ungeheuren Reichtum wie Häuser, Lastwagen und Schiffe. Sie machen sich ein Vergnügen daraus, die Menschen zu narren, verhalten sich zeitweilig aber auch wohltätig. Wird ein Haus gebaut oder ein wilder Baum gefällt, muß der mananambal sie durch Geschenke bitten, den Platz zu verlassen und in Ruhe zu lassen. Als Geister sind sie nicht allen Menschen sichtbar, können aber menschliche Gestalt annehmen, wobei man sie an der fehlenden Oberlippengrube und an ihren Gewohnheiten, weder jemandem in die Augen zu schauen, noch Salz zu essen, erkennt. Eine grundlegende Eigenschaft des mananambal ist es, daß er sie sehen und zu ihnen sprechen kann. Einzelne mananambal haben die Fähigkeit, einer anderen Person die ingkanto sichtbar zu machen, indem er ihr mit der Hand über die Augen streicht.

Die Ursache für meine Infektion war an sich positiv, denn durch ihr Grüßen hatten mich die Geister angenommen, doch waren die Auswirkungen weniger angenehm. Krankheit wie diese Infektion ist also nicht von vornherein negativ, im Gegensatz zu unserer Vorstellung davon. Drei verschiedene Ursachen kamen für die Infektion in Frage: auf der spirituellen Ebene der vernachlässigte Dienst an einem Santo, als zweites die ingkanto, auf der menschlichen Ebene der buyagan mit seinen magischen Fähigkeiten. Dennoch können zusätzlich sogenannte reale Ursachen verantwortlich gemacht werden, da das eine das andere nicht ausschließt. Infektionen wie die meinige treten während des Sommers relativ häufig auf, was den Leuten bewußt ist, auch, daß die Ernährung eine Rolle spielt. Ehe eine Krankheit ausbricht, müssen verschiedene Faktoren zusammenspielen, gemeinsam sind sie die Ursache für eine Krankheit.

Der erste Schritt der Behandlung war das Kauen der Blätter. Medizinalpflanzen spielen in der philippinischen Heilkunde eine ungemein wichtige Rolle, wobei Herkunft und Erntezeit ausschlaggebend für ihre Wirkung sind. Allein im lana finden sich etwa vierzig Kräuter und Wurzeln, die vom mananambal während der Fastenzeit in den Bergen gesammelt werden. Die Bedeutung der Fastenzeit findet sich überall im christlichen Gebiet der Philippinen. Es ist die Zeit, wo die negativen Kräfte am aktivsten sind, besonders am Karfreitag, da "Gott tot ist", wie man sagt. Gleichzeitig werden alle möglichen positiven Kräfte in Bewegung gesetzt. Auf der Insel, wo ich meine Forschung betrieb (den Namen möchte ich aus verschiedenen Gründen nicht nennen), versammeln sich jährlich etwa sieben Wochen vor Ostern an die vierhundert Schwarzmagier. Es heißt, daß Neulinge in die schwarze Kunst eingeführt würden, am Karfreitag hätten sie eine Prüfung abzulegen, bei der sie das Gelernte auf Menschen anwendeten. Um die Prüfung zu vervollständigen, müßten sie an Ostern die negative Wirkung ihres Tuns wieder rückgängig machen. An anderen Orten des Landes finden zur Fastenzeit andere 'Rituale' statt, wie etwa die Prozessionen, die Selbstgeißelung in Trance gefallener Flagellantes, und echte Kreuzigungen; zu dieser Zeit ziehen sich auch die Heiler in Baguio, wie einstmals Agpaoa, zur Meditation zurück.

Die Kräuter werden auf verschiedene Weise angewendet, zumeist als Tinktur (lana) oder als Umschläge. Lana wird verwendet, um Geister von den Häusern fernzuhalten, als Massageöl bei Prellungen und bei den meisten Methoden als unterstützendes Heilmittel. Im beschriebenen Fall hatten die Blätter die Aufgabe, den Atem und den Speichel des Heilers heilkräftig zu machen.

Während des Kauens flüsterte der Heiler über meinem Haarwirbel. Das Flüstern, das man auch bei Rustico beobachten kann, wenn er Vicks-Salbe bespricht, ist das Aussprechen von geheimen Zauberformeln, orasyones (Gebete) oder yamyam (traumartiges Sprechen) genannt. Im letzten Abschnitt wurde von den Catolonan berichtet, die bei ihren Ritualen geheime Gebete sprachen. Der Heiler lernt diese Formeln aus einem librito sa orasyones, einem Zauberbuch, das keinem Nichteingeweihten gezeigt werden darf, um die mißbräuchliche Verwendung der zauberkräftigen Sprüche zu verhindern. Dieser Heiler sagt, er hätte sein librito, das auf Latein abgefaßt sei, von den ingkanto, die den meisten Heilern als Lehrmeister dienen, erhalten. Tatsächlich ist dieser Heiler Analphabet, doch dieses Buch konnte er "lesen" und lernte es auswendig.

Hier erscheint nun eine positive Seite der ingkanto. In Träumen oder bei einem Zusammentreffen in der Wildnis führen sie einen Auserwählten in die Heilkunst ein und lehren ihn den Gebrauch der Heilkräuter und der Zauberformeln. Manchmal schenken sie dem Neophyten Gegenstände, wie etwa besondere Steine, die ihm bei den Behandlungen dienlich sein können. Sie leiten den Heiler an, die richtige Methode zu verwenden, um eine Krankheit zu heilen. So etwa kann der protector des Tony Agpaoa verstanden werden, wobei andere Geister die Rolle des Lehrmeisters übernehmen können, zuweilen auch Heilige.

Das Blasen hat die Aufgabe, die Krankheit selbst aus dem Körper zu vertreiben. Krankheit wird in diesem Sinne als etwas Substantielles - nicht Materielles - verstanden, sie ist nicht nur der Begriff für eine Störung im Körper. Entsprechend folgt der Angriff durch eine Behandlung auf zwei Seiten: erstens auf den Körper und seine Kräfte, die durch die Ursache aus dem Gleichgewicht geraten sind, zweitens auf die Krankheit selbst, falls die Ursache nicht behoben werden kann. Die Behandlung der Symptome, also des Körpers, ist eine sekundäre Angelegenheit, die Wirkung einer Behandlung wird auf die Krankheit selbst ausgerichtet. Auf der ersten Stufe, der des Körpers, wirkt die Heilkraft von Kräutern und anderen Heilmitteln, auf der zweiten Stufe die Kraft, die der Heiler besitzt, resp. aus der spirituellen Welt bezieht, über das Medium der Zauberformeln. Es sind also nicht die materiellen Vorgänge, die den Heilprozess in Gang setzen, sie unterstützen ihn lediglich, sondern die spirituellen, energetischen. Bei einzelnen Heilern fließen die Kraftströme aus dem Mund, bei anderen aus den Händen und Fingern. Bei dieser Kraftübertragung waltet der Heiler als Medium, im Falle des Blasens dadurch angezeigt, daß sein Mund heiß wird, wenn sich Geister an der Behandlung beteiligen.

Eine Behandlungsmethode, die allein mit Blasen zu tun hat, wird bolobolo genannt (bolo: die Blase); mit demselben Term werden auch die entsprechenden Heiler bezeichnet. Der bolobolo benutzt dazu ein mit Wasser gefülltes Glas, ein Bambusröhrchen und einen magischen Stein, den er von den Geistern erhalten hat. Während er mit dem Glas über den Körper des Patienten fährt, bläst er durch das Röhrchen ins Wasser, in dem sich der magische Stein befindet. Während des Blasens verfärbt sich das Wasser, nimmt eine orange Farbe an und durchsetzt sich mit Fasern. Ist die Farb- und Faserkonzentration hoch, gießt der Heiler das Wasser aus und benutzt neues, bis es sich nicht mehr verfärbt. Die Krankheit materialisiert sich sozusagen in den Fasern, zusätzlich in Insekten, die sich plötzlich im Wasser befinden, oder in einem Stein, der unvermittelt im Glas vorhanden ist. Bei mehreren solchen Behandlungen konnte ich nicht herausfinden, wie der Stein oder das Insekt in das Glas gerieten. Der bolobolo wurde - laut Aussagen - an einer Universität getestet, wobei dieselben Phänomene beobachtet wurden, obwohl dem Mann nur der Gebrauch des magischen Steines erlaubt, die anderen Utensilien aber zur Verfügung gestellt worden waren.

Als weiteres Beispiel sei hier eine durch schwarze Magie ausgelöste Krankheit und deren Behandlung beschrieben. Der mananambal nahm mich einmal zur Behandlung eines achtzigjährigen Mannes mit, dessen Unterleib, bevor die Behandlung vor drei Monaten begonnen hatte, enorm angeschwollen gewesen war. Im Spital war Leberkrebs diagnostiziert worden. Mediziner nehmen an, daß die Cassava, ein Wurzelgemüse und Hauptnahrungsmittel dieser Region, Leberkrebs verursache. Interessanterweise aber hilft die im folgenden beschriebene Behandlung in den meisten Fällen. Es gibt nur zwei Möglichkeiten des Krankheitsverlaufs, Tod oder Genesung. Stirbt der Patient, wird angenommen, die Macht des Schwarzmagiers sei eben doch stärker als die des Heilers gewesen.

Der Patient hatte sich über eine mit glühender Holzkohle gefüllte Feuerpfanne zu stellen und wurde mit einem Leinentuch bis auf den Kopf vollständig zugedeckt. Der Heiler goß etwas lana auf die Kohle und gab Watte, die er zuvor in eine Büchse mit gesegneter Kerzenraspel getupft hatte, dazu, worauf sich dichter Rauch entwickelte. Bis sich dieser verzogen hatte, mußte der Mann stehenbleiben, dann war dieser Teil der Behandlung abgeschlossen. Für den zweiten Teil wurde er vom Heiler in den oberen Stock geführt, wo die Methode des tawal, des Beblasens von Kopf und/oder Körper, angewendet wurde, als Verstärkung des Heilprozesses. Mit der Methode des toob, der Beräucherung, werden psychische Störungen, Besessenheit durch ingkanto und Verwirrung durch andere Geister behandelt.

Die schwarze Magie spielt in der philippinischen Welt eine traditionell große Rolle. Bei der Kunst des barang, der verbreitetsten, sind die Hauptakteure Insekten wie Bienen, Centipoden, Kokoskäfer oder Skorpione, die vom mangdaot (daot: schwarze Magie) in einer Bambusröhre gehalten werden. Einem von ihnen bindet der Zauberer, besitzt es nicht schon ein überzähliges Bein, einen Faden oder ein Haar um den Körper und schickt es zum Opfer, in dessen Leib es eindringt und ihn tödlich verwundet. Der Beweis, daß das Insekt seinen Auftrag ausgeführt hat, ist das Blut an seinem Körper, vor allem am Bein oder Faden, wenn es zu seinem Meister zurückkehrt.

Eine weitere Methode ist die des paktol, die der Grund für die Krankheit jenes Achtzigjährigen war. Sie ist über die ganze Welt verbreitet und war im Europa des letzten Jahrhunderts noch in Gebrauch. In eine Puppe aus Ton oder Wachs, die mit Haaren, Nägeln, Hautfetzchen oder Exkrementen des Opfers versehen wird, steckt der mangdaot in einer Freitagnacht eine oder mehrere Nadeln, was schwere Krankheit oder den unmittelbaren Tod des Opfers zufolge hat. Zumeist zeigen sich die beschriebenen Symptome der Schwellung des Unterleibs. Der Heiler erwirkt durch seine Gegenmagie, daß die Wirkung des paktol aufgehoben wird. Medizinische Behandlungen zeigten keinen Erfolg, heißt es. Schwarze Magie wird deshalb nachts angewendet, weil dann die Seele des Opfers am leichtesten zu erreichen ist: Während des Schlafs tritt die Seele aus dem Körper aus, um auf Reisen zu gehen. Sie zeigt sich anderen Menschen in Träumen, besonders Begabten auch im Wachzustand. Tiere nehmen Seelen ebenfalls wahr, auch die von Verstorbenen. Die Macht des mangdaot ist vom Ort des Opfers unabhängig, sie reicht rund um die Welt. Der einzig mögliche Schutz gegen die böse Kraft ist das Tragen eines sumpa, eines Amuletts. Eine Patronenhülse oder ein Lederbeutel wird mit Kräutern, gesegneten Kerzen, einem Stück von einem Altarstein und mit auf Papier geschriebenen Zaubersprüchen gefüllt. Man trägt es unsichtbar um die Hüfte, damit es der mangdaot nicht sieht und eine andere List ersinnt, das Opfer zu treffen.

Die schwarze Magie ist unter anderem ein Mittel zur sozialen Kontrolle. Bei Erb- oder Landstreitigkeiten wird damit gedroht, einen mangdaot anzuheuern, falls die Gegenpartei nicht auf die Bedingungen eingeht. Unter solchen Umständen überlegt man es sich zweimal, ob sich ein Streit wirklich lohnt.

Als der mananambal an jenem Abend zur zweiten Behandlung meiner Infektion wiederkam, brachte er seine Frau mit, eine manghihilot (hilot: Massage), Masseuse. Das zweijährige Kind meiner Gastgeber litt unter starken Asthma-Anfällen, wobei eine Bronchitis und eine Art Hysterie nicht auszuschließen ist, da die meisten Luftweg-Erkrankungen als Asthma bezeichnet werden. Mit einer einfachen Raffel wurden Stücke von zwei verschiedenen Wurzeln gerieben und in die Brust einmassiert. Die Mutter der Familie hatte an einem Knochengeschwulst am Handgelenk gelitten und es in einem Spital in Cebu wegoperieren lassen. Die Folge davon war, daß sie ihre Hand nicht mehr bewegen konnte. Die manghihilot wurde gerufen und brachte das Gelenk wieder so weit in Ordnung, daß es wieder bewegt werden konnte, allein die volle Kraft kehrte nicht mehr zurück. Auf dieselbe Art werden Knochenbrüche, auch komplizierte, behandelt, worauf die Heilung in relativ kurzer Zeit zustande kommt. Ebenfalls durch Massage, die jede Hebamme lernt, werden Steißlagen bis vor der Geburt innerhalb von zwanzig Minuten gedreht.

Rustico Villamor, selbst manghihilot, führt diese Tradition weiter. Nicht allein, daß er die Knochen unter dem Gewebe sieht, was bei manghihilot eine normale Eigenschaft ist, er erkennt auch die Nerven, wie er sagt. "Sehen" ist in diesem Zusammenhang mehr als nur "Schauen" und mit den Augen erkennen, es spielen dabei für uns unbekannte Kräfte eine Rolle. Dieses "Sehen" liegt vielmehr auf einer anderen Ebene als der materiellen, "Sehen" ist auch auf entfernte Distanzen möglich. Alle Kräfte, die nicht in direktem Zusammenhang mit den Körpersinnen stehen, diese aber oft als Mittel benutzen, wirken sowohl auf die spirituelle wie auf die materielle Ebene. Es ist einem Heiler möglich, durch nicht-sinnliches "Sehen" eine sinnliche Erfahrung zu machen, das heißt, er kann eine entfernte Person tatsächlich sehen. Es scheint sich dabei unter anderem um eine Art Seelenwanderung zu handeln (wie etwa bei der schwarzen Magie), wobei ein Teil der Seele oder des Geistes an den betreffenden Ort wandert, was zuweilen in Trance geschieht. Der Zustand der Trance ist nicht eine Notwendigkeit, da es die Besonderheit der meisten Heiler ist, ohne Hilfsmittel, bewußt und unmittelbar die Grenzen zur anderen Welt überschreiten zu können. Mit dem "Sehen" werden zwei Ebenen visuell erfasst, die materielle, indem der "Sehende" die Person bei ihrer Tätigkeit, auch in der Vergangenheit, beobachten kann, die spirituelle, in der sich der Zustand einer Person in einer visuell wahrnehmbaren Form äußert.

In bestimmten Situationen werden noch andere Sinne angesprochen, sei es das hörbare Hufgeklapper bei kommenden Epidemien und andere ungewöhnliche, aber typische Geräusche; auch der Tastsinn, wird zur Krankheitsdiagnose eingesetzt. Alle diese Sinne haben die doppelte Wirkung wie das "Sehen". Die Operateure Baguios benutzen das "Tasten" beim Erspüren von Krankheitsherden. Störungen in der Harmonie der Kräfte, wie sie bei Krankheiten auftreten, hinterlassen auf den Fingern oder den Handflächen einen ertastbaren Eindruck.

Bei einem manghihilot oder einem Operateur wirkt eine ähnliche Kraft auf die kranke Stelle des Körpers zurück: die negative Kraft der Krankheit wird durch die positive Kraft des Heilers neutralisiert. Die positive Kraft, die der Heiler aus einem Vorrat in der spirituellen Welt bezieht, wirkt auf die spirituelle Ebene, zum Beispiel im magnet healing in reinster Form.

Die Filipinos stellen sich die Welt als eine Ansammlung von Kräften vor, die sich mehr oder minder in einem Gleichgewicht befinden. Diese Kräfte sind fast überall vorhanden, der Mensch macht sie sich für seine Zwecke auf die eine oder andere Weise zunutze. Jeder Mensch ist diesen Kräften, die sich zu Wesen verdichten können, ausgesetzt, aber nicht jeder kann damit umgehen.

Die Geistheiler Luzons unterscheiden sich in wesentlichen Punkten von den anderen philippinischen Heilern, was als eine Weiterführung der Tradition ausgelegt werden kann, eher aber als eine Anpassung an die Forderungen des Westens. Zum einen ist der Zustand der Trance bei kaum einem traditionellen Heiler zu finden, ebensowenig wie die Meditation. Wohl war die Trance bei den historischen catolonan ein wichtiger Bestandteil des Krankenrituals, doch scheinen die in Baguio praktizierten Formen eher einer Mischung aus amerikanisch- fernöstlicher Mystik und autochthonem Weltverständnis zu entstammen. Die katholische Kirche hat durch ihre eigenen Riten ein weiteres Element zur Ausformung der gegenwärtigen Methoden beigetragen.

Daß Materie produziert, das heißt, Krankheiten materialisiert werden, ist eine traditionelle Erscheinung (Tradition wiederum auf die Zeit seit der Eroberung bezogen). Die Produktion von Gewebe, was immer es sein mag, ist als eine Spezialität innerhalb dieses Systems zu betrachten. Wenn der bolobolo Fasern, Insekten und Steine aus einem kranken Körper in sein Glas bläst, kann dies als eine Materialisation der Krankheit aufgefaßt werden. Da aber Krankheit an sich keine materielle Erscheinung ist, steht die Materialisation von Gewebe in keinem direkten Zusammenhang mit der traditionellen Auffassung von Krankheit. Vielmehr zeigt sich darin der Einfluß des Westens, der aus Krankheit eine Angelegenheit des Körpers macht - in Baguio und Umgebung nicht verwunderlich, sind diese Orte doch die Schwerpunkte amerikanischen Einflusses!

Die Vorstellung von Gewebe als Lokalisation der Krankheit ist eine moderne Übernahme von anatomischem Wissen, wie etwa der Begriff "Nerven", den Rustico verwendet. Daß sich eine Krankheit im Gewebe niederschlägt statt in einem Stein, kommt unserer Auffassung wohl etwas näher. Wenn die produzierten Gewebe echte Materialisationen sind, sollte diese Darstellung der Phänomene auf ihre Echtheit keinen Einfluß haben.

Als missing link könnte man die Erscheinungen wie sie bei Jun Blanche oder Josephine Sison auftreten, ansehen. Beide wirken durch ihre Kraft direkt auf die Materie ein. Blanche, indem er mit seinem den Körper des Patienten nicht berührenden Finger einen Schnitt ins Gewebe ausführt, Josephine, indem sie Watte, eine zweifellos materielle Erscheinung, in einen Körper massiert und sie blut- oder eitergetränkt wieder herausholt. Es wären noch andere Möglichkeiten zu nennen, worauf aus Platzgründen verzichtet werden muß.

Für den Filipino gibt es keine Trennung in eine natur- und eine geisteswissenschaftliche Betrachtungsweise, eben in diese wird er durch unseren Einfluß aber gedrängt. Einzelnen jüngeren Heilern wird dieser Prozeß nun bewußt, und sie kehren zu ihrem eigenen Verständnis von Geist und Materie zurück. Für diese neue Generation wie auch für einige der älteren Heiler bedeutet die Abwendung von den Materialisations-Phänomenen einerseits eine Rückkehr zur Tradition, gleichzeitig aber ein Fortschreiten auf ein neues und umfassenderes Weltverständnis. Die Philippinen beginnen sich nicht nur auf politischer und wirtschaftlicher Ebene zu emanzipieren, auch die überlieferten Heilmethoden finden einen neuen Platz in einem so umfassenden Verständnis für die diesseitige und jenseitige Welt. Ein Filipino sagte einmal: "Du siehst, wir haben viel vom Westen gelernt und dabei unsere Traditionen in den Schatten gestellt. Die produzierten Phänomene haben eine Form, die auch ihr versteht. Wir aber brauchen sie nicht, weil wir wissen, daß die Kraft, die diese Erscheinungen hervorbringt, auch ohne unser Zutun wirkt. An diese Kraft muß man glauben, nicht an die Erscheinungen!"

Literatur

ADUARTE, Diego 1640 Historia de la Provincia del Sancto Rosario de la Orden de predicadores. In: BLAIR, Emma, ROBERTSON, James (Eds) 1903 The Philippine Islands 1493-1898.Vol. 30. The Arthur Clark Company. Cleveland, Ohio

AGONCILLO, Teodore A., GUERRERO, Milagros C. 1980 History of the Filipino People. R.P. Garcia. Quezon City

AHRENS, Richard 1971a The Tambalan and his Medical Practices in Leyte and Samar. Leyte-Samar-Studies 5 (1,2) Tacloban

AHRENS, Richard 1971b Witches and Witchcraft in Leyte and Samar Leyte-Samar-Studies 5 (1,2) Tacloban

AHRENS, Richard 1971c The use of Amulets and Talismans in Leyte and Samar. Leyte-Samar-Studies 5 (1,2) Tacloban

BLAIR, Emma, ROBERTSON, James (Eds) 1903 The Philippine Islands 1493-1898. Cleveland, Ohio

LIEBAN, Richard W. 1967 Cebuano Sorcery, Malign Magic in the Philippines. University of California Press. Berkeley

WHORF, Benjamin Lee 1978 Sprache, Denken, Wirklichkeit. Rowohlt. Reinbeck bei Hamburg

Zusammenfassung

Die europäische Wissenschaft streitet sich über die Phänomene der Geistheilungen auf den Philippinen. Die einen tun sie als spektakulären Humbug ab, andere untersuchen (oder versuchen es) die Phänomene als naturwissenschaftlich erfaßbare Größen, immer vor dem Hintergrund westlich-naturwissenschaftlichen Denkens, das als non plus ultra in der Menschheitsentwicklung angesehen wird. In diesem Artikel versucht der Autor, von der Einseitigkeit westlicher Betrachtungsweise wegzukommen und die Phänomene als Produkte einer lange gewachsenen Kultur darzustellen. Die spektakulären Phänomene zeigen sich so als Ausformungen eines Denkens, das aus der philippinischen Tradition und dem westlichen Einfluß entstanden ist. Und die Phänomene als solche treten damit in den Hintergrund, da sie beinahe beliebig gewandelt werden können.

Summary

Western scientists cannot make up their minds about the significance of the phenomena of Philippine spiritual healing. Some consider these phenomena as clever tricks, others try the western way of investigation. But both groups take the western approach as the only possible one, as it is considered the highlight of the history of the human mind. The author tries in this article to abolish this one-sidedness and to show that these phenomena are the product of a long grown tradition. Therefore, the phenomena per se lose their importance as - according to philippine thinking - they can be altered as their performer desires.

Résumé

La science européenne n'est pas d'accord sur les phénomènes, que l'on observe autour des guérisons "spiritualistes" aux Philippines. Les uns les méprisent comme charlatanerie, d'autres essayent d'examiner les phénomènes en tant que quantités scientifiquement mesurables. La pensée scientifique occidentale reste la base de l'argumentation; elle est considerée comme non-plus-ultra de l'évolution humaine. Dans cet article - résultat de plusieurs années de recherches pionnières - l'auteur essaye de s'éloigner de la perspective occidentale pour démontres ces phénomènes spéctaculaires traduisent les développements d'une pensée, qui résulte de la tradition philippine et des influences occidentales. Ainsi les phénomènes eux-mêmes deviennent moins importants puisque, selon la pensée philippine, ils peuvent être changés en fonction des circonstances. (W.Sie.)

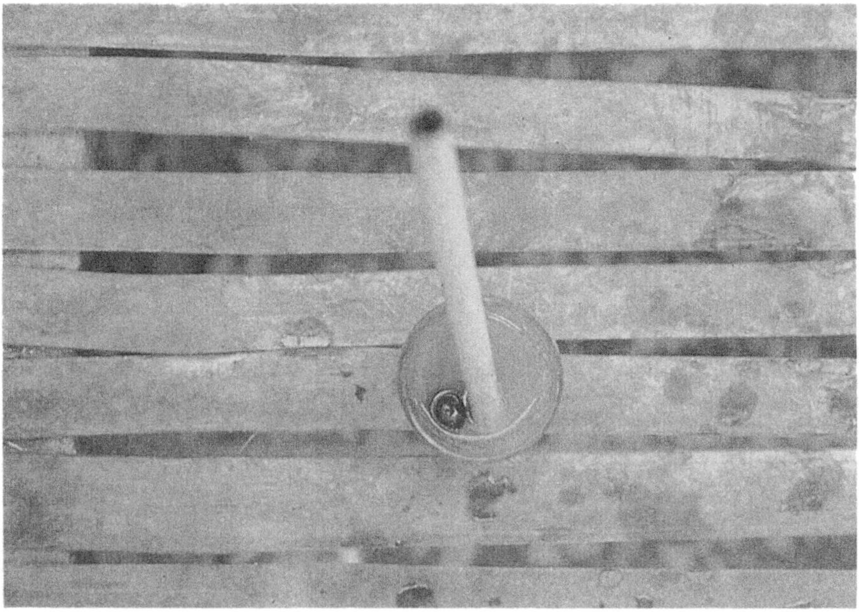

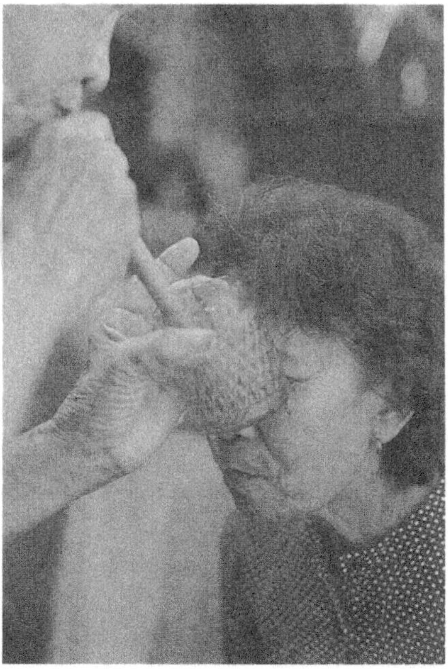

Abb 1: bolobolo: Glas mit Bambus-blasrohr, magischem Stein und des durch die Krankheit orangegefärbtem Wasser

Abb. 2: bolobolo: Behandlung von Migräne an einer 60jährigen Frau (sie starb Weihnachten 1984)

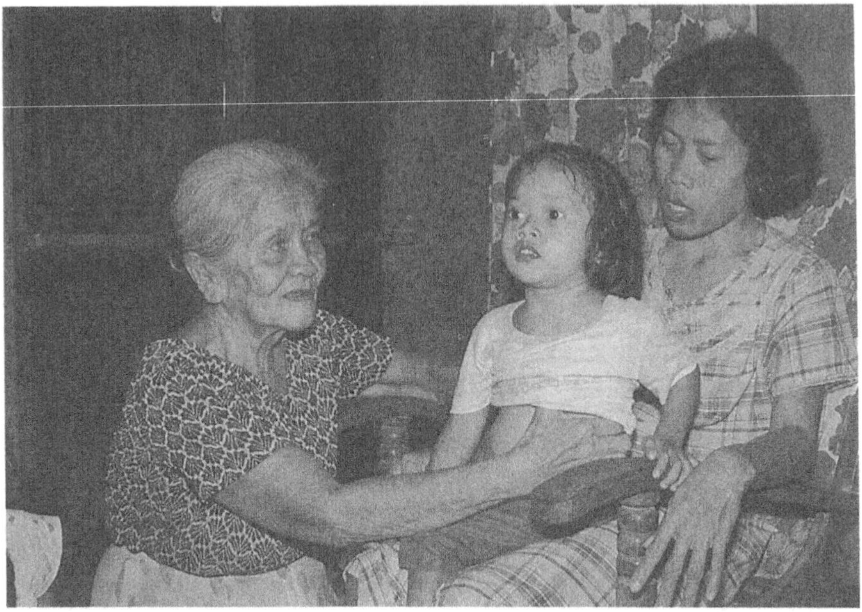

Abb. 3: manghihilot: Behandlung von "Asthma" durch Massage

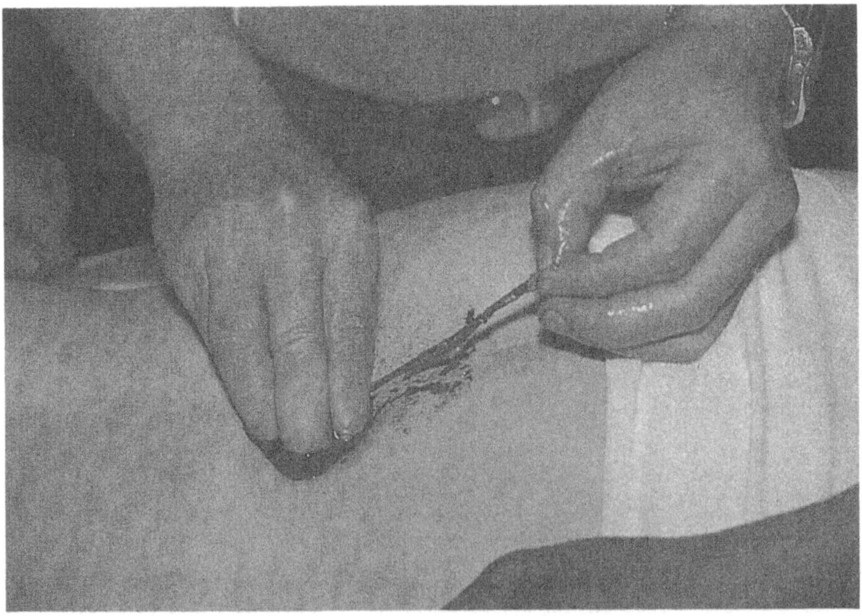

Abb. 4: Placido Palitayan's Hände bei einer Geistheilung

Beschreibung traditioneller Heiler bei den Tagalog (Philippinen) sowie einige Bemerkungen zum Thema der „psychischen Chirurgen"

Helga Velimirovic

Wenn man die traditionellen Heiler der Philippinen erwähnt, denken Landesunkundige in erster Linie an die bekannten und spektakulären psychischen Chirurgen philippinischer Prägung und das zu Unrecht, da es sich bei diesen nicht um wirklich traditionelle Heiler handelt, sondern um eine ziemlich neue Form. Zum Schluß werde ich einige kritische Bemerkungen zu diesem Thema bringen.

Im Mittelpunkt dieses Berichts stehen die Herbalisten aus dem Gebiet der Tagalog, der zahlenmäßig größten ethnischen Gruppe auf der Insel Luzon. Andere Praktiker aus demselben Gebiet, aber auch aus anderen Teilen Luzons, werden nur kurz behandelt.

Die oft isolierte Lage mancher Tagalogsiedlungen, zusammen mit dem beschwerlichen und weiten Weg bis zum nächsten Gesundheitszentrum, Arzt oder Krankenhaus, nicht zuletzt aber die große Armut der Bevölkerung, zwingt den Bauern, im Krankheitsfalle noch heute Hilfe in den eigenen Reihen zu suchen. So gibt es eine erhebliche Anzahl von traditionellen Heilern, die mit den spanischen Wörtern médico und arbolario d.h. Herbalist, bezeichnet werden. Die beiden Begriffe werden synonym verwendet. Die von mir in vierjähriger Feldarbeit (1969-1973) gemachte Analyse bezieht sich auf sieben médicos, und fünf hilots, das heißt traditionelle Geburtshelfer, die für die Tagalog als typisch betrachtet werden können. Untersucht wurde ein besiedelter Uferstreifen mit 70 Häusern am Taalsee in der Provinz Batangas.

Die médicos sind Bauern und Fischer wie die übrigen Dorfbewohner, einige von ihnen sind nebenbei Zimmerleute, Korbflechter, Bootsbauer. Jeder der interessiert ist und sich die Zeit nehmen will, kann médico werden, obwohl eine Konzentrierung in manchen Familien erkennbar ist. In einer Familie z.B. waren Urgroßvater, Großvater, Vater und Onkel des arbolarios in der männlichen Linie médicos, und in der heutigen Erwachsenengeneration praktizieren drei Brüder; ein vierter Bruder hat die gleichen Kenntnisse und Interessen, seine besonders große Familie läßt ihm aber keine Zeit dafür.

Häufiger Beweggrund, médico zu werden, ist der aufrichtige Wunsch, den Mitmenschen zu helfen. Eine Bezahlung bekommen sie nicht; in schweren Fällen, wenn sie sich lange bei einem Patienten aufhalten müssen, werden sie vielleicht zu einer Tasse Kaffee oder einer einfachen Mahlzeit eingeladen. In manchen Fällen bekommen sie kleine Geschenke, die kaum als Bezahlung betrachtet werden können, wie eine Schachtel Zigaretten oder dergleichen.

Um médico zu werden, muß sich der Interessent einem Lehrmeister anschließen, den er einige Jahre hindurch bei allen Krankenbesuchen begleitet. Für schamanistische Besessenheit, pathologische Disposition oder ein vorangegangenes Initialerlebnis bestehen keine Anzeichen. Manche médicos ziehen sich zeitweise für einige Tage in das Gebirge zurück, wo sie nach Gegenständen suchen, die zur Anfertigung von Amuletten geeignet sind.

Der junge médico muß lernen, eine Krankheit zu diagnostizieren, wofür er verschiedene Methoden anwenden kann. Am häufigsten erkennt er die Krankheit oder deren Urheber durch den Puls, den er mit fünf Fingern untersuchen muß. Manche médicos betrachten diese Fähigkeit als ihr Geheimnis, andere demonstrieren mit deutlichem Stolz ihre Methode. Die Untersuchung soll klären, ob die Krankheit durch Geister, Menschen oder andere Faktoren hervorgerufen wurde. Wichtig ist diese Feststellung, weil sich danach die Heilmethode richten muß. Solche Erkrankungen, die durch Geister oder Zauber entstanden sind, müssen, neben geeigneten Medikamenten, immer mit einer oración, d.h. mit einer Beschwörungsformel behandelt werden, die aus einem Gemisch aus spanischen, kabbalistischen und Tagalog-Wörtern besteht. Dieses Latîn wird von der Bevölkerung als sakrale Sprache empfunden. Die médicos selbst kennen den Inhalt des Gebetes selten, sie wissen aber, welches Gebet bei welcher Gelegenheit gebraucht wird. Meistens sind Männer médicos; sie sind der Ansicht, daß Frauen nichts vom Puls verstehen. Jeder médico entwickelt seine eigene diagnostische Methode. So berichtete einer von ihnen, daß man, um einen Säugling zu untersuchen, dessen Puls kaum zu finden ist, ihn an die Brust der Mutter legen kann. Während er dort saugt, ist es möglich durch den Puls der Mutter für ihr Kind die Diagnose zu stellen. Es gibt aber noch andere Möglichkeiten der Diagnose, die aber seltener genannt werden.

Die arbolarios verfügen über jahrelange Erfahrungen mit der Psyche ihrer Mitmenschen, den auftretenden Krankheiten und mit den Resultaten ihrer Heilmethoden. Die Bevölkerung ist davon überzeugt, daß manche von ihnen die Fähigkeit haben, Zauber abzuwenden oder selbst Zauber auszuüben, d.h. wenn sie es für richtig halten, einen Menschen nach eingehender Untersuchung der Umstände zu bestrafen. Zu diesem Zweck, aber auch bei Krankenheilungen, beten sie zu Gott, zu katholischen Heiligen, zu Ahnengeistern und - aber nur manche von ihnen - zu sogenannten nichtgetauften Geistern um Hilfe. Einige médicos, nicht aber in dem untersuchten Gebiet, sollen sich angeblich eines Schutzgeistes bedienen, der ihnen übernatürliche Heilfähigkeiten verleiht.

Der soziale Status des médicos ist hoch. Er muß in der Lage sein, seine Landarbeit zu Gunsten der Kranken ruhen zu lassen. Seine Behandlung, der üblicherweise zahlreiche Familienmitglieder und Freunde des Patienten beiwohnen, wird in stummer Ehrfurcht beobachtet. Persönliche Gefühle bestimmen, an wen man sich wendet. Da fast alle Bewohner des Gebietes mehr oder weniger nah verwandt oder verschwägert sind, spielen familiäre Bindungen dabei auch keine übergeordnete Rolle, eher noch praktische Gründe: man geht zu dem médico, der am nächsten wohnt.

Wird ein schwerer Krankheitsfall vermutet, wendet man sich doch meistens an einen alten médico, der allen seinen Kollegen in der Gegend an Erfahrungen, Stärke der Persönlichkeit und dadurch an Überzeugungskraft überlegen ist.

Der arbolario bzw. médico muß umfangreiche Kenntnisse von Heilpflanzen und deren Verwendung besitzen, von Pflanzen mit aphrodisischer Wirkung und der Herstellung von Amuletten, die vor Krankheiten, dem bösen Blick, vor Gewehrkugeln und jeder Art von unguten Einflüssen schützen oder die Geschäfte sichern sollen. Sie werden von ihm durch eine Formel wirksam gemacht. Ihr Wissen von Namen, Aussehen, Beschaffenheit und Heileigenschaften der Heilpflanzen überragt bei weitem das der Laien, obwohl auch bei denen gewisse Kenntnisse sehr weit verbreitet sind. Einige Pflanzen werden vom Heiler in der Nähe des Hauses gehalten, die meisten sucht er von Fall zu Fall in den Bergen. Die Kenntnisse übernehmen die Heiler oft von ihren Lehrmeistern oder erwerben sie, wie betont wurde, durch Versuche. Die große Anzahl von Heilpflanzen, die in diesem Gebiet verwendet werden, kann nicht darüber hinwegtäuschen, daß viele vom médico nicht empirisch, sondern magisch verwendet werden.

Wertvoller Besitz der arbolarios sind kleine Hefte mit Beschwörungsformeln und den dazugehörigen Erklärungen und Vorschriften, in spanisch und Tagalog. In einer der von mir besuchten médico Familien befinden sich mehrere solcher Hefte, die von einem der Vorfahren, der selbst médico war, seinen Nachfolgern, zwei Brüdern, weitergegeben wurden. In der Familie besteht die Überzeugung, daß diese Hefte großes Wissen vermitteln, aufgrund dessen die Besitzer Macht und Fähigkeit erwerben, ihre Patienten zu heilen.

Jeder médico besitzt einen kleinen Vorrat an Steinen von außergewöhnlicher Beschaffenheit oder Herkunft, Muscheln, Gehörnteilen, Gräten, Knochen, die er benutzt, um bei Hautkrankheiten, Schmerzen oder bei Schwellungen die befallenen Körperteile zu betupfen und um damit die Initialen spezifischer Beschwörungsformeln auf der Haut nachzuzeichnen. Außerdem bewahren sie verschiedene Talismane auf, von denen Schutz oder Kraft ausgehen sollen.

Eine Umfrage in der untersuchten Tagalogsiedlung hat gezeigt, welches die Präferenzen der Bevölkerung in Bezug auf traditionelle Heiler im Gegensatz zu westlich geschulten Ärzten sind. Die gleiche Umfrage wurde bei einer weniger isolierten Vergleichsgruppe gemacht, deren Bildungsniveau aber dem der ersten entspricht.

	Erklärte Präferenzen für die Behandlung von				mit			
	médico	westl. Arzt	beide gleich	Summe	trad. Mittel	Medizin aus der Apotheke	beides gleich	Summe
Isolierte Siedlung am See	17	8	20	45	10	6	26	42
Kontrollgruppe (straßennahe Siedlung)	3	5	6	14	2	3	8	13

(Die Kontrollgruppe war wesentlich kleiner. Eine statistische Signifikanz ist dem Ergebnis nicht beizumessen, doch sollen die Zahlen wiedergegeben werden, da sie typisch für den Trend sind VELIMIROVIC 1972)

Es zeigte sich, daß in der isolierten Gruppe der médico dem westlichen Arzt vorgezogen wird, während in der straßennahen Vergleichsgruppe (Dita/Cuenca) das Verhältnis fast umgekehrt zugunsten des Arztes besteht. In beiden Gruppen erklärte annähernd der gleiche Prozentsatz der Bevölkerung, daß médico und Arzt für sie die gleiche Bedeutung hätten. In der Siedlung am See bewirken Abgeschiedenheit und Armut eine stärkere Bindung an den médico. Kontakte zur Stadt haben die Menschen Erfahrungen sammeln lassen mit den zum Teil verblüffenden Wirkungen moderner Medikamente; wenn aber schnelles Eingreifen nötig ist, muß man sich auf die Heilmittel verlassen, die einem sofort zur Verfügung stehen und die schon früheren Generationen als wirksam bekannt waren. Die äußeren Umstände bewirken, daß hier der Übergang zu neuen Mitteln und Methoden zögernder ist, als in dem straßennahen Dorf, wo Ärzte und Apotheken leichter zu erreichen sind und dadurch schneller bekannt werden. Die Informanten sagten oft, daß es von der Krankheit, vor allem vom Schweregrad der Krankheit und vom Zustand des Patienten abhängt, ob man den médico oder Arzt aufsucht, oder ob man traditionelle oder moderne Medikamente verwenden will. Die Krankheiten werden hierbei nicht in gesonderte Kategorien geteilt.

Die Behandlung im Gesundheitszentrum wird als "unaufmerksam" kritisiert, ebenso wie der dortige Mangel an Medikamenten, die eigentlich unentgeltlich ausgegeben werden sollten. Der westliche Arzt stellt viele Fragen und nimmt Untersuchungen und Laboranalysen vor, bevor er die Krankheit feststellen kann, während der médico nur den Puls zu fühlen braucht und schon die Diagnose weiß (VELIMIROVIC 1972).

Der in beiden Gruppen hohe Anteil an solchen Personen, die médico und Arzt gleichsetzen, läßt sich damit erklären, daß die Furcht vor Geistern bzw. der Glaube, daß diese an vielen Krankheiten schuld sind, aber auch die Angst vor dem bösen Blick, die Menschen veranlaßt, zuerst zum medico zu gehen, um die Ursache zu klären und eventuelle übernatürliche Einwirkungen durch seine Beschwörungen auszuschalten. Sollte danach die

Krankheit trotzdem ernste Formen annehmen, dann zögert keiner der Bauern, einen Arzt oder das Krankenhaus aufzusuchen.

Charakteristisch für den Übergangszustand, in dem sich die Bevölkerung der Philippinen befindet, ist es, beide Methoden gleichzeitig anzuwenden, zum Beispiel bei Kopfschmerzen eine Schmerztablette zu nehmen, aber auch den médico um Nackenmassage und ein tapal zu bitten (ein kleiner Zettel mit einer daraufgeschriebenen oración, der auf die Stirn geklebt wird). Oder auf einen Hautausschlag wird eine Kortisonsalbe gestrichen und gleich darauf der médico veranlaßt, mit einer Muschel oder einem Stein magische Zeichen auf die Haut zu schreiben.

Neben den arbolarios gibt es in der traditionellen Tagaloggesellschaft noch die Spezialistin für Knochenbrüche und Verrenkungen und die traditionelle Geburtshelferin, beide hilot, (das Wort hilot kommt von dem Terminus für Massage) genannt. Erstere massiert verstauchte und verrenkte Glieder und schmerzende Körperteile mit Oel oder anderen Substanzen. In dem untersuchten Gebiet gab es keine solche Spezialistin, vielmehr gehörte Massage zu den Standardmethoden aller médicos.

Die traditionellen Geburtshelfer sind meistens Frauen, oft, aber nicht immer, nach dem Klimakterium. Sie lernen durch eigene Erfahrung, zuweilen auch während vorübergehender Hilfstätigkeit bei einem Arzt in der Kreisstadt oder im Gesundheitszentrum. Es gehört zu ihrem Wissen, die Lage des Kindes im Uterus zu erkennen, und, wenn sie es für nötig erachten, das Kind korrigierend zu drehen. Sie beraten die Schwangere vor der Entbindung und überwachen ihre Diät den traditionellen Normen gemäß. Während des Geburtsvorganges massieren und pressen sie den Leib der Gebärenden und in schweren Fällen geben sie auch Tees aus gewissen Pflanzen, aber auch Pharmaka in oraler Form oder als Injektionen oder Ergotpräparate bei Blutungen. Sie betreuen darüberhinaus Mutter und Kind auch eine bestimmte Zeit nach der Geburt und kennen die notwendigen Riten zum Schutz gegen Geister, die für die Mutter und vor allem für das Neugeborene als gefährlich angesehen werden.

Nicht in das Gebiet der hilots sondern der arbolarios gehört die Kenntnis von pflanzlichen und pharmazeutischen Mitteln für Abtreibungen. Die hilots scheinen sich gegen solche Praktiken zu wehren, die sie als schlecht bezeichenen.

Beide - médico und hilot - schicken ihre Patienten zum Arzt oder in das Krankenhaus, wenn sie selbst keine Hilfe wissen oder wenn eine Operation nötig zu sein scheint. Gewöhnlich hat ein médico in der Stadt einen Arzt zum Freund, zu dem er in solchen Fällen die Patienten schickt. Er bekommt dafür gelegentlich vom Arzt Medikamente und Ärztemuster geschenkt.

Herbalisten in der vorher beschriebenen Form gibt es mehr oder weniger fast überall auf den Philippinen. Untersuchungen bei den Kankanai-Igorot in der Provinz Benguet, nördlich von Baguio, haben aber ergeben, daß es dort keine traditionellen empirischen Heiler gibt, mit Ausnahme der beiden verschiedenen Formen von hilot, der traditionellen Geburtshelferin und dem Massagespezialisten. Es ist kein elaboriertes System empirischer Heilmethoden entwickelt worden; es werden nur einfache Hausmittel verwendet, die in jeder Familie bekannt sind und die keine Spezialisten brauchen. Im Gegensatz zu der großen Anzahl von bei den Tagalog verwendeten Heilpflanzen konnten hier nur wenige in Erfahrung gebracht werden (VELIMIROVIC 1972).

Krankheitsdiagnose und Krankenheilung sind nicht zu trennen von religiösen Vorstellungen und Praktiken. Die Kankanai-Priester erkennen als Krankheitsursache bzw. -urheber mittels verschiedener Formen der Divination fast immer einen der unzähligen Natur- oder Ahnengeister. Zur Heilung schreiben sie Zeremonien vor, die aus Gebeten zu Göttern und Geistern bestehen, aus einem Schlachtopfer von einem oder mehreren Tieren, aus der Darbringung verschiedener Opfergaben und dem Verzehr des Opferfleisches, meistens in Gesellschaft von zahlreichen Gästen, aus zeremoniellem Genuß von Reisbier und aus den Tänzen, die ebenfalls für die Geister bestimmt sind.

Fähigkeiten und Wissen der Priester, von denen es mehrere Formen gibt, können, müssen aber nicht von Vorfahren übernommen sein. Die Priester bilden keine Klasse, sie sind Bauern, wie die übrigen Dorfbewohner und werden zu Priestern, wenn sie ihre Gebete sprechen oder Riten vollziehen. Jeder, der ein bestimmtes Gebet von einem Priester lernt, wird selbst zum Priester, wenn er das Gebet beherrscht. Nur eine besondere Art von Medium kann diesen Beruf nicht erlernen, da sie von einem Geist ausgesucht wird. Kankanai-Priester begeben sich nicht in Trance, um mit Geistern zu kommunizieren, mit Ausnahme des selten vorkommenden, soeben erwähnten Mediums, deren Technik oft als Bluff bezeichnet wird, nicht aber ihre Verbindung zu den Geistern.

Das Ansehen der Priester ist groß; auch in Fragen, die nichts mit ihren priesterlichen Funktionen zu tun haben, werden sie um Rat gefragt. Es sollte erwähnt werden, daß, obwohl es keine Herbalisten bei den Kankanai-Igorot gibt, einige Priester nach Flachland-Vorbild manchmal arbolario genannt werden. Auch kommt es nach Aussage der Informanten vor, daß Herbalisten aus dem Flachland zu Besuch kommen. In vier Jahren habe ich aber einen solchen Besuch nicht erlebt.

Alle Gespräche und Beobachtungen bei den verschiedenen philippinischen Gruppen zeigten, daß sowohl die empirischen Heiler als auch die Priester eines gemeinsam haben: Sie zeichnen sich durch besondere geistige Vitalität aus, durch ihre starke Persönlichkeit und durch ihr großes Wissen in Bezug auf Heilpflanzen, Heilmethoden, Riten oder Traditionen, das sie den anderen überlegen macht. Die Mehrheit der Befragten macht sich wenig Gedanken über Ursachen und Zusammenhänge. Die Krankheiten werden fatalistisch als unabwendbar hingenommen. Entscheidungen werden gerne jenen überlassen, die mehr wissen oder stärker sind. Auch die Furcht vor den Geistern festigt die Stellung der médicos und Priester und die Abhängigkeit von denen, die Methoden kennen, um von den Geistern drohende Gefahren abzuwenden.

Solche Fälle aber, in denen der Patient nach verzögerter Einlieferung in ein Krankenhaus stirbt, tragen paradoxerweise oft dazu bei, das traditionelle System zu stärken und die

Schuld am Tod des Patienten dem Arzt zu geben, der scheinbar versagt hat. Auch hilft die Tatsache, daß viele Krankheiten eines Tages von selbst zum Stillstand kommen und überwunden werden, das Ansehen des médicos bzw. der Priester und ihrer Maßnahmen zu festigen.

Traditionelle Heiler und das moderne philippinische Gesundheitswesen

Die Integrierung traditioneller Heiler in das Gesundheitssystem war von den Gesundheitsbehörden bisher nicht ernsthaft ins Auge gefaßt worden. Unter dem Druck der Weltgesundheitsversammlung ist aber ein diesbezügliches Programm in Arbeit, außerdem sind Untersuchungen über Heilpflanzen im Gange. Médicos haben, wie erwähnt, häufig einen Arzt zum Freund, dem sie Patienten schicken, oder sie stehen mit einem Krankenhaus in Verbindung. Anders ist die Situation bei den traditionellen Geburtshelfern. Bis in die frühen 50er Jahre wurden Besuche bei der hilot von offizieller Seite ungern gesehen, da immer wieder Schädigungen durch ihre Techniken beobachtet wurden. Nachdem erkannt worden war, daß etwa 75% der Entbindungen mit Hilfe einer traditionellen Geburtshelferin vor sich gehen, wurde 1954 von den Gesundheitsbehörden ein Trainingsprogramm für hilots ausgearbeitet, erst für den dazu bestimmten Lehrkörper und dann für die hilots selbst (MANGAY-ANGARA 1977).

Abgesehen von den Trainingskursen wurden hilots und auch andere interessierte Frauen aufgefordert, in Gesundheitszentren, beim Arzt oder bei der Krankenschwester, die Grundbegriffe der Hygiene zu lernen. Als Kompensation wurden ihnen 2 Peso pro Tag (1972 ca. 33 US Cents) in Aussicht gestellt, ein Betrag, der nicht viel Anklang gefunden hat.

Inzwischen wird versucht, den Wirkungsbereich der hilots auf Gebiete wie Familienplanung und Gesundheitserziehung zu erweitern. Es muß aber gesagt werden, daß das Ziel der Gesundheitsbehörden ist, die traditionelle Geburtshelferin mit der Zeit durch westlich geschulte Geburtshelfer zu ersetzen; die Verwendung von hilots ist also als Zwischenlösung gedacht.

Geistheiler

Neben den genannten empirischen Tagalog-Heilern gibt es in einigen kleinen Orten der Provinz Batangas, in Manila, aber auch bei anderen christlichen Flachlandbewohnern Luzons und anderer Inseln und vor allem in der Provinz Pangasinan, verschiedene Typen von Geistheilern, spiritistas oder Medien, die mit Geistern in Verbindung treten und diese Fähigkeit für die Krankenheilung nutzbar machen. Wie der spanische Missionar Padre Chirino berichtete, traf er solche Priester und Priesterinnen im Tagaloggebiet mit dem Namen Catolonan, bereits um 1600 auf den Philippinen an (CHIRINO 1969). In dem untersuchten Gebiet selbst gab es solche Spezialisten nicht während der Jahre meiner Feldforschung. Dagegen pflegt hier ein einflußreicher médico, wenn er Nierensteine oder eine Blinddarmentzündung diagnostiziert, die Kranken zu einer Heilerin, médica, in einer verhältnismäßig nahen Kleinstadt (Nähe Lipa City) zu schicken, deren Patient er selbst vor Jahren war. Die médica ist angeblich darauf spezialisiert, Nieren-, Gallen- und Blasensteine sowie einen entzündeten Blinddarm aus dem Körper des Patienten zu saugen. Nur in wenigen Fällen soll eine Narbe zurückbleiben. Manchmal saugt sie bei einer Sitzung alle Steine aus, zwei Nierensteine rechts aus dem Rücken und zwei links, zwei Gallensteine rechts aus dem Bauch und drei Blasensteine links. Unter Umständen wird auch der Blinddarm, auch wenn er keine Beschwerden bereitet, zur selben Zeit und in der gleichen Weise beseitigt. Die Steinchen werden, angeblich noch 'blutig', in Watte gewickelt und dem Kranken nach Hause mitgegeben. Sie sehen nicht Gallen- oder Nierensteinen ähnlich, eher den kleinen roten Steinen am Ufer des Taalsees. Der Blinddarm sieht aus wie ein Stück Fleisch, gefüllt mit Tomaten- oder Guavakernen. Die Bauern sagen, daß die médica sich der Hilfe eines bestimmten Geistes bedient, ohne dessen Anwesenheit sie nicht mit ihrer Arbeit beginnen kann. Sie muß sich vorher auch häufig nach diesem umgesehen haben. Bevor sie einen Stein aussaugt, spült sie sich den Mund mit Bier. Nach der Operation behält sie den Kranken einige Tage in ihrem großen Haus, bis er die Rückreise antreten kann. Ihre Rechnungen sind außerordentlich hoch, sie nimmt Beträge, die für einen Bauern aus der Provinz eine schwere Last bedeuten. "Sie nahm (1972) pro Stein 50 Peso (damals 8,3 US Dollar, 1972), für den Blinddarm 20 Peso (3,3 US Dollar). In solchen Fällen, in denen sie auf einmal mehrere Steine aussaugte, berechnete sie einen Pauschalpreis, für acht Steine, z.B. 200 Peso (33,2 US Dollar)" (VELIMIROVIC 1972).

Diese médica verbindet in typischer Weise traditionelle Elemente mit solchen der westlichen Medizin, ein Phänomen, das oft beobachtet werden kann.

Im Umkreis des médicos, der die Patienten dorthin schickt, ist kaum eine Familie anzutreffen, in der nicht mindestens ein Familienmitglied diese Prozedur durchgemacht hätte. In vielen Fällen sind es mehrere Personen in einer Familie. Je weiter man sich von diesem Barrio (Spanisch = Stadtteil, hier = abgelegene Siedlung) entfernt, desto größer wird die Skepsis. In einer Vergleichsgruppe jenseits des Gebirgsmassivs, in einem Dorf an der Landstraße, stößt man fast ausschließlich auf Ablehnung und scharfe Kritik; es wird immer wieder gesagt, daß viele der Kranken kurz nach der Operation durch die médica im Krankenhaus eine richtige Operation durchmachen müssen. Die auffallend hohe Anzahl der vom médico diagnostizierten Fälle von Blasen-, Gallen- oder Nierensteinen sowie Appendizitis ist von den Gesundheitsbehörden oder von einem westlich geschulten Arzt weder untersucht noch bestätigt worden. Es sind aber nicht immer nur Steinchen, die von den Geistheilern ausgesaugt werden, die Informanten berichten auch davon, daß allerlei andere Objekte entfernt werden (Glasstücke, Nadeln, Schmutz, Insekten).

In Manila hatte ich Gelegenheit, einen renommierten Faith Healer kennenzulernen, der die gleiche Technik benutzt, wie Toni Agpaoa und viele andere: die Operation ohne Messer; für sie hat sich die Bezeichnung "psychische Chirurgen" eingebürgert. So oft ich wollte, konnte ich ihm bei der Arbeit zusehen und photographieren, auch aus allernächster Nähe. Er behandelte seine Patienten, für die er jeweils nur 2-3 Minuten Zeit hatte, offensichtlich nicht in Trance. Aufgrund meiner Beobachtungen bin ich zum gleichen Resultat gekommen wie viele andere Beobachter, nämlich daß die vielfach bestaunte Methode gekonnte Fingerfertigkeit ist.

Ich möchte nicht die Argumente wiederholen, die seit Jahren dafür oder dagegen vorgebracht werden und die man in vielen Veröffentlichungen nachlesen kann. Ich möchte nur einen Trick erwähnen, der schon vielfach dazu beitrug, Zweifler zu überzeugen, nämlich den Schnitt aus einigem Abstand, mit Messer oder Fingernagel, der eine richtige Wunde verursacht. Aus der Presse (OLIZON 1964) in Manila entnahm ich, daß für solche meist demonstrativ vorgeführten Kunststücke, vorher die Körperstelle mit einem in Alkohol getränkten Wattebausch abgewischt wird. Dabei ritzen die Praktiker unbemerkt die Haut leicht mit dem Stück einer scharfen Rasierklinge, das in dem Wattebausch versteckt ist. Es ist bekannt, daß nach einem Schnitt mit einer dünnen Klinge die Wunde nicht sofort blutet. Der Schnitt wird daher von den Zuschauern erst etwas später bemerkt und zwar dann, wenn der Praktiker scheinbar den Einschnitt aus der Luft mit seinem Finger macht und Blut aus der Wunde tritt.

Abschließend möchte ich noch einige Informationen und Meinungen wiedergeben, die mir in den fünf Jahren meines Aufenthaltes auf den Philippinen und besonders in Baguio zu diesem Thema mitgeteilt wurden oder die ich in der philippinischen Presse gefunden habe. Es muß daran erinnert werden, daß die meisten Filipinos, auch solche mit westlicher Bildung, mit dem Glauben an Geister aufgewachsen sind und diesen oft nur verdrängen. Philippinische Gegner der Geistheiler von Baguio lehnen häufig nicht den Beruf als solchen ab, sondern die Methoden, die sie als Plagiate moderner Medizin ansehen.

Ende der 60er bzw. Anfang der 70er Jahre gab es in Baguio keinen anderen bekannten psychischen Chirurgen, als den inzwischen verstorbenen Toni Agpaoa, der bereits in der Mitte der 50er Jahre Ausländer nach Baguio zog. 1959 und 1967 wurde er wegen illegaler Praxis und Betrugs an 110 Pilgern aus Detroit zu Geldstrafen verurteilt (OLIZON 1974). Seine Popularität im Ausland wurde dadurch noch gestärkt. In jenen Jahren machte er bereits Reklamereisen in die USA. In Baguio unterhielt er seine eigene Touristenagentur, um Patienten von Übersee ins Land zu bringen. Vor seiner Tätigkeit als psychischer Chirurg soll er als Taschenspieler aufgetreten sein. Er nannte sich selbst Dr. Toni, obwohl er die Volksschule nach dem dritten Jahr verlassen hatte (TIME MAGAZINE 1968). Ungefähr 1975, als er finanziell gesichert war, kaufte er den sogenannten Mirador Hill in Baguio und plante, das Dominikaner Konvent in eine luxuriöse Gesundheitsklinik (health resort) zu verwandeln. Er war nicht mehr Mitglied der Union Espiritista Cristiana, da er in einigen Punkten nicht mit ihr übereinstimmte. Er gründete seine eigene Kirche, die er "Philippine Spiritual Church of Science and Revelation Inc." nannte (OLIZON 1974). Am Institut für Soziologie und Anthropologie der Universität in Baguio hatten die Soziologen nur ironische Bemerkungen über seine Methoden und auch für die Europäer, die das ernst nehmen. Ich muß betonen, daß während meiner Feldarbeit bei den Kankanai-Igorot, die 5-6 Autobusstunden von Baguio entfernt wohnen und in Krankheitsfällen häufig nach Baguio zum Arzt oder ins Krankenhaus gingen, mir nicht ein einziger Fall bekannt ist, in dem ein Kankanai einen solchen psychischen Chirurgen aufsuchte oder nur erwähnte.

Angesichts der finanziellen Erfolge von Agpaoa schossen in den mittleren bis späten 70er Jahren die psychischen Chirurgen in Baguio wie Pilze aus dem Boden, mit gleichen Techniken, die sie zum Teil noch ausbauten und erweiterten. Besonders bedauerlich finde ich es, daß solche Praktiker, zum Staunen ihrer ausländischen Patienten, traditionelle Elemente, die aus dem Zusammenhang alter Zeremonien gerissen sind und die nach Möglichkeit besonders exotisch wirken sollen, ihren Behandlungsmethoden einverleiben (CHESI o.J.)

Die philippinischen Autoritäten und die Gesundheitsbehörden sind nicht glücklich über den Ruf, den sie im Ausland bekommen haben. Einer philippinischen Zeitungsnotiz von 1975 zufolge wurde Präsident Marcos von seinem Arbeitsminister über eine sehr große Zahl von Australiern unterrichtet, die von philippinischen psychischen Chirurgen betrogen worden waren (BULLETIN TODAY 1975). Mehrere Ausländer seien während ihrer Behandlung durch solche faith healer auf den Philippinen gestorben, auch ein solcher, dem kurz vorher drei faith healer bestätigt hätten, daß er geheilt sei (BULLETIN TODAY 1975). Größer als die Zahl der Gläubigen ist dort die Zahl derjenigen, die an der Integrität der psychischen Chirurgen von Baguio zweifeln.

Die "Philippine Medical Association" vertritt einen harten Stand gegen Geistheiler im allgemeinen und die psychischen Chirurgen im besonderen (OLIZON 1974). 1975 hat diese Gesellschaft die Regierung aufgefordert, eine formelle wissenschaftliche Untersuchung machen zu lassen und unterstützte damit eine Resolution, die früher schon von der medizinischen Gesellschaft von Manila gefaßt worden war, mit der Präsident Marcos aufgefordert wurde, einen Untersuchungsausschuß zu bilden. Diese Resolution war entstanden, nachdem sich in einem Bericht der Abteilung für auswärtige Angelegenheiten diplomatische Auslandsvertretungen beklagt hatten, daß die Tätigkeit einiger philippinischer faith healer negative Publizität für die Philippinen im Ausland gemacht hätten.

Die "Philippine Medical Association" verurteilt faith healing unter anderem darum, weil damit die Gefahr der Verzögerung einer dringenden Behandlung in Notfällen vergrößert wird (OLIZON 1974).

Die "Gesellschaft philippinischer Psychiater" versucht zu erklären, warum Patienten, vor allem solche mit unheilbaren oder chronischen Krankheiten, zu Glaubensheilern gehen. Jede Person werde von einer individuellen Mischung von Mythen und anderen traditionellen Vorstellungen beeinflußt; diese blieben im Unterbewußtsein und würden in extremen Fällen geweckt, vor allem dann, wenn es um Leben oder Tod gehe. Die Gesellschaft warnt aber Patienten nachdrücklich davor, sich in die Behandlung sogenannter psychischer Chirurgen zu begeben, da Psychiater immer wieder mit den Folgen solcher Behandlung konfrontiert würden, die sich bei den Patienten in Panik, seelischen Zusammenbrüchen und schweren Depressionen äußern (OLIZON 1974).

Selbst wenn man annehmen würde, daß es heute noch Schamanen auf den Philippinen gibt, wäre es falsch, "psychische Chirurgen", obwohl sie sich schamanistische Merkmale zulegen, Schamanen zu nennen (PRINZ 1982). In den meisten Fällen arbeiten sie nur 2-3 Minuten für den individuellen Patienten mit Techniken, die in den Philippinen nicht zum traditionellen Gut gehören, sondern mit der "International Spiritualist Federation" in Verbindung gebracht werden müssen. Diese hat sich erst 1905, vermutlich aufgrund amerikanischer Einflüsse, auf den Philippinen etabliert (OLIZON 1974). Die Philippinen waren erst kurz vorher, 1898, in den Besitz von Amerika übergegangen. Gerade zu der Zeit (Ende des 19. Jahrhunderts) war der Spiritismus sehr verbreitet im Osten der Vereinigten Staaten (KEARNEY 1978) und hat sich von dort aus auch nach Mexiko ausgebreitet Die erste psychische Operation wurde 1945 (von Eleuterio Terte) vollzogen. Die psychischen Chirurgen bedienen sich effektvoller Tricks, die immer wieder als solche bestätigt werden, und sie bereichern sich damit, ein Merkmal, das für Heiler dort auch nicht kulturspezifisch ist. In Anbetracht des stark ausgeprägten philippinischen Gegenseitigkeitsprinzips utan na loob ist anzunehmen, daß jeder Patient seine Schenkung in den bereitgestellten Briefkasten wirft. Bei etwa 400 Patienten am Tag, deren mehrere Praktiker sich rühmen (in Zentren sind es bis 600 Patienten am Tag), ergibt das bei einem Minimalbetrag von 1 Peso bereits eine für die Philippinen beachtliche Einnahme (OLIZON 1974).

Es wird nicht bestritten, daß diese Praktiken bei gläubigen Patienten zur Heilung von psychosomatischen Krankheiten führen können, ebenso wie in Europa Pilgerfahrten nach Lourdes, die Verehrung von Reliquien oder die Verwendung von Placebos auch in der modernen Medizin.

Während aber psychische Chirurgen von saturierten, enttäuschten oder hoffnungslosen Ausländern popularisiert werden, sind sie machtlos gegen die Krankheiten, an denen das philippinische Volk leidet oder stirbt, wie respiratorische Infektionen, Tuberkulose, Malaria, Schistosomiase, Diphtherie, Polio, Typhus, Dysenterie, Cholera, verschiedene Parasitosen, etc. Mit ihren Methoden lenken sie die Aufmerksamkeit von unzähligen, namenlosen Heilern ab, die ohne materielle Beweggründe ihre Zeit, ihre Nächstenliebe und ihr praktisches Wissen in den Dienst der Mitmenschen stellen und heute noch die Hauptlast der Basisversorgung auf den Philippinen tragen.

Die "psychischen Chirurgen" der Philippinen hätten im Grunde nicht auf der Fachkonferenz unter dem Titel "Traditionelle Heilkundige" behandelt werden sollen, da sie nicht, wie früher erwähnt, zum traditionellen Gut der Philippinen gehören, sondern vielmehr bei anderer Gelegenheit im Zusammenhang mit "Spiritualismus" oder "alternativen Heilweisen". Diese Einbeziehung zeigt, wie ungenau heute noch der Begriff "traditionelle Medizin" im Gegensatz zu "alternativer Medizin" - selbst von Ethnomedizinern - verwendet wird (VELIMIROVIC 1982).

Literatur

BULLETIN TODAY 1975 Complaints vs. Faith Healers to President. Manila 15. April 1975: 1 und 5
CHESI, Gert o.J. Alex Ampaguey. Alte Methoden. In: Alternative Heilmethoden, Psychische Chirurgie: Themen zur Zeit 1. Solvista Verlagsanstalt Vaduz
CHIRINO, Pedro S.J. 1969 Relacion de las Islas Filipinas. Historical Conservations Society XV. Manila
KEARNEAY, Michael 1978 Espiritualismo as an Alternative Medical Tradition in the border Area. In: VELIMIROVIC, Boris (Ed) Modern Medicine and Medical Anthropology in the United States - Mexico Border Population. Scientific Publication No. 359, Pan American Health Organization, Washington D.C. 20037: 67-72
MANGAY-ANGARA, Amancia 1977 New Status for the Hilot. World Health. Nov. 1977
OLIZON, Norma 1974 Faith Healers Inc. Sunburst Magazine Manila Oct. 1974: 12-17
PRINZ, Armin 1982 Das Phänomen spiritueller Operationen auf den Philippinen. curare 5: 81-84
Psychic Surgery. Time Magazine Oct. 18. 1968: 37-38
VELIMIROVIC, Helga 1972 Krankenheilung bei zwei philippinischen Gruppen. Dissertation Freie Universität Berlin
VELIMIROVIC, Helga 1982 Some Traditional Practitioners may not be usable or trainable 24-26. In: Round Table World Health Forum 3(1) 8-26

Zusammenfassung

Die isolierte Lage mancher Tagalogsiedlungen und darum der weite und beschwerliche Weg bis zum nächsten Gesundheitszentrum, Arzt oder Krankenhaus, wie auch ihre große Armut, zwingen die Landbevölkerung im Krankheitsfalle, Hilfe in den eigenen Reihen zu suchen. Es gibt eine erhebliche Zahl von traditionellen Heilern, mêdico oder arbolario (Herbalist) genannt. Jeder kann arbolario werden. Konzentrierungen in Familien sind häufig. Als Motivation dient der Wunsch, den Mitmenschen zu helfen. Auffallend ist das große Wissen von Pflanzen, die sie empirisch aber auch magisch verwenden, sowie von übernatürlichen Einwirkungen, durch welche Krankheiten entstehen, und die durch spezielle Gebete unter Kontrolle gebracht werden müssen. Neben den arbolarios gibt es in der traditionellen Tagaloggesellschaft die traditionellen Geburtshelfer und den Spezialisten für Knochenbrüche und Verrenkungen, beide hilot genannt (nach dem Tagalogwort für Massage). Untersuchungen bei den Kankanai-Igorot in der Provinz Benguet im Norden der Insel Luzón haben gezeigt, daß es dort keine traditionellen Heiler gibt, mit Ausnahme beider Formen von hilot. Es werden auch nur sehr wenige und einfache Hausmittel bzw. Heilpflanzen verwendet, da hier Ahnen- oder Naturgeister für das Auftreten von Krankheiten verantwortlich gemacht werden, die von speziellen "Priestern" mit festgelegten Schlachtopfern, Riten und Gebeten zufriedengestellt werden müssen. Seit 1954 sind die Gesundheitsbehörden der Philippinen bemüht, traditionelle Geburtshelfer und auch andere interessierte Frauen in Trainingskursen zu schulen, jedoch sollen diese mit der Zeit durch westlich geschulte Geburtshelfer ersetzt werden. Die mit effektvollen Tricks arbeitenden "psychischen Chirurgen", die sich in den mittleren bis späten 70er Jahren in Baguio niedergelassen haben und mehr Sympathien bei Europäern und Amerikanern finden als bei ihren eigenen Landsleuten, sind keine traditionellen Heiler. Sie müssen in Zusammenhang gebracht werden mit der "International Spiritualist Federation", die sich erst 1905, kurz nachdem die Philippinen in den Besitz der USA übergegangen waren, auf den Inseln festgesetzt hatten. Sie sind aber machtlos gegen die Krankheiten, an denen unzählige Filipinos leiden oder sterben, wie respiratorische Infektionen, Tuberkulose, Malaria, Schistosomiase, Diphtherie, Polio, Typhus, Dysenterie, Cholera, verschiedene Parasitosen, etc.

Summary

Traditional healers in the area of the Tagalog on the island of Luzon are described with special emphasis on the herbalists, called médicos or arbolarios, but also the traditional birth attendants (hilots) are mentioned. The article deals with questions like: who are the healers, how does one become a healer, what learning process is necessary and from whom does the young practitioner learn, what is his motivation to become a healer. Healing methods are shortly described as well as the interrelationship between healer and patient. It is discussed why priority is given to a traditional healer or a Western trained physician, as the case might be. A short comparison with healers in other ethnic groups is given including the faith healers, and particularly the so-called "psychic surgeons" who practice according to the methods of spiritualist healing centers established in the Philippines only since 1905, and who, by skillful tricks and manipulations, are attracting foreigners in search of miraculous cures, however, by the majority of Filipinos they are not taken seriously. They do not form part of the Philippine cultural heritage and should be treated under the heading of "spiritualism" or "alternative" and not "traditional medicine".

Résumé

La grande distance entre leurs hameaux et les dispensaires, les médecins ou les hôpitaux oblige les paysans Tagalog à chercher l'assistance parmis leurs voisins en cas de maladie. Ainsi il y a un grand numéro de guérisseurs traditionels appelés médico ou arbolario, ce que veut dire herbaliste. Chacun peut devenir guérisseur, mais il y a des concentrations dans certaines familles. Ils sont dominés par le désir d'aider au prochain. Leur profond savoir à propos des plantes médicinales traditionelles, lesquelles ils utilisent de manière empirique et aussi magique, est remarquable. A côté des herbalistes il y a parmis les Tagalog l'accoucheuse traditionelle et le spécialiste pur les fractures des os, les deux nommés hilot, selon le mot Tagalog pour massage. Les études chez les Kankanai Igorot au nord de l'île de Luzòn ont montré qu'il n'y a pas de guérisseurs traditionels chez eux, avec l'exception des deux types de hilot. On utilise trèspeu de plantes médicinales parceque ici on tient responsable pour les maladies des différents types d'esprits: les âmes de ancêtres et les esprits de la nature, qui doivent être pacifiés par les prêtres spéciaux avec les offrandes, les rites et les prières. Depuis 1954 les autorités de santé s'occupent de donner des cour aux accoucheuses traditionelles et autres femmes intéressées, mais on pense de les remplacer le plus tôt que possible par les spécialistes modernes. Les chirurgiens psychiques travaillant avec les truc spectaculairs, que se sont établis à Baguio il y a environ dix ans et qui trouvent plus de sympathies chez les Européens et Américains que chez leurs propre compatriotes, ne sont pas des guérisseurs traditionels. Il faut les voir en rapport avec la "Féderation Internationale Spiritualiste", qui est venue aux Philippines seulement en 1905, peu après les îles sont devenues une possession américaine. Ils n'ont pas de moyen contre les maladies qui fint souffrir ou mourir les Filipinos, par examples les infections respiratoires, tuberculose, paludisme, bilharziose, diphtérie, poliomyélite, fièvre typhoide, dysentérie, choléra, plusieures parasitoses, etc.

Some Laboratory Findings on Psychic Surgery

Nils Kaiser

At the invitation of Deutsche Forschungsgemeinschaft I was in the Philippines from 21st February till 2nd March 1973 to investigate the phenomenon of psychic surgery, in the company of Dr. F. Karger and M. Lipa, both of them colleagues at Max-Planck-Institut für Plasmaphysik in Garching. It was Dr. Karger who arranged for my invitation.

My assignment was to assess the medical aspects of healing by psychic surgery.

As briefing I was shown the film "Paranormale Heilmethoden auf den Philippinen" (Paranormal Healing Methods in the Philippines), taken by Professor Dr. SCHIEBELER, Ravensburg. This film was provided by Institut für den wissenschaftlichen Film, Nonnenstieg 72, Göttingen. Meanwhile Professor Dr. SCHIEBELER has made a second film on this subject which I have not yet seen.

My investigations were concentrated on the operations performed by Mr. Tony Agpaoa who used psychic surgery and also attracted most patients from abroad.

In view of the prior information afforded by the film quoted and information provided by colleagues who had already personally observed operations performed by Mr. Agpaoa, the only possibility that I saw of clarifying whether these operations involved, as claimed, genuine opening of the patient's body or not, was to compare the blood groups of the blood involved in the operations performed by Mr. Agpaoa and that of the patient concerned.

To obtain a neutral and incontestable report, before my departure I had discussions with Dr. med. Willner, the doctor responsible for forensic investigations of this type at the Bayerisches Landeskriminalamt. It was agreed that samples of both the blood resulting from the operations and that taken from the patient be applied to cotton wool swabs immediately after extraction and left to dry since this method allows perfect detection of blood groups according to the IGM system. These dried blood samples were then labelled by me and sealed in PVC foil. In addition, liquid samples were also taken in all cases.

Mr. Agpaoa agreed to let me attend three psychic operations performed by him in the Bayview Hotel in Manila of 24th February 1973. Mr. Agpaoa operated on his patients as they lay in bed in normal street clothing. The parts of the body to be operated had been exposed. An assistant passed a plastic basin filled with water to Mr. Agpaoa who conducted the operation. Floating on the water was a cotton wool swab about the size of two fists. Mr. Agpaoa removed the swab, placed it on the surface of the skin to be operated and then began to knead it vigorously and to press it into the body. On the surface of the skin around the swab pool appeared about 200 to 300 ml of red liquid. Although pieces of flesh and tissue were removed with a forceps from the swab, which was pulled apart for this purpose, I was unable to detect any opening in the body, as claimed by Mr. Agpaoa.

During the operations I took samples of the red liquid resulting each time, filled them into plastic tubes and labelled them with the patients' names. Shortly before my return I visited the three operated patients in their room and took a sample of venous blood from each of them - with their permission - of which a small amount was likewise preserved on a cotton swab as described above. These samples were investigated at the Bayerisches Landeskriminalamt by scientifically incontestible methods, viz. the Uhlenhuth precipitation reaction and Agargel diffusion according to Ouchterlony, with the following result:

1. All blood samples involved in the operations were human blood
2. They all belonged to one and the same person
3. None of the blood samples taken from the patients was identical with the three operation samples

This definitely proves that in these "operations" performed by Toni Agpaoa the body was not opened as maintained, but that trickery was used.

As it is very difficult for a layman uninitiated in trickery to prove during such an operation how the trick was performed, I asked Mr. Agpaoa to conduct an "operation" under proper scientific conditions stipulated by me. He declared his willingness. This operation was to take place shortly before our departure, likewise in the Bayview Hotel. For this operation I prepared a simple table and provided a plastic basin with water and cotton wool purchased and checked by me. A high-speed camera and appropriate lighting facilities were installed to record the operation. The patient chosen by us was a German, who was prepared to wear only bathing trunks during the operation. Furthermore, Mr. Agpaoa had agreed to perform the operation, but when he saw the prepared requisites - plastic basin, water, cotton wool and clothing - he left the room and could no longer be persuaded to perform the operation. However, I pleaded for a further test.

Two venules of blood were taken from a patient in Mr. Agpaoa's presence. Mr. Agpaoa was then handed one of these sealed venules and asked to dematerialize this blood so as to produce another blood group or animal blood. The second venule was kept by me. Mr. Agpaoa then tried for about half an hour under our supervision to perform this dematerialization, but again without success, as the forensic report shows.

Mr. Willy Schmied from Bern recorded with a slow motion cine camera an "operation" performed by a collaborator of Mr. Agpaoa. In my opinion, the film very clearly reveals that the blood involved in the operations is concealed in the swab always used for these operations. The pool of blood apperaring on the part of the body operated is then produced by kneading the water-soaked swab containing the concealed clots of blood.

In addition, I asked Mrs. Siegrun Seutemann, Weingarten, who organized trips for patients to Toni Agpaoa at that time, to provide me with addresses of patients who were supposed to have been cured by Mr. Agpaoa of organic illnesses such as malignant tumors, gall or kidney stones etc. To this day I have received no such address. I can quite imagine that it is possible to ameliorate or cure psychically amenable illnesses by manipulations such as practised by Mr. Agpaoa and other psychic healers. I am also of the opinion that this is a very essential aspect of the healing process which is often neglected by modern medicine. This, however, is not my special area, and so I did not devote further attention to it.

I do, however, regard as extremely dangerous the type of propaganda for 'psychic surgery' in the Philippines that is indulged in by certain sections of the media. I also consider that both the quoted films of Dr. SCHIEBELER and that of Mr. OTT, which was recently shown on Bavarian Television and which you will have the opportunity to see today, are not objective and are dangerous. Such propaganda can induce uncritical laymen suffering from serious organic illnesses to opt for treatment by psychic surgeons in the Philippines. The trip itself subjects these patients to considerable physical strain. Moreover, this choice often deprives them of timely medical treatment by specialists. By way of conclusion, I repeat that trickery was definitely used in the operations performed by Mr. Agpaoa.

Zusammenfassung

Bei den von Toni Agpaoa an Patienten durchgeführten geistchirurgischen Operationen, die von mir beobachtet wurden, konnte nachträglich keine Verletzung des Körpers der Patienten festgestellt werden. Das bei diesen "Operationen " auftretende Blut wurde mit dem aus der Vene entnommenen Blut dieser Patienten verglichen. Dieser Blutgruppenvergleich ergab keine Übereinstimmung der Blutgruppen zwischen dem bei der Operation produzierten Blut und dem aus der Vene entnommenen. Dadurch konnte einwandfrei geklärt werden, daß Toni Agpaoa bei den sogenannten Geistoperationen Tricks anwendet.

Summary

Patients, who had been treated by Toni Agpaoa with psychic surgery showed, upon inspection, no trace of skin injury. The autor took samples of the blood-like liquid appearing during three cases of "psychic surgery" and later on venous blood from the patients themselves. The laboratory test carried out in a specialized Munich institute revealed that in all cases the samples taken during the "operation" belonged to different blood groups than the patients' own. It has thus been proven that trickery was used.

Résumé

J'ai examiné les corps des patients après les opérations "spiritualistes" de Toni Agpaoa. Ils étaient tous sans blèssures. On a comparé le sang visible pendant les opérations avec celui pris de la veine du patient opéré. Cette comparaison des groupes sanguins a montré que le sang produit pendant l'opération ne correspond pas à celui pris de la veine. Ainsi la preuve fut faite, que Toni Agpaoa truque pendant les soi-disant opérations "spiritualistes".

Traditional and Entrepreneurial Healing Modes in Provincial Luzon

Rebecca Hagey

Introduction

The setting is Pangasinan province in Central Luzon of the Republic of the Philippines. The changes in healing practices since the turn of the century introduced by American influence have resulted in chaos, in competing beliefs and values. Age-old elements of esoteric knowledge are being both challenged and exploited. New diagnostic categories are putting into question old explanations. The lowland peasant farmers, fishermen and businessmen of Pangasinan are besieged with competitive marketing of health commodities and specialized healers.

Yet, in all the apparent chaos and shifting values and roles there exist two distinctive personality types among the full range of religious and health practitioners engaging in some healing service. One type is personalistic and socially oriented to a locality or set of values. The other type is more managerial. While retaining elements of personalism these managerial traits can be seen to have been selected for their usefulness in trading a service for material gain. In a word, the second type is entrepreneurial. The purpose of this paper is to explain the existence of these two types and relate this difference to systematic constraints and principles.

I first present three major healing traditions commenting on their origins and giving an overview of their organization. I briefly describe the entrepreneurial model, presenting selected healers from each tradition used to apply the mode. The hypothesis to be tested and the test results are explained. I go on to reference four cases on actural healers to bring to reality the typology I have developed. The arbularyo in the vignettes make input-output decisions but are seen as non-entrepreneurial in contrast to the spirit healer who is exemplary of the growth oriented, risk-taking profit-motivated and innovative iatric mode now gaining prevalence in the Philippines.

The field work (10 months) reported here was conducted in Dagupan city, the commercial centre of Pangasinan Province and Bolinao, a remote fishing village at the western tip of the province. In both places I lived with families and learned a great deal through participant observation and informal interviewing. There are multiple languages in use in the province. I have designated (B) for Bolinao terms, (I) for Ilocano terms, (P) for those of Pangasinan, (T) for the Tagalog-based Pilipino, and (S) for Spanish.

I also conducted open-ended interviews with over 200 different types of healers using interpreters where necessary when Pilipino and English did not suffice to communicate. Elsewhere I have reported in more detail on my fieldwork (HAGEY 1980).

The three major healing traditions in the province

The first category of healer I call traditional. The origin of their healing practices clearly stems from Malayo-Polynesian thought and bears some overlay of Roman Catholic symbolism. They are more prevalent in the remote villages. While in figure 1 most terms are given in Bolinao they have their equivalents in the other languages.

The second major category which includes quasi-religious leaders and their associations I call post-traditional. I believe their initial formation to have emerged from discontent with Spanish clergy and affairs of the church in the nineteenth century. At least one of these healing corporations, The KKK (Kataasang Kagalanggalang Katipunan Ng Mga Anuk Bayan --- The Highly Respected Society of the Sons of the people) was significant in events leading up to the rebellion to establish the first Philippine Republic (see ANDERSON 1969). Other formations take their inception from the post-revolutionary period when protestantism and world-wide spiritualism invaded the Philippines. The Union Espiritista de Cristina is an example of the latter. However, it should be emphasized that Malayo-Polynesian values are very evident in all of these orientations to healing as well.

The third major category is that associated with capitalistic-based cosmopolitan medicine. Interesting for its absence in the numerous medical and surgical specialities available, is psychiatry. It evidently cannot compete with the indigenous categories in the speciality domain it addresses. Orthopedics is also rare as a speciality and here again the traditional Mangingilot (B) seem to do a satisfactory service for simple fractures and sprains.

Iatric personalities and decision modes of traditional and post-traditional healers and physicians

The glaring difference in traditional and other healing practices has been the shift to marketing healing as a service within a money market economy. In comparing all three types of healing, the question arises: Are there any distinctive comparative features? Are there any fundamental questions which relate to predictive theories for future developments or explain the observed traits of the healers of each tradition?

Given the importance of the money market invasion, one would predict that appearance of entrepreneurial traits. But what are the conditions for the "taking hold" of such traits and how will they be manifested? Which healers will they affect and why?

The best model of entrepreneurship available in

anthropology is that developed by Frederik BARTH (1963, 1966). According to him, the essential elements for the struggling actors in the market economy are resources, competitors, and clients. The entrepreneur of course is the manager of the resources as well as of his relations with clients and competitors. There are both positive and negative dimensions of this situation for any entrepreneur. The positive are characterized as assets (capital, skill, social claims). BARTH considers the social structure as well as the system of values of the community important factors in the analysis.

The significant variable for BARTH is the unique pattern of decision-making characteristic of the entrepreneur. The growth orientation, risk and uncertainty bearing, the ability to innovate and astutely manage are manifestations of entrepreneurial decision-making practices. The entrepreneur makes reformulative decisions which result in new groups or organizations with new membership functions and structure. I contend that this decision pattern is of great consequence for the qualitative effects of the personalities and modus operandi of healers in Pangasinan.

This basic model can be used to assess which healers show the characteristic traits of entrepreneurial decision-making and the outcomes when such decision strategies are successful. From BARTH's model were generated several types of indices which could be used to assess the healers in an objective manner from what they divulged in interviews and what could be observed. These data were then subjected to statistical correlation studies to identify factors in entrepreneurial success. Selected for these comparative studies were 1. representatives of the traditional category of healers, arbularyo (P) 2. representatives of the post-traditional group i.e. spirit healers, 3. private physicians and 4. salaried physicians working in government or other agencies. All were from the environs of Dagupan city. There were 39 arbularyo, 11 spirit healers, 15 private physicians and 15 salaried physicians. The sample of arbularyo is almost a total (39 out of 41) of those known to barrio captains in a typical district of the city. The spirit healers were all that became known to me or my assistants in our 10 months of foot work in the area. The sample of physicians, however, is only a convenience sample representing only one-third of those listed to be practicing in the city. Admittedly there could be some skewing in this method of sampling of physicians as finding a time for interviewing was a barrier to data collection and it is possible for example, that the more entrepreneurial physicians were willing to grant interviews with a foreign investigator perhaps risking time in order to gain contacts although I was clear in my negotiations that there was nothing to be gained from granting an audience.

The following list shows the indices devised as extensions of BARTH's model i.e. reflections of entrepreneurial decisions or factors possible impinging on such decisions:

Summation of Entreprenuerial Indices (in alphabetical order)

Age, assets, birthplace, class, competitiveness, dependence on healing for income, education, escalation of servicing, father's occupation, growth orientation, healer type, house type, income management, induction into role, innovation, kin in business, leadership style, marital status, mobility from birth, mother's occupation, organization level, political ties, practice location, religion, remuneration, risk orientation, self presentation, sex, sibling success, success.

From the interviews of the healers, the above thirty code categories were tabulated. These categories are of two types, social and economic. Previous entrepreneurial studies in the Philippines aside from tabulating basic demographic data, have focused on pertinent facts. These social and economic facts can be applied as a test to identify whether and to what extent entrepreneurship exists in the selected healers. These indicators were felt to be observable and quantifiable, probable extensions of the logic of behaviours considered entrepreneurial by BARTH. The internal components of each index have been tentatively scaled from lower to higher magnitudes. The key word here is tentatively. Take a social factor such as marital status. Arbitrarily I ranked unmarried as entrepreneurially higher than married as I had observed remarkable success among some single spirit healers. However, there may be instances in which it would be competitively advantageous to be married. In such instances a simple reversal of the sign would show up in correlation studies and would mark a higher entrepreneurial rank of being married as opposed to being single. Furthermore in order to do extensive correlation studies comparing the different types of healer, I arbitrarily ranked the healers by providing simple integer magnitudes in coding them. Again, this technique in no way biases the outcome of the study but simply provides a way of marking the types of healer being compared. The direction of the sign and the magnitudes of the correlation coefficients tell us whether any differences are observed in the comparison and whether these differences constitute positive or negative correlations. In this way hypotheses can be tested, as quantitative magnitudes of correlations can be shown.

One major hypothesis which has already been rationalized by the economic theories of DALTON (1962) and ORTIZ (1967) is that a shift to dependence on healing for an income produces a shift in the relations which orient healing, to those oriented to material gain from the healing transaction.

In order to test this hypothesis quantitatively I had to be able to conduct correlation studies. On an anecdotal basis I had already observed that

a) arbularyo tended not to be dependent on healing for income and tended not to be oriented to material gain in their healing transactions;

b) the majority of spirit healers were both dependent on healing for their income and made efforts to receive material returns from their actions;

c) most physicians seemed to be quite dependent on healing for their income and explicitly oriented themselves to this necessity.

Table 1 shows the degree of dependence on healing for income for the various healer types.

Table 1: Healer Type by Income Type

Healer Type	Income Type Not dependent	Partially dependent	Fully dependent	Total
Arbularyo	29	8	2	39
Spirit Healer	3	0	8	11
Private Physician	0	0	15	15
Salaried Physician	0	2	13	15
Total	32	10	38	80

Table 2: Income Type by Entrepreneurial Indicators (Spearman Correlatiom)

Indicator	Significance	Direction	Magnitude	N
Class	0.0001	pos	0.68	79
Education	0.0001	pos	0.77	79
Escalation of Serving	0.0001	pos	0.74	80
Growth Orientation *	0.0001	pos	0.77	80
Income Management *	0.0001	pos	0.79	77
Innovation *	0.0001	pos	0.86	80
Leadership Style	0.0001	pos	0.66	67
Political Ties	0.0001	pos	0.86	80
Risk Orientation	0.0001	pos	0.70	79
Success	0.0001	pos	0.68	80

* The key entrepreneurial indices

Table 2 explicates the test of the following hypothesis: the more a healer is dependent on healing for income, the more entrepreneurial he will be. The variation in number is a result of some interviews not having complete information in order to code all variables. So, while N = 80 (39+11+15+15), N was less than 80 for some code categories. The missing information was not enough to disturb the correlations, however. Observe that the magnitudes of the Spearman Correlation Coefficients are high and at an extremely high level of significance i.e. statistical confidence. What this high correlation means in plain words and in real behaviour is the following: The more dependent a healer is upon his healing for income, the more likely it is for him to display entrepreneurial behaviours (innovation, risk-taking, profit-making through income management and escalation of servicing and calculated growth measures and the more likely it is for him to enjoy the statuses and benefits of those entrepreneurial decisions (financed success, class bracket, political ties to protect the healing practice). The code categories absent in Table 2 are those which had no convincing correlation (if there had been negative correlations they would have been included in the table). No correlation means a random relation. So for example, sex is missing from the table. This means that dependence on healing for an income is not particular to either sex.

The reader may notice that assets too are missing from Table 2 and it may seem like a discrepancy that that success correlates with dependency on healing for an income but assets do not. This can be accounted for by the fact that arbularyo often have significant land holdings which went into the calculation of assets. According to DALTON'S economic principles, I would explain that as their land is productive, these arbularyo are not alienated from the means of production to the point of having to resort to charging fees or soliciting donations in return for their healing activities. Neither are they pushed into behaving like entrepreneurs as the lack of correlation shows. However, one could predict, on the basis of the strong correlation between dependency on healing for an income and the likelihood of entrepreneurial behaviours that arbularyo too will resort to entrepreneurship as they become alienated from the means of production.

The fact that education correlates with dependency on healing for an income perhaps suggests that education becomes necessary for success once alienation from the land as a means of production occurs. Among the successful spirit healers were individuals who had tried pharmacy, law and other occupations requiring formal education. Education appears to provide competetive skills on the meaning of the test outcomes for all 30 variables. Those readers interested in such details or other hypotheses related to the phenomenon of healing entrepreneurship can refer to my earlier work (HAGEY 1980).

Case examples and concluding remarks

Based on over 200 interviews with various types of practitioners found in both urban and rural settings and the quantitative data presented in the previous section, I am able to make the following generalizations. The traditional healer, whether living in a remote area or a busy city, hopes his work is perceived positively so that people will hold him in esteem. He does not view the client's perceptions as a malleable entrance to new markets for return on service rendered. Whereas the post-tradtional healers and physicians are interested in managing the perceptions of clients so that patronage will increase and satisfaction will be expressed, in part materially.

The shift to a market economy has had drastic effects on healing personalities and practices. Even among "non-economic" traditional healers there are some who have specific economic concerns. The following three examples show beginning signs of input-output decisions and other effects of the intrusion of the market economy into the domain of traditional healing practices.

One female, single arbularyo, forty years of age who lived in Lombay District of Dagupan, travelled to various places all over the province whenever she was called to heal. The only return she accepted for her healing was her transportation costs. She stated at the time of the interview that she is accepting fewer calls because it is better for her to be a beautician (her present occupation) than to be an arbularyo. Upon further questioning it became clear that (holding to tradition) she could not charge for her healing and it was better for her to put her time into something she could make a living from. Her talents and image as a healer made her a very popular beautician.

Another arbularyo, a married Tagalog woman, 42 years of age with five children living in Salisay, Dagupan, also took calls to far places, but as well she had a steady stream of clients coming to her home on the days when she healed. Asked if the number of arbularyo was increasing or not she replied yes, people had more and more arbularyo to choose from nowadays. Since she always had donations coming in, she used some of her money from donations to buy herbs and old Spanish remedies from the agents coming from Alaminos. She stated, "the people are happier when they can get so many remedies from me" (old people testify that herbs from other locales have always been available in the market place and arbularyo never made gains from market transactions of the herbs they recommend).

A 61 year old married female mangihilot (P) living in a remote barrio on the island municipality of Anda uses samat leaves and coco-nut oil for her massage treatments. Her customers are expected to bring their own samat and coco-nut oil. She stated "I am the one giving my assistance free so why should I be the one having to provide and prepare these things." However, she did have a little plastic bag containing a supply of samat wrapped in a banana leaf just in case someone did not come prepared.

The next case describes a dramatic shift from the social priorities of the previous three cases. In this healer, there are the fullblown characteristics of an entrepreneur with innovations, risktaking, creative use of capital and human resources, taking advantage of opportunities for profit-taking on the margin, reinvestment, diversification, etc. I describe here the outcomes of his growth-oriented decision making.

This Ilocano healer in San Fabian is worth special mention as an example of astute real estate management. He claims he was born in San Fernando, La Union, but became an orphan very young and was brought to Dagupan by a childless couple who adopted him. They were of poor means being rag and bottle collectors so his childhood memories consist largely of this scavenging way of life. While still a youth he was "called" to heal and he was so successful, people gave him gifts and he was able to put some cash together to buy some land along the Lingayen Gulf on a beach-front lot. In the 1950's he was able to build a church and have his religion registered by the government. Today he has a three sotey monastery in which he trains missionaries in three languages. Seventy were said to be enrolled when I visited. He has a large compound of dwelling units made of light materials which can house 2000 people. This is necessary because he holds conferences for his returning preachers who can only preach, are not allowed to heal. He has a fishery and a piggery to feed the compound as well as several sari-sari stores which provide the "staff" with their basic needs. The staff are orphans, elderly, teenagers, and other displaced persons as well as intact families who have become followers. There is a bus line and a mechanic shop to keep the buses in working order. The buses are another source of income when not in service for religious tours.

Sunday is the day for mass healing and donations are taken at these large ceremonies. Sick people requiring extra time may stay in the tiny "motel" units or in a sort of infirmary under care of assistants to the supreme healer. I spoke with a male nurse who planned to stay with the healer giving his life to the communal way because when he was seven years old and deathly ill, the healer cured him. The family was provided for during his illness and the debt of gratitude could never be paid.

Many churches bearing the name of this religion dot the municipalities of Pangasinan especially in the western part of the province which had been a Methodist stronghold. Again, people who feel endebted to the supreme healer are often encouraged to start a new chuch in their home barrio. Another way of showing gratitude is giving cavans of rice. As far as I know this tribute is voluntary rather than a tax as in Spanish times as the great granaries beside the Catholic churches are testimony to. If the healer's claims of 3 million followers in the Philippines with churches throughout Luzon and the Visayas are correct, his organization is likely receiving an ample supply of rice. In contrast to his followers, the healer was well dressed and rotund. He received a manicure and pedicure while I awaited an audience with him.

The elements of innovation, growth orientation, profit management and a record of risk successfully ventured are everywhere in evidence in this healer's establishment. This healer puts all his returns into his religion and surrounds himself with the duties and privileges of the religious life he has constructed.

To summarize, I have contended that there are three discrete types of healing tradition extant in Pangasinan province, each with different origins, symbolic orientations, and methods of organizing the healer role. By using a model of entrepreneurship which tabulated particular social and economic characteristics of entrepreneurship, I was able to examine iatric traits in healers selected from each tradition. After the model was shown to be able to distinguish between two basic modes, entrepreneurial and non-entrepreneurial, I wanted to test the hypothesis predicted by economic theory as to the reason for the onslaught of entrepreneurial iatric traits. The hypothesis was simply, the more dependent a healer is upon his healing acitivities for an income, the more likely it is for him to become entrepreneurial. This hypothesis was accepted as correct both from anectdotal material and from statistical correlations with high levels of confidence. The variety of decision patterns suggested by the case presentations shows the various ways healers are confronted by the reality of the money market and the necessity for them to make input-output decisions even when they practice a traditional type of healing which never traded service for material gain.

I would like also to note that there are religiously inspired individuals who manage to get a following without performing healing or including it explicitly in their organization. I point this out to guard against seeing healers only in the narrow context of developments in medicine and health. It may be just as accurate to view this second category of healer in the panorama of revitalizing religion in the Philippines (COVAR 1975).

Here again, these organizations whether healing or non-healing in practice, basing their operations on the economic models of the Christian churches are probably constrained by market principles as our research has shown.

References

ANDERSON; G.H. 1969 Studies in Philippine Church History. Cornell University Press. Ithaca, New York

BARTH, Frederik 1963 The Role of the Entrepreneur in Social Change in Northern Norway. Norwegian University Press. Bergen, Oslo

BARTH, Frederik 1966 Models of Social Organization. Royal Anthropological Institute, Occasional Paper No. 23

COVAR, P.R. 1975 The Iglesia Watawat ng Lahi: An Anthropological Study of a Social Movement in the Philippines (Doctoral Dissertation University of Arizona)

DALTON, G. 1962 Traditional Production in Primitive African Economies. Quarterly Journal of Economics 76: 360-378

HAGEY, Rebecca 1980 Healing Entrepreneurship in the Philippines. (Doctoral Dissertation, Case Western Reserve University)

ORTIZ, S. 1967 The Structure of Decision-Making among Indians of Columbia. In: FIRTH, Raymond (Ed) Themes in Economic Anthropology. ASA Monograph No. 6. Tavistock Publications S.S.P., London

Zusammenfassung

Im Durcheinander sich verschiebender Werte und veränderter Heilerrollen in der Provinz Pangasinan lassen sich doch zwei deutlich voneinander verschiedene Heilerpersönlichkeiten erkennen. Die eine basiert auf persönlichem Kontakt zu den Patienten und generell auf traditionellen Werten, die andere ist erfinderisch und professional-geschäftsmäßig. Die Autorin stellt die Hypothese auf, daß letzterer Typus mit dem Einbruch des Geldmarktes in die philippinische Gesellschaft assoziiert ist. Um diese Annahme zu testen, werden beobachtete Verhaltensweisen und Strategien, die die Repräsentanten von vier selektiv interviewten Heiler-Typen berichteten, mit einem Modell verglichen, das auf den Ethnologen Barth zurückgeht und verschiedene Aspekte und Funktionszusammenhänge individuellen Unternehmertums abbildet. Die Annahmen ließen sich für drei der vier Typen bestätigen. Auch die Eingangshypothese, daß die Existenz zweier verschiedener Heilerpersönlichkeiten durch die Notwendigkeit hevorgerufen wird, sich auf dem medizinischen Dienstleistungsmarkt behaupten zu müssen, wurde durch Auswertung der kodierten ca. 200 Interviews mit Heilkundigen belegt. Kurze Fallbeispiele belegen die aufgestellte Heilertypologie. (W.Sch.)

Summary

In all the chaos of shifting values and healing roles in Pangasinan province of the Philippines, there are two distinctive iatric modes: one is personalistic and oriented to traditional values while the other is more managerial and contrived. The second type is hypothesized to be associated with entrepreneurship and the invasion of money market effects. In order to test this hypothesis the author applies an entrepreneurial model to observed behaviours and professed strategies obtained on interview with four selected healer types. The entrepreneurial model applies to three of the four types of transition to the entrepreneurial healing mode is forced by a dependence on healing for an income. This is indeed borne out by the correlation studies conducted on the coded interviews. So the existence of the two iatric modes is shown to be related to a shift to entrepreneurial decision making forced by the healer's need to earn a living from the money market through trading a service. Brief case studies are presented to enhance the typology.

Résumé

Dans tout le chaos entraîné par les valeurs changeantes et la modification des rôles des guérisseurs dans la province de Pangasinan aux Philippines on peut discerner deux modes iatriques distincts dont l'un est personnel et orienté ver des valeurs traditionelles, tandis que l'autre est plutôt intéressé et orïenté vers la gestion de la guérison comme entreprise commerciale. Selon notre hypothèse, ce deuxième mode serait associé au rôle de l'entrepreneur à l'incursion des effets du marché monétaire. Pour vérifier cette hypothèse, nous appliquons un modèle (le cas type de l'entrepreneur) aux comportements observés et au méthodes reconnues chez quatre catégories correspondent au modèle. Selon l'hypothèse principale de notre étude, les guérisseurs sont obligés de faire la transition vers une explotation commerciale des soins qu'ils offrent parce qu'ils en dépendent pur gagner leur vie. En effet, cette hypothèse est corroborée par des études de corrélation statistique qui s'appliquent aux interviews codés. On peut donc conclure que l'èxistence des deux modes iatriques se rapporte à une orentation nouvelle vers un comportement d'entrepreneur, dictée par le besoin des guérisseurs de gagner leur vie dans le marché monétaire en faisant le commerce d'un service. Nous présentons l'étude des cas afin de rehausser la typologie des guérisseurs.

Note
The fieldwork upon which this paper is based was funded by Fulbright-Hays Grant

Extraktionszauber. Domäne der Heilkundigen

Wulf Schiefenhövel

Einleitung

Bei der Behandlung ihrer Kranken nutzen traditionelle Heiler des westpazifischen Raumes vor allem drei therapeutische Grundprinzipien, archetypische Muster des Kampfes gegen die Wiedererlangung der Gesundheit, die gemeinhin nur ihnen, den Spezialisten der Heilkunde vorbehalten und in anderen Kulturen ebenfalls anzutreffen sind. In einer mehr etischen als emischen Klassifizierung kann man sie als

- Abstreif- bzw. Transduktionszauber
- Austreib- (Expellations-)zauber und
- Auszieh- (Extraktions-)zauber

bezeichnen.

1. Abstreifzauber wird vor allem dann angewendet, wenn das Krankheit verursachende Agens als auf der Oberfläche des Kranken sitzend gedacht wird. Von dort wird es mit bloßen Händen entfernt, mit Blätterbüscheln abgeschlagen oder mit Kleiderstücken oder ähnlichem Material abgewischt. Die Grundidee des Transduktionszaubers geht über diese Vorstellung hinaus: Das pathogenetische Agens soll in ein "neutrales" Medium überführt werden, das sozusagen die Krankheit in sich aufsaugt (HOVORKA & KRONFELD 1909, WILKE 1936, BUSCHAN 1941). Oft sind es Blätter, bisweilen Netzbeutel aus Bastfasern, Stoffe oder andere Materialien, die dafür verwendet werden; gemäß der pathogenetischen Vorstellung führt der Therapeut sie eng am Körper des Kranken entlang, nimmt die Krankheit so von ihm ab und ist danach meist sorgfältig bedacht, das Bündel mit dem unsichtbaren Substrat der Krankheit so auszuschütteln, zu deponieren oder es mit dem unschädlich machenden Element Wasser in Berührung zu bringen, daß die gefährliche Potenz nicht auf einen anderen übergehen kann.

Auch in Europa sind derartige Vorstellungen und Praktiken heute noch verbreitet. So pilgern viele an Verrenkungen, "Rheuma", "Ischias" und anderen Wirbelsäulenerkrankungen Leidende zum oberösterreichischen St. Thomas am Blasenstein. Dort befindet sich eine auffällige Felsformation mit einem engen Durchschlupf, durch den man sich als Erwachsener je nach Körperfülle hindurchschlängeln bzw. hindurchzwängen muß. Bei vielen Patienten stellt sich offenbar eine subjektiv empfundene Linderung der Beschwerden ein, wie Bekanntheitsgrad und Beliebtheit des Blasensteins schließen lassen.

2. Beim Austreib- oder Expellationszauber versucht der Heilkundige, die krankmachende Kraft mithilfe starker Reize zum

Verlassen des Patienten zu bewegen. Verschiedene Sinne des meist anthropomorph, etwa als Geist, vorgestellten Krankheitsprinzips werden in den unterschiedlich ausgestalteten Zeremonien angesprochen, d.h. man versucht, mittels Lärm, Gestank, scharfschmeckenden Substanzen (BARTH 1975: 141) und rituell dargebrachten apotropäischen Symbolen, die Flucht des Krankheitsverursachers zu bewirken (ähnliche Praktiken sind im Jemen heute noch üblich, vgl. Beitrag FLEURENTIN, MYNTTI & PELT in diesem Band). Auch verbal-argumentative Formen des Expellationszaubers sind zu beobachten: Der Heilkundige versucht dann, den Krankheitsbringer durch Verweise auf andere "viel geeignetere" Opfer (etwa unter den Feinden), durch das Beschwören einer heraufziehenden Gefahr ("Ausbruch von Feuer" etc.) oder andere Argumente zum Verlassen des befallenen Patienten zu bewegen.

3. Besonders interessant, vor allem im Zusammenhang dieses Bandes, erscheint mir der Extraktionszauber, der in noch stärkerem Maße als die beiden anderen therapeutischen Formen Sache des Spezialisten ist, nicht zuletzt deshalb, weil die oft dafür erforderliche Geschicklichkeit Begabung und Training erfordert und weil der Extraktionszauber häufig als die wirksamste, in der Rangordnung der Heilmethoden am höchsten stehende Weise "magischen" Behandelns ist. Ihre Verbreitung ist für unterschiedliche Kulturen belegt (Vollständigkeit der bibliographischen Angaben dazu ist kaum zu erreichen, daher seien hier in kursorischer Form folgende Belege angeführt: FORTUNE 1932; ELIADE 1957; GRMEK 1959; NIPPOLD 1960; PFEIFFER 1966; ZERRIES & SCHUSTER 1974 sowie in diesem Band BIESELE, LANDOLT, MÜNZEL und VELIMIROVIC) und offenbar auch im melanesischen Raum (KRIEGER 1899; WILLIAMS 1928, 1936, 1940; MEYER 1932; LUTZBETAK 1958; GLICK 1967) ausgeprägt.

Besondere Bedeutung hat eine Analyse des Extraktionszaubers im Hinblick auf die sogenannten geistigen Operationen mancher philippinischer Heiler (vgl. die Beiträge von KAISER, LANDOLT, VELIMIROVIC in diesem Band). In einer interessanten Deutung hat A. PRINZ (1982) diese Praktiken als Mischung zwischen "schamanistischen Initiationsoperationen" und Extraktionszauber gekennzeichnet. - Vor der Erörterung weiterer Aspekte solcher an Touristen-Patienten angepaßten "Extraktionen", sollen zunächst einige in verschiedenen Ethnien Melanesiens dokumentierte Krankenbehandlungen mittels Extraktionszauber besprochen werden, die im Verlauf von Felduntersuchungen beobachtet wurden.

Extraktionszauber bei den Kerewo (Gulf Province)

Im Frühjahr 1966 wurde ich im östlich des Kikori-Deltas gelegenen Dorf Samoa der Kerewo Sprach- und Kulturgruppe erstmals Zeuge eines Extraktionszaubers; die Benennung des Dorfes war eine Hommage an Missionare aus Samoa, die in der Akkulturationsgeschichte der Südküste Neuguineas, zumeist als Angehörige der London-Missionary-Society, eine bedeutende Rolle spielten.

Einheimische Informanten hatten mich zu einer ca. 65jährigen Frau geführt, die seit einigen Tagen nicht mehr arbeitete, weil sie sich schwach und krank fühlte. Sie war sehr schlank, aber nicht kachektisch. Bei grobklinischer Untersuchung fanden sich anämische Konjunktiven, in diesen Regionen meist Ausdruck einer massiven Infestation mit Hakenwürmern

(Ankylostoma duodenale) oder/und chronischer Malaria; die Patientin schien jedenfalls nicht an einer akuten Erkrankung zu leiden (Abb. 1).

Jemand machte mich auf einen ca. 60jährigen Mann aufmerksam, der an der Hand einer jungen Frau, seiner Tochter wie mir später gesagt wurde, hergeführt wurde. Es handelte sich um den angesehenen blinden Heilkundigen Kaiei. Er erklärte sich mit meiner Anwesenheit einverstanden, betrat die überdachte Veranda des Hauses und hockte sich nach kurzer Befragung der Patientin (Abb. 2), wobei er sich den Ort der geklagten Schmerzen zeigen ließ, neben sie und begann nach einem mäßig kräftigen Biß in die Haut der linken Flanke, mit fest aufgesetztem Mund an dieser Stelle zu saugen. Diese wie die folgenden Handlungen geschahen in gemessenen Bewegungen, in ruhiger, völlig unprätentiöser Würde, aber ohne jedes auffällige Zeremoniell. Das Saugen mag etwa eine Minute gedauert haben. Darauf stand Kaiei auf, schlug sein Hüfttuch zurück, umfaßte sein Skrotum und holte ein ca. 12 cm langes aus ineinandergedrehtem Kupferdraht bestehendes Gebilde heraus (Abb. 3), das er, immer noch ohne jegliche ausschmückende Gebärde, der Patientin und den Umstehenden zeigte. Gleich darauf verließ er das Haus wieder und wurde von der jungen Frau in den oberen Teil des Dorfes zurückgeführt.

Auf mich hatte das Geschehen starken Eindruck gemacht. Einmal wegen des überraschenden Erscheinens eines corpus alienum an einem unerwarteten Ort, vor allem aber wegen des gemessenen Ernstes der Handlungen des blinden Heilkundigen, des Fehlens begleitender Zeremonie. Die Patientin und ihre Angehörigen, deren Gesichter verrieten, daß sie mit dem sichtbaren Erfolg der Therapie zufrieden waren, erlaubten mir genaueres Betrachten und Photographieren des Extraktats. Die Kupferdrahtstücke waren sorgfältig zu einem etwa fingerstarken Gebilde zusammengedreht und zwar so, daß die Enden ganz in das Innere gebogen waren und nicht am Ende herausragten (Abb. 4).

Ich befragte die Informanten zu dem eben gesehenen Heilzauber und zur Person Kaieis. Der Heilkundige war in der gesamten Umgebung bekannt und geachtet. Auch die Einheimischen waren beeindruckt von Art und Ort des Hervorholens des als Krankheitsverursacher gedachten Fremdkörpers. Kaiei nehme seine therapeutischen Handlungen in stets identischer Weise vor: Biß in die Haut und Saugen über der Stelle, wo Schmerzen angegeben wurden, dann Öffnen des Hüfttuchs und Herausholen eines Fremdkörpers (in allen Fällen ein längliches Gebilde, mal Pfeil-, mal Knochenstück, mal entsprechend geformte Steine) aus dem Hodensack.

Der Vorgang des Extraktionszaubers, dessen Kerewo-Terminus ich damals leider nicht notierte, erklärten sie und auch später andere Gewährsleute so: In den Körper des Kranken ist ein Gegenstand eingedrungen, der dort das Innere stört und zu den geklagten Beschwerden Anlaß gibt. Ein Heiler wie Kaiei könne durch Beißen in die Haut und kräftiges Saugen diesen Fremdkörper in seinen eigenen Mund übertreten lassen, von wo er ungehindert durch seinen Körper an eine beliebig von ihm zu bestimmende Stelle wandere; dort könne er dann entfernt werden.

Für den "mechanischen" Teil der Behandlungsmethode Kaieis läßt sich folgende anatomische Erklärung finden: Der Heilkundige hatte offenbar ein Loch in der Tunica dartos und einen mindestens fingerstarken offenen Kanal zwischen den Hodenhüllen. Er besaß auf diese Weise ein natürliches Rezeptakel für längliche Gegenstände, das er nach Belieben wieder verwenden konnte. Eine akzidentiell entstandene oder bewußt herbeigeführte Stichverletzung des Hodensacks, die nahezu parallel der Haut verläuft, kann einen Stichkanal entstehen lassen, der sich entweder zwischen der Tunica dartos

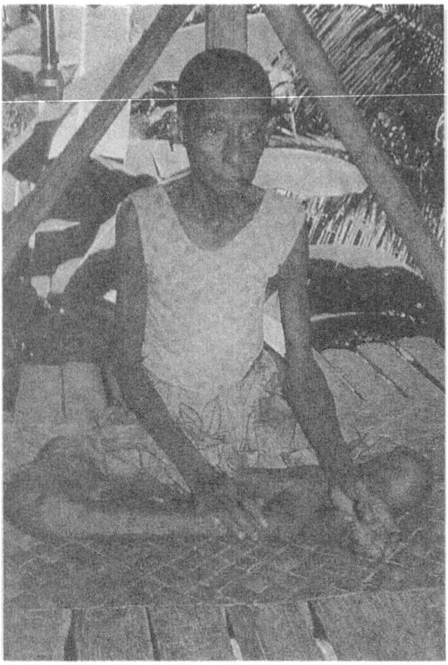

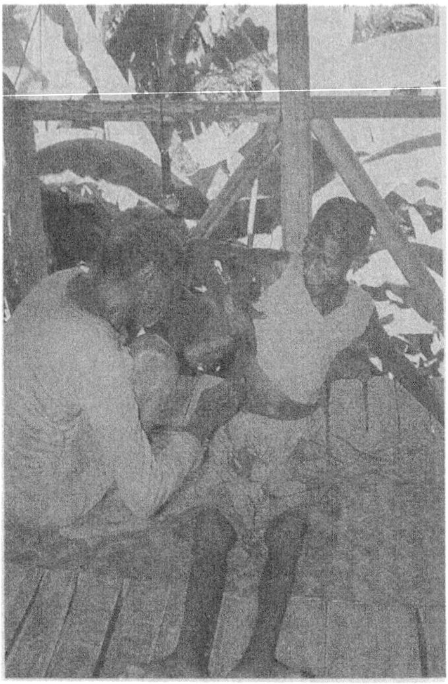

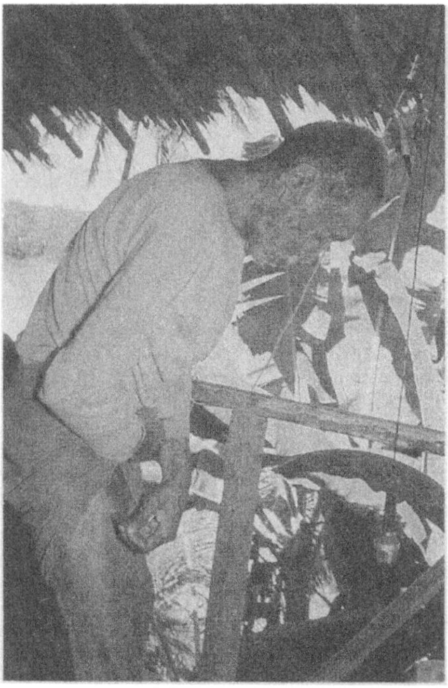

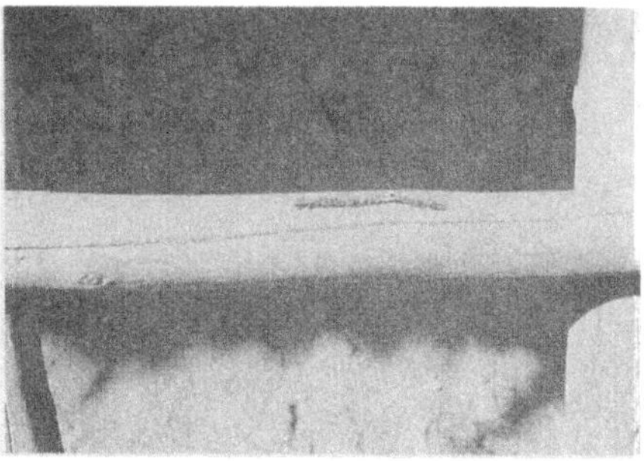

Abb. 1: Patientin mit der Verdachtsdiagnose: Malaria, Hakenwürmer.

Abb. 2: Der Heilkundige beginnt die Extraktionsbehandlung.

Abb. 3: Das Extraktat wird aus dem Hodensack gezogen ...

Abb. 4: ... es besteht aus einem 12 cm langen Drahtgebilde.

und der Fascia cremasterica oder zwischen der Tunica vaginalis communis und der Tunica vaginalis propria erstreckt; diese vier distinkten Hüllen des Hodensackes leiten sich aus seiner Wanderung aus dem Bauchraum ab. Die letzte Variante ist anatomisch die wahrscheinlichere, denn "... führt man (eine Sonde) in dem Bindegewebe zwischen Tunica vaginalis communis und Tunica vaginalis propria aufwärts, so gelangt (sie) bis zum Leistenkanal" (BRAUS & ELZE 1956: 419). Die andere Variante, Verlauf der Verletzung zwischen Tunica dartos und Fascia cremasterica/Samenstrang, ergibt eine Länge von nur einigen Zentimetern.

Daß eine zufällige Verletzung genau das Resultat erzeugt hätte, das Kaiei erlaubte, längliche Gegenstände in seinem Hodensack zu deponieren, ist eher unwahrscheinlich. Vor allem hätten die Heilungsprozesse dazu geführt, daß die Epidermis sowie das Bindegewebe zwischen den Hodensackhüllen wieder zusammengewachsen wäre. Es kann also gefolgert werden, daß die Verletzung etwa durch regelmäßiges Sondieren oder Bougieren zumindest solange offengehalten wurde, bis sich der Kanal epithelisierte und so ständig offenblieb. Eine Zufallsverletzung in der angegebenen Art ist auch deswegen unwahrscheinlich, weil der Hoden kleineren traumatisierenden Gegenständen ausweicht. Daher kann eher angenommen werden, daß die zu einem ca. 12 cm langen und fingerstarken Stichkanal führende Wunde bewußt gesetzt und ihr Offenhalten gezielt ausgeführt worden waren. Da ich damals keine weiteren Befragungen zu dieser Form des Extraktionszaubers durchführte, muß ungeklärt bleiben, ob es sich bei Kaiei um einen Einzelfall oder um eine tradierte, kulturtypische Technik handelte.

Nachzutragen bleibt noch, daß es nach Auskunft der Informanten der Patientin am nächsten Tag wieder besser ging, und daß sie auch ihre normale Arbeit wieder aufnahm.

Ebenfalls im Kerewo Sprach- und Kulturgebiet war der australische Linguist John HARRIS (1966) von einem Papua Spezialisten mittels einer Extraktionszeremonie behandelt worden. Seine einheimischen Freunde hatten ihm vorgeschlagen, seine hartnäckigen Lumbago-Beschwerden von einem Heiler kurieren zu lassen. Nach den typischen Saugbewegungen an der schmerzenden Stelle brachte dieser dann unter einem sehr lauten, gänzlich ungewöhnlichen Klick-Laut ein Stück Holz hervor, das er seinem weißen Patienten und den Zuschauern zeigte.

Extraktionszauber bei den Pawaia (Gulf Province)

Bei den östlich der Kerewo am Mittellauf des Purari-Flusses lebenden Pawaia konnte ich 1970 zwei verschiedene Formen des Extraktionszaubers dokumentieren, die hier kurz zusammengefaßt werden. - Ein etwa 25jähriger Heilkundiger saugte, in ähnlicher Weise wie Kaiei, das krankheitsverursachende Prinzip aus seinen Patienten, ging während der Behandlung mehrmals zur Tür oder zum Fenster des Raumes, in dem die Therapie stattfand, und spie Speichel nach draußen. Das geschah unter lebhafter Gestik und Mimik. Sichtbare Materie wurde in diesem Fall nicht zum Vorschein gebracht. Die Bewohner des Dorfes sagten, daß der Heilkundige vor solchen Behandlungen Tabakblätter esse und so in einen "heißen" Zustand gelange, der Voraussetzung für das Herausziehen (in Hiri Motu 'veria') der Krankheit sei.

Ein etwa 50jähriger, in Physis und Auftreten eindrucksvoller Heilkundiger behandelte seine Patienten nach demselben Grundkonzept der Extraktion, jedoch ließ er wie Kaiei "Fremdkörper" erscheinen, zumeist bis zu ca. 30 cm lange und 5 cm breite Pfeilspitzen, die als Ursache der Krankheit galten. Er führte seine offensichtlich sehr gute Gesundheit auf vielfache Behandlungen zurück, die er nach derselben Methode an sich selbst habe vornehmen lassen, und zeigte mit Stolz ein ganzes Bündel von Pfeilspitzen vor (Abb. 5), die im Laufe seines Lebens aus seinem Körper gezogen worden seien. An den meisten dieser Extraktate konnte man eine rote blutartige Färbung erkennen, nach Auskunft des Heilkundigen Spuren von seinem eigenen Blut aus Brust und Bauch.

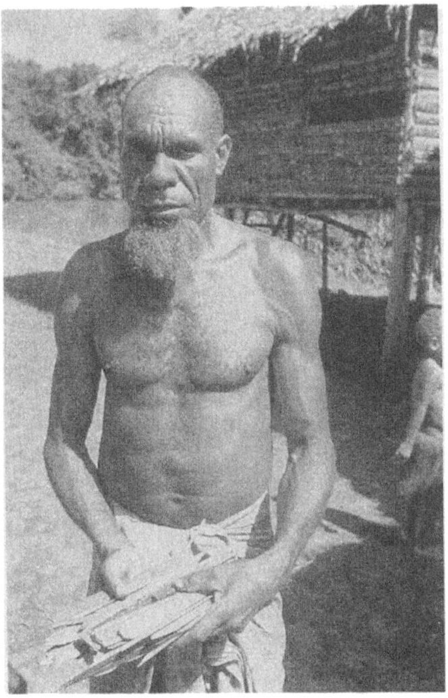

Abb. 5: Ein Pawaia Heiler vom Mittellauf des Purari Flusses demonstriert ein Bündel von Pfeilen, die im Laufe von Extraktionsbehandlungen bei ihm selbst entfernt worden waren.

Extraktionszauber bei den Kaluli und Waragu (Southern Highlands Province)

Bei den nahe des erloschenen Vulkans Mt. Bosavi lebenden Kaluli heißt der Extraktionszauber susururap, bei ihren Nachbarn, den Waragu sigife. Das sind Wörter für "ziehen", entsprechend der Grundvorstellung des Extraktionszaubers. Am Mt. Bosavi verläuft das Geschehen etwa folgendermaßen: Der Heilkundige (nach meiner phonetischen Transkription se, Edward L. SCHIEFFELIN, der ausführliche ethnographische Felduntersuchungen bei den Kaluli vorgenommen hat, schreibt den Terminus sei; SCHIEFFELIN 1976: 241) "hockt sich neben seinem Patienten nieder, betastet die schmerzende Stelle, umschließt sie mit seinem Mund, beißt einige Male in die Haut, ohne sie jedoch nennenswert zu verletzen, und vollführt saugende Bewegungen an dieser Stelle. Begleitet werden diese Handlungen von halblaut gesprochenen sakralen Formeln." (SCHIEFENHÖVEL 1970: 54).

In dem Beispiel, das man dazu berichtete, war Aria, ein wegen seiner Vitalität und Selbstsicherheit auffallender junger Mann, der sich häufiger in unserer Nähe aufhielt, behandelt worden. Der Heilkundige habe ein Rindenstückchen mit den Zähnen aus Arias Haut gezogen. Ebenso würden andere

Gegenstände, etwa kleine Steine, Holz- und Knochenstücke etc. hervorgezaubert. - Die Tatsache, daß die Patienten nach einem solchen Extraktionszauber meist wieder arbeiten konnten, bestätigte den Informanten, daß das extrahierte Agens wirklich Schuld an dem schlechten Zustand des Patienten sei und daß der se tatsächlich ein mächtiger Zauberer war. Nach Auskunft der Informanten erhält er bei den Kaluli und Waragu keine Bezahlung. Wenn diese mehrmals bestätigte Aussage richtig ist, kann man schließen, daß der Prestige-Zuwachs, der mit einer erfolgreichen Behandlung verbunden ist, höher eingeschätzt wird als der materielle Gewinn, den die Heilkundigen anderer Regionen Melanesiens häufig durch ihre therapeutischen Zeremonien haben.

Extraktionszauber bei den Trobriandern

Bei einem Besuch des Dorfes Koma am 24.06.1985 kam eine ca. 35jährige Frau namens Noaesa zur ärztlichen Behandlung. Sie klagte über seit längerer Zeit anhaltende "Bauchschmerzen" (lopola gidageda). Ein Aufenthalt im Distriktkrankenhaus Losuia, das von einem Health Extension Officer und Krankenschwestern geführt wird, hatte der Auskunft zufolge keinen krankhaften Befund ergeben. Bei der einfachen klinischen Untersuchung, auf die die Diagnosestellung im Rahmen unserer ethnologischen und humanethologischen Felduntersuchungen (zur "Rituellen Kommunikation auf den Trobriand-Inseln" Teil des Schwerpunktprogramms der DFG "Verbale Interaktion") beschränkt ist, ergab sich folgender Befund: Guter Ernährungszustand, Lunge und Abdomen o.B., keine pathologische Darmtätigkeit, auch sonst keine somatischen Symptome; Psyche: depressive Reaktionslage mit gebundener Körperhaltung und recht ausgeprägter Teilnahmslosigkeit. - Die Patientin machte auf mich einen kranken Eindruck. Zur Anamnese wurde nur wenig berichtet, insbesondere keine Vorkommnisse/Konstellationen, die auf eine depressive Reaktion oder Depression hätten schließen lassen. Die Patientin und ihre Angehörigen gaben an, daß der Heilkundige Mosubiya aus Giwa, demselben Ort, aus dem auch die Patientin stammte, bereits eine traditionelle Behandlung (boda) durchgeführt habe.

Meinem Vorschlag, daß die Kranke drei Tage später gemeinsam von Mosubiya und mir behandelt werden könne, stimmte die Patientin zu. Auch die anderen Anwesenden bekundeten ihr Einverständnis. Ich bat den mir bis dahin unbekannten Mosubiya per Botschaft, an dem betreffenden Tag mit der Patientin nach Koma zu kommen. Am 27.06. kam er, ein mittelgroßer, muskulöser, ca. 30jähriger Mann, mit zwei Hibiskusblüten geschmückt, die er in der üblichen Weise über den Ohren in das Kopfhaar gesteckt hatte. Noaesa, die Patientin, blieb allerdings fern. Mit Hilfe von Ingrid N. BELL, der Kilivila sprechenden Ethnologin unseres Teams, begrüßte ich den selbstsicher wirkenden Heilkundigen, der der Verkehrssprache Hiri Motu nicht mächtig ist, drückte ihm mein Bedauern darüber aus, daß Noaesa nicht gekommen sei und sagte ihm, daß ich daran interessiert sei, mehr über ihn und die Art seiner Krankenbehandlung zu erfahren. Er reagierte in der für die Trobriander üblichen höflichen Weise und kündigte an, uns in den nächsten Tagen im Dorf Tauwema, unserer Basis, zu besuchen. Wir erfuhren noch, daß er die Methode der Krankenbehandlung mittels Extraktionszauber von seinem Mutterbruder übernommen habe, der im Dorf Kavataria auf der Hauptinsel Kiriwina gelebt hatte. Ich gab ihm etwas Tabak als Dank für sein Kommen und seine Bereitschaft, gemeinsam mit mir die Kranke zu behandeln. - Man muß in diesem Fall berücksichtigen, daß es für einheimische Heilkundige, die fast stets auch als "Zauberer" gelten, die Macht zur Ausübung der "weißen" aber auch der "schwarzen" (Schadens-)Magie haben, ein schwerwiegender Entschluß ist, sich einem Weißen anzuvertrauen, denn unter der australischen Treuhandschaft wurden die "Zauberer" mit Gefängnisstrafen belegt. Auch versuchten die weißen Missionare (heute sind auf den Trobriand Inseln fast ausschließlich einheimische Evangelisten tätig), derartige Tätigkeiten zu unterbinden. - Nach Abschluß unseres Gesprächs beteiligte sich Mosubiya mit energischem Einsatz an einem Wettkampf mit Tanzeinlagen, den die Trobriander nach dem Vorbild des englischen Kricket entwickelt haben (LEACH 1975).

Am 30.06. kam Mosubiya wie angekündigt nach Tauwema und gab mir zu verstehen, daß er von seiner Methode der Krankenbehandlung berichten wolle. Er kam dann nachmittags in das von Mitgliedern unseres Teams benutzte Haus und gab Informationen, die auf Tonband aufgezeichnet wurden. Überraschenderweise erschien darauf Tokuyumila, ein Nachbar, mit seinem ca. dreijährigen Sohn Molukweli-Mounaki, der seit etwa einer Woche sehr weinerlich gewesen war und an einer leichten Erkrankung der oberen Luftwege (boku, Husten) litt, gegen die er mit Pinimentol-Salbe eingerieben worden war. Tokuyumila, seinen in unserer Nähe stets sehr verschüchterten und Fremdenfurcht zeigenden Sohn im Arm haltend, setzte sich neben Mosubiya auf eine Aluminiumkiste. Der Heilkundige erklärte, daß er den Jungen behandeln werde und daß ich auf diese Weise am besten sehen könne, welche Methode er anwende.

Diese Ankündigung kam sehr überraschend. Es war zuvor keinerlei derartige Abmachung getroffen worden. Mosubiyas Bereitschaft, das kranke Kind "in der Höhle des Löwen" zu behandeln, im Haus des weißen Arztes, wo vormittags auch die Sprechstunde stattfand, beeindruckte mich ebenso wie sein Verhalten dem Kind gegenüber. Er faßte ihm, hinter dem Rücken des Vaters herreichend, mit einer ruhigen Bewegung auf den Kopf und ließ seine Hand dort, längeren Blickkontakt mit dem Buben vermeidend (Abb. 6). Einige Minuten danach wendete er sich dem kleinen Patienten zu und betastete seinen Rücken und seine linke Flanke, was ohne Schreien oder andere Abwehr seitens des Kindes geschehen konnte (Abb. 7). Mosubiya erklärte, daß sich im Inneren unter dieser Körperstelle vier kleine Steine (tobudawa, harte Gegenstände im Körper; I. N. BELL 1985) befänden. Das sei keine "Krankheit", so wie diejenigen, die ich gewöhnlich behandele, er müsse nur die Steine herausholen, dann sei der Bub wiederhergestellt.

Mosubiya beauftragte eine der beiden mit ihm verwandten jungen Frauen, die mit ihm nach Tauwema gekommen waren, Blätter einer bestimmten Pflanze vom Waldrand zu holen, die er mit einer Hand ordnete, während die andere zumeist in seiner kleinen aus traditionellem Fasermaterial geflochtenen Handtasche weilte.

Er bat um ein Stück Ingwer (neya). Ich gab ihm etwas von den eigenen Vorräten und fragte, ob er diesen aus der Hauptstadt Port Moresby stammenden Ingwer für seine Zeremonie benutzen könne, was er bejahte. Er kaute ein Stückchen und spuckte in mehrfach wiederholten Bewegungen den Inhalt des Mundes auf das Blätterbüschel; dabei sprach er leise unvernehmliche Worte einer sakralen Formel. Er massierte dann die vorher bezeichnete Region am Körper des Kindes kräftig mit einer Hand (Abb. 8) und begann, diese Stelle leicht mit dem Blätterbüschel zu schlagen (Abb. 9). Die währenddessen rezitierte zweite sakrale Formel wurde im Gegensatz zu ersterer laut, heftig und beschwörend gesprochen. Der Bub drückte sich an seinen Vater, wehrte sich aber nicht gegen die Behandlung. Nach einigen Minuten gab es einen kleinen metallischen Knall. Etwas mußte gegen die Aluminiumkiste geflogen sein - das erste der vier vorher angekündigten Steinchen, rundlich, ca. 1,5 cm im Durchmesser, rollte auf den mit Matten belegten Fußboden. Jeweils ein bis zwei Minuten später folgten die nächsten "Fremdkörper". Das vierte Steinchen schlug nicht auf die Kiste auf, sondern

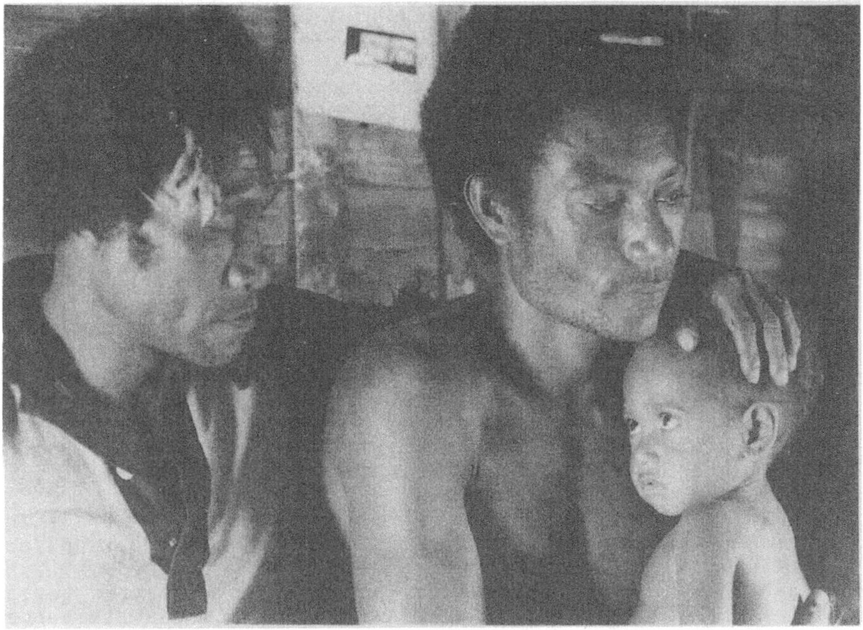

Abb. 6: Trobriand Heiler zu Beginn einer Behandlung.

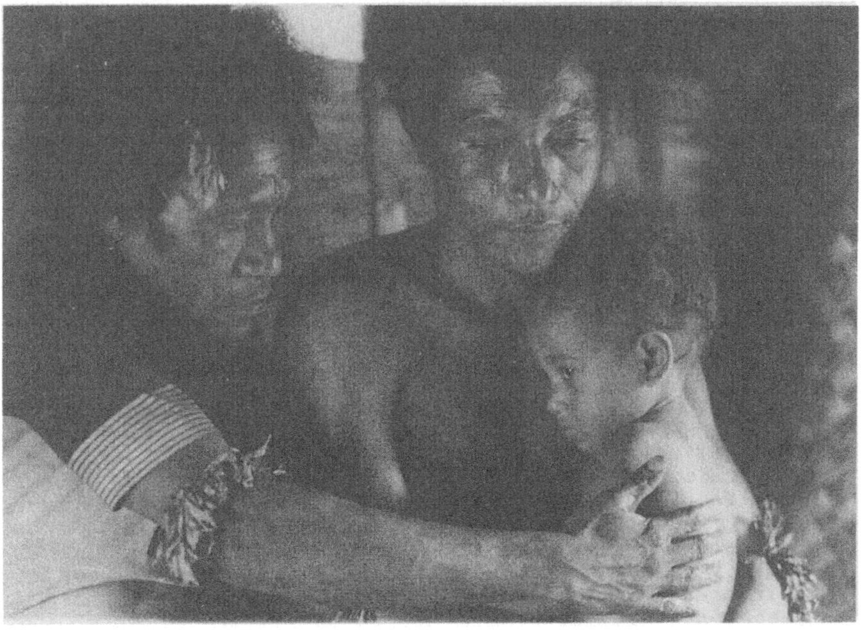

Abb. 7: An dieser Stelle sollen sich Fremdkörper befinden.

fiel aus dem Blätterbüschel durch eine Fußbodenritze auf den Sandboden unter dem Haus. Mosubiya unterbrach seine Formel kurz und sagte, der letzte Stein sei auch heraus (Abb. 10).

Mobileuya, ca. 45jährig, einer der Freunde aus Tauwema, die draußen standen und die Behandlung ansahen, rief spontan und mit deutlichem Stolz: "Siehst Du, das ist unsere Krankenbehandlung, die wir von den Vorfahren überliefert bekamen!"

Das Intrusions-Konzept

Wie aus den kasuistischen Beispielen zum Extraktionszauber deutlich geworden sein mag, besteht eine recht einheitliche pathogenetische Vorstellung vom Wesen der zu behandelnden Krankheit: Ein körperfremdes Etwas ist in das milieu intern des menschlichen Körpers eingedrungen und verursacht dort die Störung; häufig sind es stofflich gedachte, wenn auch bisweilen zunächst unsichtbare Objekte, Pfeilspitzen, Steine etc., manchmal geistige Prinzipien, die dafür verantwortlich gemacht werden. Logische Folge dieser Intrusionstheorie ist der Versuch, Heilung durch Extraktion des Agens zustande zu bringen.

Kranke, gleichgültig ob sie in einer westlichen Großstadt oder im Primärwald Neuguineas leben, haben ein offenbar universelles Kausalbedürfnis: Warum hat es gerade mich erwischt, was ist mit meinem Körper geschehen, was habe ich Unrechtes gegessen, was falsch gemacht, wo mich versündigt? Für den Leidenden bietet das Konzept der Intrusion eine willkommene, weil sinnfällige und sozial akzeptable Lösung. In sein Inneres ist etwas eingedrungen, das führt, wie ein Splitter, eine tiefsitzende Pfeilspitze oder ein anderer Fremdkörper, zu Schmerz, Schwellung und Störung der Funktion.

Die Intrusionstheorie, menschheitsgeschichtlich vermutlich sehr alt, befindet sich damit am Schnittpunkt zwischen "magisch-religiöser" und "naturwissenschaftlicher" Krankheitsvorstellung. Somit ist sie auch nicht gänzlich unvereinbar mit unseren modernen Vorstellungen, etwa der mikrobiellen Pathogenese. Extrahieren eines Fremdkörpers muß, das wird durch Introspektion klar, einen starken suggestiven Effekt auf den Kranken haben. So wird sein Leiden habhaft gemacht, es kann etwas gegen den schmerzhaften und gefährlichen Zustand unternommen werden. Er ist der Macht der Krankheit, ihrer Tendenz zu ständiger Verschlimmerung nicht weiter schutzlos ausgeliefert.

Der Extraktionszauber - Prinzip und Variationen

Die wenigen oben angeführten Beispiele zeigen, daß es selbst im geographisch und kulturgeschichtlich überschaubaren Raum Melanesiens kein einheitliches Modell des Extraktionszaubers gibt; doch können die Variationen als innerhalb der normalen Spielbreite eines Grundprinzips liegend betrachtet werden. Wenn also der Pawaia Heilkundige ausspuckt, unter den mimischen und gestischen Zeichen der Ekelempfindung übrigens, ohne daß ein sichtbares Agens erscheint, so ist das doch vereinbar mit der Intrusions- Extraktions-Theorie: Das Agens, unsichtbar in den Körper gelangt, kann auch unsichtbar daraus entfernt werden.

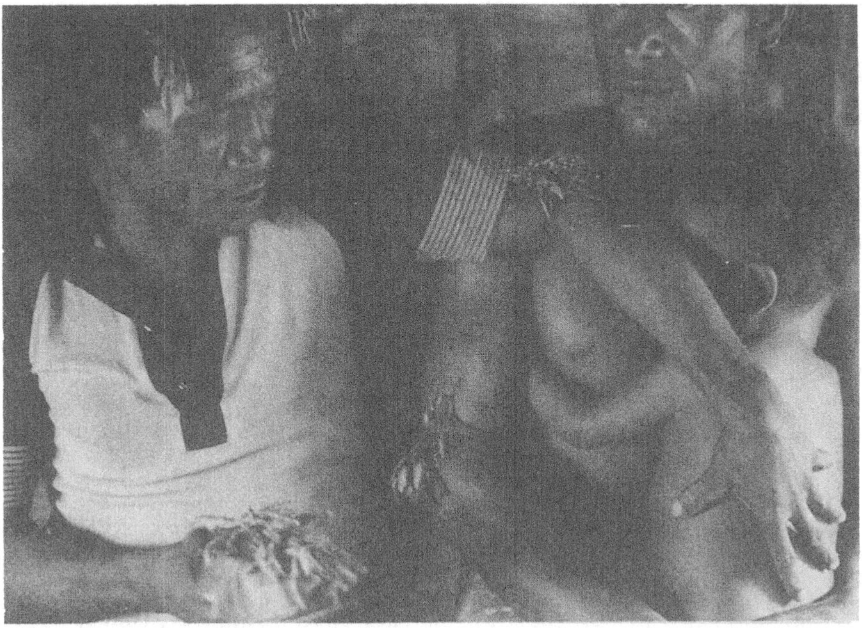

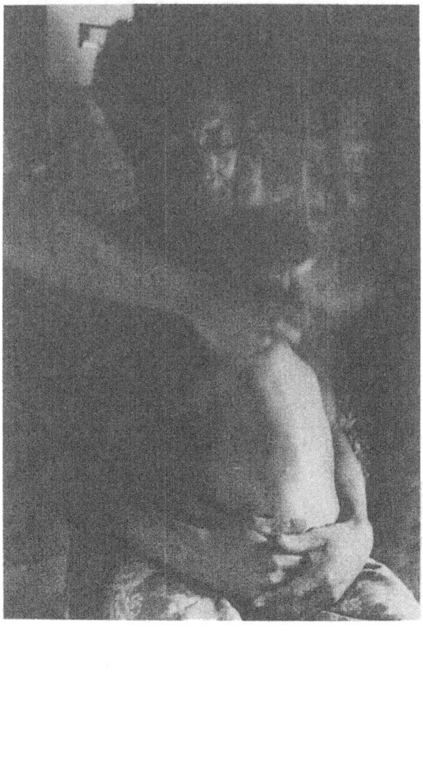

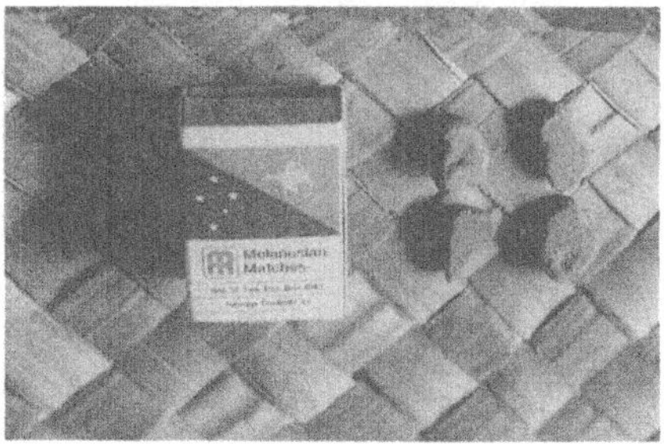

Abb. 8: Mit einem Blätterbüschel schlägt der Heiler ...

Abb. 9: ... leicht auf die betreffende Körperpartie.

Abb. 10: Dabei erscheinen nacheinander vier kleine Steine.

Wie aber verhält es sich, wenn das die Krankheit repräsentierende Agens zwar stofflich ist, der Prozeß seiner Extraktion jedoch nicht mehr so sinnfällig überzeugend ist wie bei dem blinden Kaiei oder dem Trobriand-Heiler Mosubiya? - F. E. WILLIAMS, Regierungsethnologe des damaligen Trust Territoriy of Papua and New Guinea, hat nach Art der armchair ethnography vorwiegend durch Befragen von Informanten, die einer der Handelssprachen mächtig waren, viele interessante Zusammenhänge über etliche Kulturen beschrieben, zu deren Dokumentation mit der Methode der teilnehmenden Beobachtung ein Ethnologenleben kaum ausgereicht hätte. In seiner Monographie über die Anrainer des Lake Kutubu, östlich der Kaluli und Waragu, beschreibt WILLIAMS (1940: 396 f) den usi-Kult der Einheimischen, der der Behandlung solcher Patienten dient, die an der "Sago-Krankheit" leiden. Im folgenden gebe ich eine früher vorgenommene Zusammenfassung (SCHIEFENHÖVEL 1970: 56) wieder.

"Der Zauber wird von mehreren Mitgliedern eines Geheimbundes ausgeführt, die in einer längeren Zeremonie, in deren Verlauf sie auch beißende und saugende Mundbewegungen am Patienten machen, längliche Holzbretter in der Nähe des Kranken fallenlassen. Diese ima, Symbole der Krankheit, werden von den Männern teilweise so ungeschickt unter der linken Achsel verborgen, die Handlung insgesamt so wenig perfekt durchgeführt, daß den Zuschauern nicht verborgen bleibt, daß die ima nicht aus dem Körper des Kranken kommen, sondern von den Zauberern mitgebracht wurden. Diese ihre Erkenntnis hat jedoch keinerlei Effekt auf ihr Vertrauen in diese Art der Krankenbehandlung. Sie wissen, daß es eine althergebrachte Methode ist, deren magischer Gehalt die Heilung herbeiführt. WILLIAMS (op. cit. S. 396) gibt eine ähnliche Meinung wieder, wenn er schreibt: 'the treatment...is carried out in all seriousness. Patients readily submit themselves, which implies, that they have faith; and it would be wrong to suppose that the practitioners themselves were wholly tricksters'".

Offenbar bedarf es also nicht unbedingt der sonst üblichen lückenlosen Indizienkette: Aus dem Körper extrahierte corpora aliena sind Beweis für die Krankheitsverursachung durch eben diese Gegenstände/Symbole, von denen der Kranke nun befreit ist. Noch entscheidender, so lehrt das Beispiel des usi-Kults, scheint die Idee der Extraktion zu sein. Das Hauptgewicht der aufwendig ausgestalteten Heilzeremonie am Lake Kutubu liegt auf dem mehrfach wiederholten Wegnehmen von Repräsentanten der Krankheit, deren Größe, ähnlich wie im Falle des sein Bündel an Extraktaten vorweisenden Pawaia-Heilkundigen, sie ungeeignet für effektvoll-geschickte Handhabung durch den Therapeuten macht.

Beim mittlerweile erreichten Grad der Akkulturation in Melanesien wird wohl immer ungeklärt bleiben, ob die Entfernung von ima-Krankheitssymbolen therapeutisch ähnlich erfolgreich ist wie der sonst übliche illusionsreichere Extraktionszauber. Dessen taschenspielerisch-geschickt hervorgebrachter Effekt wird bei jener Form der Therapie durch ein aufwendiges, viele Personen einbeziehendes aufregendes religiöses Ritual ersetzt. Zwischen diesen Eckpunkten, hie effektvolle Extraktion, da sakrales Setting, liegt das Feld des Extraktionszaubers.

Extraktionszauber, pia fraus?

In der partiellen Ablösung vom sonst angetroffenen Schema des Extraktionszaubers wirft der usi-Kult ein Licht auf die andere Seite derartiger Therapieweisen: Was geschieht in dem Therapeuten selbst, dem ima-Holzbretter hin und her transportierenden Kutubu, dem Steine zum Vorschein bringenden Trobriander, dem längliche "Fremdkörper" aus seinem Hodensack ziehenden Kerewo? In den beiden letztgenannten, aus meiner Sicht für den Extraktionszauber typischeren Fällen muß der Heilkundige zumindest im Zuge seiner Vorbereitungen bewußt den speziellen Effekt der Präsentation des krankmachenden Agens eingeplant haben. Mehr noch, er muß diesen Effekt, wie ein guter Zauberer vor seinem ersten Bühnenauftritt, technisch so gut im Griff haben, daß er stets überraschend und überzeugend bleibt. Der blinde Kerewo-Heilkundige hat, das scheint Voraussetzung seiner Handlung zu sein, das Drahtstück mit Umsicht und Geschick zuvor in das Hodensack-Versteck praktiziert; der trobriandische Heiler hat, lautlos und unsichtbar, vier Steinchen in das Blätterbüschel gebracht, aus dem sie während der Therapie geräuschvoll herausfallen werden. Wie ist diese zweifache, für manchen zwielichtige Rolle des Heilers zu sehen - hie planerische, oft große Geschicklichkeit erfordernde Vorbereitung und Durchführung des Effekt-Teils seiner Heilbehandlung, da religiöse Zeremonie, Mittlerfunktion zwischen den Menschen und dem Numinosen, Sorge um den Patienten? Ist es pia fraus, die der Heiler begeht (vgl. FIGGE 1982), betrachtet er sein, des einzig Wissenden, Tun in einer Art pragmatischen Funktionalismus'? Oder verschmilzt in seinem Erleben das taschenspielerische Element gänzlich mit der heiligen Zeremonie, der Anrufung überirdischer Mächte, wird es sozusagen "unbewußt" vollzogen?

Ideal wäre es, hätte ich mit den Heilkundigen ausführliche Gespräche über ihre Behandlungen und ihre Einstellungen dazu führen können. Dazu ergab sich jedoch keine Gelegenheit, vor allem deswegen, weil ich mich scheute, derartig in den intimen Bereich des Berufsgeheimnisses einzudringen, was ja von den Gesprächspartnern auch als drohende Bloßstellung hätte aufgefaßt werden können. Vielleicht gelingt es ethnomedizinischen Kolleginnen und Kollegen, Informationen aus diesem sensiblen Bereich zu erhalten.

Interessant wäre auch die Einschätzung von Person, Technik und Behandlungserfolg der Heilkundigen durch andere Mitglieder der Dorfgemeinschaft; dazu liegen mir ebenfalls keine Daten vor. ELIADE (1957) kommt im Zuge der Beschreibung der Tätigkeit der Schamanen bei den Paviotso und den Achumawi-Indianern Nordwestamerikas auch auf die Methode des Extraktionszaubers zu sprechen (S. 292 bzw. S. 295). Dabei wird zunächst, sei es mit dem Mund oder durch ein aufgesetztes Rohr, Blut aus der Haut des Patienten gesaugt, im weiteren Verlauf dann ein Fremdkörper ("ein Steinchen, eine Eidechse, ein Insekt, ein Wurm" bei den Paviotso, "ein kleines Stück weißer oder schwarzer Faden, manchmal wie ein Stück abgeschnittener Nagel" bei den Achumawi) extrahiert. Ein Informant sagte dem Ethnologen DE ANGULO, auf den sich ELIADE beruft, (S. 295): "Ich glaube nicht, daß diese

Sachen aus dem Körper des Kranken kommen. Der Schamane hat sie immer im Mund, bevor er die Kur anfängt. Er zieht damit nur die Krankheit an; er braucht das, um das Gift zu fangen, wie sollte er es sonst fangen?"

Diese Einstellung zu den Techniken des Extraktionszaubers scheint mir sehr bezeichnend. Mich würde es nicht wundern, wenn man in Melanesien und anderswo ähnliche Einschätzungen finden würde: Der effektvolle Trick wird bisweilen durchschaut, die Handlung als solche jedoch als zeremonielle Notwendigkeit und damit nicht als Betrug angesehen. Aus den oben aufgeführten Fallbeispielen und weiteren Erfahrungen mit melanesischen Heilkundigen möchte ich den Schluß ziehen, daß beim Heilkundigen beide Weisen des Erlebens der eigenen therapeutischen Handlung vorkommen. Intuitiv würde ich sagen, daß die pragmatische Haltung, die geplante Einbeziehung des Überraschungsmomentes überwiegt, daß die meisten Heilkundigen Neuguineas und der umliegenden Inseln in jeder Phase wissend und bewußt handeln. Ihre Einstellung wäre dann mit dem Begriff "pia fraus" recht zutreffend gekennzeichnet.

Nur der Pawaia-Therapeut versetzte sich durch exzessiven Tabakgenuß (Alkohol war interessanterweise in Melanesien, bis auf die Berührungszone mit den malayischen Kulturen ganz im Westen, gänzlich unbekannt) in einen veränderten "heißen" Bewußtseinszustand, aber gerade in seiner Krankenbehandlung fehlt das Moment der überraschenden Extraktion eines corpus alienum.

Vermutlich eignen sich der ekstatische Zustand, wie ihn etwa die Heiler bei den therapeutischen Tänzen der Kalahari-San erreichen (vgl. Beitrag BIESELE in diesem Band) oder die Versenkung im Sinne der Trance gar nicht für die Ausführung des typischen illusionistischen Extraktionszaubers, der ja gerade perfekte manuelle Geschicklichkeit und hohe Präzision der Handlung, generell Kontrolle der eigenen Aktionen, auch derjenigen des Patienten und seiner Angehörigen erfordert.

Mögliche Wirkungen des Extraktionszaubers

Worin beruht nun die Wirkung des Extraktionszaubers auf den Kranken? Zur Beantwortung dieser Frage mangelt es uns an basalem Wissen. Welche biologischen und psychologischen Mechanismen, welche Erlebniskategorien bei dem Heilung Suchenden typischerweise in Gang gesetzt werden, dazu bestehen praktisch keine Kenntnisse. In der Biomedizin wird zumeist die "compliance" bestimmt und berücksichtigt, werden Körpergewicht und physiologische Parameter ins Kalkül gezogen - was in der Psyche des Patienten, den verschlungenen und doch so unnachahmlich funktionierenden neuronalen Verknüpfungen und Schaltstellen von Perzeption, Kognition und Aktion vorgeht, gerät seltener ins Blickfeld des Arztes und der klinischen Wissenschaft.

Notwendig ist also die Entwicklung einer Anthropologie des Krankseins. Dazu kann die Ethnomedizin, genauer die kulturenvergleichende Erforschung des Erlebens und Verhaltens Kranker, vermutlich ganz wesentliche Beiträge leisten. Vorläufig kann man bestenfalls spekulieren, wie der Extraktionszauber auf Patienten wirkt und was ihn in dieser Hinsicht von anderen therapeutischen Grundformen unterscheiden mag.

Wer einen körperfremden Gegenstand effektvoll zum Vorschein bringen, damit nach einhelliger Auffassung der betreffenden Ethnie die Krankheit partiell oder ganz entfernen kann, genießt Ansehen in einer Gemeinschaft, deren Konzeption des Krankseins eine solche Methode der Behandlung vorsieht. Die Einheimischen sind stolz auf ihre Extraktionsspezialisten. Sehr deutlich drückt sich das in dem beschriebenen Zuruf aus, den einer der Trobriand-Männer an mich richtete: "Siehst Du, das ist die Krankenbehandlung, die wir von den Vorfahren überliefert bekamen!"

Wenn, auf welche Weise auch immer, das In-Gang-Setzen der regenerativen Kräfte des kranken Körpers, nach meiner Überzeugung die vornehmste Aufgabe der Medizin, angestoßen werden kann, so sind sicher einige Bedingungen seitens der Patienten förderlich in diesem Prozeß: Leidensdruck, Vertrauen in die Professionalität des Heilkundigen, Verehrung (die nahe der Furcht sein kann), das Erlebnis des Ungewöhnlichen, Sakralen. In diesen und anderen Elementen der Heilungsbereitschaft des Kranken selbst dürfte das "Geheimnis" vieler subjektiver und objektiver Besserungen liegen, die dazu beitragen, daß der Extraktionszauber und andere Formen religiöser, aus der Sicht der kosmopolitischen Medizin "paramedizinischer" Behandlungen seit der Menschheitsdämmerung weiter existent geblieben sind. Diesen Heil-Bedingungen muß meiner Ansicht nach die medizinische Wissenschaft unter Einbeziehung kollateraler Bereiche entschieden mehr Aufmerksamkeit widmen. Den Rahmen zur optimalen Bekämpfung krankhafter Funktionen haben Zellularpathologie, Pharmakologie, Mikrobiologie, Physiologie, Biochemie und andere Disziplinen schon weitgehend geschaffen. Die Realität des subjektiven Erlebens des Kranken, das ohne Zweifel ebenfalls mehr und mehr objektiv faßlich werden wird, muß erst Eingang in unsere Heilkunst gefunden haben, bevor auch der kranke Mensch, nicht nur sein organisches "System", betreut werden kann.

Die "geistigen Operationen" einiger philippinischer Heiler - Extraktionszauber im modernen Gewand

Ein kleiner Prozentsatz der Kranken unseres Landes - wie groß er ist, läßt sich mangels zuverlässiger Zahlen nicht abschätzen, für einige spezialisierte Reiseunternehmen ist er offensichtlich hoch genug - suchen diese optimale Betreuung anderswo, da sie sie trotz unseres ausgeprägt pluralistischen Medikalsystems, von der Hochleistungsklinik bis zum Heilpraktiker, vom Facharzt für Allgemeinmedizin bis zum Knochenrichter und Gesundbeter, hier nicht finden können. Ein Teil von ihnen fliegt auf die Philippinen oder läßt sich neuerdings von philippinischen Heilern und ihren europäischen Nachkommen in Deutschland behandeln. Dieses Phänomen ist viel zu komplex, als daß es hier diskutiert werden könnte; während der Erlanger Tagung hatten Referate und Filme und die Teilnahme eines Filipino-Heilers ja letztlich ebenfalls keine erklärende Synthese ermöglicht. Hier soll daher nur eine Parallele zu der im Westpazifik verbreiteten Intrusions-Extraktions-Theorie gezogen werden.

Es wäre sicherlich fruchtbar, einmal die historischen Wurzeln des Extraktionszaubers auf den Philippinen näher zu betrachten. Mir liegen bisher nur folgende Belege vor: VELIMIROVIC (1972: 62-63 und in diesem Band); LANDOLT (in diesem Band) und KOHNEN (1985), der schreibt: "Ich selbst habe Aufnahmen von einem "Bulu-Bulu" auf der Insel Siquijor (Visayas) gemacht, von dem wir uns beide ... haben behandeln lassen. Er blies mit einem kleinen Bambusröhrchen in ein Glas mit Wasser, bis es sich rötlich verfärbte, während er die krankhafte Körperstelle umkreiste. Dann schüttete er das Wasser über die linke Hand ab, in der er zuvor ein paar Gegenstände (meist Steinchen) versteckt gehalten hatte und praktizierte sie ins Glas, was er erneut mit Wasser auffüllte. Er blies wieder ins Glas und zeigte dann später die Steine, Knochen und Glassplitter vor, die er aus dem Körper als Krankheitserreger ausgeblasen hatte".

In seiner Darstellung derartiger Methoden schreibt LANDOLT (in diesem Band), "daß ... Krankheiten materialisiert werden, ist eine traditionelle Erscheinung". Daß allerdings bei manchen Heilern nicht näher bestimmte Fasern (vom Autor als "Gewebe" bezeichnet) als Extraktat erscheinen, betrachtet er als Zugeständnis an westliche Patienten, für die das Konzept Gewebe zu ihren Krankheitsvorstellungen passe, da sie "aus Krankheit eine Angelegenheit des Körpers" machten. Nach meinen Erfahrungen ist Krankheit in allen Kulturen zumindest auch eine Sache des Körpers, dort manifestiert sie sich ja, Schmerzen, Veränderungen und Angst erzeugend. - Gleichgültig, ob nun "Fasern" als corpora aliena bei den philippinischen Heilern eine alte oder junge Tradition haben mögen, man darf wohl damit rechnen, daß sich bei der weiten Verbreitung der Intrusions-Extraktions-Theorie im westlichen Pazifik noch weitere philippinische Belege dieser Behandlungsmethode werden auffinden lassen.

Es erscheint also nicht unberechtigt, die moderne Version der "geistigen Operation" auf das Fundament ihrer traditionellen Vorläuferin zu stellen. Ob Eleuterio Terte, dem man die Entwicklung dieser Behandlung zuschreibt (er soll übrigens in den 40er Jahren zunächst mit dem Messer tatsächliche Eingriffe vorgenommen, sie jedoch auf Druck der etablierten Ärzte aufgegeben und in die zwar noch "blutige", aber als psychisch apostrophierte Operationsform umgewandelt haben; Philippine-German Cooperative 1985), auf der genuinen Basis aufgebaut hat oder nicht, ist eine weitere interessante Frage und der Klärung wert.

Trotz mancher in andere Richtung zielender Tendenzen auch der organisierten philippinischen Heiler selbst (etwa die Heilung durch Gebet und "Magnetismus" wieder stärker zu betonen) bleibt für die europäische Klientel die zum Markenzeichen gewordene spektakuläre Aktion der geistigen "Eröffnung" des Körpers das wesentlichste Element der "psychic surgeons". Es hat den Anschein, daß auch die potentiell aufgeklärten Bürger unseres Landes der Faszination dieser archetypischen Behandlungsweise, der Extraktion eines Krankheitsrepräsentanten, erliegen. Das ist aus dem oben Angeführten vielleicht schon verständlich. Potenzierend kommt hinzu, daß die philippinische Form des Extraktionszaubers im Kleid und mit dem Anspruch der kosmopolitischen "Operation" auftritt. So wie in den Augen vieler Mitbürger der Chirurg der Arzt schlechthin ist, gilt die Operation als ärztliches Handeln par excellence. Es verbinden sich also, kein Begründer einer paramedizinischen Schule hätte es sich attraktiver ausdenken können, in den Aktionen der "Geistheiler" archaisch-sakrale mit modern-naturwissenschaftlichen Elementen.

Das ist auch dadurch nicht anders geworden, daß einige unter den Heilern und ihren Exegeten (unter dem Druck kritischer Stellungnahmen?) das meist reichlich fließende "Blut" und die Extraktate nicht mehr als im strengen Sinne körpereigene Substanzen sondern als "Transmaterialisationen" bezeichnen. Der Grundgedanke der Extraktionsbehandlung ist dadurch nicht verletzt, im Gegenteil, durch den argumentativen Rückzug ist die Urform des Zaubers wiederhergestellt: Die Krankheit wird mittels Entfernung ihres Symbols genommen - das zwischen den geschickten Fingern des "psychic surgeon's" ausgespannte leberähnliche Gewebestückchen wäre dann ebenfalls nur mehr Repräsentant der hepatischen Zirrhose, nicht Teil ihrer selbst.

Derartige akademische Überlegungen sind unerheblich für den hilfesuchenden Patienten, von denen sich manche nach ihrem Aufenthalt in Manila oder Baguio sehr motiviert mit den erlebten und ähnlichen Phänomen auseinandersetzen, so daß man den Eindruck der Entstehung einer neuen Gemeinde von Gläubigen hat. Sie sind enttäuscht von der Unfähigkeit unserer etablierten Medizin, ihr Leiden zu verstehen, ihre Krankheit erfolgreich zu behandeln. Die Einstellung der Besucher zu den Heilern ist vermutlich fast ideal: Sie empfinden starken Leidensdruck, sind beeindruckt vom Spektakulären der durch die Medien weithin bekanntgemachten "Operation", zur Reise in ein fernes, exotisches Tropenland und zu einem letzten, privat zu zahlenden und oft kostspieligen Behandlungsversuch entschlossen und sind, neben sicherlich auch bestehender Skepsis, weitgehend offen für die ungewöhnliche Form der Heilzeremonie, die, wie der Extraktionszauber traditioneller Gesellschaften, vom Religiösen - im philippinischen Fall halb christlicher, halb okkultanimistischer Provenienz - geprägt ist.

Wie wirksam für den fremden Gast das soziale Setting bei den "Operationen" ist - er wird im Kreise anderer Hilfesuchender behandelt - kann schlecht abgeschätzt werden; er gehört ja, anders als die Kranken der melanesischen Ethnien, gar nicht zu der Gemeinschaft der Anwesenden, die oft genug in sich schon völlig heterogen ist. Möglicherweise entsteht trotzdem in einem Solidarisierungseffekt und durch den für traditionelle Gesellschaften typischen Prozeß der Sozialisierung der mit Krankheit verbundenen Gefahr, eine Art "Wir-Gefühl", dessen Einfluß auf die Psyche nicht zu gering eingeschätzt werden sollte. Die bei vielen Geistheilern üblichen gemeinsamen Gebete sind ohne Zweifel effektvolle Mittel, das Erlebnis von Gemeinsamkeit zu fördern.

Eine Beurteilung der Erfolge dieser synkretistischen Mischung ist meines Erachtens bisher mangels guter Dokumentation nicht möglich. Bei einer kürzlich durchgeführten Referat- und Filmveranstaltung des Münchner Museums für Völkerkunde meldeten sich aus dem Publikum ca. 12 Personen, die sich als geheilt bezeichneten, ca. vier, die keine Besserung konstatiert hatten.

Der naturwissenschaftlichen Medizin, die uns auf vielen Gebieten unbestreitbare therapeutische Durchbrüche beschert hat, und manchem Publizisten, der sich zum Fürsprecher des "ausgebeuteten" Philippinenreisenden macht, werden derartige paramedizinische Praktiken vor allem dann ein Dorn im Auge bleiben, wenn sie hohe Medienresonanz, den Anstrich hoher therapeutischer Kompetenz und den Charakter (wenn auch eher potentieller denn realer) pekuniärer Bedrohung der niedergelassenen Ärzteschaft haben. Wir müssen, und können es auch dank unserer marktorientierten, demokratischen Staatsphilosopie und Medizin, jeden Patienten selbst entscheiden lassen, an wen er sich zur Linderung seines Leidens wendet: an eine Großklinik, einen Hausarzt, einen Heilpraktiker, einen ländlichen Gebetsheiler, einen von der katholischen Kirche bestellten Exorzisten, die Marienerscheinung von Lourdes oder die Geistheiler der philippinischen Großstädte.

In der seit Jahren andauernden Auseinandersetzung um die "geistige Operation" können, im Verein mit anderen Analysen und Dokumentationen, ethnomedizinische Betrachtungen zur wissenschaftlichen Erfassung der interessanten Vorgänge und Verhaltensweisen beitragen. Bedenken, mit dem Aufzeigen von Parallelen zwischen der "geistigen Operation" à la Philippinen und dem weit verbreiteten archaischen Extraktionszauber einen Teil des Faszinosums der Geistheiler zu beschädigen und damit wiederum beim potentiellen Patienten die Heilungsbereitschaft zu mildern, muß man nach meinen Erfahrungen derzeit nicht haben. Die Attraktion des in der effektvollen Mischung aus Bühnenmagie und sakraler Zeremonie bestehenden Extraktionszaubers scheint ungebrochen ... seit jeher im westlichen Pazifik und neuerdings in der Bundesrepublik.

Literatur

BARTH, Frederik 1975 Ritual and knowledge among the Baktaman of New Guinea. Universitetsfarlaget Oslo & Yale University Press, New Haven

BELL, Ingrid Nina 1985 persönliche Mitteilung

BRAUS, H. & ELZE, C. 1956 Anatomie des Menschen. 2. Band, 3. Auflage. Springer, Berlin

BUSCHAN, G. 1941 Über Medizinzauber und Heilkunst im Leben der Völker. Oswald Arnold, Berlin

ELIADE, Mircea 1957 Schamanismus und archaische Ekstasetechnik. Rascher & Cie., Zürich & Stuttgart

FIGGE, Horst 1982 Gedanken zu Pia Fraus. curare 5: 203-204

FORTUNE, Reo Franklin 1932 Omaha Secret Societies.Columbia University Contributions to Anthropology 14: 1-193

GLICK, L.B. 1967 Medicine as an Ethnographic Category: The Gimi of New Guinea Highlands. Ethnology 6: 31-56

GRMEK, M.D. 1959 Ancient Slavic Medicine. Journal of the History of Medicine 14: 18-40

HARRIS, John (1966) pers. Mitteilung

HOVORKA, O., KRONFELD, A. (Eds) 1908, 1909 Vergleichende Volksmedizin. 2 Bände, Stuttgart

KOHNEN, Norbert 1985 Briefl. Mitteilung

KRIEGER, M. 1899 Neu Guinea. Schall, Berlin

LEACH, J. 1975 Trobriand Cricket: an ingenious response to colonialism. Film, Government of Papua New Guinea

LUTZBETAK, L.J. 1956 Worship of the Dead of the Middle Wahgi. Anthropos 51: 81-96
MEYER, H. 1932, 1933 Wunekau oder die Sonnenverehrung in Neuguinea. Anthropos 27: 423-455; 819-854. Anthropos 28: 27-53
NIPPOLD, W. 1960 Individuen und Gemeinschaft bei den Pygmäen, Buschmännern und Negrito-Völkern Südost-Asiens. Limbach, Braunschweig
PFEIFFER, Wolfgang M. 1966 Briefliche Mitteilung vom 24.5.
Philippine-German Cooperative 1985 Öffnet sich der Himmel noch? Film. Manila & München
PRINZ, Armin 1982 Das Phänomen spiritueller Operationen auf den Philippinen. curare 5: 81-84
SCHIEFENHÖVEL, Wulf 1969 Medizinmann - Magier und Arzt. Med. Ass. 1: 20-24
SCHIEFENHÖVEL, Wulf 1970 Ergebnisse ethnomedizinischer Untersuchungen bei den Kaluli und Waragu in Neuguinea. Medizinische Dissertation, Universität Erlangen-Nürnberg
SCHIEFFELIN, Edward L. 1976 The Sorrows of the Lonely and the Burning of the Dancers. St. Martin's Press, New York
VELIMIROVIC, Helga 1972 Krankenheilung bei zwei philippinischen Gruppen, bei den Tagalog am Taalsee in Batangas und den Kankanai-Igorot in der Provinz Benguet auf Luzon. Dissertation, Philosophische Fakultät der Freien Universität Berlin
WILKE, G. 1936 Heilkunde der europäischen Vorzeit, Kabitzsch Leipzig
WILLIAMS, F.E. 1928 Orokaiva Magic. London
WILLIAMS, F.E. 1936 Papuans of the Trans-Fly. Clarendon Press, Oxford
WILLIAMS, F.E. 1940 Natives of Lake Kutubu, Papua. Oceania 11
ZERRIES, Otto, SCHUSTER, Meinhard 1974 Mahekodotedi - Monographie eines Dorfes der Waika-Indianer (Yanoama) am oberen Orinoco (Venezuela). Renner, München

Zusammenfassung

Gemessen an den beiden anderen ebenfalls weitverbreiteten Formen religiöser Krankenbehandlung (Transduktions- bzw. Expellationszauber) ist der Extraktionszauber - im Westpazifik oft die elaborierteste therapeutische Methode - emisch wie etisch besonders interessant. Auf der pathogenetischen Seite entspricht ihm das Konzept der Intrusion eines stofflichen oder immateriellen Agens. Die Intrusions-Extraktions-Theorie markiert so einen Schnittpunkt zwischen empirisch-naturwissenschaftlicher und magisch-religiöser Medizin. Es werden einige kasuistische Beispiele aus Melanesien aufgeführt, die im Verlauf der ethnomedizinischen Felduntersuchungen dokumentiert worden waren. Die Ausgestaltung des Extraktionszaubers ist unterschiedlich. Bisweilen werden in überraschender Weise corpora aliena zum Vorschein gebracht, z.T. fehlen derartige illusionistische Elemente. Stets jedoch ist eine solche Behandlung eindrucksvoll für Patienten und Zuschauer. Darauf dürfte sich ein großer Teil ihrer Beliebtheit und zunächst subjektiv empfundener Wirksamkeit zurückführen lassen. Bei den oft sorgfältig geplanten und ausgeführten Handlungen ergibt sich die Frage, wie der Heiler seine Aktionen beurteilt. In den meisten Fällen dürfte seine Einstellung mit dem Begriff pia fraus gekennzeichnet sein. Auch für die Philippinen ist die Intrusions-Extraktions-Theorie beschrieben. Die an eine weitgehend westliche Klientel angepaßten Methoden der "psychic surgeons" werden als Extraktionszauber in neuem Gewand gesehen.

Summary

The magical principle of extracting a disease or its symbol - in the Western Pacific often the most elaborate therapeutic method - appears, in comparison with the two other common forms of religious curing (transduction magic and expellant magic), to be particularly interesting, both emically and etically. Its pathogenetic counterpart is the concept of intrusion; a material or immaterial agens enters the milieu intern of the body. The intrusion-extraction-theory thus marks the crossroad of empirico-scientific and magico-religious medicine. Some casuistic examples of extraction magic in Melanesia, documented during ethnomedical fieldstays, are described. The ritual can take different outer forms: sometimes corpora aliena are produced in a surprising way, in other cases such illusionistic elements are missing. Extraction magic is, however, always impressive for patients and witnesses. This may form the base for their popularity and (at least subjectively experienced) effectivity. It is difficult to say how the healer himself views his often carefully planned and carried out actions; the term pia fraus may best summarize his role. The intrusion-extraction-theory is also known in the Philippines. The methods of "psychic surgery", adapted to the mostly western clientele, are seen as extraction magic in a new robe.

Résumé

Comparé aux autres formes répandues de thérapeutiques religieuses (expellation, transduction), la magie de l'extraction - souvent la méthode thérapeutique la plus élaborée du Pacifique occidental - est particulièrement intéressante aussi bien d'un point de vue émique que d'un point de vue étique. Du côté pathogénique elle correspond à l'idée de l'introduction d'un agent matériel ou spirituel. Ainsi la théorie sur l'introduction et l'extraction de tels agents accentue un point de rencontre de la médecine scientifique empirique et la médecine magico-religieuse. On présente quelques exemples de cas de la Mélanésie qui ont été documentés pendant des recherches ethnomédicales sur le terrain. Le faconnage de manier la magie de l'extraction diffère en fonction de circonstances. Parfois on met au jour d'une manière frappante des corpora aliena; ailleurs de tels éléments illusionistiques manquent. Mais toujours et partout ces maniements sont plein d'effet aussi bien pour les patients que pour les spectateurs. Une grande partie de la popularité et de l'efficacité ressentie subjectivement se ramène probablement à ce mode d'action. Celui-ci est souvent minitieusement projeté et il faut se demander, comment le guérisseur juge de ses actions. Dans la plupart des cas on pourrait caractériser son attitude avec le terme 'pia fraus'. La théorie sur l'introduction et l'extraction est décrite de même pour les Philippines. On considère les méthodes de 'psychic surgeons', qui sont adaptées à une clientèle généralement occidentale, comme magie d'extraction sous forme nouvelle. (W.Sie.)

curare Traditionelle Heilkundige Sonderband 5/86, 373–386

Initialerlebnis und Heilberufung

Armin Prinz

Einleitung

Wie in allen Teilbereichen der Ethnologie, benötigen wir zur komparativen Betrachtungsweise auch in der Ethnomedizin allgemeine und ubiquitäre Verhaltensmuster (pattern). Nur durch eine ausreichende Menge solcher pattern in unserer Vorkenntnis werden wir befähigt, Phänomene in fremden Heilkunden zu erkennen, zu transformieren und wiederzugeben. Diese neuen Erkenntnisse können nun ihrerseits wieder zum Ausgangspunkt für die Beschreibung neuer Verhaltensmuster genützt werden. Dieses Vorgehen entspricht den drei Momenten des hermeneutischen Zusammenhangs: Verstehen, Auslegung und Applikation und ist daher methodisch zulässig (GADAMER 1975). Insofern ist der Versuch, solch allgemeine Phänomene aufzuspüren, von äußerster Wichtigkeit, auch auf die Gefahr hin, unter Umständen das Spezielle zugunsten des Gemeinsamen zu vernachlässigen.

Zu den allgemein verbreiteten pattern in der Ethnomedizin gehören etwa die Bewegungen der Hand des Arztes beim Behandeln. Die typische Art des Abtastens und Abgreifens des Körpers durch den Heiler, einerseits als Kontaktnahme mit dem Patienten, andererseits zur Information des Heilers über den Patienten, zieht sich quer durch die Heilkunden. Ebenso weitverbreitet ist die Anwendung von Ölen an der Körperoberfläche, sowohl zu Heilzwecken, als auch zur Prophylaxe, um das Eindringen eines schädlichen Agens zu verhindern. Das Bedürfnis, direkte Eingriffe im Körper vornehmen zu wollen, ohne die Körperoberfläche zu zerstören, teilt unsere Hochschulmedizin, man denke an die Bemühungen auf dem Gebiet der Laser-, Ultraschall- und Radiumchirurgie, mit traditionalen Vorstellungen zu spirituellen Operationen von Schamanen bis hin zu den philippinischen Geistheilern. Kurz, wir kennen eine ganze Reihe solch universeller Phänomene und stoßen mit der Zunahme des ethnografischen Materials immer wieder auf neue diesbezügliche Aspekte. Hier soll nun untersucht werden, inwieweit wir Initialerlebnisse von Heilerpersönlichkeiten als ubiquitäre Verhaltensmuster deuten können.

Das Initialerlebnis

Als Grundlage für unsere Untersuchungen können wir als in dieser Hinsicht umfassendstes System die Initialphase im sibirischen Schamanismus heranziehen. Vereinfacht nach ELIADE (1954) dargestellt, beginnt die Rekrutierung des Schamanen bereits als Kind durch ein spontanes Ersterlebnis, auf das ausgeprägte Traumerlebnisse folgen, die mit der Pubertät ihren Höhepunkt erreichen. Diesem Prozeß folgt der Kandidat häufig nur widerwillig. Während einer dieser Träume oder auch Wachträume erscheint ihm sein begleitendes transzendentales Wesen. Im weiteren Verlauf zieht er sich von seinen Mitmenschen zurück, verbringt seine Zeit alleine in den Wäldern und ernährt sich von Tieren, die er mit Händen und Zähnen zerlegt. In dieser Zeit beginnt der Aspirant, verstärkt Halluzinationen zu erleben. Abgeschlossen wird dieser Vorgang durch einen zunehmenden Krankheitszustand, sowohl physischer als auch psychischer Natur, der in der typischen schamanistischen Initiation gipfelt und endet.

In diesem Ablauf können wir sechs elementare Komplexe isolieren:

1. Das spontane ("blitzartige") Ersterlebnis als Anstoß zur Laufbahn.
2. Der Traum als Ausdruck der zunehmenden Hinführung und geistigen Vorbereitung
3. Die Ablehnung im Sinn des Widerstandes gegen das Außergewöhnliche.
4. Das begleitende transzendentale Wesen als Führer und helfende Instanz.
5. Das entbehrungsreiche oder auch im sittlichen Sinn schlechte Leben als Voraussetzung zu Krankheit und Läuterung.
6. Die Krankheit als Zeichen des Beginns der Transformation des Neophyten zum Schamanen und gleichzeitige Berufs-Legitimation vor der Gemeinschaft.

Auch in traditionellen Kulturen außerhalb Sibiriens sind häufig diese initialen Komplexe beschrieben und als Mittel zur Legitimation zum Heiler erkannt worden (HINDERLING 1981). Keine Untersuchungen hierüber gibt es jedoch bei unseren großen Ärzten und Naturheilkundigen. Im Gegensatz zu den Ethnologen ist für die Biographen unserer Ärzte die Frage, warum jemand zum Heiler wird, nebensächlich; und daher sind Literaturhinweise über Initialerlebnisse selten. Eine gute Quellenlage haben wir nur bei den großen Neuerern der Naturheilkunde des vorigen Jahrhunderts, da diese in ihren Büchern ihre Initialerlebnisse genau beschreiben. Diese sind praktisch Grundlage der neuen Methode und gleichzeitig ihr wichtigster Wirksamkeitsbereich. Bei den naturwissenschaftlich orientierten Ärzten der Hochschulmedizin scheint auch eine unbewußte Scheu zu bestehen, durch Preisgabe ihrer inneren Beweggründe, warum sie Arzt geworden sind, als "unwissenschaftlich" und emotional eingestuft zu werden. Nicht anders ist die große Heftigkeit zu verstehen, mit der etwa der große Psychiater und Nobelpreisträger WAGNER-JAUREGG explitzit Wert darauf legt, keine Berufung verspürt zu haben, und daß er sich ein Leben als Physiker oder Chemiker hätte genausogut vorstellen können (SCHONBAUER & JANTSCH 1956). Anscheinend aus denselben Beweggründen weigert sich der Biograph HAHNEMANNs ein "blitzartiges" Erkennen des Gleichheitssatzes anzunehmen (TISCHNER 1932).

Die nun folgenden Beschreibungen der Initialerlebnisse auserwählter Heilerpersönlichkeiten sind in Tabelle 1 schematisch dargestellt.

Materialien zum Initialerlebnis

Sigmund FREUD (1865-1939): Als Maturant war sich Freud noch nicht klar was er studieren sollte. Er interessierte sich zwar ganz allgemein für die Naturwissenschaften, doch erst die zufällige Lektüre des Aufsatzes "Die Natur" (der fälschlicherweise Goethe zugeschrieben wird) läßt in ihm in einer blitzartigen Erkenntnis den Entschluß reifen, Medizin zu studieren (SCHULTZ 1956; SILLO-SEIDL 1978).

Carl Gustav JUNG (1875-1961): Auch Jung wußte als Maturant noch nicht, was er werden wollte. Er fühlte sich zu den Naturwissenschaften aber ebenso zur Philosophie hingezogen. Diese Entscheidungszwistigkeit führte zu Träumen. "Im ersten Traum ging der frisch Maturierte in einen Wald, wo er zu graben anfing. Er fand Knochen von uralten Tieren. Er deutete das als Aufforderung, die Natur kennenzulernen. Der zweite Traum führte ihn wieder in den Wald. Er fand dort ein schönes, rundes Tier im aufgestauten Wasser liegend. Weitere Einzelheiten vermochte er nicht zu erkennen. Dieser Traum blieb ihm ein Naturgeheimnis und führte ihn zum selben Ergebnis wie der erste: daß er nämlich Naturwissenschaften studieren sollte. Aber welche? Die Familie war nicht vermögend, so daß er daran denken mußte, womit er am besten seinen Lebensunterhalt verdienen konnte. Die Medizin schien im das Geeignetste zu sein. Indem er die Entscheidung völlig den Träumen überließ, wurde er unwillkürlich in eine ihm vorgezeichnete Richtung geführt" (SILLO-SEIDL 1978). Später konnte er sich nicht entscheiden, welches Fach er wählen sollte. Da fiel ihm ein Lehrbuch der Psychiatrie von KRAFFT-EBING in die Hand. "Schon beim Lesen des Vorworts bekam er heftiges Herzklopfen, als er auf die Formulierung 'Krankheit der Person' stieß ... Die Würfel waren gefallen" (SILLO-SEIDL 1978).

Karl KOLLER (1857-1944): Die schmerzlindernde Wirkung des Kokains auf Schleimhäute war bereits bekannt und wurde bei Entzündungen eingesetzt. Auf die Anwendung in konzentrierter Form als Lokalanästhetikum - vom Kokain leiten sich alle modernen Lokalanästhetika ab - kam Koller, als er selbst das stumpfe Gefühl auf der Zunge spürte. "Und in diesem Augenblick fuhr mir der Gedanke blitzartig durch den Kopf, daß ich in meiner Tasche das lokale Anästhetikum trug, nach welchem ich einige Jahre zuvor gesucht hatte." Unmittelbar nach dieser Erkenntnis ging er ins Labor um am Versuchstier die Anwendungsmöglichkeiten zu untersuchen (SILLO-SEIDL 1978).

Dr. KIRK: 1859 während einer Afrika Expedition wurde durch den englischen Arzt Dr. Kirk das Strophantin als herzwirksam entdeckt; er litt schon seit einiger Zeit an einer tropischen Infektionskrankheit, die mit einer starken Herzbeteiligung einherging. Eines Morgens, als er sich die Zähne putzte, waren die Herzbeschwerden plötzlich verschwunden. Er sah, daß einige Strophantus-Samen auf der Bürste waren, von denen offensichtlich diese Wirkung ausgegangen war. Er nahm Samen der Pflanze mit, aus denen in England die erste Strophantus-Tinktur hergestellt wurde, die sehr bald, nicht zuletzt wegen der wundersamen Entdeckung, Eingang in die Therapie fand (SPEICHER 1974). Bemerkenswert ist, daß nach den Erkenntnissen der modernen

Pharmakologie so wenige Samen, insbesonders oral angewandt, keinerlei spürbare Wirkung zeigen dürften.

Edoardo BASSINI (1844-1924): Bassini wurde im Krieg gegen den Kirchenstaat durch einen Bajonettstich in der Leistengegend schwer verletzt. Er schwebte längere Zeit zwischen Leben und Tod. Seine Genesung dauerte über ein Jahr. Während dieser Zeit beschäftigte er sich mit seiner Verwundung. Unwillkürlich wendete sich sein Interesse der Anatomie der Leistengegend zu. Er wurde Professor der Chirurgie und konnte sich jahrelang nicht mehr mit den Erkrankungen der Leistengegend befassen, doch insgeheim war er immer von diesem Thema eingenommen. Erst 1883 führte er zum erstenmal seine bis heute unübertroffene, anatomisch richtige Bruchoperation durch und setzte damit der vorangegangenen, verstümmelnden Operationsvielfalt ein für allemal ein Ende (SILLO-SEIDL 1978).

Samuel HAHNEMANN (1755-1843): Arzt in Meißen und Begründer der Homöopathie, entdeckte seinen Lehrsatz "Similia similibus curentur" bei einem Selbstversuch mit Chinarinde. Nach einigen Tagen der Chinaeinnahme spürte er Symptome des Fiebers, wobei er "intuitiv" und wie durch einen Blitz zu der Idee gelangte, daß Chinarinde in ganz kleinen Dosen Fieber bekämpfen müsse. Diese Darstellung bot den Gegnern der Homöopathie Angriffsfläche gegen Hahnemann. Es wurde behauptet, daß Chinarinde ja fiebersenkend, das Fieber daher eine allergische Reaktion (Hahnemann wurde in seiner Jugend mit China gegen Malaria behandelt) und dieser angebliche Effekt auch nicht wiederholbar sei. Die Befürworter Hahnemanns bekämpften nun die unwissenschaftliche Vorstellung des "Blitzartigen" und suchten zu beweisen, daß er schon längere Zeit an diesem Konzept gearbeitet habe. Weiter meinten sie, daß Hahnemann unter Fieber mehr ein allgemeines Unwohlsein als eine damals noch nicht exakt feststellbare Temperaturerhöhung gemeint habe (TISCHNER, 1932).

Ignaz von PECZELY (geb. 1822): Mechaniker, Naturheilkundiger und später Doktor der Medizin, Begründer der Augendiagnose, hatte als 11jähriger Knabe ein Erlebnis, das seinen ganzen Lebensweg bestimmte: Er beobachtete bei einer Eule in dem Moment als sie sich ein Bein brach, einen senkrechten schwarzen Strich, der von oben nach unten über die Iris lief und monatelang bestehen blieb (HALTER 1973). Später entdeckte er diesen Strich auch bei Patienten mit Beinfrakturen (SCHADEWALDT 1978). Unter anderem projizierte er in die Iris sämtliche Körperteile in der Form eines Homunculus und diagnostizierte bei Veränderungen der entsprechenden Areale eine Erkrankung des zugeordneten Organs. Die Homunculusvorstellung ist schon seit der antiken Medizin in den europäischen Heilkunden fest verwurzelt. Neben der Irisdiagnose finden wir sie auch bei der Fußzonenreflexlehre, aber auch in der "hochwissenschaftlichen" Neurologie als Projektionsfelder im Gyrus praecentralis und postcentralis der sensiblen und motorischen Funktionen.

Vincenz PRIEẞNITZ (1799-1851): Ein Bauer aus dem schlesischen Gräfenberg, gilt gemeinhin als Begründer der modernen Hydrotherapie. Wie er zur Wasseranwendung gelangte erzählt er selbst: "Im Jahre 1819 hatte ich das Unglück, daß mir durch den Umsturz eines Wagens die linksseitigen Rippen gebrochen wurden und der gerufene Arzt diese körperliche Beschädigung für unheilbar erklärte. Mein Vater blind, ich - der die ganze Wirtschaft zu führen hatte - sollte nicht mehr gesund werden, das war eine schreckliche Lage. Die mir verordneten Kräuterumschläge vermehrten nur die Schmerzen und ich riß sie in Verzweiflung herab. Hierbei erinnerte ich mich, wie früher mein gequetschter Finger nur durch kalte Wasserumschläge heilte und machte nun kalte Umschläge um den ganzen Rumpf. Die Schmerzen ließen allmählich nach, ich verfiel in einen sehr festen Schlaf. Innerhalb weniger Tage war ich wieder soweit hergestellt, daß ich gehen und der Wirtschaft vorstehen konnte. Seit dieser Zeit wandte ich das Wasser stets, bei jeder Gelegenheit, in meinem Hause an, sowohl bei Verletzungen, als auch bei sonstigen Übeln, stets mit bestem Erfolg. Allmählich wandten sich Nachbarn und dann Kranke aus der Umgegend an mich, und so bekam ich einen guten Ruf (PLATEN 1896).

Karl BAUNSCHEIDT (1809-1873): Ein Mechaniker aus dem Rheintal, litt unter hartnäckigen rheumatischen Schmerzen in einer Hand. Eines Sommerabends stachen ihn einige Mücken in diese schmerzende Hand. "Doch kaum hatten sie ihre aufdringliche Beschäftigung verrichtet, als Baunscheidt eine fast plötzliche Veränderung an der kranken Hand wahrnahm. Mit den Mücken war der Schmerz fast wie weggeflogen ....; durch den Stich entstanden in der Haut Öffnungen, die eben groß genug waren, um der feinen gasförmigen, krankmachenden Substanz einen Abzug zu gewähren" (PLATEN 1896). Dieses Erlebnis veranlaßte ihn, ein Gerät zu erfinden, den sogenannten Lebenswecker oder das Dermatobiotikon (SCHADEWALDT 1978), mit dem in Sekundenschnelle Unmengen von künstlichen Stichen gesetzt werden konnten, in die als Surrogat für den Mückenspeichel das sogenannte "Oleum Baunscheidtii" eingerieben wurde. Dieses Reizöl enthielt unter anderem Krotonöl. Diese Heilmethode erfreute sich langer Beliebtheit und wird auch heute noch, meist in Verbindung mit Schröpfgläsern, angewandt.

Sebastian KNEIPP (1821-1897): Pfarrer in Wörishofen und Begründer der berühmten Kneippkuren, stammte aus einer armen Weberfamilie, und nur die Hilfe befreundeter Geistlicher ermöglichte es ihm zu studieren. Während seiner Studien wurde er so krank, daß man schon an seinen Tod glaubte. Kein Arzt konnte dem brustkranken Jüngling helfen; auch er selbst hatte schon alle Hoffnung aufgegeben und sah mit stiller Ergebenheit seinem Ende entgegen. In einer Eingebung erinnerte er sich an das Buch "Der Wasserdoktor" von Hahn, das er früher einmal gelesen hatte und in seiner Verzweiflung badete der todkranke Priesterschüler im Winter in der eisigen Donau. Diese Roßkur rettete sein Leben und bewog ihn, die Hydrotherapie neu aufzubauen und damit Kranke zu heilen (HALTER 1973).

Martin GLÜNICKE (2. Hälfte des 19. Jh.): Der ehemalige Rechtsanwalt aus Berlin erkrankte in seinem 24. Lebensjahr nach seiner Rückkehr aus dem Feldzug 1870/71. Er litt an rheumatischen Beschwerden, die er einerseits auf die schlechte Kriegskost und den harten Dienst, andererseits auf übermäßigen Tabak- und Alkoholkonsum zurückführte. Hierdurch wurden auch seine Verdauungsorgane in Mitleidenschaft gezogen. Trotz dieser Alarmsignale hörte er nicht auf, sich dem "übermäßigen Lebensgenuß" hinzugeben. Akademische Kritiker seines Heilverfahrens behaupten, es war eine syphilitische Infektion an der er auch letztlich gestorben sei (VORBERG 1905). Er nahm die Hilfe eines allopathischen Arztes in Anspruch, jedoch statt zu gesunden, wurde er immer kränker. Ein homöopathischer Arzt konnte ihm dann wenigstens soweit helfen, daß er sein Studium abschließen konnte. Während dieser Kur schied er große Mengen übelriechenden Urins aus. Doch auch diese Besserung hielt nicht lange an, und es stellten sich wieder rheumatische Beschwerden, Blasenleiden, Magenkatarrh und hochgradige Nervosität ein. In seiner Verzweiflung unternahm er eine Seereise nach New York, doch auch dort konnten ihm die Ärzte nicht helfen. "Als man nichts mehr anzufangen wußte und die Ärzte meinen Angehörigen meinen alsbaldigen Tod in Aussicht stellten, beschloß ich, jeden ärztlichen Rat in Zukunft von mir zu weisen und mich selbst zu kurieren. Infolge dieses Entschlusses wurde meine lange Krankheit die Geburtsstätte des Heilverfahrens, das ich heute anwende und empfehle" (ELIADE 1954). Nach einigen Experimenten gelangte er zu seinen natürlichen Heilpflanzen-Säftemischungen, die so gemengt sind, daß sich die schädlichen Nebenwirkungen der einzelnen Komponenten gegenseitig aufheben sollen, ohne jedoch die Hauptwirkung zu verlieren. Bezweckt wurde mit dieser Therapie eine "Ausscheidungskrise" in Form von übelriechendem Urin und faulig eitrigem Stuhl herbeizuführen und so die Krankheitsstoffe zu entfernen.

Louis KUHNE (2. Hälfte des 19. Jh.): Der Tischler aus Leipzig klagte als 20jähriger über Schmerzen im ganzen Körper, die nicht vergehen wollten. Die Schulmedizin konnte ihm nicht helfen und auch die übliche Hydrotherapie brachte nur bescheidene und kurzfristige Erfolge. "Mein Zustand wurde allmählich schlimmer und schlimmer, bis er zuletzt schier unerträglich war. Im Magen hatte sich der veraltete Magenkrebs eingestellt, die Lungen waren teilweise zerstört, die Kopfnerven waren so mitgenommen, daß ich nur mehr draußen in freier Luft Ruhe fand, an ruhiges Schlafen und Arbeiten aber gar nicht zu denken war (KUHNE 1898). Eines Tages saß er in der Sonne in einem Sitzbad und beobachtete wie sich an seinem Unterbauch auf der Hautoberfläche ein "Kügelchen" bildete. Er rieb nun mit einem rauhen Lappen fester über seinen Unterbauch und immer mehr solcher Kügelchen traten durch die Haut seines Bauches. Zugleich merkte er ein zunehmendes Wohlbefinden. Nach dieser Erfahrung entwickelte Kuhne sein vehement angefeindetes Konzept des Reibesitzbades. Nach seiner Vorstellung endigen erstens alle Nerven in den Ausscheidungs- und Genitalorganen und zweitens werden auch alle Krankheitsstoffe über diese ausgeschieden. Im Reibesitzbad muß nun der Kranke mit einem groben Lappen so lange die Vorhaut bzw. die äußeren Schamlippen reiben, bis alle Krankeitsstoffe entfernt sind. Es liegt auf der Hand, daß dieses Konzept höchste Aufregung verursachte. Ergänzt wurde diese Therapie durch eine streng vegetarische Diät.

Johann SCHROTH (1798-1856): Er war Landwirt und Fuhrwerker im schlesischen Lindewiese. "Ein Pferd hatte Schroth das Kniegelenk des rechten Beins zerschmettert. Das Knie wurde der damals gebräuchlichen wundärztlichen Heilbehandlung unterworfen, durch die allerdings nur eine ganz unvollkommene Heilung zustande kam. Es blieb eine nicht unbedeutende Auftreibung der

Knochenmasse der Kniescheibe und der anliegenden Gelenkenden zurück, so daß Schroth das Bein im Kniegelenk nicht mehr biegen konnte. Er war gezwungen, sich auch auf den vollgeladenen Wagen zu setzen, anstatt nach Fuhrmannsart nebenher zu gehen. So auf dem Wagen sitzend traf ihn einstens ein reisender Mönch der "Barmherzigen Brüder", welcher ihm Vorwürfe machte, daß er, ein so junger und anscheinend kräftiger Mensch, sich von den Pferden ziehen lasse, die ja schon genug mit dem schwerbeladenen Wagen zu tun hätten. Schroth erklärte dem Ordensmann sein Unglück und dieser gab ihm den Rat, das steife Knie mehrmals am Tage mit einem in kaltes Wasser getauchten Lappen zu waschen. Der Mönch gebrauchte zur Heilung gleichzeitig ein kleines spitzes Hölzchen, welches er an dem Knie Schroths, durch Einstechen in dasselbe, etwas blutig machte und es dann zur Mitnahme in sein Ordensgewandt steckte. Schroths natürlicher, scharfer Verstand ließ ihn gleich das Wesentliche vom Unwesentlichen unterscheiden und einsehen, daß das Ritzen des Knies mit einem Holzspan wohl irgendeine sympathetische (geheimkräftige) Wirkung in sich schließen solle, die Anwendung der kalten Waschungen aber die Hauptsache sein müsse (PLATEN 1896). Es könnte jedoch auch umgekehrt gewesen sein und der Einstich zu einer Beseitigung eines Gelenkergusses geführt haben. Unter den feuchten Umschlägen verschwand das Leiden und das Knie wurde wieder voll beweglich. Diese Heilung veranlaßte Schroth, sich der Hydrotherapie zu widmen. Er gründete eine vielfrequentierte Heilanstalt in Lindewiese. Seine Therapie erweiterte er noch durch Durstkuren (da er beobachtet hatte, daß auch kranke Pferde nichts trinken) bei gleichzeitiger Stärkung durch erheblichen Genuß von Branndtwein, später von normalem Wein.

Carl MUNDE (2. Hälfte des 19 Jh.): Er war Doktor der Medizin und Philosophie, als Hydrotherapeut Schüler von Prießnitz und Besitzer einer florierenden Wasserkuranstalt in den USA. Er milderte bei seinen Anwendungen die sehr rigorose Therapie von Prießnitz und stellte sie auf die jeweilige Person ein. In seiner Jugend führte er ein ausschweifendes Leben. Als Folge erkrankte er an Gicht, Nervenschwäche und allgemeiner Mattigkeit. Die damals tatsächlich mörderischen Mittel der Hochschulmedizin verschlechterten seinen Zustand nur noch mehr, eine homöopathische Therapie brachte nur kurzfristige Besserung. Erst eine Wasserkur bei Prießnitz heilte ihn, und er wurde zum glühenden Verehrer der Hydrotherapie.

Es folgen nun drei Beispiele von Initialerlebnissen von Spruchheilern des Süddeutschen Raums, die von RUDOLPH (1977) gesammelt wurden (s. auch Beitrag in diesem Band).

Frau PRINZ: Gesundbeterin aus einem Dorf im oberen Allgäu: "Ich habe es von meiner Mutter, und diese hatte es von ihrem Vater. Eigentlich wollte ich es gar nicht haben. Aber nach dem Tod der Mutter sind die Leute zu mir gekommen und haben gebettelt. Dann habe ich gesagt: "Also gut, ich wills versuchen, aber garantieren kann ich für nichts." Als es dann wirklich geholfen hat, kamen immer mehr. Ich habe schon aufhören wollen damit, denn es ist ein anstrengendes und undankbares Geschäft. Aber wenn die Leute immer wieder kommen, dann macht man's halt doch weiter. Von meinen Kindern wills keines übernehmen. Die sagen: "Damit wird man heute doch nur verspottet und verfolgt."

Frau Agnes R. : Wenderin aus dem oberösterreichischen Mühlviertel. Sie übernahm das Wenden von ihrer Schwiegermutter. "Als die Schwiegermutter im Sterben lag, wollte sie mir das Wenden übergeben. Ich aber wollte nicht. Da sagte meine Schwiegermutter: 'Sonst tät ich in Ewigkeit keine Ruhe finden!' Da übernahm ich das Wenden. Meine Kinder wollen von mir nichts haben. Sie sagen: 'Das Wenden machen wir mal nit'".

Herr G. "MÜLLER": Kaufmann und Spruchheiler aus dem östlichen Allgäu hat seine Heilkenntnisse von seiner Mutter übernommen. Er hatte seinen Glauben verloren und lebte gottlos. Eine sich wiederholende Teufelserscheinung in Form eines nach Schwefel stinkenden schwarzen Hundes brachte ihn wieder auf den Pfad der Kirche. Seine spätere Heilertätigkeit führt er auf diese Begebenheit zurück (s. Beitrag "MÜLLER" in diesem Band).

Von Herrn GRYNAEUS wurden die folgenden vier Beispiele aus Ungarn mitgeteilt (s. auch Beitrag GRYNAEUS in diesem Band):

Der Feuerschläger Anton BALLA (geb. 1903): wurde gegen seinen Willen als 10 oder 11-jähriger Junge von seinem Vater gezwungen das Feuerschlagen gegen das "Sankt-Antonsfeuer" durchzuführen (GRYNAEUS 1982).

Pista TAPAI aus der Nähe von Zseged in Südungarn, war Wallfahrtsführer, Heiler und tâltos. Als er etwa 7 Jahre alt war, erschien ihm, während er auf einer Weide die Kühe hütete, dreimal ein Greis, der ihn aufforderte, diese Arbeit stehen zu lassen, da auf ihn andere Aufgaben warteten: "Geh mit dem mit, der dich noch diese Woche rufen wird". Dann segnete er das Kind und von da an konnte er lesen und schreiben und hatte viel Wissen. Auch sein Äußeres veränderte sich, vor allem seine Augen begannen zu strahlen (GRYNAEUS 1982).

Die "Totenseherin" aus Püspöklele Rõza BÖDÖ arbeitete eines Tages auf dem Feld. Plötzlich erschien ihr eine glänzende Gestalt, die zu ihr sprach: "Auf dich wartet eine große Aufgabe, nimmst du sie an?" Sie erschrak und lief nach Hause. Dort wollte sie ihr Kind stillen und da sah sie, daß es wie das Jesuskind glänzte. Sie hörte wieder eine Stimme, die zu ihr sagte: "Ich weiß, daß du schwach bist, aber dein Herr und Gott wird dir Kraft geben". Sie erschrak wiederum und antwortete nicht. Zum drittenmal hörte sie die Stimme, die sie aufforderte, diese schwere Aufgabe zu übernehmen und endlich sagte sie gegen ihren Willen zu und von da an sah sie die Verstorbenen. Dann wurde sie sehr müde und schlief ein, um 40 Tage krank darnieder zu liegen (GRYNAEUS 1982).

Dem Totenseher Michael VIDACS erschien als 11jähriger ein alter Mann. Als er die Erscheinung berührte, war sie kalt wie frischer Schnee, auch seine Kleidung war ganz weiß. Anschließend wurde er für 40 Tage schwer krank. Als er endlich wieder gesundete, konnte er mit den Verstorbenen sprechen (GRYNAEUS 1982).

F. SASS berichtet von Ali MAMANE einem "Fetischzauberer" aus Niamey. Sechs Monate nach seiner Geburt erkrankte er schwer. Diese Krankheit dauerte bis zu seinem 13. Lebensjahr. Im Krankenhaus konnte man diese Krankeit nicht heilen. Drei Geister wurden von einem Seher für diese Krankheit verantwortlich gemacht: dogo, der Geist des Himmels und des Blitzes, d ssa, ein Buschgeist und der Bruder von zar na, Beherrscherin von dogwa, des schwarzen Geistes. Durch Zeremonien konnte der Krankheitszustand beendet werden. Es mußten dabei Tieropfer gebracht werden. Während der 2jährigen Genesungszeit lehrten ihn dogo und d ssa im Traum sein Heilwissen (SASS 1980).

Die Initiation des philippinischen Geistheilers Ales ORBITO können wir bereits als klassisch schamanistisch bezeichnen. Er verlebte eine unauffällige Kindheit. Als er 14 war, wurde er von immer wiederkehrenden Träumen heimgesucht, in denen er mit der Bibel in der Hand Menschen heilte (Berufung). Später sah er sich im Traum mit einem weisen, alten Einsiedler in weißem Gewand und weißem Haar und Bart, der sein geistiger Führer wurde und der ihm auch das geheime Wort gab, mit dem er sich jederzeit auf eine andere Bewußtseinsstufe heben konnte (das begleitende transzendentale Wesen). Jetzt bemerkte er zum ersten Mal Heilfähigkeiten an sich. Er wollte jedoch kein Heiler werden, da er dafür ja kein Geld bekäme und darben müsse. Er wurde Photograph. Doch eines Tages wachte er durch Schläge auf; er befand sich im Polizeigefängnis, da man ihn beschuldigte, die Photoausrüstung seines Chefs gestohlen zu haben. Diese Zeit verlebte er völlig entrückt und eine immer klarer werdende Stimme befahl ihm, endlich seiner Heilberufung nachzugehen, dann würde ihm geholfen werden. Er willigte ein, seine Unschuld stellte sich heraus, er wurde entlassen und schwor sich, dem Versprechen zu folgen. In einer Toilette fand er nach seiner Entlassung einen 5 Peso Schein, er setzte diesen in der Lotterie und gewann 1000 Pesos. Statt nun sein Versprechen einzulösen, verpraßte er das Geld in der Stadt. Bald darauf wurde er schwer krank. Vollkommen weggetreten, zwischen Leben und Tod schwebend, meldete sich wieder diese Stimme. Sie machte ihm Vorwürfe, ihre Anordnungen nicht befolgt zu haben, und jetzt gelobte er endgültig, nunmehr als Heiler tätig zu sein. (LICAUCO 1981)

Sang Hee KIM (geb. 1927) ist Schamanin aus Korea. Während des Korea Krieges mußte sie unter großen Entbehrungen in den Süden ziehen. In dieser schweren Zeit betete sie häufig zu einem Gott, ohne genau zu wissen zu welchem. Als sich im Süden ihr Los langsam besserte, zeigte sie diesem Gott ihre ganze Dankbarkeit. Danach wurde sie ohne ersichtlichen Grund krank, aber ihre Umgebung nahm diese Krankheit nicht sehr ernst. Ab diesem Zeitpunkt weigerte sie sich, mit ihrem Mann zu schlafen. Sie träumte häufig von einer alten Frau, die ihr eine interessante gut Zeremonie zeigte, sie aber auch Schamanenlieder lehrte. Je öfter diese Frau erschien, umso kränker wurde sie. Sie fühlte, daß diese Krankheit ihre Berufung zur Schamanin sei, aber sie wollte es nicht werden und wehrte sich dagegen. Sie ertappte sich jedoch immer wieder dabei, wie sie begann Schamanenlieder zu singen, obwohl sie versuchte, ihre Lippen geschlossen zu halten, indem sie fest hineinbiß. Sie war 10 Jahre hindurch krank. Zuletzt war sie so schwach, daß sie nur etwas Wasser zu sich nehmen konnte. 20 Tage lang erbrach sie nur Blut, und kein Mensch konnte ihr helfen. Zuletzt entschloß sich ihr Mann, um ihr Leben zu retten, eine nalimgut - eine schamanistische Initiationszeremonie, durchführen zu lassen, obwohl sie dies bis zum Schluß vermeiden wollten, da Schamanen in Korea einen sehr niedrigen sozialen Status einnehmen. Nach dieser Zeremonie besserte sich ihr Gesundheitszustand rasch, und sie wurde Schamanin (KANG, D.H. & SICH, D. in diesem Band).

Schlußbetrachtung

Die Frage, inwieweit die in der Tabelle aufgeführten Ergebnisse vergleichbar sind, kann noch nicht endgültig geklärt werden. Wir haben zwar einige wohlbegründete Anhaltspunkte, daß es so etwas wie ein in den Wurzeln einheitliches Berufungssystem gibt, doch müßte diese Aussage durch noch umfangreicheres Material untermauert werden. Vor allem bei den hochschulgebildeten Ärzten fehlen entsprechende, gut recherchierte Lebensläufe. Die immer wieder auftauchende Frage der Negierung solcher Initialerlebnisse deutet doch auf eine unbewußte Ablehnung archetypischer und daher "unwissenschaftlicher" Mechanismen hin. Bei den Nicht-Hochschulärzten konnte jedoch eindeutig gezeigt werden, daß die Berufungserlebnisse ein wichtiger Bestandteil der ärztlichen Legitimation sind. Die Beispiele aus Ungarn weisen schon stark schamanistische Züge auf, ganz zu schweigen von den beiden asiatischen und den afrikanischen Initiationsabläufen. Neben biographischen und ethnologischen, wären vor allem auch tiefenpsychologische Untersuchungen unbedingt durchzuführen, um mögliche einheitliche Verhaltensmuster bei der Berufung zum Heiler schlüssig nachzuweisen zu können.

Name	blitzartiges Erlebnis	Traum	transzendentales Wesen	schlechtes Leben/Ernährung	Ablehnung	Krankheit
Sigmund Freud	+					
Carl Gustav Jung	+	+		+		
Karl Koller	+					
Dr. Kirk	+					+
Edoardo Bassini						+
Samuel Hahnemann	+					
Ignaz von Peczely	+					
Vincenz Prießnitz	+					+
Carl Baunscheidt	+					+
Sebastian Kneipp	+			+		+
Martin Glünike				+		+
Louis Kuhne						+
Johann Schroth			+			+
Carl Munde				+		+
Frau Prinz					+	
Agnes R.					+	
G. „Müller"			+	+		
Anton Balla					+	
Pista Tapai			+			
Roza Bödö			+		+	+
Michael Vidacs			+			+
Ali Mamane		+	+			+
Alex Orbito	+	+	+	+	+	+
Sang Hee Kim		+	+	+	+	+

Tabelle 1: Übersicht der Initalerlebnisse ausgewählter Heilerpersönlichkeiten

Literatur

ELIADE, Mircea 1954 Schamanismus und archaische Ekstasetechnik. Rascher Verlag. Zürich

GADAMER, Hans-Georg 1975 Wahrheit und Methode. J.C.B.Mohr Verlag. Tübingen

GRYNAEUS, Tamas 1982 Persönliche Mitteilung

HALTER, Hans 1973 Akupunktur. König Verlag. München

HINDERLING, Paul 1981 Kranksein in "primitiven" und traditionalen Kulturen. Verlag für Ethnologie. Norderstedt.

KUHNE, Louis 1898 Die neue Heilwissenschaft. Verlag von Louis Kuhne. Leipzig

LICAUCO, Jaime T 1981 Born to Heal. The Amazing Story of Spiritual Healer Rev. Ales Orbito. Eigenverlag

MUNDE, Carl 1861 Hydrotherapie. Arnoldische Buchhandlung. Leipzig

PLATEN, M. 1896 Die neue Heilmethode. Deutsches Verlagshaus Bong & Co. Berlin

RUDOLPH, Ebermut 1977 Die geheimnisvollen Ärzte. Walter-Verlag. Olten

SASS, Frieder von 1980 Der Fetischzauberer Ali Mamane. Legende zum Titelbild curare 3(1)

SCHADEWALDT, Hans 1978 Unkonventionelle Heilmethoden in der Geschichte. Med. Welt 29: 943-949

SCHÖNBAUER, L. & JANTSCH, M. 1956 Julius Wagner Ritter von Jauregg. In: KNOLLE, Kurt (Ed.) Große Nervenärzte. Thieme Verlag. Stuttgart

SCHULTZ, J.H. 1956 Sigmund Freud. In: KNOLLE, Kurt (Ed.) Große Nervenärzte. Thieme Verlag. Stuttgart

SILLO-SEIDL Georg 1978 Ärzte ohne Nobelpreis. Ariston Verlag. Genf

SPEICHER Günther 1974 Umstrittene Heilmethoden. Büchergilde Guttenberg. Frankfurt am Main

TISCHNER, Rudolf 1932 Die Entdeckung des Similesatzes durch Hahnemann. Allg. Homöop. Zeitung 4!5: 346-358

VORBERG, Gaston 1905 Kurpfuscher. Deuticke Verlag. Leipzig

Zusammenfassung

In den Biographien großer Ärzte und Begründer neuer Heilverfahren finden sich häufig initiale Erlebnisse, die den Weg zum Heiler oder zu neuen Methoden prägen. Diese Erlebnisse sind Basis und Antrieb zielstrebigen und charismatischen Handelns der Betroffenen. Gemeinsam ist allen diesen Ersterlebnissen deren "blitzartiges" Auftreten. Hahnemanns Chininerlebnis war es ebenso wie Peczelys Eindruck vom Aufflammen der Iris der verletzten Eule oder Freuds Berufung bei der Lektüre von Goethes "Die Natur". Beeindruckend ist oft die Nähe zum schamanistischen Initiationserlebnis. Besonders offensichtlich ist die Ähnlichkeit in Fällen, wo bei eigener schwerer Krankheit, praktisch todgeweiht, durch einen plötzlichen mehr oder weniger unbewußt herbeigeführten Umstand, wunderbare Heilung eintritt. Die angenommenen Ursachen dieser Heilung werden die Grundlage einer neuen Heilmethode und gleichzeitig deren wichtigster Wirksamkeitsbeweis. Diesen Werdegang sehen wir nicht nur bei den großen Hydrotherapeuten Kneipp, Prießnitz und Munde, sondern auch bei Kirk, dem Entdecker des Strophantins, und anderen. Im Gegensatz zu diesem "versteckten" schamanistischen Gehalt bei europäischen Ärzten, tritt bei den philippinischen Geistheilern (etwa bei Alex Orbito) offen dieses schamanistische Initiationsphänomen zu Tage, sicher ein Grund für die große Attraktivität dieser Heiler bei den Rationalismus-müden Europäern.

Summary

The biography of great physicians and founders of new therapeutic methods often tell of a sudden initiation experience which paved the way to become a healer or to create a new treatment. Such experiences are base and motor of purposive and charismatic actions. A common characteristic of such initial experiences is their lightning-like appearance, e.g. the intuitive homöopathic idea triggered by a feverish feeling after having taken quinine in Hahnemann, the sudden impression of a vertical bar in the eye of a wounded owl in Peczely, the founder of eye-diagnosis, or Freud's call while reading Goethe's "Die Natur". One is impressed by the similarity to shamanistic initiation experiences, particularly in cases where sudden miraculous recover from deadly disease was brought about by more or less unconscious behaviour. The postulated causes for recovery become the fundament of the new therapeutic method, and at the same time their most important proof. This almost stereotyped career is present in the great hydrotherapists (Kneipp, Prießnitz and Munde), but also in Kirk, the inventor of strophantin-therapy, and others. In contrast to the "hidden" shamanistic features to be found in the life of European physicians, the full picture of a shamanistic initiation ritual is present in Filipino psychic surgeons (e.g. Alex Orbito), doubtlessly one reason for the high attractivity such healers have for Europeans tired of rationalism.

Résumé

Dans les biographies des médecins importants et des fondateurs de nouvelles techniques de guérison on trouve souvent des expériences initiatiques qui montrent le chemin vers le guérisseur ou vers de nouvelles méthodes. Ces expériences sont la base et le moteur des actions charismatiques. L'apparition soudaine est commune à toutes ces expériences initiatiques: L'expérience de la quinine (Hahnemann); l'impression de l'iris flamboyante des hibous blèssés (Peczely); la vocation lors de la lecture de 'Die Natur' de Goethe (Freud). La ressemblance avec l'expérience initiatique du chamanisme est souvent frappante. Quand une guérison miraculeuse se fait, lors d'une maladie grave, à l'aide d'un phénomène subite, plus ou moins inconscient, cette ressemblance devient évidente. Les causes supposées de la guérison forment la base de la nouvelle méthode et restent la preuve la plus importante de son efficacité. Ce procédé ne se voit pas seulement chez les grands hydrothérapeutes Kneipp, Priessnitz et Munde, mais aussi chez Kirk, le découvreur du Strophantin et autres. Au rebours de ce teneur chamanistique 'voilé' des médecins européens, le phénomène initiatique est mis en lumière chez les guérisseurs spirituelles philippins (p.e. Alex Orbito). Sans doute cela est une des causes de l'attractivité énorme de ces guérisseurs pour les Européens las du rationalisme. (W.Sie.)

Heilerpersönlichkeit und Heilungsbereitschaft der Hilfesuchenden

Horst H. Figge

Einleitung

Bei Überlegungen zur Heilung von Krankheiten steht der Einfluß des Heilers und seiner Mittel meist sehr stark im Vordergrund der Aufmerksamkeit. Es kann geradezu in Vergessenheit geraten, daß es der lebende Organismus des Patienten selbst ist, der heilt. Außenstehende, ganz gleich welche Mittel sie auch einsetzen mögen, können nichts anderes tun, als den Selbstheilungsprozeß des Organismus zu fördern. Dieser Selbstheilungsprozeß setzt zweierlei voraus: 1. die objektive Heilungsfähigkeit des Patienten, 2. seine subjektive Heilungsbereitschaft. Beide müssen gleichzeitig gegeben sein, damit eine Heilung zustandekommt; beide sind aber auch unabhängig voneinander von außen förderbar.

Die chirurgische, apparative, medikamentöse Medizin richtet ihr Bemühen auf die Lenkung und Unterstützung der Heilungsfähigkeit des Patienten. Seine Heilungsbereitschaft setzt sie als gegeben voraus. Es liegt außerhalb der so verstandenen Medizin, daß ein Patient sich verordneten Maßnahmen nicht unterzieht, auf objektiv wirkende Medikamente nicht in der erwarteten Weise anspricht, nach einer gelungenen, komplikationsfreien Operation stirbt. Extremes Beispiel für die Betrachtung der Heilungsbereitschaft als Störfaktor ist der Doppelblindversuch, in dem es nicht mehr um einen zu heilenden Menschen geht, sondern letzlich um chemische Wirkungen auf chemische Prozesse.

Sozusagen am entgegengesetzten Pol steht der Heilzauber; er richtet sein Bemühen auf die Weckung und Stärkung der Heilungsbereitschaft (wenn seine Vertreter das auch anders sehen mögen). Er verläßt sich ganz auf die vorhandene Heilungsfähigkeit des Patienten. Ihr Fehlen stellt dann für ihn den Störfaktor dar, dem er nichts entgegenzusetzen hat.

Traditionelle Heiler besitzen nur wenige Mittel, die Heilungsfähigkeit zu lenken und zu unterstützen; sie behandeln nicht die Krankheit, sondern den Kranken. Hier liegt auch der Grund für die oft kritisierte unscharfe Indikation und unzureichende Reproduzierbarkeit ihrer Methoden und Erfolge. Derartige Forderungen aufzustellen, geht gänzlich an der Sache vorbei, um die es eigentlich geht. Die Heilungsbereitschaft ist per se ein völlig subjektiver Faktor; sie bewirkt den tatsächlichen Einsatz der vorhandenen individuellen Heilungsfähigkeit im Rahmen der aktuellen subjektiv erlebten Gesamtsituation des Patienten. Die Extremform der Gesundheitsgefährdung und -zerstörung aus mangelnder Heilungsbereitschaft, bei der die Heilungsfähigkeit *überhaupt* keine Rolle spielt, liegt im Suizidversuch vor. Andererseits ist die Extremform der Förderung der Heilungsfähigkeit, bei völliger Bedeutungslosigkeit von Heilungsbereitschaft, gegeben, wo der psychisch tote Körper oder gar nur Teile davon in 'gesunder' Existenz gehalten werden.

Wenn trotz aller inzwischen extremen Möglichkeiten unserer Medizin, die Heilungsfähigkeit des Menschen zu beeinflussen, Krankheit eben nicht verschwunden ist, wird das auch nur daran liegen, daß das andere Ursachenbündel, nämlich die Heilungsbereitschaft, bisher unzureichend berücksichtigt worden ist. Unzureichende Heilungsbereitschaft führt zum Nichteinsatz der vorhandenen Heilungsfähigkeit, der Abwehrkräfte gegen krankmachende Agentien oder sogar zum gezielten Aufsuchen von Situationen, in denen die Heilungsfähigkeit überfordert ist. Daß hierbei Bewußtheit, Einsicht, Wille, erlebte Absicht meist keine Rolle spielen, braucht kaum erwähnt zu werden.

Überlegungen zur Heilungsbereitschaft

Worum es sich bei der Heilungsbereitschaft handelt, läßt sich am einfachsten negativ über die Faktoren erklären, die sie herabsetzen. Ich möchte zunächst die verschiedenen Formen von Krankheitsgewinn nennen. Die Begriffe des primären und sekundären Krankheitsgewinns sind von Sigmund FREUD eingeführt worden; sie werden hier mit teilweise abweichender Bedeutung verwendet. (Zur Zusammenfassung des Freudschen Verständnisses siehe BALLY 1961: 171-173).

1. Primärer Krankheitsgewinn: Krankheit kann von anderen unangenehmeren Problemen ablenken; über sie kann man insbesondere inneren Konflikten ausweichen. Krankheit dient damit gegebenenfalls zur Stabilisierung der eigenen Persönlichkeit, wie die Psychoanalyse deutlich genug gezeigt hat. Krankheit kann auch äußerlich faszinieren, die Beschäftigung mit der eigenen Krankheit zum Ersatz für anderweitig fehlende Aufgaben werden.

2. Sekundärer Krankheitsgewinn: Die vom Kranken erwartete und übernommene Rolle enthält eine Reihe von unter Umständen sehr attraktiven Momenten, da Pflichten wegfallen, Rechte erworben werden. Die gewährten Rücksichten und Hilfen halten dann die Krankheit aufrecht, da sie ohne sie nicht mehr gewährt würden.

3. Tertiärer Krankheitsgewinn: Auch für die beteiligte Gruppe und ihre Mitglieder kann die Krankheit des einzelnen eine Fülle wünschenswerter Folgen haben. Sie schafft z.B. Aufgaben, erhöht das Selbstwertgefühl der Helfenden, stellt gegebenenfalls deren Existenzgrundlage dar. Sie lenkt von Gruppenproblemen ab und wirkt damit gruppenerhaltend und -stabilisierend; siehe Sündenbockrolle, der Kranke als Symptomträger der Gruppe. Über entsprechende Rückmeldung ergibt sich der krankheitserhaltende Charakter.

4. Allgemeine Veränderungsresistenz: Es besteht eine Tendenz, einmal als positiv erlebte Situationen erhalten bzw. immer wieder aufsuchen zu wollen und einmal erfolgreiche Verhaltensmuster immer wieder anzuwenden; und zwar auch dann, wenn sie durch die faktisch fortwährende Veränderung aller überhaupt denkbaren Faktoren objektiv überwiegend negative Aspekte

bekommen haben. Am deutlichsten wird dies bei den sogenannten Süchten; in gleichem Maße gilt dies aber etwa auch für die Nichtakzeptierung körperlicher Altersveränderungen, für das notwendige Sich-Einstellen auf entstandene Behinderungen, auf krankheitsbedingte Funktionsveränderungen. Im Sinne von krankmachender und krankheitserhaltender Veränderungsresistenz läßt sich auch das Verweilen in Überforderungssituationen verstehen; so hat ja z.B. auch der Streß zwei Seiten, die objektiv gegebene Streßsituation und die subjektive Unfähigkeit, sich ihr zu entziehen (dazu SELIGMANN 1979).

5. Krankheit als Selbstbestrafung: Schuldgefühle, Versündigungsgedanken, Gefühle des eigenen Unwerts lassen Krankheit als etwas Normales, Richtiges, ja Anstrebenswertes erscheinen.

6. Krankheit als Selbstaufgabe: Zur Erhaltung und Wiedererlangung seiner Gesundheit braucht der Mensch offenbar das Gefühl, daß diese Gesundheit zu irgendetwas sie selbst Übersteigende da ist, verwendet wird oder wenigstens werden kann. Es sind akzeptierte und für lösbar gehaltene Aufgaben erforderlich und ein gegenwärtig erkannter Lebenssinn. Heilungsbereitschaft braucht Perspektive; offenbar setzen Gesundbleiben und erst recht Gesundwerden eine Anstrengungsbereitschaft voraus, deren Aufwand durch das schlichte Faktum des Nicht-Krankseins nicht aufgewogen wird. Im Extremfall tritt dadurch der psychogene Tod ein (dazu STUMPFE 1973).

Man kann zusammenfassend sagen, daß es die verschiedenen Funktionen von Krankheit und Gesundsein sind, die die Heilungsbereitschaft beeinflussen und damit die Heilung bei aller gegebenen Heilungsfähigkeit erschweren oder unmöglich machen können. Hilfen, die eine Krankheit und ihre Symptome beseitigen sollen, haben also auch bei den Funktionen dieser Krankheit für den einzelnen und seine Bezugsgruppe und bei der subjektiv empfundenen Bedeutung des Gesundseins anzusetzen. Die von medizinischer Seite erhobene Forderung, nicht die Symptome einer Krankheit zu behandeln, sondern die Krankheit selbst, muß deshalb dahingehend erweitert werden, daß die Krankheit selbst nur ein Symptom sein kann, nämlich für die Probleme und Konflikte, die hinter ihr stehen und sie aufrechterhalten.

Zu dieser Einsicht ist die Psychotherapie und speziell die Psychosomatik gelangt; sie scheint aber auch bei den Heilzauberern wenigstens im Ansatz bereits gegeben zu sein. Im Rahmen der brasilianischen Umbanda wird Krankheit als <u>ein Problem</u> des Patienten unter anderen angesehen oder auch <u>als Hinweis</u> auf tieferliegende Probleme, die allerdings dann natürlich nicht psychische oder psychosoziale, sondern spirituelle genannt werden.

Förderung der Heilungsbereitschaft heißt, die Funktionen der Krankheit überflüssig machen, sie zu kompensieren oder auszuschalten, Gesundheit dagegen auch und gerade in der gegebenen Situation attraktiv erscheinen zu lassen. Dazu gibt es mehrere prinzipiell verschiedene Möglichkeiten. Die eine Gruppe von Möglichkeiten sind die objektiven: Hier geht es um konkrete Veränderungen der Lebensbedingungen des Kranken bzw. darauf hinzielende Beratung. Hilfreich sind je nach Fall ein Berufs-

oder Wohnungswechsel, als Luftveränderung kaschiertes Aussteigen aus Alltagsbezügen, Kontakte zu neuen Gruppen, Übernahme neuer konkreter Aufgaben und Verpflichtungen usw. Außerdem können Beratungen zum Ziel führen, die das Selbst- und Weltbild objektivieren, die beispielsweise ins Bewußtsein heben, daß der Kranke krankheitsförderndes Verhalten zeigt, oder daß sein Verhalten erst Reaktionen der Mitmenschen provoziert, an denen er dann leidet, und dergleichen.

Die anderen Möglichkeiten, die Heilungsbereitschaft zu unterstützen, sind nicht objektivierbar. Bei ihnen werden Krankheit und ihre Symptome zugunsten von Konstrukten mehr oder weniger weitgehend ausgeblendet. Es wird auf Umwegen versucht, ohne konkrete Veränderungen der realen Situation und ohne Appell an die Einsicht die Heilungsbereitschaft zu verändern. Dieser Weg wird von den meisten Psychotherapien eingeschlagen und ebenso von Wunderheilern und Zauberpriestern. An die Stelle der Beschäftigung mit realen, objektiven Umständen der Krankheit und der Lebenssituation des Kranken tritt die Beschäftigung mit Konstrukten. Ich bitte, das Wort im wissenschaftlichen Sinn neutral aufzufassen, wenn ich als Konstrukte nebeneinandersetze: Geistereinflüsse, magische Schädigungsversuche, animalischen Magnetismus, Erdstrahlen, Sünde, libidinöse Strebungen, frühkindliche Traumata, Angstverarbeitungsmechanismen. Dies und vieles andere kann aus der jeweiligen Sicht von Helfenden als Ursache von Krankheiten angesehen oder angegeben werden, wobei es nicht auf die Beweisbarkeit ankommt, sondern auf die Frage, ob der Kranke solche Erklärungen für sich akzeptiert, d.h. seine Krankheit in entsprechenden Termini zu verstehen bereit ist. Wesentlich ist, daß aus diesen Postulaten heraus Methoden entwickelt worden sind, die tatsächlich die Heilungsbereitschaft und damit die Heilung fördern, sofern der Kranke sie als für sich gültig akzeptiert. Da hier wohl kein prinzipieller Unterschied besteht, kann man alle entsprechenden Verfahren magisch nennen.

Es hat vor Jahrzehnten eine Diskussion darüber gegeben, ob Psychotherapie Magie ist, bzw. wie sie sich von Magie unterscheidet. Da diese Diskussion medizinintern abgelaufen ist, scheint sie keine direkte Auswirkung auf Ethnologie und Ethnomedizin gehabt zu haben. JORES (o.J., 1955) hat seinerzeit den Unterschied daran festmachen wollen, daß in der Magie etwas erzwungen werden soll, daß es z.B. auch bei der magischen Wirkung, die von ärztlicher Tätigkeit und ärztlichen Mitteln (z.B. Placebos) ausgeht, um fraglose Unterwerfung geht; in der Psychotherapie dagegen ginge es um Begegnung, um partnerschaftliche Begegnung zwischen Therapeut und Hilfesuchendem. Ich halte eine solche Unterscheidung für ethnozentrisch und inhaltlich unhaltbar. Zum einen geht es auch in der magischen Krankenbehandlung ganz wesentlich um Begegnung mit dem Zauberer, mit den geglaubten übernatürlichen Wesen und Mächten. Daß diese autoritär, besser gesagt: Autoritätsbewußt auftreten, ist eine ganz andere Frage. Auch der Psychotherapeut wird keinen Erfolg haben, wenn er unsicher auftritt oder sich dem Patienten gegenüber methodenkritisch äußert. Andererseits muß auch in der Psychotherapie der Hilfesuchende die angebotenen Konstrukte hinnehmen. Wer etwa die symbolische Ausdeutung seiner Träume für Unfug hält, ist darüber ebensowenig therapierbar, wie einer der nicht an die Manipulierbarkeit von Fluiden oder ähnliches glaubt.

Magie, die auf die Beseitigung von Leiden und Krankheit zielt, ist Psychotherapie. Umgekehrt sind Psychotherapien, sofern sie nicht auf konkrete Umwelt- und Verhaltensveränderungen über die dazu objektiv geeigneten Mittel gerichtet sind, Magie, die unserer gegenwärtigen Situation entsprechende und deshalb bei uns akzeptierte und wirksame Form von Magie. Doch dies nur zum Stellenwert des traditionellen Heilzaubers.

An dieser Stelle möchte ich eine Bemerkung zu den Ausführungen eines Autors aus ganz anderem wissenschaftlichen Lager einfügen, der noch immer als eine der Autoritäten auf dem Gebiet der Heilmagie zitiert wird: LEVI-STRAUSS. Seine diesbezüglichen Aussagen sind meines Erachtens erstaunlich ethnozentrisch-polemisch und ich fürchte, von ethnomedizinischer Seite ist bisher noch keine klare Distanzierung erfolgt. In "Der Zauberer und seine Magie" (1978: 256-278) bezeichnet LEVI-STRAUSS Zauberer pauschal als "Psychopathen" (1978: 272), die als "professionelle Abreagierer" (1978: 273) dienen. Nach meinen Erfahrungen sind die meisten sogenannten Zauberer normal gesunde, verantwortungsbewußte Menschen; sie sind so viel und so wenig "professionelle Abreagierer" wie unsere eigenen Priester und Therapeuten. Er meint, "der Schamane bietet seinem Publikum ein Schauspiel" (1978: 273); die Gruppe hat damit teil "an jenem Erlebnis einer Welt symbolischer Ergüsse" (1978: 274). Dasselbe könnte ein böswilliger oder nur oberflächlich informierter Heiler beispielsweise von einer katholischen Messe aussagen. Wie unpassend der Ausdruck "Schauspiel" ist, geht schon daraus hervor, daß gleiches oder ähnliches Verhalten vom sogenannten Schamanen auch ohne sogenanntes Publikum gezeigt wird; dann nämlich, wenn er mit sich und seinen geglaubten Geistern alleine ist. Und die Wirksamkeit von Geistern durch die Wirksamkeit von Symbolen erklären zu wollen, bedeutet schlicht, ein traditionelles Konstrukt durch ein modernes Konstrukt zu ersetzen.

Am unverständlichsten erscheint mir in genanntem Aufsatz der 1978 zum vielfachen Male veröffentlicht worden ist, die Aussage "die Erfahrungen des Kranken geben den am wenigsten wichtigen Aspekt des Systems wieder" (1978: 272); denn dies scheint mir die Tatsachen geradezu auf den Kopf zu stellen. Natürlich könnte ein Heiler so etwas beispielsweise auch von einem europäischen Krankenhausbetrieb behaupten. Er träfe damit aber wohl kaum den Kern der Sache. Hier wie dort überlebt ein System ja doch wohl nur dann, wenn es wenigstens teilweise das erfüllt, wessentwegen es etabliert worden ist; das heißt im konkreten Fall, wenn tatsächlich Kranken geholfen wird, wenn sie geheilt werden. Und dies ist wenigstens da, wo Heilungsbereitschaft die wesentliche Rolle spielt, nicht anders möglich als über die direkte oder indirekte Veränderung der Erfahrung des Kranken.

Die Mittel, die dazu führen sollen, zu wählen und zu dosieren, ist Sache des Psychotherapeuten, des Heilers, Zauberers, Schamanen. Und er wird sie wählen und dosieren auf dem Hintergrund seiner Persönlichkeit und der Gruppenerwartung, ganz wesentlich und zentral aber im Hinblick auf den Kranken. Wobei dann das sogenannte Publikum zum einen die so wesentliche Bezugsgruppe des Kranken darstellt, zum anderen aber auch mögliche zukünftige Hilfsbedürftige.

Förderung der Heilbereitschaft in der Umbanda

Im zweiten Teil meiner Ausführungen möchte ich anhand von Beispielen aus der Kultur der brasilianischen Umbanda verdeutlichen, wie die Heilungsbereitschaft beeinflußt werden kann, und insbesondere auch, welche Bedeutung dabei dem Heiler und seiner Persönlichkeit zukommt.

Es geht in Umbanda-Veranstaltungen in der Regel ausgesprochen turbulent zu, auch während konzentrierter ernsthafter Beratungsgespräche. Jeder, der in die Kultstätte kommt, wird ganz locker und wie selbstverständlich dazugehörig aufgenommen. Die meist kleinen Räume sind bei solcher Gelegenheit von Menschen überfüllt, es wird getrommmelt und gesungen; Medien in Kultkleidung fallen in Trance und verkörpern Geistrollen, in denen sie mehr oder weniger auffälliges Verhalten zeigen. Auch für die Gläubigen bekommt dies gelegentlich leicht groteske Züge, was jedoch bei der relativen Unberechenbarkeit der geglaubten Geister und ihrem Ernst zur Atmosphäre einer existenziellen Grenzsituation beiträgt.

Aufgrund der Fluidallehre und des Glaubens ans Berufen wird nach Möglichkeit vermieden, Negatives zu erwähnen. Trotz aller möglichen Krankheiten und Leiden, wegen derer Gläubige kommen, wird nie laut davon gesprochen. Auch die Behandlung richtet sich, wie ich noch zeigen werde, nicht eigentlich auf Krankheit und Leiden, sondern auf postulierte und meist realiter neutrale Ursachen. Es herrscht sehr deutlich eine optimistische, zuversichtliche Haltung vor, demonstrierte Lebensbejahung und Lebensbewältigung.

Hinzukommt, daß es im Umbanda-Glauben keinen Zufall gibt. Spätestens in den Gesprächen mit inkorporierten Geistern werden Krankheiten und Leiden in Sinnbezüge gestellt. Damit fühlt sich der Betroffene nicht schlicht ausgeliefert, sondern in höhere Zusammenhänge eingebunden, in denen er und seine Situation eine Funktion haben.

Als günstig erweist sich, daß es immer und unter allen Umständen etwas Sinnvoll-Entscheidendes zu tun gibt, um das eigene Schicksal oder das der Lieben zu beeinflussen. Dabei werden konkrete, mehr oder weniger komplexe und aufwendige Aufgaben gestellt mit Richtung auf transzendente Wesen und Mächte, aber auch in bezug auf die Kultveranstaltung selbst. Diese Aufgaben können sich per se niemals als sinnlos erweisen, auch wenn ein erhofftes Ziel durch sie nicht erreicht worden ist.

Aus der Fülle der so erreichbaren psychologischen und psychosomatischen Einflußfaktoren seien genannt: Die Einführung von Zuversicht, damit Auflösung resignativer Inaktivität oder Verkrampfung, die Ablenkung der Aufmerksamkeit von Krankheitssymptomen, Aktivierung von Emotionen und emotionale Umstimmung, die Aufhebung von Vereinsamung oder Auflockerung der Bindung an krankmachende Gruppenstrukturen, die Steigerung des Selbstwertgefühls.

Die Umbanda-Priester sind in ihrer Primärpersönlichkeit meist schwerlich von anderen Leuten zu unterscheiden. Sie stammen aus verschiedensten sozialen Umgebungen, haben verschiedensten Bildungsstand; viele sind verheiratet, haben Kinder, gehen einem Beruf nach. Sie eignen sich also, wenn man das so sehen will, gut als Identifikationsfiguren. Hervorstechendstes, wohl durchgängiges Merkmal ist ihre überlegene Ruhe und ihr ausgeprägtes, selten zur Schau getragenes Selbstbewußtsein. Außerdem sind sie, sofern man das ohne besondere Untersuchung beurteilen darf, im Durchschnitt psychisch und physisch gesünder als die Normalbevölkerung. Sie entsprechen damit ganz dem, was z.B. LIEK (1931) von zu seiner Zeit berühmten deutschen Wunderheilern berichtet hat. Interessant ist auch, daß die gesuchtesten Umbanda-Priester relativ jung sind. Das entspricht der Feststellung von RUDOLPH (1977: 80), nach der deutsche Heiler von sich aussagen, daß sie mit zunehmendem Alter an 'Kraft' verlieren. Der magische Heiler darf nicht den Eindruck erwecken, daß er sich nicht einmal selbst zu helfen weiß.

Die in der Umbanda sozialisierten Geister bzw. die von Priestern und anderen Aktiven verkörperten Geistrollen sind sehr verschieden; es gibt junge, alte, gute, böse, die alle im Rahmen der Veranstaltungen und der anstehenden Heilungen verschiedene Aufgaben haben. Durchgängig ist aber bei allen folgendes: Sie sind überhaupt nicht beeindruckbar, zeigen niemals auch nur eine Spur von Unsicherheit oder gar Ängstlichkeit; sie erschrecken unter keinen Umständen; ihre Schmerzempfindlichkeit ist zumeist stark reduziert. Den Gläubigen gegenüber zeigen sie in der Regel kein besonderes Interesse, entsprechend auch eigentlich kein Mitgefühl. Sie halten den Gläubigen auf Distanz, überschreiten des Gläubigen Distanz aber fortwährend, indem sie ihn z.B. völlig frei von Respekt anreden, ihm unverblümt unliebsame Wahrheiten sagen usw. Sie tun so, als wüßten sie im Prinzip alles, selbst wenn sie etwas fragen, und natürlich als könnten sie fast alles. Sie reagieren empfindlich auf Respektlosigkeit oder Herausforderung und gewinnen im Zweifelsfall immer.

Bemerkenswert ist, daß gerade diejenigen Geister besonderen Zulauf haben und als besonders stark geschätzt sind, die relativ viel Angst verbreiten, die Fürchterliches tun und ein ausgesprochen vulgäres Verhalten zeigen. Kommt das Medium dann nach Ausfahren des Geistes wieder zu sich, ist es angepaßt, freundlich und höflich wie vorher. Wahrscheinlich macht gerade dies die Kraft der Überzeugung von übernatürlichen Fähigkeiten aus und damit die Wirksamkeit der Mittel, die zur Mobilisierung der Heilungsfähigkeit führen.

In der Krankenbehandlung der Umbanda interessiert so gut wie nicht, welche Krankheit tatsächlich vorliegt und welche Ursachen, medizinisch gesehen, dahinterstecken. Es geht darum, wie die Krankheit und ihre Ursachen interpretiert werden müssen, damit die zur Verfügung stehenden Mittel angewendet und wirksam werden können. An die Stelle einer Diagnose im medizinischen Sinn tritt deshalb die zweckbestimmte Ursachen-Rekonstruktion. Dabei interessiert, was dem Kranken als Ursache glaubhaft gemacht werden kann, und dies in Zusammenhang damit, was er selbst glaubt, was ihm fehlt und mit was das zusammenhängen mag. Umbanda-Heiler arbeiten, wenn man so will, mit Intuition, d.h. sie beobachten scharf (bewußt, meist aber wohl unbewußt) alle Aktionen und Reaktionen des Patienten und formulieren daraus ihre eigenen Aussagen. Äußert er z.B. im Zusammenhang mit Klagen über Kopfschmerzen beiläufig den Namen eines ihm unsympathischen Menschen, bietet sich sogleich an, diesen für die Kopfschmerzen verantwortlich zu machen. Wichtiger als der Inhalt von Antworten auf ihre Fragen sind den Geistern offenbar die damit einhergehenden Veränderungen der Körperhaltung, des Tonus, der Transpiration usw. So versteht sich leicht, weshalb manche Geister den Patienten mit geschlossenen Augen bei den Händen halten. Sie erfahren dann auch, auf welche der andeutungsweise vorgeschlagenen Maßnahmen der Patient in der gewünschten Weise, also etwa mit starker emotionaler Beteiligung, reagiert.

Nun möchte ich an einem fiktiven Beispiel die verschiedenen Möglichkeiten durchspielen, so wie ich sie erlebt habe.

1. Rückführung der Krankheit auf negative Fluiden; Behandlung: Passes. Ein Mann mit dauernden Kopfschmerzen wendet sich nach entsprechender allgemeiner Aufforderung durch Gehilfen an einen der inkorporierten Geister, sagen wir Caboclo Weißfeder. Dieser steht leicht schwankend dort, mit blutunterlaufenen Augen, raucht eine schwarze Zigarre, obwohl das Medium vielleicht eine junge Frau ist. Ohne etwas zu fragen, murmelt der Geist mit rauher Stimme einige Begrüßungsworte und beginnt, den Körper des Mannes mit offenen Handflächen zu umfahren. Mit solchen Passes sollen, wie allgemein bekannt ist, negative Fluiden aus dem Körper gezogen werden. Anschließend bläst er Rauch auf den Patienten, was die Übertragung positiver Fluiden andeutet. Nach zwei, drei Minuten ein gemurmelter Segenswunsch; die Behandlung ist abgeschlossen. Obwohl, medizinisch gesprochen, überhaupt nichts passiert ist und weder Fluiden, noch geschweige denn ihre Manipulation, wissenschaftlich gesehen, existieren, haben solche Passes oft nicht nur eine subjektive Wirkung auf den Gläubigen, der sie vielleicht als Entzug von Druck oder als Prickeln der Haut erlebt. Sie können auch eine objektive Wirkung haben insofern, als der Glaube an sie beruhigt und entkrampft. Damit können z.B. Kopfschmerzen, die ja häufig nur auf eine Verspannung zurückgehen, schlagartig verschwinden. Dasselbe gilt auch für Krankheiten, die eigentlich nur deshalb weiterbestehen, weil ein subjektiv akzeptabler Auslöser für die Veränderung fehlt.

Was gemeint ist, möchte ich an einem alltäglichen Beispiel illustrieren: Wenn man bei jemandem zu Besuch ist, die Zeit vergeht und man sich eigentlich längst verabschieden möchte, tut man es oft erst, nachdem irgendeine zufällige situative Veränderung den Anlaß dafür bietet; wenn also beispielsweise ein Licht an- oder ausgeht oder das Telefon klingelt. Entsprechendes dürfte bei Spontanheilungen der Fall sein; eine psychosomatische Krankheit kann weiterbestehen, obwohl sie ihre ursprüngliche Funktion längst verloren hat und es nur an der Möglichkeit fehlt, sie ohne Gesichtsverlust (auch vor sich selbst) aufzugeben. Hinzukommt dann noch die Funktion, die die Heilung selbst besitzt: Sie bestätigt die Richtigkeit des eigenen Glaubens, des gewählten Heilweges usw.

2. Rückführung der Krankheit auf schwarze Magie; Behandlung: Gegenmagie. Nehmen wir an, der Mann ist durch die Passes seine Kopfschmerzen nicht losgeworden. Er wendet sich an den Priester, der ihm rät an einem anderen Tag wiederzukommen und mit einem anderen Geist zu sprechen, sagen wir, Oma Conga. Am betreffenden Abend fährt Oma Conga in den Körper des Priesters. Die Physiognomie ist verändert, die Stimme nicht wiederzuerkennen. Als der Mann an der Reihe ist, behandelt ihn Oma Conga wie jeden anderen zunächst mit Passes. Plötzlich sieht sie den Mann erstaunt an und sagt: "Mein Sohn, du hast Nadeln im Kopf!" Sie läßt sich bestätigen, daß der Mann unter Kopfschmerzen leidet; läßt sich einiges von seinen Lebensumständen erzählen; sagt, daß sie vor ihrem geistigen Auge eine magische Präparation sieht, die, sagen wir, ein erwähnter Berufskonkurrent gegen ihn durchgeführt hat. "Ich werde dir helfen, mein Sohn. Warte hier, ich komme gleich wieder." Der Priester erwacht aus der Trance, blickt sich verwirrt um; der Mann erklärt stammelnd, daß Oma Conga ihm befohlen habe zu warten. Schon fällt der Prieser wieder in Trance, aus seinem Mund lacht Oma Conga: "Habe ich es nicht gesagt, mein Sohn!" Sie ruft einen Gehilfen und läßt aus einem Nebenraum, in dem sich das Allerheiligste befindet, einen Wachskopf holen, in dem Nadeln genau an den Stellen stecken, die der Mann als schmerzend angegeben hat. Oma Conga behauptet, dies sei der apportierte böse Zauber, den sie nun neutralisieren könne. Der Mann erhält irgendwelche Auflagen und im Laufe von mehr oder weniger langer Zeit werden die Nadeln von Oma aus dem Wachskopf gezogen oder mit diesem beseitigt.

Ich habe hier absichtlich das Beispiel einer pia fraus gewählt, weil es gleichgültig ist, wie ein magisches Mittel aussieht, wenn nur an seine Wirksamkeit geglaubt wird. Dabei findet zunächst einmal eine intensive Ablenkung des Bewußtseins von der Krankheit bzw. deren Symptomen statt durch nicht ganz durchschaubare interessante, oft auch bedrohlich erscheinende Praktiken. Es kann zu einer Abreaktion gestauter Emotionen kommen, insbesondere, wenn die schwarze Magie angeblich auf den Verursacher zurückgeworfen wird. Auch wird die Einstellung zur Krankheit beeinflußt, es werden unter Umständen bestehende Selbstanklagen, Selbstzweifel, zumindest aber Unsicherheit gemildert. Es kann zu einer Konzentration der Wahrnehmung auf positive Veränderungen kommen, zu einer optimistischen Aktivierung der Körperfunktionen, natürlich negativ auch zu einer Verleugnung der Symptome.

Manche magische Praktiken sind für den Kranken sehr unangenehm und aufwendig, womit der sekundäre Krankheitsgewinn geschmälert werden kann; der Kranke würde dann den Widerstand gegen die Gesundung aufgeben, um sich nicht weiter der Behandlung unterziehen zu müssen.

In bezug auf das Nadel-Beispiel möchte ich noch ein Erlebnis in Ceará erwähnen, bei dem ein Priester eine Hand voll tecknadeln erbrach; Patient war eine junge Ärztin mit der medizinischen Diagnose Krebs. Ob die Behandlung, die natürlich im

Rahmen verschiedenster anderer spiritueller Einflußnahmen stattfand, irgendeine Wirkung in bezug auf die Krankheit gehabt hat, kann ich leider nicht sagen; unmöglich ist dies wohl nicht, da inzwischen bekannt ist, daß auch der Krebs psychosoziale Hintergründe hat (LANGENMAYR 1980).

3. Rückführung der Krankheit auf Quälgeister, Krankheitsdämonen; Behandlung: Exorzismus, Opfer. Wenn die magische Prozedur nicht geholfen haben sollte, besteht die Möglichkeit, die Kopfschmerzen auf einen bösen Geist zurückzuführen, der sich im Kranken eingenistet hat oder ihm von außen zusetzt. Der Mann wird von einer Anzahl von Medien umtanzt, während der böse Geist durch Trommeln, Gesänge und Zurufe zum sogenannten Kopfwechsel aufgefordert wird. Über kurz oder lang stürzt eins der Medien, von Zuckungen befallen zu Boden, schreit, schlägt um sich. Die Verkörperung der Rolle ist außerordentlich beeindruckend, da das Medium sich tatsächlich entweder selbst in Schmerzen am Boden wälzt oder aber als der böse Geist schauerlich lacht, schimpft, extreme Forderungen stellt. Wesentlich ist nun, daß auf diese Weise Wege gesucht und wohl auch nicht selten gefunden werden, auf denen dem Mann geholfen werden kann. Meist handelt es sich um finanziell und zeitlich mehr oder weniger aufwendige Opfer und Gebete, auf die hin der Geist den Kranken in Ruhe lassen soll. Über den Dialog zwischen Gläubigem, Dolmetscher und Geist können aber z.B. schuldhafte Verhaltensweisen zur Sprache kommen, etwa die Nichteinhaltung eines Versprechens gegenüber einem Verstorbenen, oder auch schädliche Neigungen und Verhaltensweisen.

Jedenfalls ist diese Form der Behandlung für den Gläubigen oft erschütternd, wenn nicht unangenehm und peinlich. Neben allem schon Gesagten wirkt hier wohl insbesondere die Stiftung extrem negativer Assoziationen im Sinne der Stärkung der Heilungsbereitschaft.

4. Rückführung der Krankheit auf den Wunsch persönlicher Schutzgeister, sich über den Körper des Kranken als Medium äußern zu können; Behandlung: Ausbildung zum Besessenheitsmedium. Ich muß hier zunächst nachtragen, daß die Kranken sich entweder parallel zum Besuch der Umbanda-Veranstaltungen in ärztlicher Behandlung befinden oder vom Arzt keine Hilfe bekommen haben; gegebenenfalls werden sie auch sogar von Geistern zum Arztbesuch aufgefordert, dann nämlich, wenn die den Eindruck haben, daß keine spirituellen, wir würden sagen, psychosozialen Ursachen vorliegen. Wenn also eine resistente spirituelle Störung vorzuliegen scheint, ist etwas mit den Schutzgeistern des Menschen nicht in Ordnung. Nach Orakelbefragung und anderem kann dann dem Kranken empfohlen werden, sich zum Besessenheitsmedium ausbilden zu lassen, um so den eigenen Schutzgeistern die Möglichkeit zu geben, sich regelmäßig im Körper aufzuhalten und sich im Rahmen der Kultveranstaltungen über ihn zu äußern. Dies ist nun eine ganz schwerwiegende, tief in das Leben des Mannes eingreifende Entscheidung. Die Ausbildung ist aus verschiedensten Gründen kostspielig; mit ihr übernimmt er eine Fülle von Verpflichtungen, denen er sich schwer oder überhaupt nicht entziehen kann. Er muß regelmäßig zu Kultveranstaltungen erscheinen, dort soweit ihm das jeweils möglich ist, seine Geistrollen verkörpern, regelmäßig Opfer bringen, Nahrungstabus beachten

und anderes. Psychologisch gesprochen stellt die Ausbildung zum Medium einen Eingriff in die psychische Existenz des Menschen dar, bei dem in Trance eine Sekundärpersönlichkeit aufgebaut wird, auf die er von seiner Primärpersönlichkeit und den Alltagsrollen her kaum Einfluß nehmen kann. Die Verantwortung, die hier die Priester besitzen, ist also beträchtlich; sie müssen insbesondere darauf achten, daß die Sekundärpersönlichkeit mit ihren Rollen auf das Geschehen in der Kultstätte beschränkt bleibt und an die Auslöser für Erscheinen und Verschwinden gebunden bleibt, die in den Kultveranstaltungen verwendet werden.

Selbstverständlich ist die Sekundärpersönlichkeit, wissenschaftlich gesprochen, ein Teil der Gesamtpsyche des Menschen, so daß die Erfahrungen, die sie macht, auf die Primärpersönlichkeit zurückwirken, auch wenn diese die Erfahrungen nicht selbst macht. Die Verehrung, die dem Geist zuteil wird, die Art, wie auf sein Verhalten reagiert wird, die Erfolge, die er durch Beratung und Behandlung von anderen Gläubigen hat, haben deshalb Einfluß auch auf die Primärpersönlichkeit des betreffenden Menschen. Bemerkenswert ist auch, daß die Medien offenbar die Möglichkeit haben, das eigene Erleben und Verhalten, genauer gesagt, das ihrer Primärpersönlichkeit auf dem Umweg über die Sekundärpersönlichkeit zu beeinflussen. So ist, wenigstens in vielen Kultstätten, eine der ersten Handlungen, die neue Geister erlernen, sich selbst, genauer gesagt, dem eigenen Körper Passes zu geben.

Von zentraler Bedeutung dürfte für die Medien sein, regelmäßig ohne negative Sanktionen einmal Herrscher sein zu dürfen, dann Kind, dann aggressiver Böser, mal Mann, mal Frau; und zwar nicht nur nach den Anforderungen der Situation, sondern auch nach persönlicher Disposition.

Bleibt nachzutragen, daß ich hier die Umbanda-Magie selbstverständlich extrem verkürzt dargestellt habe. Die Priester verfügen nicht nur über ein komplexes Repertoire psychologischer Mittel, mit denen sie in Trance versetzen können, bestimmte Stimmungen erzeugen, Medien wie ihre Geister unter Kontrolle halten und gegebenenfalls auch bestrafen können. Je nach Tradition verwenden sie Kräuter, Kräutersäfte, Mittel, die ehemals auch zu unserem Hausschatz gehörten, wie Wärme- oder Kältebehandlung, Massagen und ähnliches. Im übrigen sind Priester wie Gläubige selbstverständlich in bezug auf das populäre Wissen über Anatomie, Physiologie, Pathologie, Hygiene usw. auf dem laufenden. Trotzdem geschieht in der Umbanda zur Heilung von Kranken etwas völlig von der medizinischen Intention, im engeren Sinne des Wortes, Verschiedenes; etwas, was als Steigerung der Heilungsbereitschaft verstanden werden kann. Dabei geht es nicht um die Krankheit, sondern um den Menschen, der sie hat; und es geht beim Versuch der Heilungshilfe nicht um sozusagen technische Manipulationen, sondern um das Angebot von Mitteln im ursprünglichen Sinn des Wortes, mit dem Heiler als Mittler, als Vermittler, als Medium.

Literatur

BALLY, Gustav 1961 Einführung in die Psychoanalyse Sigmund Freuds. rde.
JORES, Arthur 1955 Magie und Zauber in der modernen Medizin. Deutsche Medizinische Wochenschrift 8: 915-920
JORES, Arthur o.J. Magie und Wunder in der Medizin. In: BITTER, Wilhelm (Ed) Magie und Wunder in der Heilkunde. Kindler-Taschenbuch, München: 151-158
LEVI-STRAUSS, Claude 1978 Der Zauberer und seine Magie. In: PETZOLD, Leander (Ed) Magie und Religion. Beiträge zu einer Theorie der Magie. Darmstadt: 256-278
LANGENMAYR, Arnold 1980 Krankheit als psychosoziales Phänomen. Göttingen: 40-48
LIEK, Erwin 1931 (1951) Das Wunder in der Heilkunde. Stuttgart
RUDOLPH, Ebermut 1977 Die geheimnisvollen Ärzte. Von Gesundbetern und Spruchheilern. Walther Verlag, Olten & Freiburg
SELIGMANN, Martin E.P. 1979 Erlernte Hilflosigkeit. München
STUMPFE, Klaus Dieter 1973 Der psychogene Tod. Stuttgart

Zusammenfassung

Der lebende Organismus heilt sich selbst. Ärzte und Heiler können nicht viel mehr dazu beitragen, als den autonomen Heilungsprozeß mit ihren jeweiligen Mitteln zu unterstützen. Während die kosmopolitische Medizin die Heilungsfähigkeit des Patienten unterstützt, versuchen Heiler und Psychotherapeuten seine Heilungsbereitschaft zu wecken. Nachdem der Autor verschiedene Umstände dargestellt hat, die mit der Heilungsbereitschaft in Konkurrenz treten können, so z.B. unterschiedlicher Krankheitsgewinn, Widerstand gegen Änderungen, Selbstbestrafung und Resignation, beschreibt er mögliche spezielle Effekte einer Reihe magischer Behandlungen, wie sie in der brasilianischen Umbanda ausgeführt werden. (J.Sch.)

Summary

It's the living organism that heals itself. Doctors and healers cannot do anything more than assist the autonomous healing-process by their specific means. While medicine supports what can be called the patients capacity of healing, magicians as well as (other) psychotherapists support what can be called the patient's readiness for healing. After characterizing different circumstances which may interfere with the readiness for healing, e.g. the different gains of illness, resistance to alterations, selfpunishment and resignation, the author indicates the possible specific effects of a number of magic treatments within the Brasilian Umbanda.

Résumé

L'organisme vivant se guerit lui-même, pendant que docteurs et guerisseurs ne peuvent rien faire d'autre qu'aider le processus de guerison autonome par leurs moyens respectifs. Pendant que la medecine aide la capacité de guerison du malade, guerisseurs et psychotherapeuts essaient d'éveiller sa disposition à la guerison. Après avoir exposé plusieurs circonstances, qui peuvent interferer la disposition à la guerison comme par exemple les different bénéfices de la maladie, la resistance aux changements, l'autopunition et la resignation, l'auteur décrit les possibles effects particuliers d'un nombre de traitements magique comme les pratiquent dans la Umbanda brésiliens.

He who dreams - Holy men don't dream. Über das Bewußtsein des Schamanen und die Entwicklung vom Heiler zum Heiligen

Christian Scharfetter

1. Altered States of Consciousness: Grundmuster und Provokationstechniken

ELIADE (1957) nannte den Schamanen den Meister der Ekstase: er kann die Veränderung des Tageswachbewußtseins durch spezielle Techniken herbeiführen und steuern und - meist - auch selbst beenden (manchmal bedarf er dazu seiner Helfer; SCHARFETTER 1977: 1015). Die Bewußtseinsveränderungen, die der Schamane selbst induziert, wurden zwar vielfach zu beschreiben versucht, lassen sich aber nur unzureichend deskriptiv erfassen. Denn die äußeren Erscheinungsformen sind sehr vielfältig zwischen Stupor (transe cataleptique) und psychomotorischer Agitation (transe dramatique; CHAUMEIL 1983: 115) und mannigfachen Verhaltensweisen, die dem kulturfremden Beobachter deshalb als auffällig, 'abnorm', alteriert erscheinen, weil sie vom Alltags-Verhalten der Menschen der betreffenden Sozialgruppe abweichen. So erklären sich auch viele kurzschlüssige Gleichsetzungen von 'abnorm' mit 'pathologisch', die dabei zudem noch von der Kulturgebundenheit des 'Beobachters' (cultural hemianopia; ORNSTEIN 1976: 47) zeugen, der die Kulturrelativität der Verhaltensnormen nicht berücksichtigt. Vor allem die ältere Schamanenliteratur über asiatische Schamanen ist durch psychiatroid mentation (ORNSTEIN 1976: 46) belastet (ELIADE 1957; LEWIS 1971; DIOSZEGI & HOPPAL 1978; FINDEISEN 1957). Daß der exzeptionellen Situation der schamanischen Seance auch exzeptionelle Verhaltensweisen zugehören können, die allgemein-menschliche Verhaltensweisen in gesunden und krankhaften Bewußtseinsverfassungen spiegeln, bleibt dabei auch ausgeblendet.

Dabei ist für die Beschreibung der schamanischen Bewußtseinszustände zusätzlich erschwerend, daß diese bei Schamanen unterschiedlich ausgeprägt sind, ja daß Schamanen auch ohne klar von außen erkennbare Bewußtseinsveränderungen arbeiten können. Bewegt sich das Bewußtsein des Schamanen gar, wie häufig, alternierend in verschiedenen Bereichen, so wird der externe Beobachter, der nicht auf das Erleben im veränderten Bewußtseinszustand abstellt, noch mehr verunsichert. Das Erleben der Schamanen in Initiation, Schulung und Routine des Schamanisierens ist bisher einer systematischen Erfassung weitgehend entgangen.

So uneinheitlich wie die Beschreibungen der schamanischen Bewußtseinsveränderungen sind, so ungenau definiert sind auch die oft dafür verwendeten Benennungen Ekstase, Trance, possession state, mystical exaltation, inspiration, dissociative state (PRINCE 1968; PETERS & PRINCE-WILLIAMS 1983; KIEV 1964, 1972; LEWIS 1971; CHAUMEIL 1983). Gemeinsam ist, daß der Schamane in der Seance gegenüber dem Alltagsbewußtsein veränderte Bewußtseinsweisen erlebt, die mit TART (1969) als altered states of consciousness bezeichnet werden können (JILEK 1982; GOODMAN 1983). Wenn die kultur- und situationsabhängigen Normen des mittleren Tageswachbewußtseins überschritten sind, ist der betreffende Mensch offen für eine Reihe von Nicht-Alltagserfahrungen (HALIFAX 1979), die die traditionelle Psychologie als Halluzination, Illusion, Depersonalisation, Derealisation, gar als Wahn in den Pathologiebereich ausgrenzte - und damit solche Phänomene vorzeitig 'pathologisierte' (SCHARFETTER 1982). Damit spurt dann die Beobachtung der Schamanen-Phänomene falsch in ein Applizieren diagnostischer Etiketten ein, die dafür völlig ungeeignet sind. ACKERKNECHT (1943) hat schon früh auf die falsche Anwendung von psychopathologisch-nosologischen Begriffen auf die 'Autonormalität' solcher nur vom westlichen Standpunkt aus "heteropathologischen" Zustände hingewiesen. JILEK (1971) zeigte solche eurozentrischen Fehlurteile auf.

Die Provokationsmethoden von Altered States of Consciousness (ASC) lassen sich in pharmakologische, physiologische, psychologische Techniken ordnen (TART 1969; LUDWIG 1966, 1972; KIEV 1964; PRINCE 1968; JILEK 1982; DITTRICH 1984).

Pharmakologische Mittel sind in erster Linie bewußtseinsverändernde Drogen (sogenannte Halluzinogene); LSD, Marihuana, in Lateinamerika Ayahuasca (DOBKIN DE RIOS 1970; KATZ & DOBKIN DE RIOS 1971; BAER & SNELL 1974; HARNER 1973; CHAUMEIL 1983), und Cebil- Paricã (LARRAYA 1959). Physiologische Methoden sind: Fasten, Schlafentzug, Hypermotorik (Tanzen, Springen), Hypokinetik, Hitze, Kälte, Schmerz, ganz besonders aber Atemtechniken (Hyperventilation, Hypoventilation). Psychologische Provokationsmethoden sind sensorische Deprivierung, rhythmische akustische Stimulation (Singen, Schreien, Trommel, Rassel), hetero- und autohypnotische Techniken, Fokussierung der Konzentration. DITTRICH (1984) hat an europäischen und amerikanischen Versuchspersonen die Bedingungen (spontan, akzidentell, experimentell) zur Veränderung des Wachbewußtseins empirisch mit einheitlichen Erhebungsinstrumenten systematisch untersucht. Dabei ergab sich aetiologie-unspezifisch ein gemeinsamer Kern von veränderten Wachbewußtseinszuständen. Diese zeigen Parallelen zur Phänomenologie des Schamanen, des (ekstatischen) Mystikers, des Meditanten, des Halluzinogen-Konsumenten: die Grundmuster des Erlebens im ASC (ozeanische Selbstentgrenzung, angstvolle Ich-Auflösung, visionäre Umstrukturierung) scheinen allgemein menschlich, kulturinvariant nachweisbar.

2. Das Ich-Bewußtsein des Schamanen

Aus dem Studium der Psychopathologie des sogenannten schizophrenen Menschen ergab sich eine Systematik des Ich-Bewußtseins (SCHARFETTER 1976, 1983) in fünf basalen Dimensionen: Vitalität (Bewußtsein des eigenen Lebendigseins), Aktivität (Bewußtsein der Eigenmächtigkeit im Vernehmen und Handeln), Konsistenz-Kohärenz (Zusammenhang und Beschaffenheit), Demarkation (Abgrenzung) und Identität. Diese Ich-Bewußtseinsaspekte, auch ihre temporäre oder dauernde Aufhebung, aus welchem Grunde immer, sind allgemein menschliche Erfahrungsmöglichkeiten, keineswegs auf die sogenannte schizophrene Psychose beschränkt und können teilweise als Ausdifferenzierung der 'Angstvollen

Ich-Auflösung' (DITTRICH 1984) betrachtet werden. In desintegrativen Krisen mannigfacher somato-, pharmakogener und psychologischer Auslösung sind sie nachzuweisen.

Das Modell eignet sich auch zur phänomenologischen Systematik des schamanischen Werdegangs und des Schamanisierens (Seancen) (NUESCH 1983). In der initialen Krise widerfährt dem Berufenen der Einbruch veränderter Wachbewußtseinszustände mit den entsprechenden, kulturell vorgegebenen, individuell variierenden Inhalten. Die Überwältigung, das Besessen-werden von außer-ichhaften (non-egofizierten) Kräften (Geistern) ist ein Aufgeben der im 'normalen' Tageswachbewußtsein gegebenen Selbstverfügung und -bestimmung: Veränderung der Ich-Aktivität. Sie ist noch neu und wird als Bedrohung, Störung, Krankheit erlebt. Manche Initianten erleben darüber hinaus eine totale Zerstückelung und Veränderung der Beschaffenheit (Ich-Konsistenz). Einzelne erleben den eigenen Untergang, die Devitalisierung (Ich-Vitalität). Die Grenzen gegenüber der 'Anderwelt' (non-ordinary reality; CASTANEDA 1968) sind aufgelöst, die afferente und efferente Kommunikation ist infinit (Ich-Demarkation). Die bisherige Identität trägt nicht weiter, eine neue bereitet sich vor, gelegentlich sogar mit Geschlechtswandel (Ich-Identität).

In der Seance wiederholt sich das Muster von Untergang und Neuformierung, wird ritualisiert, kontrolliert, beherrscht. Das Todeserlebnis tritt eher (nicht immer) zurück: die Ich-Vitalität bleibt bewahrt.

In den beiden Grundformen des Schamanisierens - der Reise (Flug, Ritt) vom Zurückholen der verlorenen Seele und in der Transsubstantiation (LARRAYA 1982: II, 312), Metamorphose (CALIFANO 1975), in der der Leib des entrückten Schamanen zur Wirkstätte des Schutzgeistes wird - kann man Beteiligungen verschiedener 'Schichten' des Ich-Bewußtseins sehen. In der ekstatischen Reise weilt der dem Leib entrückte Schamane (Ich-Konsistenz) im unbegrenzten kosmischen Raum (Ich-Demarkation), um mittels seiner nicht-ichhaften Kräfte (Ich-Aktivität) 'übernatürliche' (d.h. dem Ich des Tageswachbewußtseins nicht zugängliche) Macht zu entfalten. In der Seance ist seine Alltags-Identität aufgegeben: er ist Geist (-Energie) unter Geistern - entsprechend dem Hierophaniemodell der Krankheit.

In der Transsubstantiation, in der Metamorphose ist der Schamane Medium, Wirkstätte des Schutzgeistes: es agiert die Macht dieses Geistes, nicht seine eigene (Ich-Aktivität aufgehoben). Seine Identität als Gruppenmitglied ist aufgegeben zugunsten der Präsenz nicht-ichhafter Machtentfaltung.

So wird dem Schamanen das intentionierte und kontrollierte temporäre Zurücktreten verschiedener Dimensionen des im Tageswachbewußtsein gegebenen Ich-Bewußtseins zum Medium der Entfaltung von magischen (d.h. nicht vom Tageswachbewußtsein kontrollierten) Einflüssen. Die Entmächtigung des Ich gestattet die Bemächtigung durch Geister und von Geistern (passiv und aktiv-transitiv).

3. Kulturell evolutive und individuelle Bewußtseinsentwicklung

Beim Studium von Altered States of Consciousness im interkulturellen und religionsphänomenologischen Bereich taucht trotz aller heterogenen Mischung der Phänotypik spekulativ die Idee einer in der kulturellen Evolution und in der individuellen Entwicklung erreichbaren Bewußtseinsentwicklung auf.

3.1. Tageswachbewußtsein - Unterbewußtsein - Überbewußtsein

Die Metaphern des Bewußtseins (VALLE & ECKARTSBERG 1981) gestalten sich im bildhaften Formungsprozeß des Bewußtseins zu Modellen. ECKARTSBERG (1981) hat unlängst eine Übersicht über solche maps of mind vorgelegt. BUCKE (1926, neu 1961) sprach von der Entwicklung des kosmischen Bewußtseins. Teilhard de CHARDIN (1959) hatte die Vision eines Weges der Menschheit zum Punkt Omega. Für die indische Geistestradition ist die Erfahrung des übermenschlichen, göttlichen Bewußtseins (supraconsciousness, cosmic, divine consciousness) und der eigenen Identität mit diesem Akt der Erlösung - und als solche Ziel zahlreicher philosophischer und religiöser Bemühungen. Neuerdings haben WILBER (1984 orig. 1981), PELLETIER (1982, orig. 1978), OBRIST (1980) solche West-Ost-verbindenden Gedanken einer Bewußtseinsentwicklung von einem archaischen zum kosmischen Bewußtsein vorgetragen.

In Anlehnung an uralte und weit verbreitete trinitarische kosmische Schemata (Überwelt, Erde, Unterwelt) bietet sich das Bild einer Dreiteilung der Bereiche menschlichen Bewußtseins an: Das Alltagsbewußtsein (mittlere Tageswachbewußtsein) vermittelt die Karte der Welt, die mit Menschen gleicher Bewußtseinsentwicklung und -lage am meisten Gemeinsames hat (koinōs kōsmos) und Realität genannt wird. Das Unterbewußtsein, im wesentlichen gleichzusetzen dem unterwachen Traumbewußtsein, vermittelt eine Welt anderer Ordnung außerhalb von Zeit, Raum, Kausalität, logischer Verknüpfung. Das Überbewußtsein, das in der Meditation entwickelt werden (deshalb auch meditatives Bewußtsein genannt), aber auch spontan in die Erfahrung treten kann, reicht insofern 'über' die genannten Bewußtseinsbereiche hinaus, als es in Überwachheit und Konzentration jenseits der Kategorien der Alltagswelt, jenseits von Ich und Gestalt führt (SCHARFETTER 1983: 5).

3.2. Der Schamane: Mittler des Außeralltägsbewußtseins

Der Schamane: "He who dreams" (KRACKE 1982: 275). Der Schamanismus gehört einer älteren Stufe der menschlichen Kulturgeschichte an. Tageswachbewußtsein, Unterbewußtsein (mit dem Traumbewußtsein) und Überbewußtsein sind auf dieser Stufe noch nicht getrennt, sondern manifestieren (inkarnieren, leibliche Expression) sich im Schamanen beispielhaft im noch verbundenen germinativen Stadium verschiedenster Bewußtseinsmöglichkeiten. So alterniert der Schamane in Alltag und Seance beliebig, sich selbst steuernd, in diesen Bereichen: Alltagsbewußtsein mit Realitätsbezug, traumhaft visionäre Halluzinose (Oneiroid), Trance (twilight state, Dämmerzustand), Ekstase als Außersichsein, d.h. außerhalb des Ichbewußtseins, das dem mittleren Tageswachbewußtsein zugehört, sowie die direkte Kommunikation mit dem Kosmos als energetischem spirituellen 'Ganzen' fluktuieren nach den, den sozialen Erwartungen und individuellen Bedürfnissen des Heilers und des Klienten entsprechenden Situationen (Konstellation von individueller und kollekiver Disposition).

Die hier beigefügte spekulative Stammbaum-Skizze der Bewußtseinsentwicklung geht von einem hypostasierten germinativen Pool von Bewußtseinsmöglichkeiten aus, die sich in der kulturellen Evolution der Menschheit differenziert zu zwei Bewußtseinsbereichen. Diese sind auf der archaischen Entwicklungsstufe der präsäkularisierten Kultur, der auch der Schamanismus angehört, nachweisbar. Die Menschen dieser Kultur erfahren eine intersubjektiv kommunikable gemeinsame Alltagsrealität. Sie sind aber auch offen für einen Bereich, den man zusammen Außer-Tageswachbewußtsein nennen kann. Traum und Transzendenz, die Erfahrung von Trance, Ekstase, Oneiroid, Rausch, 'innere' Bilder und 'äußere' Wahrnehmung der 'Anderwelt' (non-ordinary reality im Sinne von CASTANEDA) sind noch nicht differenziert. Die projektive Externalisierung der non-egofizierten psychischen Kräfte in eine Geisterwelt dominiert, wobei die Geister genannten Kräfte allerdings inwendig (possession, intrusion) und außen wirksam sind und erfahrbar werden können. In der Sprache des Weltbildes der aufgeklärten rationalistischen Zivilisation formuliert heißt das, daß der Mensch auf dieser Stufe noch nicht zu einer Internalisation jener kosmischen Kräfte in den hypothetischen innerpsychischen Raum (Egofizierung) gekommen ist. Er hat es gewissermaßen noch nicht in den Reflexionsraum des Bewußtseins, eines überindividuellen Bewußtseins, von dem er selbst nur ein kleiner Teil ist, hereingenommen.

Abb. 1: Spekulatives Modell der Bewußtseinsentwicklung in der kulturellen Phylogenese

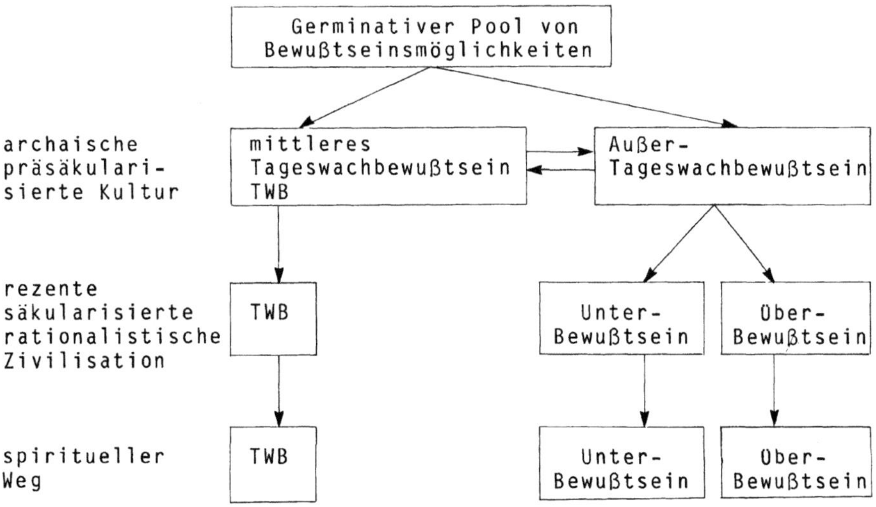

3.3. Rezente Zivilisation: Dominanz des rationalen Tageswachbewußtseins

Auf einer zweiten Stufe der Bewußtseinsentwicklung (die Übergänge sind natürlich fließend vorzustellen) kann man das aufgeklärte Stadium der rationalistischen Zivilisation, dokumentiert im technischen Industriezeitalter (WEBER 1920), sehen. Hier dominiert das mittlere Tageswachbewußtsein und die darin gegebene profane Welt, die als allein real gültig und wichtig erachtet wird. Andere Bewußtseinsbereiche werden als unwichtig abgewertet, als chaotisch, alogisch, irrational beiseitegelassen. Der Bewußtseinsbereich aber, der die Erfahrung des Eingebettetseins in ein System überindividueller Kräfte (Transzendenz) vermittelt, ist im Sinne der Wertsetzungen der rationalistischen Zivilisation unnütz, unproduktiv und irrational.

Auf dieser Stufe zeigt sich bereits eine Differenzierung dessen, was auf der ersten Stufe der archaischen präsäkularisierten Kultur noch ein gemeinsames Außer-Tageswachbewußtsein repräsentierte: Unterbewußtsein (subconsciousness) und Überbewußtsein (supraconsciousness, kosmisches Bewußtsein, meditatives Bewußtsein, transzendentes Bewußtsein). Dem Unterbewußtsein gehört der Traum, der Rausch, das Oneiroid, das Delir zu, die gewissermaßen vor der kategorialen Ordnung des Tageswachbewußtseins in Raum und Zeit, in Kausalität, Logik und Tageswachbewußtsein liegen. Aus der Sicht des mittleren Tageswachbewußtseins ist es daher eine chaotische Bilderwelt in herabgesetzter Wachheit, ohne Selbststeuerung. Die Erlebnisse sind im wesentlichen Widerfahrnisse, denen der Mensch ausgesetzt ist. Nur bis zu einem gewissen Grade wird dieser Bewußtseinsbereich kultivierbar zum luziden und gar gesteuerten Traum, im Kunstschaffen. Im allgemeinen ist dieser Bewußtseinsbereich des Unterbewußten für den Menschen des rational technischen Zeitalters nicht wichtig. Nur für eine Subkultur unserer Zivilisation ist er wichtig geworden: auf dem Wege über die Pathologie in der 'Tiefenpsychologie', dann in der Drogenkultur, neuerdings auch über die psychedelischen Therapien (GROF 1980) und in der 'neuen' Schamanismus-Welle (HARNER 1982).

3.4. Die Kultivierung des Überbewußtseins

Der Bereich des Überbewußtseins ist in den östlichen Kulturen am frühesten differenziert. Er liegt jenseits der Kategorien des Tageswachbewußtseins, ist aber auch hinaus über den in Bildern, Trieben, Strebungen, Körperveränderungen, besonderen Erinnerungsphänomenen (rebirthing und Reinkarnation) sich manifestierenden Unterbewußtseinsbereich. Er ist gerichtet auf Transzendenz in einem überwachen Zustand und ist charakterisiert durch das Gerichtetsein auf ein Gestaltloses, ist nicht mehr haftend, nahe dem Stillstand des Geistes (Nirodhah), ist losgelöst und leidlos. Leitbilder für diesen Zustand des kosmischen Bewußtseins sind die Erfahrung von Samadhi und Satori, die Hinorientierung auf Gott in der unpersonalen Mystik, auf das Nirwana, auf Sunyatta, auf Brahman.

Insgesamt scheint in der Entwicklung der Menschheit bis heute eine glaubhafte Überbewußtseinserfahrung nur wenigen beschieden. Vielen bleibt sie völlig unbekannt und wird dann auch geleugnet. Solchen Menschen wird dann auch die Differenzierung zwischen einem Unterbewußtsein und einem Überbewußtsein zweifelhaft. Hingegen ist sie bei den großen Lehrern des spirituellen Weges klar gezeichnet (Hinduismus, Buddhismus, Taoismus; TAYLOR 1978), in der christlichen Mystik vor allem in der Bewegung der negativen Theologie (Meister ECKEHART).

3.5. Der Heilige - Inkarnation des Überbewußtseins

Mit dieser Differenzierung deutet sich bereits eine dritte Entwicklungsstufe an, die in wenigen beispielhaften Gestalten der Menschheit (dem Heiligen, dem Weisen, dem Guru) zu einer Kultivierung des Überbewußtseins auf dem spirituellen Weg gekommen ist. Die Bedeutung des Unterbewußtseins tritt dann zurück: holy men don't dream.

Dieses Bewußtsein ist in Sanskrit Turya und Turyatita genannt, dem traumlosen Tiefschlaf vergleichbar - und doch in voller Wachheit (SCHARFETTER 1984). Das Tageswachbewußtsein ist zwar als die Bewußtseinsnotwendigkeit, in der wir unseren Alltag zwischen Geburt und Tod zu bestehen haben, von dem aus wir die spirituelle Entwicklung versuchen, durchaus anerkannt, ist aber in seiner Bedeutung als Möglichkeit der Wirklichkeitserfahrung relativiert (Wirklichkeit ist dann in radikaler Deutung Maya, Illusion, Truggebilde oder aber wird zum Träger der Hierophanie: in allem zeigt sich Gott, die Transzendenz, die letzte 'Wahrheit' ist das Eine Ungestaltete).

3.6. Intentionierte Bewußtseinsentfaltung in unserer Kultur und ihre Gefahren

Dieses Potential von menschlichen Bewußtseinsmöglichkeiten, exemplarisch inkarniert im Schamanen, liegt im Menschen der industrialisierten Zivilisation noch bereit, selbst nach Generationen währenden einschränkenden, ausgliedernden, unterdrückenden Tendenzen der westlichen Zivilisation, die nur das rationale Tageswachbewußtsein und die darin gegebene Welt als wirklich, als Realität anerkennen möchte, um damit diese Welt kognitiv und manipulativ (Technik) in den beherrschenden Griff zu bekommen (WEBER 1920). Das Potential ist da und kann sich im Erleben des Einzelnen konkretisieren. Absichtlich herbeigeführt wird es durch bestimmte, dem Schamanisieren entlehnte Techniken (HARNER 1982; GOODMAN 1983), durch Halluzinogengebrauch (der in unserer Kultur, wenn Halluzinogene zweckentfremdet ohne das weltanschauliche Setting eingenommen werden, abwertend als Intoxikation, Drogenrausch bezeichnet wird), durch verschiedene, oben genannte Techniken und ihre Kombination zur Provokation von ASC. Unvorbereitete, ungeführte, übertriebene Meditation (overmeditation) kann durch Einbruch solcher Bewußtseinserfahrungen in eine desintegrative Krise führen (SCHARFETTER 1979). Und die sogenannte akute schizophrene Krise, die psychotische Desintegration, läßt im Überborden der Dämme, im Einbruch des Chaotischen (BLEULER 1972; 611, 627) ähnliche allgemein-menschliche Grundmuster von Bewußtseinsmöglichkeiten ungeordnet bedrohlich, überwältigend dominieren (SCHARFETTER 1983: 115).

Die deskriptive Phänomenologie ist ähnlich, der individuel-

Abb. 2: Ontogenese rekapituliert Phylogenese

Spirituelle Entwicklung	Schamanismus
Veränderungen im: Körper Erleben	Selbstauflösung
Ich Erleben	Körperauflösung
Visionen	Visionen
Halluzinationen	Halluzinationen
Pseudo-Halluzinationen	Interpretation der
neue Bedeutungsgebung	transzendenten Welt
(non commonsense interpretation)	
Aufhebungen von Logik	Jenseits von Logik
Raum, Zeit	Raum, Zeit
Kausalität	Kausalität
Änderung der mnestischen Funktion	Rückschau, Zukunftsschau
(Reinkarnations "Erinnerungen")	
Parapsychologische Befähigung	magische Potenz in
magische, übernatürliche perceptive	"Sehen" und Bewirken
und efferente Kräfte	
Nichthaften	
Loslösung	Durchschreiten
Durchschreiten	
↓	↓
All-Eines	"Weise"
Tao	Manitu
Nirwana	Mutter Erde
Brahman	geheiligtes
Gott der negativen	Leben
Theologie	

le und kulturelle Erlebnisrahmen verschieden - und dementsprechend die Verarbeitungsweisen und Integrationsmöglichkeiten der Erfahrungen (SCHARFETTER 1984). Gewisse phänotypische Ähnlichkeiten erlauben aber keine Gleichsetzung solcher Zustände, gar unter einem pathognostischen nosologischen Gesichtspunkt. Wenn heute in Bewegungen sogenannter psychedelischer Techniken oder auch in psycholytischer Therapie durch Hyperventilation, rhythmische Musik und Gruppensuggestion Visionalisierungen der Vergangenheit, perinatale und antenatale (Wiedergeburts-) Erlebnisse provoziert werden können (GROF 1985), oder wenn manche Autoren den Schamanismus auf das marktwirtschaftliche Angebot von Esoterika bringen, so ist das ein Ansprechen von Bewußtseinsstufen, die zu wecken heute einem Bedürfnis entspricht. Um ein echtes Schamanisieren kann es sich dabei nicht handeln, da die Kulturstufe mit der entsprechenden Anthropologie und Kosmologie nicht mehr tragendes Leitbild ist.

Auch die Meditation, uraltes religiöses Verfahren der Geistesdisziplin und Bewußtseinsentwicklung, taucht im Angebot der Therapien, Selbstfindungs-, Selbstheilverfahren auf, mit einer Vernachlässigung der Erfahrung, daß eine bereits von der Körperdisziplin (Hata-Yoga) an aufbauende, religiös fundierte, gesamthafte Persönlichkeitsentwicklung und Lebensführung und das Bestehen eines relativ stabilen, nicht mehr therapiebedürftigen Ich-Entwicklungszustandes Voraussetzung dafür sind, sich überhaupt tiefer in den meditativen Weg der Loslösung vom Ich-Bewußtsein als Voraussetzung der Erfahrung der Mitte einzulassen.

3.7. Individuelle Bewußtseinsentfaltung im spirituellen Weg

Die prinzipielle Manifestationsbereitschaft von Erfahrungen aus den genannten Bewußtseinsbereichen (Tageswachbewußtsein, Unterbewußtsein, Oberbewußtsein) zeigt sich auch in der Entwicklung eines Einzelindividuums auf dem meditativen spirituellen Entwicklungsweg.

Die beigefügte modellhafte Übersicht "Ontogenese rekapituliert Phylogenese" zeigt, wie der Weg der spirituellen Entwicklung über ein Durchgangsstadium geht, das viele Parallelen zur schamanischen Phänomenologie aufweist. Beim Beginn und noch nach Jahren des Meditierens kann verändertes Körpererleben, in mannigfacher Weise verändertes Ich-Erleben, Vision, Halluzination, Pseudo-Halluzination und eine neue Bedeutungsgebung im Sinne der non-common sense Interpretation der Geschehnisse dominieren. Die Kategorien der Logik, Raum, Zeit und Kausalität sind aufgehoben, die mnestischen Funktionen können verändert sein im Sinne des Auftauchens von rebirthing- und Reinkarnations-'Erinnerungen' (GROF 1985). Parapsychologische Befähigung, der Erwerb übernatürlicher, magischer perzeptiver und efferenter Kräfte ist in den Meditationslehren des Ostens wohlbekannt und als Gefahr der Verführung des Haftenbleibens in potenter Ichhaftigkeit aufgezeigt. In gleicher Weise ist etwa ein beglückendes 'halluzinatorisches' Erlebnis von Gott, der Mutter Maria, Lichterscheinungen in der griechisch-orthodoxen Kirche und auch in der Mystik der römisch-christlichen Kirche als gefährliche Verführung des Satans geläufig. Die Meditationsleh-

Abb. 3: Das Bewußtsein von Schamane und Yogi

	Bewußtseins-Bereiche	Differenzierung und Gewichtung	Inhalte		Ziel/Funktion
Schamane	ÜB	nicht getrennt	kosmische Kommunikation	Ekstase und Transsubstantiation	Schamanisieren (Heilen)
	TWB	alternierend alle Bereiche	in Seance partiell erhalten	parapsychologische Phänomene perceptiv, mnestisch efferent	
	UB	wichtig	Traum bedeutungsvoll für Wahl, Initiation, Vorbereitung der Seance	Vision Rausch Oneiroid Traum	
Yogi	ÜB	allein wichtig	All-Ein-heit Loslösung "Realität" nicht mehr wichtig	Meditativer Dauerzustand auch bei fortgeführter Tagesaktivität und selbst im Schlaf	Salvation (Heil-werden)
	TWB	relativiert		keine parapsychologischen perceptiv, mnestisch, efferent Aktivitiäten	
	UB	überschritten	holy men don't dream	keine Träume, Halluzinosen	

ren weisen den Adepten immer wieder darauf hin, daß diese Stadien zu durchschreiten sind, daß es auf das Nichthaften (Viragya, non-attachment), auf die Loslösung und auf das damit erreichte Stillstehen des Geistes (Nirodhah) ankommt. Nur dann wird der Adept frei, in größter Bescheidenheit dessen, der alles fahren gelassen hat, eines Tages vielleicht im Samadhi, im Satori, in der unio mystica den Gipfelpunkt der Kultivierung des kosmischen Bewußtseins zu erreichen: die Ahnung von der Atman-Brahman Identität, die Kommunikation des Vereinzelten mit dem All-Einen, die Partizipation am Tao, die Einheit mit Gott in der negativen Theologie, die Erlösungserfahrung von dem ungestalteten Einen (Nirwana), der großen Lehre (Sunyatta). Wer 'dort' ist, ist erlöst, ist heil geworden, gilt als Heiliger. Und von ihm heißt es: holy man don't dream (DAVID-NEEL 1937: 52). Die individuelle spirituelle Bewußtseinsentwicklung ist über Unter- und Überbewußtsein hinausgegangen.

4. Heilung Erlösung

In der Übersicht "Das Bewußtsein von Schamane und Yogi" ist stichwortartig eine Gegenüberstellung der Bewußtseinsbereiche und der Stadien der Bewußtseinsentwicklung dargestellt. Die Entwicklungen zielen auf verschiedene Funktionen für die Gesellschaft: eine der vielen Aufgaben des Schamanen ist das Heilen im Sinne von Wiederherstellen und Erhalten der Gesundheit. Aber schamanisches Heilen steht im Aufgabenbereich der Erhaltung kosmischer Ordnungen. Der Heilige inkarniert exemplarisch und radikal transzendentales Bewußtsein - wobei die Transzendenz im Sinne des Atman-Brahman durchaus weltimmanent sein kann (etwa im Monismus des kashmirischen Shaivismus und im Vajrayana).

Die Lebensaufgabe des Heiligen ist das äußerst entschlossene Hereinbringen des Göttlichen in die Menschenwelt. In diesem Sinne setzt er das Wirken des Schamanen fort, der die Hierophanie alles Lebensgeschehens - weit über die Krankheit hinaus - für seine Sozietät im Alltagsbewußtsein hält. Und einzelne Schamanen tragen in ihrer Spiritualität durchaus guru-hafte Züge (Black Elk in NEIDHARDT 1972, 1973; Lame Deer in FIRE 1976; TEDLOCK 1980) und verweisen so auf den skizzierten Entwicklungsweg des Bewußtseins. Andererseits zeigen einzelne große Gurus, vor allem des - stark schamanistisch beeinflußten - tibetischen Buddhismus, schamanische Entwicklungsstufen (z.B. Milarepa, EVANS-WENTZ 1978), ehe sie gereinigt den meditativen Bewußtseinszustand des Nirodhah erreichen und sich in der letzten Entrückung ins Mahasamadhi lösen. Die einzelne Inkarnation ist im Vajrayana eine Transsubstantiation der Buddha-Natur. Wenn im Malaya-Buddhismus, der zur Erlösung gereifte Buddhist sich als Bodhisattwa den anderen Lebewesen als Wegweiser zu deren Erlösung zur Verfügung stellt, tritt er aus seiner Ich-haftigkeit ins Überindividuelle ein. Im Guru treten die vielfältigen sozialen Funktionen des Schamanen, auch seine therapeutische - im kurativen Sinn -, immer mehr zurück. Gesundung ist dem Heiligen ein anderes Heil-werden: Erlösung von der Verhaftung an das erdgebundene Individualleben im leidvollen Tageswachbewußtsein, Einswerden mit dem überindividuellen kosmischen Bewußtsein:

Die Kultur zeigt sich in dem, was unter Heil und Heilen verstanden wird: "La cura es el ser de la cultura" (LARRAYA 1982: IV, 277).

Literatur

ACKERKNECHT, Erwin H. 1943 Psychopathology, Primitive Medicine and Primitive Culture. Bulletin of the History of Medicine 14: 30-67

BAER, G., SNELL, W.W. 1974 An Ayahuasca Ceremony among the Matsigenka (Eastern Peru). Zeitschrift für Ethnologie 99: 63-80

BLEULER, M. 1972 Die schizophrenen Geistesstörungen im Lichte langjähriger Kranken- und Familiengeschichten. Thieme Verlag. Stuttgart

BUCKE, R.M. 1961 Cosmic consciousness. A study in the evolution of the human mind. Citadel Press. New Jersey

CALIFANO, M. 1975 El Chamanismo Mataco. Scripta Ethnologica 3: 7-60

CASTANEDA, C. 1970 (1968) The teachings of Don Juan. A Yaqui Way of Knowledge. Penguin, Harmondsworth

CHARDIN, P. Teilhard de 1959 Der Mensch im Kosmos. Beck. München

CHAUMEIL, J.-P. 1983 Voir, savoir, pouvoir. Le chamanisme chez les Yagua du Nord-Est pēruvien. Ed. de l'ēcole des hautes ētudes en sciences sociales. Paris

DAVID-NEEL, A. 1937 Vom Leiden zur Erlösung. Brockhaus. Leipzig

DIŌSZEGI, V., HOPPĀL, M. 1978 Shamanism in Siberia. Akadēmiai Kiadō. Budapest

DITTRICH, A. 1984 Aetiologieunabhängige Strukturen veränderter Wachbewußtseinszustände. Enke. Stuttgart

DOBKIN DE RIOS, M. 1970 A note on the use of Ayahuasca among Urban Mestizo Populations in the Peruvian Amazon. American Anthropologist 72: 1419-1422

ECKARTSBERG, R. von 1981 Maps of the Mind. In: VALLE, R.S., ECKARTSBERG, R. von (Eds) The metaphors of consciousness. Plenum. New York

ELIADE, Mircea 1957 Schamanismus und archaische Ekstasetechnik. Suhrkamp. Frankfurt/Main

EVANS-WENTZ, W.Y. 1978 Milarepa. Tibets großer Yogi. Barth, Scherz. Bern

FINDEISEN, Hans 1957 Schamanentum. Kohlhammer. Stuttgart

FIRE, John, LAME DEER, ERDOES, R. 1976 Lame Deer, Seeker of visions. Pocket Book. New York

GOODMAN, F.D. 1983 The shaman's spirit journey. An experimental investigation. 9th International Congress of Anthropological and Ethnological Sciences. Vancouver

GROF, S. 1980 LSD Psychotherapy. Hunter House. California

GROF, S. 1985 Holonome Therapie. In: DITTRICH, A., SCHARFETTER, C. (Eds) Veränderte Wachbewußtseinszustände und Psychotherapie. Enke. Stuttgart

HALIFAX, Joan 1979 Die andere Wirklichkeit der Schamanen. Barth, Scherz. Bern

HARNER, Michael J. (Ed) 1973 Hallucinogens and shamanism. Oxford University Press. New York

HARNER, Michael J. 1982 Der Weg des Schamanen. Ansata. Interlaken

JILEK, Wolfgang G. 1971 From Crazy Witch Doctor to Auxiliary Psychotherapist - The Changing Image of the Medicine Man. Psychiat. clin. 4: 200-220
JILEK, Wolfgang G. 1982 Altered States of Consciousness in North American Indian Ceremonies. Ethos 10: 326-343
KATZ, F., DOBKIN DE RIOS, M. 1971 Hallucinogenic Music. An Analysis of the Role of Whistling in Peruvian Ayahuasca Healing Sessions. Journal of American Folklore 84: 320-327
KIEV, Ari (Ed) 1964 Magic, Faith, and Healing. Collier-Macmillan Canada, Toronto
KIEV, Ari 1972 Transcultural Psychiatry. Collier-Macmillan. London
KRACKE, W. 1982 He who dreams: the nocturnal source of transforming power in Kaywahio shamanism. In: Abstracts, 44th International Congress of Americanists. Manchester: 275
LARRAYA, F.P. 1959 La cultura del paricá. Acta Neuropsiquiāt. Arg. 5: 375-383
LARRAYA, F.P. 1982 Lo irracional en la cultura. Band I-IV. Moreno. Buenos Aires
LEWIS, J.M 1971 Ecstatic Religion. An anthropologic study of spirit possession and shamanism. Penguin. Harmondsworth
LUDWIG, A.M. 1966 Altered states of consciousness. Arch. gen. Psychiat. 15: 225-234
LUDWIG, A.M. 1972 "Psychedelic" effects produced by sensory overload. Amer. J. Psychiat. 128: 144-177
NEIDHARDT, J. 1972 Black Elk speaks. Pocket Books. New York
NEIDHARDT, J. 1973 When the tree flowered. Pocket Book. New York
NUESCH, S. 1983 Das Bewußtsein des Schamanen. Liz. Phil.I. Zürich
OBRIST, W. 1980 Die Mutation des Bewußtseins. Lang. Bern
ORNSTEIN, R.E. 1976 The mind field. Großman/Viking Press. New York
PELLETIER, K.R. 1982 Unser Wissen vom Bewußtsein. Kösel. München
PETERS, L.G., PRICE-WILLIAMS, D. 1983 A phenomenological overview of trance. Transcultural Psychiatric Research 20: 5-39
PRINCE, R.H. (Ed) 1968 Trance and Possession States. Bucke Memorial Soc. Montreal
SCHARFETTER, Christian 1976 Allgemeine Psychopathologie. Eine Einführung. Thieme. Stuttgart
SCHARFETTER, Christian 1977 Psychiatrische und paramedizinische Beobachtungen in Ceylon. Schweiz. Rundschau Med. (Praxis) 66: 1012-1015
SCHARFETTER, Christian 1979 Über Meditation - Begriffsfeld, Sichtung der "Befunde", Anwendung in der Psychotherapie. Psychother. med. Psychol. 29: 78-95
SCHARFETTER, Christian 1982 Differentialdiagnose der Halluzinationen aus dem Gesichtspunkt des Psychopathologen. In: KARBOWSKI, K. (Ed) Halluzinationen bei Epilepsien und ihre Differentialdiagnose. Huber. Bern
SCHARFETTER, Christian 1983 Schizophrene Menschen. Urban & Schwarzenberg. München
SCHARFETTER, Christian 1984 Über den Traum im Hinduismus und Buddhismus. Vandenhoeck und Ruprecht. Göttingen
TART, C.T. (Ed) 1969 Altered states of consciousness. Wiley.

New York
TAYLOR, E. 1978 Asian Interpretations. Transcending the Stream of Consciuosness. In: POPE, K.S., SINGER. J.L. (Ed) The Stream of Consciousness. Scientific Investigations into the Flow of Human Experience. Plenum Press. New York
TEDLOCK, D., TEDLOCK, B. (Eds) 1980 Über den Rand des tiefen Canyon. Lehren indianischer Schamanen. Diederichs. Düsseldorf
VALLE, R.S., ECKARTSBERG, R. von 1981 The metaphors of consciousness. Plenum. New York
WEBER, Max 1920 Gesammelte Aufsätze zur Religionssoziologie. Band 1. Mohr. Tübingen
WILBER, K. 1984 Halbzeit der Evolution. Scherz. Bern

Zusammenfassung

Schamanische Bewußtseinszustände werden als variable, selbstgesteuerte Altered States of Consciousness im Sinne von TART besprochen. Spontane und psychologisch oder pharmakologisch provozierte veränderte Wachbewußtseinszustände auch des Menschen der westlichen Zivilisation zeigen vergleichbare gemeinsame Grundmuster (Selbstentgrenzung, Ich-Auflösung, visionäre Umstrukturierung/ DITTRICH). Die Selbsterfahrung (Ich-Bewußtsein) des Schamanen ist Berufung, Initiation, Schulung und Seance kann man mittels des Instrumentes der Ich-Psychologie zu systematisieren versuchen. Eine spekulative Sicht der Bewußtseinsentwicklung vom schamanischen Heiler (he who dreams) zum Heiligen (holy men don't dream) wird skizziert.

Summary

The states of consciousness of the shaman are discussed as various self-induced and -controlled altered states of consciousness (ASC; TART). Such ASC may manifest themselves spontaneously or induced by psychological or pharmacological means even in members of our western civilisation. They show some comparable common patterns (loss of demarcation of self, disintegration of self, change of the appearance of the surrounding world, DITTRICH). The self-experience of the shaman in election, initiation, training and session may be systematized by the means of ego-psychology. A speculative view of the development of consciousness, phylogenetic and ontogenetic, from the stage of the shaman (he who dreams) to the saint (holy men don't dream) is presented.

Résumé

Les états de conscience variables et autocontrôlés du chaman son concus comme "altered states of consciousness" (TART). De tels états de conscience altérée peuvent se manifester spontanément ou peuvent être évoqués par moyens psychologiques ou pharmaceutiques, même chez l'homme occidental. Ils ont des structures comparables (perte des limites du moi; désintegration du moi; restructuration visionnaire du monde, DITTRICH). Il est possible de systématiser l'auto-expérience du chaman pendant la vocation, l'initiation, la formation et la séance chamaniste à l'aide de la psychopathologie du moi. Une vue spéculative du développement de la conscience du chaman (he who dreams) jusqu'au saint (holy men don't dream) est présentée.

Teilannotierte Bibliographie zum Thema „Traditionelle Heilkundige - Ärztliche Persönlichkeiten im Vergleich der Kulturen und medizinischen Systeme".

Judith Schuler

Insbesondere in den letzten Jahren ist die Anzahl solcher ethnomedizinischer Publikationen, die sich vorwiegend oder ausschließlich mit den traditionellen Heilkundigen/Volksheilkundigen beschäftigen, sprunghaft angestiegen. Aus diesem Grunde kann die hier vorgelegte Zusammenstellung nur einen, z.T. von Zufällen bestimmten Ausschnitt aus der internationalen Literatur wiedergeben. Enthalten sind in der Übersicht vor allem:

a) Publikationen seit 1965, die mittels "backsearch" der Literaturdienste ASCA und DIMDI erfaßt wurden,
b) Publikationen, die in den Katalogen der Staatsbibliothek München bzw. der Universitätsbibliothek Basel ausgewiesen sind,
c) Publikationen der Zeitschrift **curare**
d) Publikationen zum engeren Thema Heilkundige, die in den Bänden der von Ira HARRISON und Sheila COSMINSKY 1976 und 1984 herausgegebenen Bibliographie "Traditional Medicine. Implications for Ethnomedicine, Ethnopharmacology, Maternal and Child Health, Mental Health, and Public Health. An annotated Bibliographie of Africa, Latin America, and the Caribbean." (Garland, New York) aufgeführt sind. Mit Zustimmung der Herausgeber dieser je mehr als 1000 Arbeiten auflistenden Bibliographie wurde eine Reihe der Annotationen aus dem Englischen übertragen (bei dieser Aufgabe hat mich Julia Fischer-Ortman dankenswerterweise unterstützt) und hier abgedruckt; diese Beiträge sind mit dem Kürzel "T.M." sowie mit dem Erscheinungsjahr des Bandes und der dort verwendeten Ordnungsnummer gekennzeichnet.

Ich wünsche mir, daß diese teilannotierte Bibliographie, die erste umfangreichere deutschsprachige Zusammenstellung dieser Art, dem Leser des vorliegenden Bandes Informationen vermitteln und Anregung stiften kann, sich weiter mit Person, Methode und Funktion der heilkundigen Frauen und Männer zu beschäftigen.

ABRAHAMS, R.G. 1959 African concepts of health and disease. In: One day symposium on attitudes to health and disease among some East African Tribes. Makerere College. Kampala: 1-7
Der Autor beschreibt Krankheitskonzepte, -ursachen, -vorkommen und Heilung sowie Geburtsbetreuung bei den Nyamwezi und Sukuma. Der Kranke geht zuerst zum traditionellen Heiler, europäische Mediziner sind der letzte Ausweg. (T.M. 1976: 167)

ADAIR, John 1960 The Indian health worker in the Cornell Navaho Project. Human Organization 19: 59-63

ADEMUWAGUN, Z. 1969 The relevance of Yoruba medicine in public health practice in Nigeria. American Journal of Public Health 84: 1085-1091
Der Autor, (ein nigerianischer Gesundheitslehrer) beschreibt das Fehlen ausgebildeter medizinischer Kräfte in Nigeria, die Typen traditioneller Heilkundiger und nennt sieben Gründe, warum traditionelle Heilkundige für das öffentliche Gesundheitswesen wichtig sind. Er stellt sieben Modelle vor, wie Ärzte und traditionelle Heilkundige zusammenarbeiten könnten zum Nutzen der Patienten und der Gemeinschaft. (T.M. 1976: 609)

ADEMUWAGUN, Z. 1974/1975 The meeting point of orthodox health personnel and traditional healers/midwives in Nigeria. Experience in the pattern of utilization of health services in Ibarapa Division (Western State, Nigeria). Rural Africana 26: 55-77
Befragungen in Haushalten sowie Gesundheitsstatistiken zeigen, daß traditionelle Heilkundige, Hebammen, Aladura-Spezialisten und Mallam eher bei großer Unruhe, Schlaflosigkeit, Malaria, Gelbfieber und Schlangenbissen konsultiert werden, wohingegen moderne anerkannte Ärzte bei Masern, Windpocken, Wurmerkrankungen, Autounfällen, Verbrennungen, Knochenbrüchen, Zahnschmerzen, Pocken und Tuberkulose zuständig sind. (T.M. 1976: 611)

AFRAH, E. 1982 Psychiatrie in Somalia. Psychiatr. Neurol. Med. Psychol. 34: 321-329

AGRIS, J. 1981 Stamps commemorating medicine "Indian folk art: The Medicine Man". J. Dermatol. Surg. Oncol. 7: 82

AGUERO, Blanch, ORLANDO, Vicente 1968 Las remedieras de Malargue. Universidad Nacional de Cordoba. Cordoba, Argentinia
Die Autoren beschreiben ethnomedizinische Praktiken (beeinflußt von Pehuenche) und eine Anzahl von Therapien gegen die Angst, ledig zu bleiben (Frauen), weibliche Sterilität, männliche Couvade-Symptome und eheliche Untreue. Die Daten basieren auf Feld-Interviews mit 70 praktizierenden Heilern im Malargue Departement von Mendoza im andinen Argentinien. In diesem Gebiet haben weibliche Heilkundige (remedieras) ein hohes Ansehen. (T.M. 1976: 639)

AJANAKU-ARABA, Fagbeni 1973 Traditional healing. In: AKISANYA, A. (Ed) Traditional medical therapy. A critical appraisal. Proceedings of the International Symposium on traditional medical therapy. December 10-16. University of Lagos. Lagos: 29-30
Der Autor ist Häuptling und traditioneller Heilkundiger. Er bespricht die orale Heiltradition im Yoruba-Gebiet wie sie von Orunmila und Osanyin ("the Holy Prophets") begründet wurde. Orunmila war Prediger und Wahrsager. Diejenigen, die seiner Lehre folgen heißen Babalowa, Ifa Priester. Osanyin war ein Zauberer und Prophet und seine Anhänger heißen Onisegun, d.h. Herbalisten. Obwohl die Regierung traditionellen Heilern die Durchführung von Operationen verbietet, haben traditionelle Heiler Tonsillektomien und Kropfoperationen erfolgreich ausgeführt. (T.M. 1976: 168)

AKIGHIR, A. 1982 Traditional and modern psychiatry. A survey of opinions and beliefs amongst people in Plateau State, Nigeria. International Journal of Social Psychiatry 28: 203-209
Einige Aspekte traditioneller Psychiatrie werden an einer Stichprobe von 80 Nigerianern unterschiedlichen Geschlechts, Ausbildungsstands und Wohngebietes (städtisch oder ländlich) untersucht. Die Ergebnisse zeigen, daß traditionelle Heiler allgemein vorgezogen werden, daß mystische Ursachen von Geisteskrankheit allgemein bekannt sind und daß traditionellen Heilkundigen eine wichtige Rolle in der Behandlung von Geisteskranken zugewiesen wird. Diese Ergebnisse gelten unabhängig vom Ausbildungsstand oder Wohngebiet.

AKISANYA, A. (Ed) 1973 Traditional medical therapy. A critical appraisal. Proceedings of the International Symposium on traditional medical therapy. December 10-16. University of Lagos. Lagos
Das Buch enthält 40 Beiträge von traditionellen Heilkundigen aus Nigeria (Herbalisten, Spiritualisten, Hebammen, Ärzten (Nigeria, Großbritannien, Amerika), Pharmakologen (Nigeria und Ägypten), Sozialwissenschaftlern (Afro- und Euroamerikaner), und einem nigerianischen Gesundheitserzieher über Themen wie 1. Heilmethoden; 2. Epilepsie; 3. Chemie und Pharmakologie von Extrakten; 4. Geburtshilfe und Gynäkologie; 5. Geisteskrankheiten; 6. Atemwegserkrankungen; 7. Pocken und Hauterkrankungen; 8. verschiedene Erkrankungen. (T.M. 1976: 141)

AKISANYA, A. 1977 Traditional medical practice and therapeutics in Nigeria. In: SINGER, Philip (Ed) Traditional healing. New science or new colonialism? Essays in critique of medical anthropology. Conch Magazine Ltd. Owerri: 231-241
Anhand verschiedener Beispiele zeigt der Autor die Bemühungen traditioneller Heilkundiger, die zur Verfügung stehenden natürlichen Mittel zum Nutzen der Menschen (bzw. Patienten) optimal auszunutzen.

ALEXANDER, C.A., SHIWASWAMI, M.K. 1971 Traditional healers in a region of Mysore. Social Science and Medicine 5: 595-601

ALGER, N. 1974 Pharmacology, ethnopharmacology, and the use of drugs in curanderismo. Paper presented at the 41st International Congress of Americanists. Mexico City.
Unterscheidung zwischen Pharmakologie und Ethnopharmakologie. Dieser Unterschied wird anhand verschiedener Drogen, die in der Volksmedizin benutzt werden, verdeutlicht, wobei besonders solche Heilmittel besprochen werden, die im curanderismo benutzt werden. Der Autor schlägt ein Schema zur Klassifizierung von in der Volksmedizin benutzten Drogen vor. (T.M. 1976: 867)

ALLAND, Alexander jr. 1964 Native therapists and Western medical practitioners among the Abron of the Ivory Coast. Transactions of the New York Academy of Sciences 26: 714-725
Vergleich und Gegenüberstellung traditioneller Heiler mit westlichem medizinischen Personal (Ärzte, Krankenschwestern, Missionsärzte) und ihre gegenseitige Beeinflussung. (T.M. 1976: 169)

ANDRES, Friedrich 1938 Die Himmelsreise der caräibischen Medizinmänner. Zeitschrift für Ethnologie 70: 331-342

ANUMONYE, Amechi 1973 Nigerian traditional healers and management of psychiatric illness. In: AKISANYA, A. (Ed) Traditional medical therapy. A critical appraisal. Proceedings of the International Symposium on traditional medical therapy. December 10-16. University of Lagos. Lagos: 118-121
Der Autor berichtet über eine Untersuchung in 17 'herbal healing centres' in Ost Nigeria. Psychosen werden als ererbte Abnormalität, als Gott gesandt, als "Kinder" von denen man glaubt, daß sie als Gruppe aus "einer anderen Welt", die sich mit unsichtbaren Spielkameraden unterhalten, gekommen sind oder als künstlich hervorgerufen klassifiziert.

Im allgemeinen behandeln traditionelle Heiler dieselben Krankheiten wie anerkannte Mediziner: Psychosen, organische Gehirnerkrankungen, psychosomatische und psychoneurotische Krankheiten sowie kulturspezifische Erscheinungen (Hexerei). Sie benutzen Pulver, Extrakte, Seifen und Salben. (T.M. 1976: 536)

APPEL, Ted C. 1977 The curandero and the sukya. Native healers in Nicaragua. Medical Anthropology Newsletter 8: 16-19
Bei den Miskito Indianern in Ost Nicaragua gibt es zwei Heilertypen: Den curandero (Kräuterarzt) und den sukya (Schamenen). Ihre Heilmethoden sind im Prinzip gleich. Der curandero erkennt aber die für die Krankheit anzuwendenden Kräuter im Traum, wohingegen der sukya sie durch Zeremonialgesänge herausfindet.

ARANETA, Enrique (jr) 1977 "Scientific" psychiatry and "community" healers. In: SINGER, Philip (Ed) Traditional healing. New science or new colonialism? Essays in critique of medical anthropology. Conch Magazine Ltd. Owerri: 65-79
Kulturelle Psychiatrie beschäftigt sich mit Geisteskrankheiten in Bezug auf die kulturelle Umwelt und innerhalb vorgegebener kultureller Grenzen. Eine kulturspezifische Psychiatrie in Zusammenarbeit mit traditionellen Heilkundigen scheint theoretisch möglich zu sein. In Praxi schafft sie aber eine der Kolonialzeit ähnliche Kluft zwischen stärker und geringer "entwickelten" Bevölkerungsgruppen, die sich ungünstig auf die kulturelle Entwicklung auswirkt.

ASUNI, T. 1972 Sociopsychiatric problems in transitional Nigeria. Rural Africana 17: 104-117
Der Autor beschreibt die Stärken und Schwächen der Psychotherapie traditioneller Heiler in Nigeria und stellt fest: "the important and vital problem ... is how to integrate the traditional (healing system) with the modern (healing system) if they can be integrated at all". (T.M. 1976: 537)

AUGUIN, R. 1981 L'assistance psychiatrique au Senegal. Med. Trop. 41: 265-271

BAER, H.A. 1981 Prophets and advisors in black spiritual churches. Therapy, palliative or opiate? Culture, Medicine and Psychiatry 5: 145-170
Der Artikel befaßt sich mit spiritualistischen Kirchen und insbesondere mit den in der spiritualistischen Bewegung anzutreffenden Propheten und Ratgebern. Die besondere Form der Volkspsychotherapie, die diese den Mitgliedern ihrer Vereinigung und anderen zukommen lassen, wird besonders beachtet.

BALIKCI, A. 1967 Shamanistic behaviour among the Netsilik Eskimos. In: MIDDLETON, John (Ed) Magic, witchcraft, and curing. Natural History Press. Garden City. New York: 191-209

BAMUNOBA, J.K. 1965 Diviners for the Abagabe. Uganda Journal 1:1

BARBEAU, Marius 1958 Medicine men in the North Pacific Coast. National Museum of Canada. Department of Northern Affairs and National Resources. Ottawa

BARD, Cephal L. 1894 A contribution to the History of Medicine in Southern California. Annual Adress of the Retiring President of the Southern California Medical Society. Los Angeles

BAREIS, R.J. 1981 Healers. New England Journal of Medicine 304: 544

BARNETT, Homer G. 1957 Indian Shakers. A messianic cult of the Pacific Northwest. Southern Illinois University Press. Carbondale, Illinois

BARTELS, M. 1893 Die Medizin der Naturvölker. Grieben. Leipzig

BARTEMEIER, L.H. 1950 Illness following dream. International Journal of Psycho-Analysis 31: 8-11

BARTOLOMÉ, Miguel Alberto 1978 The medicin men speak. Stories of Mayan shamans of Yucatan. Latin American Indian Literatures 2: 78-84
Erzählungen von fünf Yucatan Schamanen oder H-Männern werden vorgtellt, die von der Auserwählung, Initiation und dem Erlangen ihrer Macht und ihres Wissens handeln. (T.M 1984: 672)
BARTOLOMÉ, Miguel Alberto 1979 Shamanism among the Avá-Chiripá. In: BROWMAN, David L. & SCHWARZ, Ronald A. (Eds) Spirits, shamans, and stars. Perspectives from South America. Mouton. The Hague: 95-147
Der Autor beschreibt die Institution des Schamanismus bei den Avá Chiripá in ihrer heutigen From. Er geht auf Initiationsriten ein und stellt die soziale und kulturelle Bedeutung des Schamanen für das Leben der Gemeinschaft dar. Insbesondere wird auf die Rolle des Schamanen als Heiler eingegangen. Im ganzen gesehen, scheint sich seine Rolle gegenüber früher ausgeweitet zu habe. Er agiert heute auch als 'intercultural agent'.
BASHAM, A.L. 1976 The practice of medicine in ancient and medieval India. In: LESLIE, Charles (Ed) Asian medical systems. A comparative study. University of California Press. Berkeley: 18-43
BASTIEN, J.W. 1982 Herbal curing by Quollahuaya Andeans. Journal of Ethnopharmacology 6: 13-28
Quollahuaya Herbalisten blicken auf eine mehr als tausendjährige Erfahrung zurück. Sie sind die berühmtesten Herbalisten Südamerikas. Der Autor stellt Herbalisten aus Curva und Chajeya vor und beschreibt, wie sie sich vielen Änderungen der letzten 30 Jahre angepaßt haben.
BEALS, Alan R. 1976 Strategies of resort to curers in South India. In: LESLIE, Charles (Ed) Asian medical systems. A comparative study. University of California Press. Berkeley: 184-200
In Süd-Indien sind die Volksvorstellungen von Krankheitstypen, Diagnose und Behandlung pluralistisch. Das Volkswissen enthält folgende Punkte: 1. es gibt viele Arten von Krankheit, 2. unterschiedliche Arten von Krankheit haben unterschiedliche Ursachen und erfordern unterschiedliche Behandlung und Ärzte, 3. alle Krankheiten sind heilbar, wenn der geeignete Heiler gefunden wird, 4. geeignete Heiler werden durch persönlichen Kontakt und durch Ratschläge von Freunden und Verwandten gefunden. Stehen mehrere Möglichkeiten der Heilerwahl offen, dann werden oft mehrere Heiler zugleich konsultiert, oder der billigste Heiler erhält den Vorrang.
BEATTIE, J.B., MIDDLETON, John 1969 Spirit mediumship and society in Africa. Routledge & Kegan Paul. London.
Das Phänomen des 'spirit mediumship' wird aus verschiedenen Blickrichtungen für unterschiedliche Regionen Afrikas beleuchtet. Dabei werden Ähnlichkeiten und Unterschiede deutlich, die von sozialen Variablen abhängig sind.
BEATTIE, J.H.M. 1957 Inititation into the Cwezi Spirit Possession Cult in Bunyoro. African Studies 16: 150-161
Der mbandwa Kult ist ein Besessenheitskult. Der Wahrsager stellt Krankheit oder Unglück fest und führt diese auf die Aktivität von mbandwa Geistern zurück. Der Kranke muß zur Therapie die Initiation in den mbandwa Kult durchlaufen.
BEATTIE, J.H.M. 1961 Group aspects of the Nyoro spirit mediumship cult. Rhodes Livingstone Journal 30: 11-38
Darstellung der Rolle von Wahrsager, Medium und Kult bei Besessenheit und eine sorgfältige Beschreibung verschiedener traditioneller Cwezi Geister und der 'nach-europäischen' Geister. (T.M. 1976: 180)

BEATTIE, J.H.M. 1964 Divination in Bunyoro. Uganda Sociologus 14: 44-61
Die Wahrsagerei ist eine dramatische Technik. Die Konsultation eines Wahrsagers gibt Aufschluß über zukünftige oder nicht vorhersehbare Ereignisse. Die meisten Wahrsager sind männlich. Es sind Teilzeitheiler, aber auch Ärzte (bafuma), die Medizin verschreiben und/oder Patienten in die Kulte initiieren. Verschiedene Wahrsagetechniken werden diskutiert. (T.M. 1976: 181)

BEATTIE, J.H.M. 1966 Consulting a diviner in Bunyoro. A text. Ethnology 5: 202-217

BEATTIE, J.H.M. 1967 Consulting a Nyoro diviner. The ethnologist as client. Ethnology 6: 57-65

BEATTIE, J.H.M. 1969 Spirit mediumship in Bunyoro. In: BEATTIE, J.B., MIDDLETON, John (Eds) Spirit mediumship and society in Africa. Africana Publishing Corperation. New York: 159-170

BECK, Ann 1979 The traditional healer in Tanzania. Issue. A quaterly Journal of Africanist Opinion 9: 2-5
Ein Bericht über Ansehen und Rolle des "mganga" während der britischen Besetzung von Tansanyika und eine kurze Diskussion aktueller Pläne zur Rolle des traditionellen Heilers im modernen Tansania.

BENEDICT, Ruth F. 1923 The concept of the Guardian spirit in North America. Memoirs of the American Anthropological Association. No. 29

BENEDICT, Ruth F., PORTER, T. 1977 Native indian medicine ways. Mouchamin Journal 10: 17-22

BENSA, Alban 1969 Le sacré à Java et à Bali. Chamanisme, sorcellerie et transe. R. Laffont. Paris
Die Mitglieder der Missions-Station Merry Ottin beobachteten u.a. die Bräuche auf West-Java, insbesondere die Verflechtung von Magie und dem täglichen Leben. Neben animistischen Religionen und trotz vieler islamischer, hinduistischer und buddhistischer Einflüsse haben sich Formen von Schamanismus erhalten.

BERGLUND, A.I. 1967 African concepts of health, sickness, and healing. In: The report of the Umpumulo consultation on the Healing Ministry of the Church. Lutheran Theological College. Mapumo, Natal
Krankheit, verursacht durch Ahnen, verärgerte Mitmenschen und übernatürliche Faktoren, ist ein Unglück im Leben. Imphilo Wahrsager und Herbalisten diagnostizieren und behandeln nicht nur die Krankheit, sondern sie vermitteln auch Wohlstand und Freundlichkeit in der Gesellschaft. (T.M. 1976: 187)

BERGMANN, Robert L. 1981 The physician and the folk healer. In: MEYER, George et al. (Eds) Folk medicine and herbal healing. Charles Thomas. Springfield, Illinois: 84-100
Die Darstellung von Berührungsstellen zwischen Arzt und Volksheiler weist hoffnugsvolle Ansätze für ein kollegiales und partnerschaftliches Verhältnis auf. Die Mystik des Heilers wird durch die persönlichen Erfahrungen des Autors mit Heilungsprozessen, insbesondere bei amerikanischen Indianern, Navajos, dargestellt. (T.M. 1984: 8)

BERTHOLET, Alfred 1950 Weibliches Priestertum. In: Beiträge zur Gesellungs- und Völkerwissenschaft. Richard Thurnwald zum 80. Geburtstag gewidmet. Verlag Gebr. Mann. Berlin: 42-53

BESMER, Fremont E. 1977 Initiation into the Bori Cult. A case study in Ningi Town. Africa 47: 1-13
Der Autor untersucht das Initiations/Heilungsritual des Bori Kultes in Nigeria als Übergangsritus und den Einfluß auf die soziale Stellung der Teilnehmer.

BIBEAU, G. 1982 New legal rules for an old art of healing. The case of Zairian Healers' Association. Social Science and Medicine 16: 1843-1849

BIDNEY, D. 1963 So-called primitive medicine and religion. In: GALDSTON, J. (Ed) Medicine and Anthropology. International University Press. New York: 141-156

BLACKER, Carmen 1975 The catalpa tour. A study of shamanistic practices in Japan. Allen and Unwin Ltd. London

BLACKWOOD, Beatrice 1935 Treatment of the sick in the Solomon Islands. Folklore 46: 148-161

BLOOM, Leonard 1964 Some psychological concepts of urban Africans. Ethnology 3: 66-95
Interviews mit einer Auswahl von 14 izinyanga (traditionellen Heilern) und 92 Laien (nicht traditionellen Heilern) über psychologische Themen, Psychodynamik, anti-soziales Verhalten und Geistesgestörtheit. Die izinyanga waren zumeist Herbalisten und waren uneins mit den Laien über die Ideen traditioneller Medizin. (T.M. 1976: 188)

BODENSTEIN, J. Wolfgang 1967 Contemporary approaches of healing. African medicine. In: The report of the Umpumulo consultation of the Healing Ministry of the Church. Lutheran Theological College. Mapumo, Natal

BOGLÀR, Lajos 1979 Creative Process in Ritual Art. Piaroa Indians, Venezuela. In: BROWMAN, David L. & SCHWARZ, Ronald A. (Eds) Spirits, shamans, and stars. Perspectives from South America. Mouton. The Hague: 233-239
Boglâr beschreibt das Piaroa Ritual und zeigt die Notwendigkeit des emischen Zugangs zu Naturerscheinungen auf.

BOGOMAS, E.V. 1967 The witch-doctor in Central Africa. Nada 9: 44-48

BOUQUET, A. 1970 Fêticheurs et mêdecines traditionnelles du Congo. Brazzavile. Paris

BOURGUINON, Erika 1977 Altered states of consciousness, myths, and rituals. In: DU TOIT, Brian M. (Ed) 1977 Drugs, rituals, and altered states of consciousness. A.A. Balkema. Rotterdam: 7-23
Veränderte Bewußtseinszustände kommen in jeder Art von Gesellschaft vor und stehen z.T in einem religiösen Zusammenhang, oft aber auch in weltlichem Kontext. Psychologische Zustände und Kräfte, die möglicherweise zerstörend wirken könnten, werden durch Ritualisierung sozial und ideologisch kontrolliert.

BOUTEILLER, Marcelle 1950 Chamanisme et guêrison magique. Presses Universitaires de France. Paris

BOYER, L. Bryce 1961 Notes on the personality structure of a North American Indian shaman. Journal of the Hillside Hospital 10: 14-33

BOYER, L. Bryce 1962 Remarks on the personality of shamans. The Psychoanalytic Study of Society 2: 233-254

BOYER, L. Bryce 1964 Further Remarks concerning shamans and shamanism. Israel Annals of Psychiatry and Related Disciples 2: 235-257

BOYER, L. Bryce 1969 Shamans. To set the record strait. American Anthropologist 71: 307-309

BOYER, L. Bryce, BOYER, Ruth M., BASEHART, Harry W. 1973 Shamanism and Peyote use among the Appaches of the Mescalero Indian reservation. In: HARNER, Michael J. (Ed) Hallucinogens and shamanism. Oxford University Press. New York: 53-66

BOYER, L. Bryce, KLOPPER, Bruno, KAWAI, Hayao 1964 Comparisons of the shamans and pseudo-shamans of the Apaches of the Mescalero Indian reservation. A Rorschach Study. Journal of Projective Techniques 28: 173-180

BRAITO, Rita und ASUNI, Tolani 1979 Traditional Healers in Abeokuta. Recruitment, professional affiliation, and types of patients treated. In: Ademuwagun, Zacchaeus, Ayoade, John, HARRISON, Ira & WARREN, Dennis (Eds) African Therapeutic Systems. Crossroads Press. Waltham: 187-190
Unter Anwendung eines professionallen Modells zur Auswahl von Daten wurde ein Interview-Entwurf mit standardisierten sowie offenen Fragen eingesetzt, um Auskünfte von 30 traditionellen Heilern in Abeokuta, Nigeria zu erhalten. Zusätzlich wurden Charakteristika der Patienten sowie der durch sie repräsentierten Krankheitstypen gesichert. Die Studie weist auf welche anderen Typen von Information gesammelt werden sollten, um die Rolle der traditionellen Heiler als Teil des Gesundheitssystems besser zu verstehen. (T.M. 1984: 284)

BRELSFORD, W.V. 1950 Insanity among the Bemba of Northern Rhodesia. Africa 20: 46-54

BREMME DE SANTOS, I. 1968 Medicina popular de Mixco. In: Tradiciones de Guatemala 1. Universidad de San Carlos de Guatemala: 47-55

BROAD, W.J. 1981 Court gives blessing to hospital of faith healer. Science 212: 905

BROWMAN, David L., SCHWARZ, Ronald A. (Eds) 1979 Spirits, shamans, and stars. Perspectives from South America. Mouton. The Hague
Eine Sammlung von Beiträgen, die sich mit dem Verhältnis Schamanismus - geistige Welt - Kosmologie in Südamerika befassen. Einige Artikel konzentrieren sich auf die Rolle der psychotropen Drogen. (T.M. 1984: 620)

BROWN, P.S. 1963 Some changes in Mexican village curing practices induced by Western Medicine. America Indigena 23: 93-120

BROWN, P.S. 1981 Herbalists and medical botanists in mid-ninteenth century Britain with special reference to Bristol. Medical History 26: 405-420

BRYANT, Alfred T. 1966 Zulu medicine and medicine-men. Struik. Cape-Town.

BUEHRMANN, M.V. 1978 Why are certain procedures of the indigenous healers effective? Psychotherapia 5

BYRUM, R.S. 1972 My friends the witch doctors. Nursing Times 68: 1220-1221
Der Autor bespricht falsche Vorstellungen von Medizinmännern und berichtet über einen Augenzeugenbericht einer Heilungszeremonie in Zambia. Er stellt die Medizinmänner in ihrer Rolle als Herbalisten, witch-doctors, Priesterärzte und Psychiater dar und meint, daß die Vertrauensbasis im Dorf eher gegeben sei als in der Stadt. (T.M. 1976: 198)

CAFFARAT, T.M. 1981 The devil, the witch, and the doctor. Minerva Med. 72: 2837-2850

CALDERON, Eduardo, SHARON, Douglas 1976 Therapia de la curanderia. Edigraf. Trujillo, Peru
Eine Unterhaltung zwischen einem Anthropologen und einem Heiler aus Nord Peru über Krankheit, Volksmedizin, Rituale, moderne Medizin und psychosomatische Krankheiten. (T.M. 1984: 685)

CARNEIRO, Robert 1977 Recent observations on shamanism and witch-craft among the Kuikuru Indians of Central Brazil. In: FREED, Stanley A. (Ed) Anthropology and the Climate of Opinion 293: 215-228

CASSELL, Eric J. 1976 The Healer's art. A new approach to the doctor-client relationship. J.B. Lippincott. Philadelphia
Das Buch handelt von den Ursprüngen, der Geschichte und dem Stellenwert der Medizin in der modernen Welt. Es befaßt sich mit Ärzten als Heiler, insbesondere ihren Technologien und Drogen und dem, was sie von den Kranken lernen können. Krankheit und Seuchen werden wie die Funktion des Heilers in verschiedenen Kulturen mit unterschiedlichen Konzepten von Krankheit und Gesundheit betrachtet. (T.M. 1984: 12)

CAZENEUVE, Jean 1958 Les rites et la condition humaine d'après des documents ethnographiques. Presses Universitaires de France. Paris

CHEETHAM, R.W., GRIFFITHS, J.A. 1982 Sickness and medicine. An African paradigm. South African Medical Journal 62: 954-956

CHEETHAM, R.W., GRIFFITH, J.A. 1982 The traditional healer/diviner as psychotherapist. South African Medical Journal 62: 957-958

CHESI, Gert 1981 Geistheiler auf den Philippinen. Perlinger Verlag. Wörgl

CHIAPPE, Costa M. 1972 Psiquiatrica folklorica peruana. Tratamiento del alcoholismo. Acta Psiquiatrica y Psicologica de America Latina 18: 385-394

CLARK, M. 1959 Health in the Mexican American Culture. University of California Press

CLOUTIER, David 1973 Spirit Spirit. Shaman Songs Incantations. Versions based on texts, recorded by anthropologists. Providence Rhode Island. Copper Beach Press

CLUNE, Francis J. jr. 1976 Witchcraft, the shaman and active pharmacopoeia. In: GROLLIG, Francis X. & HALEY, Harold B. (Eds) Medical Anthropology. Mouton. The Hague: 5-10
Der Autor stellt die Hypothese auf, daß die Naturvölker mit Drogen experimentierten und wirkende sowie gefährliche Gifte entdeckten. Er schließt daraus, daß die Experimente (wahrscheinlich des Schamanen) ein Versuch waren, bessere Gifte zu entwicklen, um Feinde zu töten. (T.M. 1984: 98)

COLBY, Benjamin N., COLBY, Lore M. 1981 The Daykeeper. The Life and Discourse of an Ixil Diviner. Harvard University Press. Cambridge, Massachusetts
Texte und Interviews über Rituale eines Ixil-Wahrsagers.

COLSON, Elizabeth 1964 The alien diviner and local politics among the Tonga of Zambia. Paper presented at the 63rd Annual Meeting of the American Anthropological Association. Detroit

COMROE, J.H. 1979 Witch Doctor, the which doctor, and the wish doctor. American Review of Respiratory Disease 120: 1189-1195

CONCO, W.Z, 1972 The African Bantu traditional practice of medicine - some preliminary observations. Social Science and Medicine 6: 283-322
Alle Arten von traditionellen Heilern bei den Bantu werden besprochen.

COODLEY, A. 1980 Healers Hand. Journal of the American Medical Association 243: 230

CORIN, E., ADOPATENGE Ma-Dalu 1979 La Médecine des Gußerisseures face à une catégorie particulière de troubles, celle des troubles psychiques. Culture 7
Nosographische Probleme, die Ätiologie psychischer Probleme und Behandlungsmethoden werden erörtert. (T.M. 1984: 295)

CORLETT, William Thomas 1935 The medicine man of the American Indian and his cultural background. C.C. Thomas. Springfield, Illinois.
Nach Ansicht nordamerikanischer Indianer gehören Religion, Medizinmann sowie Ursache und Heilung von Krankheit unmittelbar zusammen. Der Autor gibt einen Überblick über Medizinmänner und ihre Praktiken, Geräte und soziale Stellung von den Eskimos bis nach Patagonien.

COSMINSKY, SHEILA 1975 Cross cultural perspectives on midwifery. In: GROLLIG, F. & HALEY, H. (Eds) Medical Anthropology. Mouton. The Hague.

CRAMER, M. 1980 Psychopathology and shamanism in rural mexico. A case-study of spirit possession. British Journal of Med. Ps. 53: 67-73

CRAWFORD, J.R. 1967 Witchcraft and sorcery in Rhodesia. Oxford University Press. London
Krankheit, Unglück und Tod bei den Shona können verursacht werden durch Ahnengeister (vadzimu), fremde Geister (mashawe , mhondaro) oder große Geister, Medizinen, Hexerei oder Zauberei. Die meisten Hexen sind weiblich, die meisten Zauberer männlich. Doktor-Wahrsager identifizieren Hexen, führen Autopsien durch und beschuldigen und verurteilen Hexen. (T.M. 1976: 208)

CURLEY, Richard 1970 Differential status among Longo curers. Paper presented at the 67th Annual Meeting of the American Anthropological Association. San Diego. California.
Die unterschiedlichen Heilertypen in der Longo Gesellschaft (Uganda) werden unter besonderer Berücksichtigung der Faktoren, die für den Erfolg eines Heilers verantwortlich sind, beschrieben. Je größer die diagnostischen Fähigkeiten sind, um so größer ist der Ruf des Heilers. Der Autor beschreibt die psychologische, emotionelle, familiäre und soziale Situation des Juan José Fog, der als Mischling einer gesellschaftlichen Randgruppe zugehört. Besessenheit verhilft ihm zu Selbstvertrauen, sozialem Status und Integration.

DANQUAH, S.A. 1982 The practice of behaviour therapy in West Africa. The case of Ghana. Journal of Behav. Ther. Exp. Psychiatry 13: 5-13

DAS Prem 1979 Initiation by a Huichol shaman. In: HARRIS, Kathleen (Ed) Art of the Huichol Indians. H.N. Abrams Inc. New York
Der Dialog beschreibt die Inititiation eines Schülers der Yoga Regeln durch einen Huichol Schamanen, die dazu führt, daß der Student den "nierika"-Zustand erreicht. (T.M. 1984: 704)

DAVIS, Hassoldt 1955 Sorcerers village. Little Brown and Company. Boston
Beschreibung und Dialoge von der Elfenbeinküste. Glaube, Magie und Rituale über Hexen, Zauberer und Regenmacher sowie sehr gute Fotografien von Zauberern, Tänzern und Trommlern. (T.M. 1976: 213)

DAVIES, J.N.P. 1959 The development of "scientific" medicine in the African kingdom of Bunyoro-Kitara. Medical History 3: 47-57
Der Autor ist überzeugt, daß erfolgreiche Kaiserschnitte und endemische Syphilis-Variolation in Uganda schon 1879 angewendet wurden. Der Herrscher befahl seinem Medizinmann, Experimente über die Schlafkrankheit durchzuführen, was einen wissenschaftlichen Ansatz gegenüber Epidemien demonstriert. (T.M. 1976: 211)

DAWKINS, Ruth G., DAWKINS A.B. (jr) 1977 Indigenous healing. In: SINGER, Philip (Ed) Traditional healing. New science or new colonialism? Essays in critique of medical anthropology. Conch Magazine Ltd. Owerri: 186-193
Die Autoren stellen sechs Kategorien traditioneller Heikundiger auf und geben jeweils eine kurze Charakteristik.

DE BARANDIARAN, D. 1965 Mundo espiritual y shamanismo Sanema. Antropologica 15: 1-28
Die Hauptkonzepte der spirituellen Welt der Sanema Yanomami Indianer von Venezuela und Brasilien werden diskutiert. Diese umfassen schamanistische Praktiken, spezielle Heilverfahren und als Krankheitsursachen entweder die Einführung eines fremden hikola (Geist oder vitale Energie) oder der Raub des noreshi (das Essentielle der menschlichen Existenz). (T.M. 1976: 642)

DE JAGER, E.J., GITYWA, V.Z. 1963 A Xhosa Umhlwayelelo ceremony in the Ciskei. African Studies 22: 109-116
Die Beschreibung der umhlwayelelo Zeremonie, die Initiation des Zauberers. Schwere Krankheit ist durch den Zauberer (gqira) definiert als eines der ersten Stadien der Initiation zum Zauberer. Der Zauberer wird ausgesucht durch die amathongo, Ahnengeister. (T.M. 1976: 279)

DE LA FUENTE, J. 1941 Creencias indigenas sobre la onchocercosis, el paludismo y otras enfermedades. America indigena 1: 43-47
Der Autor beschreibt Auffassungen und Behandlungen von Onchocercose, Malaria und "Pinto" bei den Indianern von Nord-Oaxaca, Mexiko. Der Widerstand der Indianer, die Onchocercose-Zysten operativ beseitigen zu lassen, ist durch ihren Glauben, daß die Krankheit als Strafe für ihre Sünden geschickt wurde, zu erklären. Einheimische Heiler führen Behandlungen durch, da die Indianer Chirurgie und Arzt fürchten. (T.M. 1976: 686)

DELGADO, Melvin 1980 The indigenous healer as a professional. Social worker or charlatan? Ethnomedizin 6: 283
Der Autor entwickelt ein Konzept zum Verständnis traditioneller Heilkundiger als Alternative zur etablierten Psychotherapie. Er beschreibt Beispiele von laufenden Projekten, traditionelle Heilkundige in etablierte Systeme zu integrieren. Er vergleicht deren Theorien und Techniken mit denen von Sozialarbeitern und psychiatrischen Berufen. (T.M. 1984: 195)

DENNIS, Ruth E. 1974/1975 The traditional healer in Liberia. Rural Africana 26: 17-23
Interviews mit drei traditionellen Heilern machen deutlich, daß traditionelle Heiler und westlich ausgebildete Ärzte einander respektieren und zusammenarbeiten.

DENNIS, Ruth E., HARRISON, Ira 1979 Traditional healers in Liberia. A review of the literature with implications for further research. In: ADEMUWAGUN, Zacchaeus, AYOADE, John, HARRISON, Ira & WARREN, Dennis (Eds) African therapeutic systems. Crossroads Press. Waltham: 81-84
Die Aufgabe dieses Artikels ist es, die Diskussion und Forschung über traditionelle Heiler in Liberia anzuregen. Die Autoren geben einen Überblick über die Literatur zur traditionellen Medizin in Liberia und zitieren Ergebnisse einer Studie von DENNIS über die Haltung Jugendlicher gegenüber der traditionellen Medizin. (T.M. 1984: 299)

DE ROSNY, Eric 1981 Les Yeux de ma Chèvre. Plon, Coll. Terre Humaine. Paris

DESCHAMPS, Hubert, VIANES, Suzanne o.J. Les Malagaches du Sudest. Presses Universitaires de France. Paris
Antemoro und antesako sind Ritualspezialisten im Ahnenkult. (T.M. 1976: 217)

DEVEREUX, George 1956 The origins of shamanistic powers as reflected in a Neurosis. Revue internationale d'ethnopsychologie normale et pathologique 1: 19-28

DEVEREUX, George 1957 Dream learning and individual differences in Mohave shamanism. American Anthropologist 59: 1036-1045
Mohave Schamanen erlernen ihr Wissen im täglichen Leben. Ihre Träume beziehen sich auf dieses Wissen und fassen es zu einem Ganzen zusammen. Die Macht ihrer Gesänge liegt darin, daß sie gesellschaftlich als Äquivalent zur Mythe angesehen werden. Jeder Schamane betont den Wert seiner Fassung des Gesangs. Der Prozeß, in dem der Schamane zu seiner "Kraft" kommt, ist identisch mit psychologischen Prozessen, in denen sogenannte psychotische Grenzfälle zu dem führen, was als magische Kraft interpretiert wird.

DEVEREUX, George 1961 Shamans as neurotics. American Anthropologist 63: 1088-1190

DE VOE, Dorsh Marie 1981 So you think you need a doctor? curare 4: 3-6

DEYDIER, Henri 1954 Lokapâla. Dämonen, Totems, und Zauberer von Nord Laos. Wien

DIETSCHY, H. 1936 Medizinmann und Schamanismus in Afrika. Ciba Zeitschrift 4: 1317

DIOSZEGI, Vilmos 1962 Tuva shamanism. Intraethnic differences and interethnic analogies. Acta Etnographica 11: 143-190

DOBKIN DE RIOS, Marlene 1969 Fortune's malice. Divination, psychotherapy, and folk medicine in Peru. Journal of American Folklore 82: 132-141
Die Autorin beschreibt Kartenspiele, die von peruanischen Volksheilern verwendet werden und analysiert mit algebraischen Formeln die mathematische Wahrscheinlichkeit, daß Unglückskarten auftauchen. (T.M. 1976: 1084)

DOBKIN DE RIOS, Marlene 1969 Folk curing with a psychedelic cactus in the North Coast of Peru. International Journal of Social Psychiatry 15: 23-32
Analyse über den Gebrauch des San Pedro Kaktus (Trichocercus pachuaoi) durch ländliche Heiler bei der Diagnose und Therapie von Krankheiten. Die Autorin bespricht die Funktion der Volksheiler in Ballesco, dessen Reichtum auf den landesweiten Ruf der Heiler zurückzuführen ist. (T.M. 1976: 887)

DOBKIN DE RIOS, Marlene 1973 Curing with Ayahuasca in an urban slum. In: HARNER, Michael J. (Ed) Hallucinogens and shamanism. Oxford University Press. New York: 67-85

DOBKIN DE RIOS, Marlene 1976 Plant Hallucinogens out-of-body experiences and New World monumental earth workers. In: DU TOIT, Brian M. (Ed) 1977 Drugs, rituals, and altered states of consciousness. A.A. Balkema. Rotterdam: 237-249

DOWDY, Homer E. 1963 Christ's witch doctor. From savage sorcerer to jungle missionary. Harper & Row. New York

DRURY, Nevill 1982 The shaman and the magician. Journeys between the worlds. Routledge & Kegan Paul. London
Der Autor zeigt in einem Vergleich des klassischen Schamanismus mit westlicher Magie und okkultistischen Praktiken, daß es insbesondere im Hinblick auf Trance und hellseherische Aspekte große Ähnlichkeiten gibt. Im Vordergrund steht dabei die Herstellung einer Verbindung zur Geisterwelt und weniger deren praktische Anwendung z.B. im Heilritual.

DU TOIT, Brian M. 1971 The Isangoma. An adaptive agent among the urban Zulu. Anthropological Quaterly 442: 51-65
Eine Darstellung der zahlreichen Spezialisten, vom Herbalisten bis zum Wahrsager, verschiedener Rituale und der Kosmologie der Zulu in Kwa Mashu, Süd-Afrika. Isangoma ist die Quelle des Wissens und hilft bei Krankheit, Tod und Unglück. Sie durchdringt Stadt und Land, traditionelles und modernes Leben, weil Ahnen und Zulu sich nicht geändert haben. (T.M. 1976: 223)

DU TOIT, Brian M. (Ed) 1977 Drugs, rituals, and altered states of consciousness. A.A. Balkema. Rotterdam
Die Textsammlung behandelt hauptsächlich den kulturell unterschiedlichen Drogengebrauch in verschiedenen Gesellschaften. Drogengebrauch wird eher als kulturelles denn als pathologisches Problem betrachtet. (T.M. 1984: 105)

EDEH, J. 1978 Cooperation between a psychiatrist and an African native healer - illustrative case. East African Medical Journal 55: 549-601

EDGERTON, Robert B. 1966 Conceptions of psychosis in four East African societies. American Anthropologist 68: 408-425
Die Ätiologie von Psychosen ist bei den Sebei (Uganda) und den Pokot oder Suk (Kenya) auf einen Wurm zurückzuführen und bei den Hehe (Tanganyika) und den Kemba (Kenya) auf Wahrsagerei und Zauberei. Hehe-Ärzte kurieren normalerweise mit Chemotherapie, wohingegen die einheimischen Ärzte der Kemba eine Schock-Therapie anwenden. Sebei und Pokot-Heiler benützen Medizin, Opfergaben und Schock-Therapie, aber sind nicht so vertrauenswürdig beim Kurieren von Psychosen. (T.M. 1976: 549)

EDGERTON, Robert B. 1971 A traditional African psychiatrist. Southwestern Journal of Anthropology 27: 259-278
Eine Darstellung der Ausbildung des und Behandlungsmethode des Abedi, eines Hehe-Psychiaters, sowie eines Patientenfalles und der Rolle von Schicksal, Katharsis, Gruppenunterstützung, Suggestion und Drogen. Der Autor bespricht die Anwendung von Drogen durch den Abedi und dessen Kurpfuscherei an den Patienten. Der Heiler glaubt an die Hexerei und seine eigene Wahrsagerei. (T.M. 1976: 550)

ELIADE, Mircea 1957 Schamanismus und archaische Ekstasetechnik. Rascher. Zürich
Die Auswahl und Initiation zum Schamanen, die Erlangung der Kraft und die Symbolik der Tracht und Geräte werden aufgezeigt. Das Phänomen des Schamanismus wird für verschiedene Kulturen dargestellt.

EMANUEL, L.A. 1974 Nigerian traditional medicine. A conceptual analysis. In: AKISANYA, A. (Ed) Traditional medical therapy. A critical appraisal. Proceedings of the International Symposium on traditional medical therapy. December 10-16. University of Lagos. Lagos
Der Autor, ein nigerianischer Geburtshelfer und Gynäkologe gibt an, daß 70% aus einer zufälligen Auswahl von 1000 gynäkologischen und obstetrischen Patienten zum traditionellen Heiler gehen. Heilen ist bei den Yoruba ein Beruf, der langes Training erfordert. Heiler sind häufig babalow (Wahrsager) und oneishegun (Kräutersammler). Es gibt drei verschiedene Grundvorstellungen von Krankheiten - die theologisch, die magische und die biologische. Alle drei spielen bei von traditionellen Heilern eine Rolle. Obwohl die biologische Krankheitstheorie rational begründet ist und auf Erfahrung beruht, ist sie in Bezug auf Experimente, ihre Korrektheit und Reproduzierbarkeit nicht immer wissenschaftlich. Der Autor meint, daß beide, traditionelle und orthodoxe Heiler viel voneinander lernen können; dazu müssen aber traditionelle Heiler ihre Geheimnisse preisgeben, sich wissenschaftlichen Untersuchungen stellen und in eine erneute Ausbildung einwilligen.

EMBODEN, William A. jr 1972 Ritual use of Cannabis sativa L. A historical ethnographic survey. In: FURST, Peter (Ed) Flash of the gods. The ritual use of hallucinogens. Praeger. New York: 214-236
Der kulturelle Gebrauch von Haschisch in China, dem alten Mittelmeerraum, Arabien, Kleinasien, Indien, Afrika und Mexico wird beschrieben. Dabei wird vermutet, daß es schon in der Jungsteinzeit, d.h. vor 6000 Jahren verwendet wurde, und eine Rolle in der schamanistischen Tradition spielte. Daten über die Zusammensetzung und Wirkung der Haschisch Harzsäure sind ebenfalls aufgenommen.

ESTRADA, Alvaro 1977 Vida de Maria Sabina, la sabia de los Hongos. Siglo XXI. Mexico
Maria Sabina, eine Heilerin, die Pilze verwendet, erzählt über ihre Initiation in die Welt der Pilze und des Heilens und berichtet über schamanistische Heiler-Gesänge. (T.M. 1984: 715)

ESTRELLA, Eduardo 1978 Medicina Aborigen. La practica aborigen de la sierra ecuadoriana. Edit. EPOCA, Apart. 3382 Quito

EZEABASIL, N. 1971 Traditional Ibo ideas about disease and its treatment. In: ARMSTRONG, Robert G. (Ed) The traditional background to medical practice in Nigeria. University of Ibadan Press. Ibadan
Die Geschichte der Ibo, ihre Philosophie und Naturwissenschaft werden als Grundlage für das Verständnis von Krankheitskonzepten der Ibo diskutiert: Natürliche Krankheiten (Windpocken, Lepra, Insektenstiche, etc.), außergewöhnliche Krankheiten (Wahrsagerei, Zauberkraft), mystische Krankheiten (durch Ahnen hervorgerufen, ogbanje, ahusi). Die einheimischen Ärzte der Ibo sind Generalisten und Spezialisten und verwenden Kalk (nzu) zur Unterscheidung von natürlichen und unnatürlichen Ursachen. Medizinische Spezialgebiete der Ibo sind; Geburtshilfe und Gynäkologie, psychosmatische Medizin sowie Gifte und Gegengifte. Eine Liste von Krankheiten, deren Ibo-Namen und ihre ursprüngliche Bedeutungen sind eingeschlossen.

FABREGA, Horacio (jr) 1970 On the specificity of folk illnesses. Southwestern Journal of Anthropology 26: 305-314

FABREGA, Horacio (jr), SILVER, Daniel B. 1970 Some social and psychological properties of Zinacanteco shamans. Behavioural Sciences 15: 471-486
Verschiedene soziale Parameter werden für eine Gruppe von Zinacanteco-Schamanen und eine Gruppe von Laien verglichen. Beide Gruppen waren in den meisten Fällen ähnlich. Eine Tendenz zeigt, daß Schamanen niedrigere Werte bei Messungen, die die Anteilnahme an der Ladino Kultur wiedergeben, erreichen und höhere Werte für einige psychologische Dimensionen. Die Ergebnisse können klinisch ausgewertet werden, oder aus der Abschätzung der Lernerfahrungen, die mit der schamanistischen Rolle assoziiert werden. (T.M. 1976: 694)

FABREGA, Horacio (jr), SILVER, Daniel B. 1973 Illness and shamanistic curing in Zinacantan. An ethnomedical analysis. Stanford University Press. Stanford, California
Eine genaue Studie, wie die Zinacanteco in Mexiko Krankheiten deuten, und wie sie sich sozial organisieren, um eine medizinische Versorgung zu gewährleisten. Die Aufgaben der verschiedenen Heilerspezialisten und der Prozeß der Genesung, die psychologischen Charakteristika der Schamanen (h'iloletik), die ökonomischen und sozialen Aspekte des Heilens, die Bedeutung von Krankheit, die Strukturierung des medizinischen Wissens und die Dynamik der Therapie werden beschrieben. Indem der Autor die Funktionen des Schamanen in der Gesellschaft der Zinacanteco analysiert, bietet er eine Reihe von Vorschlägen an, die den Heilungsprozeß in diesem System im Vergleich zum westlichen biomedizinischen System lenken. (T.M. 1976: 695)

FALK, L.A. 1980 Black absolutionist doctors and healers 1810-1885. Bulletin of the History of Medicine 54: 258-272

FARON, L. 1964 Shamanism and sorcery among the Mapuche of Chile. In: MANNERS, R. (Ed) Process and pattern in culture. Aldine Press. Chicago: 124-146
Bei den Mapuche (Araukaner) glaubt man, daß Krankheit und Tod durch übersinnliche Kräfte hervorgerufen werden und von Wahrsagern/Zauberern, die die Kräfte des Bösen kontrollieren, verursacht sind. Schamanen bekämpfen Wahrsager und alle bösen Kräfte während des Heilungsprozesses. Der Autor gibt eine strukturalistisch-funktionalistische Erklärung für Schamanismus und Wahrsagertum vor dem Hintergrund von Reservaten und rituellen Zusammenkünften und bespricht das Verhältnis von Weiblichkeit und Schamanismus. (T.M. 1976: 697)

FATHAUER, G.H. 1951 The Mohave "Ghost Doctor" American Anthropologist 53: 605-607
n^{y}avdi sumac ist ein Schamane, der aufgrund von Traumerfahrung in verschiedenen Situationen mit Geistern verkehrt. Er heilt Patienten, die infolge der Verletzung von Trauertabus oder weil sie von toten Verwandten und Freunden geträumt haben, krank geworden sind. Er kann aber auch Krankheitssymptome durch Zauberei hervorrufen. Die Abgrenzung zum axwe sumae, dem Schamanen, der die Kriegszüge begleitet und die Skalps der Feinde an sich nimmt, aber auch Kranke heilt, die Trauertabus verletzt haben oder von Toten träumen, wird aus den Informantenberichten nicht ganz klar ersichtlich.

FEJOS, P. 1959 Man, magic, and medicine. In: GALDSTON, Irwin (Ed) Medicine and Anthropology. International Universities Press. New York: 11-35
Unterschiede zwischen Magie und Wissenschaft und ihrer Anwendung bei Krankheiten werden besprochen; die Gemeinsamkeiten und Unterschiede zwischen einem Schamanen und einem Arzt, von denen jener magisches und dieser ein wissenschaftliches Konzept für Krankheit hat, werden dargestellt. Der Autor beschreibt Therapiemethoden gemäß der Krankheitsätiologie und zeigt, inwiefern Magie ein potentieller Partner des wissenschaftlichen Arztes sein kann. (T.M. 1976: 13)

FERGUSON, D.L. 1979 Witchdoctors or which doctors. South African Medical Journal 55: 492

FERNANDEZ, E. 1950 Medicina e maneiras de tratamento entre os Indios Pariukur (Aruak). America Indigena 10: 309-332
Parikur-Indianer betrachten Krankheit als Ergebnis übersinnlicher Kräfte. Medizin und Behandlung liegen in den Händen der "pages" oder "iramres", der Medizinmänner. Diese extrahieren durch Saugen Objekte aus dem Körper des Patienten, von denen behauptet wird, daß sie dort plaziert wurden, um den Tod des Patienten zu verursachen. Die häufgsten Krankheiten, Behandlungsarten und Medizinpflanzen werden aufgeführt. (T.M. 1976: 699)

FIGGE, Horst H. 1982 Gedanken zu pia fraus. curare 5: 203-204

FORSTER, E.F.B. 1961 Treatment of the African mental patient. In: LAMBO, T. Adeoye (Ed) First pan-African psychiatric conference report. Western State Government. Ibadan: 276-279
Der Autor behauptet, daß die übernatürliche Erklärung von Geisteskrankheit durch einheimische Heiler gut ist bei psychoneurotischen Bedingungen (Angst, Besessenheit, phobischen und hysterischen Handlungen), nicht aber bei psychotischen Bedingungen. Der einheimische Heiler kann bei der frühzeitigen Aufdeckung und Feststellung von Psychosen ein Hindernis sein wegen der Verzögerung bei der Überweisung solcher Patienten an moderne psychiatrische Instanzen. (T.M. 1976: 554)

FORSTER, E.F.B. 1966 Organisation des services psychiatriques au Ghana. Psychologie Africaine 2: 127-132
Neben 42 staatlich geführten Krankenhäusern, 39 freien Hospitälern, 50 Gesundheitszentren und zwei psychiatrischen Kliniken gibt es traditionelle Heiler und ihre Behandlungszentren. Eine Vereinigung psychischer Heiler Ghanas wurde gegründet, um die Zusammenarbeit zwischen lokalen Heilern und Psychiatern zu erleichtern und zu aktivieren und um ihre Methoden zu modernisieren, zu standardisieren und zu kontrollieren. (T.M. 1976: 555)

FORDE, Darryll 1958 Spirits, witches, and sorcerers in the supernatural economy of the Yako. The Journal of the Royal Anthropological Institute of Great Britain and Ireland 88: 165-168
Klassen von Kräften (ase), Geistern (ndet) und Zauberern werden herausgegriffen und in Bezug auf ihre Macht diskutiert, die Gemeinschaft als Ganzes, oder in Teilen oder Haushalte zu schützen und zu strafen. (T.M. 1976: 233)

FOSTER, George M. 1976 Disease etiologies in non-western medical systems. American Anthropologist 78: 773-782
Der Autor stellt zwei Prinzipien der Definition von Krankheitsursachen vor. Im personalistischen Prinzip sind Krankheit, Glaube und Magie nicht voneinander zu trennen. Dementsprechend müssen die Heiler übernatürliche Kräfte haben. Ihre Funktion liegt vor allem in der Diagnosestellung. Im naturalistischen Prinzip wird eine Korrelation von Krankheit, Glaube und Magie nicht angenommen. Die Aufgabe des Heilers liegt dabei vornehmlich auf therapeutischem Gebiet.

FOX D.M. 1980 Rockefeller's medicine men again. Ideols' methodology. Bulletin of the History of Medicine 54: 591-593

FRAKE, Charles 1961 The diagnosis of disease among the Subanum of Mindanao. American Anthropologist 63: 113-132

FRANK, Jerome D. 1981 Die Heiler. Wirkungsweisen psychotherapeutischer Beeinflussung. Vom Schamanismus bis zu modernen Therapien. Klett-Cotta. Stuttgart

FRANKENBERG, Ronald 1969 Man, society, and health. Towards the definition of the role of sociology in the development of Zambian medicine. African Social Research 8: 573-586

FROELICH, J.C. 1968 Sorciers et magicians. Question de mots. Afrique et Asie 83/84: 74-79

FURST, Peter (Ed) 1972 Flesh of the gods. The ritual use of hallucinogens. Praeger. New York
Sammlung von Aufsätzen über Halluzinogene in der Alten und Neuen Welt, die kulturelle und historische Dimensionen darlegen. In der Einleitung hebt der Herausgeber hervor, daß der Gebrauch von Pflanzen zur Erreichung veränderter Bewußtseinszustände möglicherweise bis mindestens in die Alt-Steinezeit zurückgeht. In diesen traditionellen Kulturen ist die Anwendung von Drogen Mittel zum Zweck und eine Bestätigung traditioneller Werte, wohingegen sie in der heutigen westlichen Gesellschaft oft Ausdruck der Ablehnung gesellschaftlicher Werte ist. (T.M. 1976: 48)

GAINES, A., HAHN, Robert A. (Eds) 1982 Physicians of Western medicine. Five cultural studies. Culture, Medicine and Psychiatry 6: 215-244

GELFAND, Michael 1959 Shona Ritual - with special reference to the Chaminute cult. Jula & Co. Capetown

GELFAND, Michael 1964 Witch Doctor. Traditional medicine man of Rhodesia. Harvill Press. London
Der Heilkundige bei den Shona, nganga genannt, arbeitet als Beschwörer und Herbalist. Seine Arbeit wird in den kulturellen Zusammenhang, das sind insbesondere Religion und Gebräuche der Shona gestellt. Auch über die Arbeit der ambuya/nyamukuta (Geburtsbetreuerin) wird berichtet. Shona-Heilkundigen kommt keine besondere soziale Stellung zu, die aus ihrer Heiltätigkeit resultieren würde.

GELFAND, Michael 1964 Psychiatric disorders as recognized by the Shona. In: KIEV, ARI (Ed) Magic, Faith, and Healing. Free Press. New York: 158-173
Der Autor beschreibt die Rolle der "nganga" (Zauberärzte) als Wahrsager und Heiler, Gründe für Krankheit und Tod, Geister, magische Medizin u.a. Er zählt verschiedene psychiatrische Krankheiten auf, die erkannt und behandelt werden: Idiotie (rema), Hysterie (mamheop), Kleptomanie (zuwanda) und Hexerei (chisava chisava). (T.M. 1976: 556)

GELFAND, Michael 1968 Philosophy and ethics of medicine. Livingstone Ltd. Edinburgh
Ein Arzt reflektiert über seine praktische Erfahrung, seinen Beruf und unorthdoxe Heiler. Beipiel wie er und ein Zauberdoktor seine Freundin heilten. (T.M. 1976: 242)

GESLER, Wilbert M 1979 Illness and health practitioner use in Nigeria. Social Science and medicine 130: 23-30
Eine Stichprobe von 444 Efik und Ibibio Kindern zeigt, daß ihre Familien kompetente Medizin, Pharmazie und Familiengesundheitskliniken für allgemeine oder Verdauungskrankheiten in Anspruch nehmen und daß Kontakte mit traditionellen Heilkundigen weniger berichtet werden (T.M. 1984: 462)
GILLIN, John 1956 The making of a witch doctor. Psychiatry 19: 131-136
GITTINGER, G.S. 1946 The Columbian Healers of Latin America. Amer. J. Pharmaceut. Educ. 10: 227
GRIFFITH, J.A., CHEETHAM, R.W. 1982 Priests before healers. An appraisal of the Isangoma or Isanusi in Nguni-Society. South African Medical Journal 6: 959-960
GROTTANELLI, Vinigi 1969 Gods and morality in Nzema polytheism. Ethnology 8: 370-408
Beschreibung von Ursprung, Charakteristika und Funktion von Fetischen, die Krankheit, Tod, Zauberei, Schwangerschaft und Fertilitätsprobleme verursachen. Wahrsager, Priester und Priesterinnen sind Teilzeitmedien für die Nzema, und einige von ihnen sind "Ärzte" und Hebammen. (T.M. 1976: 253)
GUERRA, Francisco 1964 Maya medicine. Medical History 8: 31-43
GUPTA, Brahmananda 1976 Indigenous Medicine in nineteenth- and twentieth century Bengal. In: LESLIE, Charles (Ed) Asian medical systems. A comparative study. University of California Press. Berkeley: 368-378
Gushiken, Jose 1977 Tuno. El curandero. Universidad Nacional Mayor de San Marcos, Seminario de historia rural andina. Lima.
Die anthropologische Studie zeigt Methoden der curanderos in Peru. Sie basiert vor allem auf den Daten der Feldforschung bei dem Heiler Eduardo Calderon. (T.M. 1984: 734)
GUSINDE, M. 1937 Heilkunde und Medizinmannwesen bei Indianern Südamerikas. Missionsärztliche Fürsorge 14: 103-108
GUTHRIE, Douglas 1951 Observations on primitive medicine, with special reference to native African medicine. Proceedings of the Royal Society of Medicine 45: 91-94
Der Autor behauptet, daß Medizinmann ein besserer Ausdruck als Zauberdoktor ist und erörtert Diagnosen und verschiedene Behandlungsweisen: Drogen, Zebrafett gegen Tuberkulose, Wasserdampf, Schröpfen, Massage, Chirurgie, Wahrsagerei und Übertragung. (T.M. 1976: 256)

HAENNINEN, O., VASKILAMPI, T. 1982 Cupping as a part of living finnish traditional healing. A remedy against pain. Acupunct. Electrother. Res. 7: 39-50
HAGEY, Rebecca Susan 1980 Healing entrepreneurship in the Philippines. Thesis. Case Western Reserve University
HAHN, Robert A. 1982 "Treat the patient, not the lab". Internal Medicine and the concept of 'person'. Culture, Medicine, and Psychiatry 6: 219-236
HALESTRAP, D.J. 1971 Indigenous dental practice in Uganda. British Dental Journal 131: 463-466
Die "Zahnzieher" des Dorfes werden als Spezialisten angesehen und von Wunderheilern unterschieden. Sie ziehen Zähne aus medizinischen und ästhetischen Gründen. Der Autor war überrascht, daß sie von einigen Dorfbewohnern immer noch konsultiert werden. (T.M. 1976: 258)
HALIFAX, Joan (Ed) 1979 Shamanic voices. A survey of visionary narratives. Dutton. New York
HAMMOND, S. 1973 We are all healers. Harper & Row. New York

HAMMOND-TOOKE, W.D. 1955 The initiation of a Boca Isangoma diviner. Africa Studies 14: 16-22
HANDELMAN, Don 1967 The development of a Washo shaman. Ethnology 6: 444-464
HANDELMAN, Don 1968 Shamanizing on an empty stomach. American Anthropologist 70: 353-356
HARJULA, R. 1982 The human responsibility in the practice of the traditional East African healer. A case study. Scandandinavian Journal of Social Medicine 31: 12-18
HARNER, Michael J. (Ed) 1973 Hallucinogens and shamanism. Oxford University Press. New York
Eine Aufsatzsammlung mit Beiträgen von Anthropologen, die in ihrer Feldarbeit den Gebrauch von Halluzinogenen insbesondere bei Schamanen untersucht haben. Einige haben die Drogen selbst ausprobiert, überwiegend in verschiedenen Gesellschaften der Neuen Welt. Unter den diskutierten Pflanzen sind Banisteriopsis, yage oder ayahuasca, peyote, Pilze und Alraun aus den Gebieten der peruanischen Cashinahua, der Jivaro, Sharanahua und Campa des Amazonas Gebietes, der Apachen, aus Iquitos, Peru, Mazatec, Mexiko und Europa. (T.M. 1976: 50)
HARNER, Michael J. 1973 Common themes in southern America Indian Yagé experiences. In: HARNER, Michael J. (Ed) Hallucinogens and shamanism. Oxford University Press. New York: 155-175
HARNER, Michael J. 1980 The way of the shaman. A guide to power and healing. Harper & Row. San Francisco
HARO ALVEAR, S.L. 1971 Shamanismo y farmacopea en el reino de Quito. Instituto Ecquatoriano de Ciencias Naturales. Quito. Ecuador
HARRISON, Ira E. 1979 Traditional healers as a source of traditional and contemporary powers. In: ADEMUWAGUN, Zacchaeus, AYOADE, John, HARRISON, Ira & WARREN, Dennis (Eds) African therapeutic systems. Crossroads Press. Waltham: 95-97
Dieser Artikel untersucht Klassen-, Status- und Machtaspekte als Ursache für traditionelle und gegenwärtige Macht. Diese Diskussion über Klasse, Status und Macht stellt den einheimischen (traditionellen) Heiler bei den Yoruba-sprechenden Völkern West Nigerias in den Mittelpunkt und erörtert den Wert des traditionellen Heilers im Allgemeinen. (T.M. 1984: 319)
HARRISON, Ira E. 1979 Traditional healers. A neglected source of health manpower. In: ADEMUWAGUN, Zacchaeus, AYOADE, John, HARRISON, Ira & WARREN, Dennis (Eds) African therapeutic systems. Crossroads Press. Waltham: 197-201
Herausgestellt werden eine Reihe von Gesundheitsproblemen der erst neuerdings unabhängigen Staaten. Trotz Medikamentenknappheit werden traditionelle Heiler nur selten konsultiert. Nigeria stellt ein Beispiel für den möglichen Nutzen traditioneller Heiler im nationalen Gesundheitsplan dar. (T.M. 1984: 463)
HARRISON, Ira E., COSMINSKY, Sheila 1976 Traditional Medicine. Implications for Ethnomedicine, Ethnopharmacology, Maternal and Child Health, Mental Health, and Public Health. An annotated bibliography of Africa, Latin America, and the Caribbean. Garland, New York
HARRISON, Ira E., COSMINSKY, Sheila 1984 Traditional Medicine. Implications for Ethnomedicine, Ethnopharmacology, Maternal and Child Health, Mental Health, and Public Health. An annotated bibliography of Africa, Latin America, and the Caribbean. Part II. Garland, New York
HARRISON, Ira E., DUNLOP, David W. (Eds) 1974/1975 Traditional healers. Use and non-use in health care delivery. Michigan State University. East Lansing

HARWOOD, Alan 1970 Witchcraft, sorcery and social categories among the Safwa. Oxford University Press. London
Empongo, die Schwächung der Lebenskraft, verursacht Krankheit und Tod. Aganga abalaguli erraten den Grund für Krankheit und Tod und behandeln Anfallsleiden. Aganga ahemazizi bereiten Medizin für Personen, die durch aganga abalaguli verletzt worden sind, die itonga oder spezielle Kräfte haben. Hexerei wird als Ursache für die Abweichung von Intragruppenbeziehungen gesehen, während Hexerei als Abweichung von Intergruppenbeziehungen gilt. (T.M. 1976: 263)

HASANI BIN ISMAIL, Bwana 1968 Swifa ya Nguvumali. In: LIENHARDT, Peter (Ed) The medicine man. The Clarendon Press. Oxford. (Translated from Suaheli by Lienhardt.)
Swifa ya nguvumali, ein Swahili Gedicht erzählt vom Tod einer jungen Frau. In einer kriminologischen Untersuchung soll geklärt werden, ob der Tod durch Hexerei verursacht wurde. Der Herausgeber dieses Buches, P. Lienhardt, hat den Text aufgenommen und aus dem Swahili übersetzt. In seiner Einführung geht er auf die Lebensweise der Küstenbewohner, ihre familiären Beziehungen, ihre Religion und ihre Vorstellungen über Zauberei und Medizinmannwesen ein.

HELBIG, Jörg Wolfgang 1983 Religion und Medizinmannwesen bei den Cuna. Renner. Hohenschäftlarn
Die verschiedenen Medizinmanngrade, nele, apsoketi und inatuleti werden vorgestellt. Werdegang und Aufgaben der Heiler innerhalb der Cuna Religion werden beschrieben.

HERDT, Gilbert H. 1977 The shaman's "calling" among the Sambia of New Guinea. In: JUILLERAT B. (Ed) Possession States, Mediumship and shamanism in Papua New Guinea. Journal de la societé des océanistes 33: 153-167

HERMANNS, M. 1966 Medizinmann, Zauberer, Schamane. Künstler in der Welt der frühen Jäger. Anthropos 61: 883-889

HERMANS, T.J. 1970 The exorcism of evil spirts or modern exorcism (a herbalist from Malawi). Nada 10: 64-66

HES, J.P. 1975 Schamanism and psychotherapy. Psychotherapy and Psychosomatics 25: 251-253
Der Autor rät Therapeuten, so viel wie möglich von einheimischen Heilern zu lernen, damit sie ihre Patienten besser verstehen und erkennen, welche Bedürfnisse der Schamane erfüllen kann und welche nicht. (T.M. 1984: 204)

HINDERLING, Paul 1981 Ist der "Medizinmann" ein Divinator, Exorzist, Heilkundiger, Hexendoktor, Kräuterarzt, Kultführer, Orakelsteller, Schamane, Seher, Wahrsager, Zauberer? curare 4: 115-127

HINRICHS, Hans-Jürgen 1977 Psychoanalyse und Schamanismus. Zur Forschung von Michel Leiris. Psyche 31: 457-475
Leiris, einer der Pioniere einer unorthodoxen Sozial- und Humanwissenschaft, dessen intensive Arbeit auf einer elementaren sensitiven und analytischen Grundlage beruht, wird als Poet und Ethnologe dargestellt. (T.M. 1984: 203)

HIRST, Manton 1983 Bricoleurs, brokers, mediators, healers and magicians. The diviner's role and function in Grahamstown. curare 6: 51-68

HUBER, Hugo 1965 A diviner's apprenticeship and work among the Bayaka. Man 65: 35
Die Berufung, Ausbildung, Funktion und Wahrsagemethoden des nganga ngombu, eines rituellen medizinischen Spezialisten bei den Bayaka Pygmäen werden dargestellt. (T.M. 1976: 273)

HUGHES, Muriel Joy 1942 (1968) Woman healers in medieval life and literature. Phil. Diss. Columbia University. Freeport. New York
Unter spezieller Berücksichtigung in England lebender Frauen wird über weibliche Heilkundige und ihre Praktiken im 11.-15. Jahrhundert berichtet. Die Autorin versucht, magische oder übernatürliche Einflüsse auszuschleißen, wobei sie sich bewußt ist, daß die Grenze zwischen übernatürlichen und natürlichen Praktiken sehr unscharf ist. Sie versucht verschiedene Typen von Heilerinnen, ihre Vorgehensweise und ihren sozialen Status zu klassifizieren, wobei sie auch die Ausführungen 'heikundiger Frauen' als Quellen heranzieht.

HULTKRANTZ, Åke 1973 A definition of shamanism. Temenos 9: 25-37

HURWITZ, H.S. 1979 Witchdoctor or which doctor? South African Medical Journal 54: 384
Der Autor meint, daß eine Zusammenarbeit zwischen Ärzten und einheimischen Heilern im Interesse der Gemeinschaft ist und stellt verschiedene Beispiele dieser Zusammenarbeit vor. (T.M. 1984: 464)

IBEKWE, A. O. 1983 Complications of the treatment of tonsillar infection by traditional healers in Nigeria. J. Laryng. Ot. 27: 845-849

IDOWU, E. Bolaji 1971 Witchcraft. In: ARMSTRONG, Robert G. (Ed) The traditional background to medical practice in Nigeria. University of Ibadan Press. Ibadan

IMPERATO, Pascal James 1966 Witchcraft and traditional medicine among the Luo of Tanzania. Tanzania Notes and Records 66: 193-201
Diskussion über traditionelle Medizin und ihre Anwender: Zauberer (janawi), ausgezeichnet was den Gebrauch von Drogen auf Strychninbasis, (ofunggarwa) betrifft; Zauberärzte, jathak, a juoga, jamirieri, jafiko und jasawe, um Zauberkräften entegenzuwirken; Hexenmeister (jabilo), die Zauberformeln verkaufen; und jathieth, Herbalisten und Chirurgen. Ebenfalls eine Darstellung über die Krankheiten, die von den Luo erkannt werden. (T.M. 1976: 276)

IMPERATO, Pascal James 1977 African folk medicine. Practices and beliefs of the Bambara and other people. York Press Inc. Baltimore
Volksmedizinische Praktiken der Bambara in Mali werden basierend auf Feldforschungen des Autors beschrieben. Er bezieht sich dabei hauptsächlich auf Angaben von Heilern, Kräuterkundigen, Koranlehrern, Zauberern, Patienten und alten Leuten. Er stellt heraus, daß der westlich orientierte Mediziner nach der ausgefallenen Funktion (wie ist der Patient krank geworden, was fehlt ihm) sucht, der afrikanische Volksheiler hingegen versucht zu ergründen, warum sein Patient krank ist. Um als erfolgreicher Heiler zu gelten, muß er diese Frage sowohl befriedigend beantworten, als auch ein Gegenmittel finden.

IMPERATO, Pascal James 1979 Traditional medical practitioners among the Bambara of Mali and their role in the modern health care delivery system. In: ADEMUWAGUN, Zacchaeus, AYOADE, John, HARRISON, Ira & WARREN, Dennis (Eds) African therapeutic systems. Crossroads Press. Waltham: 202-207
Das traditionelle medizinische Versorgungssystem der Bambara wurde über 8 Jahre in 128 Dörfern beobachtet und die Qualität der traditionellen Heiler untersucht. Patienten, traditionelle Heilkundige und moderne Gesundheitsarbeiter wurden befragt und ihr Verhältnis zueinander analysiert. Bestimmte Kategorien traditioneller Heilkunidger scheinen eine Rolle bei der Entwicklung der Gesundheitsversorgung zu spielen, während andere eher als Scharlatane erscheinen und nicht in das Gesundheitssystem integriert werden sollten. (T.M. 1984: 465)

IMPERATO, Pascal James 1981 The role of women in traditional healing among the Bambara of Mali. Transactions of the Royal Society of Tropical Medicine and Hygiene 75: 766-770

INGLE, F. 1973 An experience of Amaggira. South African Medical Journal 47: 333-334
Diskussion einer Konferenz von 20 Ärzten und 20 amaggira (Zauberärzten) zur öffentlichen Gesundheitserziehung. Das Verhältnis von Ärzten zu amaggira und der amaggira untereinander, die Überzeugung und Glaubwürdigkeit der amaggira und Möglichkeiten der weiteren Zusammenarbeit wurden besprochen. Die Ärzte fanden wenig heraus, außer daß amafufun yana und iplati neue Krankheiten sind, die es erst weniger als zehn Jahre in der Transkei gibt. (T.M. 1976: 619)

ISMAIL, Abdarruhman 1934 Folk medicine in modern Egypt. London

JACO, E.G. (Ed) 1958 Patients, physicians and illness. Free Press. Glencor, Illinois

JAFFE, Natalie 1965 Medicine men aid African doctors. New York Times, March 21

JAHODA, Gustav 1961 Traditional healers and other institutions concerning mental health in Ghana. International Journal of Social Psychiatry 7: 245-268
Beschreibung des Klientels traditioneller Heiler, moderner Heiler, heilender Kirchen und des staatlichen psychiatrischen Krankenhauses in Accra. Traditionelle Heiler haben sich auf Gynäkologie und Geschlechtskrankheiten, andere physische und psychische Krankheiten, Arbeitsplatz-, Liebes- und Eheprobleme, sowie auf Probleme des Schutzes und von Ritualen spezialisiert und behandeln gebildete und ungebildete Patienten. (T.M. 1976: 565)

JANSEN, G. 1973 The doctor-patient relationship in an African tribal society. van Gorcum & Co. Assen, Niederlande

JANZEN, John M. 1978 The quest for therapy. Medical pluralsim in Lower Zaire. University of California Press. Berkeley
In einer Zeit des sozialen Wandels entwickelte sich ein medizinischer Pluralismus, innerhalb dessen die verschiedenen Typenklassen angehörigen Heiler je nach ihrem Kenntnisstand und aufgrund unterschiedlicher Krankheitstheorien praktizieren.

JARRET, R. 1981 Le pouvoir de guerir ou le mythe reparateur. Med. Trop. 41: 327-338

JASPAN, M.A. 1976 The Social organization of indigenous and modern medical practices in Southwest Sumatra. In: LESLIE, Charles (Ed) Asian medical systems. A comparative study. University of California Press. Berkeley: 227-242

JEFFERY, R. 1982 Policies towards indigenous healers in independent India. Social Science and Medicine 16: 1835-1841

JILEK, Wolfgang G. 1967 The image of the African medicine-man. Beiträge zur vergleichenden Psychiatrie. 165-178
Der Autor bespricht den Medizinmann, seine Rolle in der Gesellschaft, seinen Werdegang und folgert, daß er eine wichtige therapeutische Kraft ist. Ihn nach westlichen Normen zu beurteilen, ist Ethnozentrismus. (T.M. 1976: 566)

JILEK, Wolfgang G. 1971 From crazy witch doctor to auxiliary psychotherapist. The changing image of the medicine man. Psychiatria Clinica 4: 200-220

JILEK, Wolfgang G. 1982 Indian Healing. Shamanistic ceremonialism in the Pacific Northwest today. Hancock House Publishers Ltd. Canada

JILEK, Wolfgang G., JILEK-AALL, Louise 1978 The psychiatrist and his shaman colleague. Cross Cultural collaboration with traditional Amerindian therapists. Journal of operational psychiatry 9: 32-39

JILEK, Wolfgang G., TODD, Norman 1974 Witchdoctors succeed where doctors fail. Psychotherapy among coast Salish Indians. Canadian Psychiatric Association Journal 19: 351-356

JOHNSON, C.L. 1981 Psychoanalysis, shamanism and cultural phenomena. Journal of the American Academy of Psychoanalysis 9: 311-318

JOHNSON, S.H. 1983 Treatment of drug abusers in Malaysia. A comparison. Int. J. Addict. 18: 951-958

JOHNSTON, Thomas F. 1976 Auditory driving, hallucinogens, and music color synesthesia in Tsonga ritual. In: DU TOIT, Brian M. (Ed) 1977 Drugs, rituals, and altered states of consciousness. A.A. Balkema. Rotterdam: 217-236

JONCKHEERE, Frans 1958 Les mêdecins de L'Egypte pharaonique. Essai de prosopographie. La mêdecine egyptienne no. 3. Edition de la fondation Egyptologie Reine Elisabeth. Parc du Cinquantenaire, Brüssel
Aufgeführt werden diejenigen, die sich während der pharaonischen Epoche Ägyptens als Mediziner oder Dentisten bezeichnen durften, und die ihnen zukommenden medizinischen Titel. Es wird beschrieben, welches medizinische Feld jeweils abgedeckt wurde.

KAKAR, D.N. 1983 Traditional Healers in North India. A study. Nurs. J. India 74: 61-63

KAPAPA, Paul 1980 The role of the traditional healer in Malawi and Zambia. curare 3: 205-208
Der Heiler wird in seiner medizinischen, psychologischen und kulturellen Rolle als integraler Bestandteil seiner Kultur und Gesellschaft gesehen. Als Vermittler zwischen Lebenden und Ahnen trägt er zur Entwicklung und Bewahrung kultureller Werte bei. In Zambia und Malawi kommt ihm auch heute noch eine große Bedeutung in der Gesundheitsversorgung der Bevölkerung zu.

KASSOVIC, M 1974 Medical alternatives in a Mestizo village. Paper presented at the International Congress of Americanists. Mexico City
Eine Untersuchung über vier verschiedene Arten medizinischer Hilfe, die für die Mestizos in diesem Dorf in Mexiko erreichbar ist, und über die Umstände, die zur Wahl der einen oder anderen Art der Hilfe führen. Es gibt: traditionelle Medizin, freie Medizin, öffentliche Medizin und private Mediziner. Einige oder alle können zu Rat gezogen werden und kein System alleine befriedigt alle Bedürfnisse bei Krankheit. (T.M. 1976: 1015)

KATZ, Richard 1971 Education for transcendence. Trance-curing with the !Kung. Paper presented at the 70th Annual Meeting of the American Anthropological Association. New York

KATZ, S.H., KIMANI, V.N. 1982 Why patients go to the traditional healers. East African Medical Journal 59: 170-174

KAUR, P., SARMA, U.C., PANDEY, S.S., BURMOHAN, S. 1984 Leprosy care through traditonal healers. Lepr. Rev. 55: 57-61

KEARNEY, Michael 1979 Spiritualist healing in Mexico. In: MORLEY, Peter, WALLIS, Roy (Eds) Culture and curing. Anthropological perspectives on traditional medical beliefs and practices. University of Pittsburgh Press. USA: 19-39

KEHOE, Thomas F., KEHOE, Alice 1977 Stones, solstices and sun dance structures. Plains Anthropologist 22: 85-95

KEIRN, Susan 1974 Spirit mediumship and status ambiguity. Apartheid and the urban African woman. Paper presented at the 72nd Annual Meeting of the American Anthropological Association. Mexico City

KENDALL, Laurel M. 1979 Restless spirits. Shaman and housewife in Korean ritual life. Thesis. Columbia University
KEW, M.C. et al. 1973 The witchdoctor and tribal scarification of the skin and the hepatitis B-antigen. South African Medical Journal 47-50: 2419-2420
523 erwachsene Bantu Patienten (Zulu, Sotho, Tswana, Xhosa, Shangan, Swazi und andere) wurden über die Besuche von Zauberärzten bei Skarifikation und rituellen Operationen befragt. Der Autor nimmt an, daß der Gebrauch von unsterilen Instrumenten durch Zauberärzte eine Ursache für die höhere Verbreitung von Hepatitis B bei südafrikanischen Bantu ist. (T.M. 1976: 438)
KIEV, Ari 1962 The psychotherapeutic aspect of primitive medicine. Human Organization 21: 25-29
Vergleich und Gegenüberstellung medizinischer Aufgaben in Jäger/Sammler-, Jäger/Fischer- und Ackerbau treibenden Gesellschaften, der zeigt, daß die Rolle des Heilers um so komplexer ist, je komplexer die soziale Organisation einer Gesellschaft ist. (T.M. 1976: 151)
KIEV, ARI (Ed) 1964 Magic, faith, and healing. Free Press. New York
Eine Anthologie von Studien über die traditionelle Behandlung und psychische Krankheiten in verschiedenen Kulturen. Das Werk zeigt die Bedeutung der Regeln, die das Verhältnis zwischen Heilern, Patienten, und Gruppe, sowie zwischen Glaube, Ritual und Symbolen bei erfolgreichen Behandlungen bestimmen (T.M. 1976: 108)
KIEV, Ari 1968 Curanderismo. Mexican-American folk psychiatry. The Free Press. New York
KIMANI, V., KLAUSS, V. 1983 The role of traditional medicine in ophtalmology in Kenya. Social Science and Medicine 17: 1827-1830
Interviews mit traditionellen Heilkundigen über Diagnose und Behandlung von Augenerkrankungen.
KIRCHNER, Horst 1952 Ein archäologischer Beitrag zur Urgeschichte des Schamanismus. Anthropos 47: 244-286
Darstellung schamanistischer Elemente im frühgeschichtlichen Geistesleben und die Interpretation der Höhlenzeichnung von Lascaux.
KLEINMAN, A. 1980 Patients and Healers in the Context of Culture. An Exploration of the Borderland between Anthropology, Medicine and Psychiatry. University of California Press. Berkeley
Der Autor versucht, Vergleichskategorien für westliche und nicht-westliche medizinische Systeme aufzuzeigen.
KLEINMAN, A., GALE, J.L. 1982 Patients treated by physicians and folk healers. A comparative outcome study in Taiwan. Cult. Med. Psychiatry 6: 403-423
KLOOS, Peter 1968 Becoming a piyei. Variablity and similiarity in Carib Shamanism. Antropologica 24: 3-25
KLOOS, Peter 1970 Search for health among the Moroni River Caribs. Etiology and medical care in a 20th century Amerindian group in Surenam. Bydragen tot de Taal- Land- en Volkenkunde 26: 115-141
KNOLL-GREILING, Ursula 1950 Die sozial-psychologische Funktion des Schamanen. In: Beiträge zur Gesellungs- und Völkerwissenschaft. Prof. Dr. R. Thurnwald zu seinem 80. Geburtstag gewidment. Verlag Gebr. Mann. Berlin: 102-123
Die Autorin definiert Schamanen insbesondere unter sozialpsychologischen Aspekten. Dargestellt wird vor allem die psychotherapeutische Wirkung schamanistischer Behandlung auf das Individuum und die Gruppe, der es zugehört.

KNUTSON, J. 1972 Mental health practitioners' awareness of the spiritualist belief systems held by their potential client population of Caribbean peoples. MSW Thesis. Smith College Studies in Social Work 43: 74-75
Diskussion über traditionelle Heiler, traditionelle Tswana-Krankheiten und den Einfluß der Industrialisierung auf das Ersetzen traditioneller Heiler. Die Organisation und Wiederentdeckung des dingaka, dem traditionellen Heiler wird dargestellt (T.M. 1976: 403)

KOGG W.A., L.B., WELBOURN, F.B. 1964 Lubaale initiations in Buganda. Uganda Journal 28: 218-220

KOHNEN, Norbert 1986 Igorot. Alltag und Wege des traditionellen Heilens bei philippinischen Bergstämmen. (Igorot. Life and traditional ways of healing among Philippine mountain tribes.) Triltsch-Verlag. Düsseldorf
Unter den Igorot Bergstämmen im nördlichen Teil der philippinischen Insel Luzon praktizieren noch eine Vielzahl traditioneller Heiler als Diagnose- und Heilspezialisten. Divination, Intuition und Magie bestimmen ihre Diagnosemethoden, die durch Leber- und Gallenblasenschau gesichert werden. Bedeutung, Sinn und Funktion magischer Praktiken im Heilprozeß werden dargestellt und diskutiert.

LAMBO, Chief J.O. 1973 Medical astrology as an aid to therapy. In: AKISANYA, A. (Ed) Traditional medical therapy - a critical appraisal. Proceedings of the International Symposium on traditional medical therapy. December 10-16. University of Lagos. Lagos

LAMBO, Chief J.O. 1977 The impact of colonialism on African cultural heritage with special reference to the practice of herbalism in Nigeria. In: SINGER, Philip (Ed) Traditional Healing. New Science or New Colonialism? Essays in Critique of Medical Anthropology. Conch Magazine Ltd. Owerri: 123-135

LAMBO, T. Adeoye 1956 Neuropsychiatric observations in the western region of Nigeria. British Medical Journal 2: 1388-1394

LAMBO, T. Adeoye 1963 African traditional beliefs, concepts of health, and medical practice. A lecture given before the Philosophical Society. University College Ibadan, October 24, 1962. University of Ibadan Press. Ibadan.

LAMBO, T. Adeoye 1964 Patterns of psychiatric care in developing African countries. In: KIEV, ARI (Ed) Magic, Faith, and Healing. Free Press. New York: 443-453
Der Autor erörtert die Bedeutung von Ritualen, Ahnenkult und übernatürlichen Einflüssen für Gesundheit und Krankheit und behauptet, daß einheimische Medizinmänner mit Intelligenz und über Sitten, Drogengebrauch, Stammeskunde und Kunstformen die Heilung beeinflussen können.

LAMBO, T. Adeoye 1966 The village of Aro. In: KING, Maurice (Ed) Medical care in developing countries. A symposium from Makerere. Oxford University Press. London.

LAME DEER, John (Fire), ERDOES, Richard 1972 Lame Deer, Seer of Visions. Simon and Schuster. New York

LAND, Thomas 1978 African witchdoctors to get same status as western trained MD's. Medical Post. February 14: 32
Der Autor behauptet, daß König Sobhuza von Swaziland die führenden Medizinmänner in seinen Palast rufen ließ und ihnen 90 Tage Zeit gab, um eine professionelle Vereinigung mit einem ethischen Code und Kontrolle der Mitglieder zu schaffen. (T.M. 1984: 340)

LANDY, David 1974 Role adaptation of traditional curers under the impact of modern medicine. American Ethnologist 1: 103-127

LANDY, David (Ed) 1977 Culture, diesease and healing. New York.

LARSEN, J.V., van MIDDELKOOP, A. 1982 The 'unbooked' mother at King Edward VIII Hospital, Durban. South African Medical Journal 62: 483-486

LAUGHLIN, Charles D., LAUGHLIN, Elizabeth R. 1972 Kenisan. Economic and social ramifications of the ghost cult among the So of North-Eastern Uganda. Africa 42: 9-20
Der Kenisan-Kult bekämpft Zauberkraft, begräbt wichtige Tote, segnet die Hirse, führt Regenmacherzeremonien durch, stoppt Epidemien und kuriert individuelle Krankheiten. Ic, ein Wahrsage-Heiler, in der Regel weiblich, kann auch konsultiert werden (T.M. 1976: 294)
LEE, Richard B. 1966 The sociology of !Kung Bushman trance performances. In: Prince, Raymond (Ed). Trance and possession states. R.M. Bucke. Canada: 35-54
Tanzen, Heilen und Besessenheit werden als veränderte Bewußtseinszustände erörtert, die die Gruppenharmonie verstärken und Spannungen und Ängste in der Gruppe abbauen (T.M. 1976: 294)
LEESON, Joyce 1970 Traditional medicine. Still plenty to offer. Africa Report 15: 24-25
Der Artikel stellt dar, daß traditionelle Heiler (mang'anga) in Zambia nicht nur körperliche Krankheiten behandeln, sondern auch Ratschläge und Erklärungen für viele nichtmedizinische Probleme bereithalten. Viele mang'anga sind auch bereit, Neues über Hygiene, Ernährung und die Behandlung von Infektionskrankheiten zu lernen (T.M. 1976: 298)
LEESON, JOYCE, FRANKENBERG, R. 1973 Traditional healers in a Lusaka suburb. Paper presented at the 9th International Congress of Anthropological and Ethnological Sciences. Chicago.
LEESON, Joyce, FRANKENBERG, R. 1973 The patients of traditional doctos. British Journal of Preventive and Social Medicine 27: 72
LEHMAN, F. Rudolph 1951 Some field notes on the Nyakusa. Sociologus 1: 53-68 und 138-148
LEIGHTON, A. et al. 1963 Psychiatric disorder among the Yoruba. Cornell University Press. Ithaca.
LESLIE, Charles (Ed) 1976 Asian medical systems. A comparative study. University of California Press. Berkeley
LESLIE, Charles 1976 The ambiguities of medieval revivalism in modern India. In: LESLIE, Charles (Ed) Asian medical systems. A comparative study. University of California Press. Berkeley: 356-367
LEWIS, I.M. 1971 Ecstatic religion. An anthropological study of spirit possession and shamanism. Penguin Books. Hammondsworth
LEWIS, I.M. 1983 What is a shaman? Anthropos 78: 264-265
LEWIS, T.H. 1980 The changing practice of the Oglala medicine man. Plains Anthropologist 25: 265-267
LEWIS, T.H. 1980 Sioux medicine man describes his own illness and approaching death. Ann. Int. Med. 92: 417-418
LEX, Barbara 1984 The context of schizophrenia and shamanism. American Ethnologist 11: 191-192
LICAUCO, Jaime T. 1981 The magicians of God. The amazing story of Philippine faith healers. National Book Store. Manila
Eine Sammlung kurzer Biographien von Geistheilern.
LICAUCO, Jaime T. 1981 Born to heal. The amazing story of spiritual healers. Rev. Alex. Orbita. Eigenverlag.
LICAUCO, Jaime T. 1981 The truth behind faith healing in the Philippines. National Book Store. Manila
LIEBAN, R.W. 1981 Urban Philippine healers and their contrasting clienteles. Cult. Med. Psychiatry 5: 21-31
Eine Studie über vier Heiler und ihre Klientel in Cebu-Stadt. Es werden signifikante Unterschiede zwischen Patienten und Heilern beschrieben.
LIEBAN, R.W. 1983 Gender aspects of illness and practitioner use among Filipinos. Social Science and Medicine 17: 853-859
LOEB, E.M. 1924 The Shaman of Niue. American Anthropologist 26: 393-402

LOGUE, P. 1982 More about the power of the healer. Delaware Medical Journal 54: 224-225

LONG, Joseph K. 1971 Choice of medical practitioners in a developing area of Jamaica. Paper presented at the American Anthropological Association. New York.

LONG, Joseph K. 1973 Shamanism, trance, hallucinogens and psychical events. Paper presented at the 9th International Congress of Anthropological and Ethnological Sciences. Chicago

LONG, Joseph K. 1973 Jamaican medicine choices between folk healing and modern medicine. Unpublished PhD dissertation. University of Carolina
Der Autor beschreibt Volksmedizin (das Balm-System), medizinische Praktiken in öffentlichen Kliniken, Behandlungssitzungen und gibt Fallbeschreibungen. Volksheiler werden sowohl im Fall von allgemeinen Krankheiten als auch für Zauberheilungen, d.h. zur Behandlung von Besessenheit durch Geister oder Verhexung durch Zauberer konsultiert. Einige Hypothesen über den Entscheidungsprozeß in der Wahl zwischen diesen Heilertypen werden statistisch getestet (T.M. 1976: 1020)

LONG, Joseph K. 1976 Shamanism, trance, hallucinogens and psychical events. Concepts, methods and techniques for fieldwork among primitives. In: BHARATI, A. (Ed) The realm of the extra-human. Agents and audiences. Mouton. The Hague: 301-313
Psi-Phänomene in Feldarbeiten zu erfassen, ist ein Problem, das in diesem Beitrag diskutiert wird. Der Autor fordert mehr glaubwürdige Daten von Ethnologen über die psychischen Möglichkeiten der Leute nicht westlicher Kulturen. (T.M. 1984: 33)

LONG, Joseph K. 1977 Shamanism and voodoo Death. Stress theory in medical anthropology. In: LONG, Joseph K. (Ed) Extrasensory ecology. Scarecrow Press. Metuchen, New Jersey: 257-270
Der Autor stellt dar, daß eine alternative Sichtweise von Streß, die auf der Rolle telepatischer und psychokinetischer Faktoren basiert in einigen Fällen der konventionellen überlegen ist, die über die Ursachen jeglicher psychosomatischer Symptome nachdenkt. (T.M. 1984: 216)

LUBCHANSKY, J., EGRI, E., STOKES, J. 1970 Puertorican spiritualists view mental illness. The faith healer as a paraprofessional. American Journal of Psychiatry 127: 312-321

MACKLIN, June 1974 Folk saints, healers, and spiritist cults in Northern Mexico. Revista Interamericana Review 3: 351-367

MACKLIN, June 1978 Curanderismo and espiritismo. Complementary approaches to traditional mentahl health services. In: VELIMIROVIC, Boris (Ed) Modern medicine and medical anthropology in the United States-Mexico border population.Pan-American Health Organization. Scientific Publication # 359. Washington D.C.: 155-163
Ein Mexikanisch-Amerikanischer Psychiater berichtet über seine klinischen Erfahrungen als Berater der Chicano psychiatrischen Klinik.

MACKLIN, June, ROSS, Crumrine N. 1973 Three North Mexican folk saint movements. Comparative Studies in Society and History 15: 89-105
Die Lebenswege dreier Volksheiliger, die auch Heiler sind, werden miteinander verglichen, und die Entwicklung der Bewegung, die sich um sie etablierte, wird durch eine Anzahl von Stadien verfolgt. (T. M. 1976: 758)

MACLEAN, Catherine M.U. 1965 Traditional medicine and its practitioners in Ibadan. Nigerian Journal of Tropical Medicine and Hygiene 68; 237-244
Die Autorin bespricht die verschiedenen traditionellen Heilkundigen Ibadans. onishegun (Herbalisten), babalawo (Wahrsager), aladura (Geistheiler), olola (Bescheider), Hebammen und Hausa Barbierchirurgen. (T.M. 1976: 312)

MACLEAN, Catherine M.U. 1966 Tradition and transition. A health opinion survey in Ibadan. Nigeria Journal of Preventive Medicine 19: 192-197
Mehr als die Hälfte der in der Stichprobe enthaltenen Familien aus einem traditionellen Gebiet (illiterate) und über ein Viertel der Mütter einer Stichprobe von Schulkindern (literate) konsultieren traditionelle Heiler. In traditionellen Haushalten wird ogbu tutu gegen Krämpfe und Anfälle bei Kindern benutzt und traditionelle Medizin für folgende Krankheiten empfohlen: Geisteskrankheit, Windpocken, Zauberei, Impotenz, Sterilität, geschwollene Hoden, Gonorrhö und Menstruationsbeschwerden. (T.M. 1976: 621)

MACLEAN, Catherine M.U. 1969 Traditional Healers and their female clients. An aspect of Nigerian sickness behavior. Journal of Health and Social Behavior 10: 172-186
Interviews mit Yoruba Frauen in Stadt und Land zeigen, daß Volksheilmittel in der Stadt beliebter als im Dorf sind, obwohl Frauen aus beiden Gebieten traditionelle Heiler bei Schwangerschaften und zur Regelung der Fruchtbarkeit konsultieren und Volksmedizin einnehmen. (T.M. 1976: 512)

MACLEAN, Catherine M.U. 1971 Magical medicine. A Nigerian case study. Allen Lane. The Pinguin Press. London.

MACLEAN, Catherine M.U., BANNERMAN, R.H. 1982 Utilization of indigenous healers in national health delivery systems. Social Science and Medicine 16: 1815-1816

MADDOX, John Lee 1923 Witchcraft. McGraw Hill. New York

MADSEN, W. 1955 Shamanism in Mexico. Southwestern Journal of Anthropology 11: 48-57

MADURO, R. 1983 Curanderismo and Latino views of disease and curing. West. J. Med. 139: 868-874

MAHDIHASSAN, S. 1982 The rational interpretation of the Indian doctrine of humorology. American Journal of Chinese Medicine 10: 40-43
Die "Säfte"-Lehre der indianischen Medizin sieht Wasser, Luft und Hitze als die Elemente an, die menschliches Leben gewährleisten. Angeblich geht diese Vorstellung auf einen Medizinmann zurück.

MAKARIUS Laura 1968 The blacksmith's taboos. From the man of iron to the man of blood. Diogenes 6: 25-48

MANKANZANA, E.M. 1979 A case for the traditional healer in South Africa. South African Medical Journal 56: 1003-1007
Der traditionelle Heiler erfüllt Gemeinschaftsbedürfnisse, denen der Schulmediziner nicht entgegenkommen kann. Die Schaffung einer möglichst breiten und qualitativ guten Infrastruktur für medizinische Leistungen kann über traditionelle Heilkundige, die mit dem Gesundheitsdienst zusammenarbeiten und gelegentliche Weiterbildung akzeptieren, erreicht werden.

MANKANZANA, E.M. 1980 Case for the traditional healer in South Africa. South African Medical Journal 57: 110

MANKANZANA, E.M. 1982 Doctors and Healers. South African Medical Journal 61: 898

MANNI, J.J. 1984 Uvulectomy, a traditional surgical procedure in Tanzania. Ann. Trop. Med. Parasitol. 73: 49-53
Uvulektomien werden in Tanzania durch traditionelle Heiler ausgeführt. Die HNO-Klinik der Universität Daressalam muß sich regelmäßig mit den aus diesem Eingriff resultierenden Komplikationen beschäftigen. Der Autor beobachtete viele Uvulektomien, beschreibt die Vorgehensweise, Indikationen und Komplikationen.

MARGETTS, Edward L. 1965 Traditional Yoruba healers in Nigeria. Man 65: 102

MARSHALL, Lorna 1969 The medicine dance of the !Kung bushmen. Africa 39: 347-380
Ausführliche Beschreibung des Heilrituals, des Medizinmannes, natürlicher und übernatürlicher Wesen und der Behandlung. (T.M. 1976: 317)
MARTIN, M. 1981 Native American medicine. Thoughts for posttraditional healers. JAMA 245: 141-143
MARWICK, M.G. 1951 The social context of Cewa witch beliefs. Africa 22: 215-233
MASAMBA, Jean 1973 Psychotherapeutic dynamics in African bewitched patients. Toward a multi-dimensional therapy, social psychiatry. PhD Dissertation University Microfilm 73-4664. Ann. Arbor
MATHEWS, Zena Pearlstone 1976 Huron pipes and Iroquoian shamanism. Man in the Northeast 12: 15-31
MAXWELL, N. 1975 Witch doctor's apprentice. Collier Books. New York
MBURU, F.M. 1977 The duality of traditional and western medicine in Africa mystics, myths and reality. In SINGER, Philip (Ed) Traditional healing. New science or new colonialism? Essays in critique of medical anthropology. Conch Magazine Ltd. Owerri: 158-185
MCCAULEY A.P. 1984 Healing as a sign of power and status in Bali. Social Science and Medicine 18: 167-172
Fallstudien von zwei erfolgreichen balinesischen Heilern zeigen, wie diese Rolle hohen Status legitimieren kann.
MEDD, Kate Campbell 1933 Medical women of America. A short history of the pioneer medical woman. Frolin Press. New York
MERRIWEATHER, Alfred 1974 Desert doctor. Medicine and evangelism in the Kalahari desert. Lutterwoth Press Guildford
Einige Fälle und Sammlungen eines Arzt und Missionars, der 25 Jahre in Botswana verbrachte, werden erörtert. Der Autor beschreibt die Behandlung von Tuberkulose, Epilepsie, endemischer Syphilis und durch Löwen verursachte Wunden. Naturheiler bevorzugen den Titel Tswana-Doktor gegenüber dem Ausdruck Wunderärzte. Anhand von Knochenorakeln erstellen sie Diagnosen und mit Extraktionszauber und Kräutern führen sie ihre Behandlung aus. (T.M. 1976: 325)
MESSING, Simon D. 1958 Group therapy and social status in the Zar cult of Ethiopia. American Anthropologist 60: 1120-1126
Diskussion über den Heilergeist im Zar-Kult der äthiopischen Kultur. Die Kosmologie und die individuelle Aufnahmefähigkeit, die Spezialisation des Zar-Heilers, Diagnose, Behandlung sowie Veränderungen im Zar-Kult werden besprochen. (T.M. 1976: 327)
MESSING, Simon D. 1972 Social problems related to the development of health in Ethiopia. Rural Africana 17: 9-13
MESSING, Simon D., PRINCE, J.S. 1966 Health practices in Ethiopian pre-urban communities. Journal of Health and Human Behavior 6: 272-276
Der Autor bespricht Probleme bei der Verbesserung des Gesundheitszustands in verschiedenen Gesellschaften und gibt kurze Beschreibungen über einige eingeborene Heilkundige: Knochenleger, Geburtshelfer, Beschneider, Geistheiler, religöse Heiler und Wahrsager. (T.M. 1976: 474)
METRAUX, Alfred 1944 Le chamanisme chez les indiens de L'Amerique du sud tropicale. Acta Americana II. Mexico
METRAUX, Alfred 1949 Religion and shamanism. In: STEWARD, John (Ed) Handbook of South American Indians V: 559-599
METZGER, Duane, WILLIAMS, Gerald 1963 Tenejape Medicine I. The curer. Southwestern Journal of Anthropology 19: 216-234

MEYERS, C., LORQUET, C., DIAWART, B.M. 1983 La place du guerisseur dans les soins neuropsychiatriques en Republique Populaire Revolutionnaire de Guinee. Acta Psychiatr. Belg. 83: 41-49
Traditionelle Heiler behandeln neuropsychiatrische Krankheiten exogen per Suggestion. Der Erfolg der Behandlung wird durch eine besondere Arzt-Patienten-Beziehung und Drogen sowie endogen über Traumdeutung, mystische Stadien und Trance gefördert. Die Autoren glauben, daß es bei der Einführung moderner Psychiatrie zu Problemen kommt, da sich traditionelle Heiler nur schwer in ein westlich orientiertes medizinisches System eingliedern lassen werden.

MIDDLETON, John 1955 The concept of "bewitching" in Lugbara. Africa 25: 252-260
Krankheit und Tod werden als von Geistern oder kranken Ahnen, Hexen und Wahrsagern verursacht angesehen. Die Ältesten, Orakel, Ärzte oder Wahrsager (ojou), gewöhnlich Frauen, erstellen Diagnosen und heilen. (T.M. 1976: 328)

MIDDLETON, John (Ed) 1967 Magic, witchcraft, and curing. The Natural History Press. Garden City. New York
16 Beiträge über Schamanen, Wahrsager, Hexen und Zauberkräfte bei den Cewa Rhodesiens, den Tiv Nigerias, den Konkomba Togos, den Lugbara Ugandas und des Kongos, den Azande des Sudans, den Amhara Äthiopiens, den Bunyoro Ugandas, den Nambicuara Brasiliens, den Quiche Guatemalas, den Netsilik Eskimo Kanadas, den Irokesen der östlichen USA, den Cochiti der südwestlichen USA, den Wangala aus Myosore, Indien und den Trobriandern. (T.M. 1976: 156)

MIDDLETON, John, WINTER, E.H. (Ed) 1963 Witchcraft and sorcery in East Africa. Routledge & Kegan Paul. London
Eine Sammlung verschiedener Aufsätze über Hexerei und Zauberei in verschiedenen Gesellschaften Ost-Afrikas.

MIKHAILOWSKI, M. 1894 Shamanism in Sibiria and European Russia. Journal of the Royal Anthropological Institute of Great Britain and Ireland 24: 62-100

MILLER, E. 1975 Shamans, power symbols, and change in Argentine Toba culture. American Ethnologist 2: 477-496

MIRONOV, M.D., SHIROKOGOROV, S. 1924 Sramana-Shaman. Journal of the North China Branch of the Asiatic Society 55: 110-130

MISCHEL, F. 1959 Faith healing and medical practice in the southern Carribbean. Southwestern Journal of Anthropology 15: 407-417
Busch- oder Geistheilung in der südlichen Karibik wird im Kontrast zu legitimierter medizinischer Praxis diskutiert. Heilung ist in Trinidad und Grenada mit religiösen Praktiken des Shango-Kultes verbunden. Verschiedene religiöse Heilrituale von Busch-Heilern und die Art von Beschwerden, mit denen man zu ihnen kommt, werden dargestellt. Der Autor stellt den Heilritualen die medizinische Behandlung in einer ärztlichen Praxis gegenüber. (T.M. 1976: 1112)

MO, B. 1984 Black magic and illness in Malaysian Chinese community. Social Science and Medicine 18: 147-157
Yuk Je ist ein erfolgreiches Hakka Medium. Sie behandelt vornehmlich Kinder und Frauen, die an Unfruchtbarkeit, Schwangerschaftsbeschwerden oder unter der Untreue ihres Gatten leiden. Ihre Behandlung umfaßt magische und naturalistische Elemente.

MONGEAU, Beatrice, SMITH, Harvey L., MANEY, Ann C. 1961 The "Granny" Midwife. Changing roles and functions of a folk practitioner. American Journal of Sociology 66: 497-505

MONTGOMERY, Edward 1976 Systems and the medical practitioners of a Tamil town. In: LESLIE, Charles (Ed) Asian medical systems. A comparative study. University of California Press. Berkeley: 272-284

MORLEY, Peter, WALLIS, Roy (Eds) 1979 Culture and curing. Anthropological perspectives on traditional medical beliefs and practices. University of Pittsburgh Press. USA

MOZES, D. 1982 More on the power of the healer. Delaware Medical Journal 54: 342-343

MUECKE, M.A. 1983 In search of healers. Southeast Asian refugees in the American health care system. West. J. Med. 139: 855-840

MÜHLMANN, Wilhelm Emil 1981 Die Metamorphose der Frau. Schamanismus und Dichtung. Reimer. Berlin

MULL, J.D., MULL, D.S. 1983 A visit with a curandero. West. J. Med. 139: 730-736

MUME, J.O. 1977 How I acquired the knowledge of traditional Medicine. In SINGER, Philip (Ed) Traditional healing. New science or new colonialism? Essays in critique of medical anthropology. Conch Magazine Ltd. Owerri: 136-157

MUMEY, N. 1942 Medicine Man of the American Indian. Bull. Med. Ebray Ass. 30: 203

MUNA, W.F.T. 1981 How I encountered the sophisitcated traditional healer. Journal of the American Medical Association 246: 2618-1619

MÜNZEL, Mark 1971 Medizinmannwesen und Geistervorstellung bei den Kamayurá. Wiesbaden

NACHTIGAL, H. 1953 Shamanismo entre los Indios Paeces. Revista Colombiana de Folklore 2: 223-239
Die Paeces führen Krankheit auf Zauberkraft zurück und müssen daher von Schamanen behandelt werden. Die Charakteristika verschiedener Schamanen sowie die Ursachen und Behandlungen von Krankheit einschließlich medizinischer Pflanzen werden beschrieben. (T.M. 1976: 782)

NADEL, S.F. 1946 A study of shamanism in the Nuba mountains. Journal of the Royal Antropological Institute 76: 25-37

NESS, R.C., WINTROB, R.M. 1981 Folk healing. A description and synthesis. American Journal of Psychiatry 1981: 1477-1481

NGUBANE, H. 1981 Aspects of clinical practice and traditional organization of indigenous healers in South Africa. Social Science and Medicine 15: 361-365

NICHTER, M. 1983 Paying for what ails you. Sociocultural issues influencing the ways and means of therapy payment in South India. Social Science and Medicine 17: 957-965
Während die Bezahlung des traditionellen Heilers dynamisch ist und eine moralische Bindung schafft, bleibt die Bezahlung westlicher Mediziner von solchen Aspekten weitgehend frei. Auf diesen Überlegungen werden das Arzt-Patienten-Verhältnis, die Behandlung etc. beschrieben und analysiert.

NIELSEN, E. 1982 Medicinmands arbejde i bushen. Folk overlever pa overtro og grae n selos tillid. Sygeplejersken 82: 24-25

NIORADZE, Georg 1925 Der Schamanismus bei den sibirischen Völkern. Stuttgart

NORTON, W.R.G. 1964 Kalahari diviners and oracles. Odu 1

NOLL, Richard 1983 Shamanism and schizophrenia. A state-specific approach to the "Schizophrenia Metaphor" of shamanic states. Americian Ethnologist 10: 443-459
Schamanismus und Schizophrenie werden als veränderte Bewußtseinszustände untersucht und es werden phänomenologische Unterschiede zwischen den veränderten Bewußtseinszuständen bei Schamanen und Schizophrenen aufgewiesen.

NWOKOLO, Uchenna 1960 The practice of medicine by laymen in Nigeria. Dokita Journal of Ibadan University Students 1: 59-62

OBEYESEKERE, Gananath 1976 The impact of Ayurvedic ideas on the culture and the individual in Sri Lanka. In: LESLIE, Charles (Ed) Asian medical systems. A comparative study. University of California Press. Berkeley: 201-226

Ayurvedische Mediziner und ihre Patienten im städtischen Sri Lanka stehen im Mittelpunkt der Untersuchung.

OJIAMBO, Hilary 1965 Psychology of witchcraft. East African Journal 42: 23-25

Der Autor wirft die Frage auf, ob Zauberei einen Platz in der modernen Medizin hat oder nicht. Er meint, daß Wunderheiler zwar nicht ermutigt werden sollten, aber daß die moderne Medizin sie untersuchen soll und dasjenige der traditionellen Praktiken annehmen soll, was für die moderne Medizin nützlich ist. (T.M. 1976: 157)

OJO, G.J. Afolabi 1966 Yoruba culture. University of Ife and London Press. Ife

OLSEN, D. 1973 Music and shamanism of the Warao Indians of Venezuela. The function of melody in curing songs. Paper presented at the American Anthropological Association, New Orleans

Die melodische Struktur der Lieder, die von einem Warao Schamanen während der Heilungszeremonie gesungen werden, wurde analysiert. Die Schamanen nehmen Kontakt mit dem Übersinnlichen auf (maskierte Stimme), dann sprechen sie als Geister (ohne Maskierung). Es gibt vier Arten Heilungsmusiken, von denen jede eine unterschiedliche Charakteristik hat, die gemäß der Funktion variieren kann. Der Autor setzt diese Gesänge in Berbindung zur Warao Kosmologie und den Krankheitssymptomen. Die Geist-Komponenten, die in der Musik zum Ausdruck kommen, scheinen parallel zur speziellen Charakteristik der Beschwerden des Patienten zu stehen. (T.M. 1976: 790)

OLU Ibekwe A. 1983 Complications of the 'treatment' of tonsillar infection by traditional healers in Nigeria. Journal of Laryngology and Otology 97: 845-849

Traditionelle Heiler in Nigeria behandeln Tonsillitiden, indem sie uvulektomieren. Die daraus resultierenden Komplikationen werden in Fallstudien dargestellt.

ONWUJEOGWU, Michael 1969 The cult of the Bori spirits among the Hausa. In: DOUGLAS, Marry & KABERRY, Phyllis (Eds) Man in Africa: 279-305

Lepra, Rückfallfieber, Windpocken und andere Krankheiten werden den Bori-Geistern zugesprochen. Bori-Besessenheit findet man häufiger bei Frauen als bei Männern (insbesondere Männern der unteren Klassen, wegen der Unterschiedlichkeit der Geschlechtsrollensozialisation). Wenn jemand nicht geheilt werden kann und sich hysterisch zeigt, wird er in den Bori-Kult initiiert. Die sozio-politischen Veränderungen bei den Haussa werden diskutiert und Änderungen in der Rolle einiger Bori Kult Führer werden dargestellt. (T.M. 1976: 343)

OPLER, Marvin K. 1961 On Devereux's discussion of Ute shamanism. American Anthropologist 63: 1091-1093

OSWALD, I.H. 1983 Are traditional healers the solution to the failures of primary health care in rural Nepal? Social Science and Medicine 17: 255-257

OYEBOLA, D.D.O. 1980 Traditional medicine and its practitioners among the Yoruba of Nigeria. A classification. Social Scinece and Medicine 14A: 23-29

Der Autor stellt frühere Klassifikationen traditioneller Heiler der Yoruba kritisch dar und schlägt aufgrund von Interviews mit mehr als 50 Heilern eine neue Einteilung vor. Er definiert jede Kategorie und diskutiert die bedeutung der Einteilung für die mögliche Rolle in der Gesundheitsfürsorge. Bergleiche zu Heilern anderer Regionen, deren Rolle untersucht worden ist, werden angestellt. (T.M. 1984: 366)

OYEBOLA, D.D.O. 1980 Antenatal care as practiced by Yoruba traditional healers/midwives of Nigeria. East African Medical Journal 57

OYEBOLA, D.D. 1980 Some aspects of Yoruba traditional healers and their practice. J. Rs. Trop. Med. 74: 318-325

OYEBOLA, D.D. 1981 Yoruba traditional healers' knowledge of contraception, abortion and infertility. East African Medical Journal 58: 777-784
Das Wissen traditioneller Yoruba Heiler über Kontrazeptiva wird erfragt. Drei Methoden werden beschrieben und diskutiert.

OYEBOLA, D.D. 1981 Professional associations, ethnics and discipline among Yoruba traditional healers of Nigeria. Social Science and Medicine 15: 87-105

OYEBOLA, D.D. 1983 Care of the neonate and management of neonatal jaundice as practised by Yoruba traditional healers of Nigeria. Journal of Tropical Pediatry 29: 18-22

PARK, Willard Zerbe 1934 Paviobo shamanism. American Anthropologist 36: 98-113

PARK, Willard Zerbe 1975 Shamanism in western North America. A study in cultural relationships. Northwestern University studies in the social sciences No. 2. Northwestern University. Evanston & Chicago

PARKIN, David 1968 Medicines and men of influence. Man 3: 424-439

PAUL, Benjamin D. 1976 The Maya bonesetter as sacred specialist. Ethnology 15: 77-81
Berufung, Initiation, Entlohnung, Techniken sowie medizinische und religiöse Ansichten der "bonesetter" in der Maya Gemeinde von San Pedro, Guatemala werden beschrieben. (T.M. 1984: 810)

PAUL, Lois, PAUL, Benjamin D. 1975 The Maya Midwife as sacred specialist. A Guatemalan case. American Ethnologist 2: 707-726

PAULSHOCK, Bernadine Z. 1981 The Power of the Healer. Who has it and who wants it. Delaware Medical Journal 53: 612-614

PECK, John 1968 Doctor medicine and bush medicine in Kaukira, Honduras. In: WEAVER, T. (Ed) Essays on medical anthropology. Southern Anthropological Society Proceedings. University of Georgia Press.

PEDERSEN, D., COLOMA, C. 1983 Traditional medicine in Ecuador. The structure of the non-formal health systems. Social Science and Medicine 17: 1249-1255

PEREZ DE BARRADAS. Y. 1950 Los medicos brujos en los pueblos aborigines Americanos. Boletin de la Real Academia de la Historia 127: 251-306

PETERS, Larry G. 1978 Psychotherapy in Tamang shamanism. Ethos 6: 63-91

PETERS, Larry G. 1982 Trance, initiation and psychotherapy in Tamang shamanism. American Ethnologist 9: 21-46

PETERS, Larry G., PRICE-WILLIAMS, Douglas 1980 Towards an experiental analysis of shamanism. American Ethnologist 7: 398-418
42 Kulturen aus vier verschiedenen Kulturgebieten werden verglichen, und ein Satz von Erfahrungen und psychologischen Faktoren wird aufgestellt, die in ihrer Gesamtheit schamanistische Ekstase charakterisieren. Diese wird als spezielle Klasse veränderter Bewußtseinszustände gesehen. (T.M. 1984: 219)

PICCHIONI, E. 1966 Curanderos y curaciones entre los Mayo del Nortoeste de Mexico. Revista Ateneo Paraguayo 1: 243-261

PIGACHE, Philippe 1973 The witch doctor psychotherapist, science or suggestion. World Medicine 8
Eine Parallele zwischen moderner Psychiatrie und der Arbeit des Volksmediziners wird aufgezeichnet. Der Psychiater und der Wunderheiler gebrauchen einige gleiche Medikamente. Die Frage nach der Ursache für Gesiteskrankheiten wird in den abgelegenen afrikanischen Dörfern nicht so oft gestellt wie in der westlichen Welt. Der Zauberer mag den Vor-

teil haben, intime, unabhängige Kenntnisse von der Lebensgeschichte seines Patienten zu haben, und er ist frei, Probleme multidisziplinär anzugehen. Es wird vorgeschlagen, den Wunderheiler in den Gesundheitsdienst afrikanischer Staaten zu integrieren, ihn einfache Medikation und die Überweisung von Patienten an Spezialisten zu lehren. (T.M. 1976: 591)

PILZ, A., WIESNAGROTZKI, S., LEIXNERING, W. 1983 Kann die westliche Medizin psychologische Probleme bei außereuropäischen Ethnien lösen? Zwei Beispiele aus dem Bereich Borneo/Sarawak. Wiener Medizinische Wochenschrift 133: 355-259

POLLAK-ELTZ, Angelina 1982 Dr. José Gregario Hernandez, der große venezolanische Wunderheiler. Volksmedizin und Volkskatholizismus in Venezuela. curare 5: 135-138 (Nachtrag mit Bild und englischer Summary curare 5: 198)
Die Autorin berichtet über die Entstehung eines Kults um einen verunglückten venezolanischen Mediziner und dessen Eingliederung in Volksmedizin und Volkskatholizismus.

PORKERT, Manfred 1976 The Intellectual and social impulses behind the evolution of traditional Chinese medicine. In: LESLIE, Charles (Ed) Asian medical systems. A comparative study. University of California Press. Berkeley: 63-76

POULET, Jacques 1972 La thérapeutique dans les medicines Africaines populaires. Therapeutique 48: 333-337
Die Rolle des Zauberarztes als Mittler zwischen Patienten und krankheitshervorrufenden Geistern wird diskutiert. Der Therapeut macht keinen Unterschied zwischen psychischer und physischer Krankheit und beschäftigt sich ebenso mit Prävention wie mit Therpie. Seine Rolle ist es auch, Gesetz und Ordnung im sozialen Sinn aufrecht zu erhalten. (T.M. 1976: 357)

PRESS, Irwin 1969 Urban illness. Physicians, curers and dual use in Bogota. Jounal of Health and Social Behavior 10: 209-218

PRESS, Irwin 1971 The urban curandero. American Anthropologist 73: 741-756
Fallbeispiele erfolgreicher in der Stadt ansässiger curanderos werden dargestellt.

PRIDAN, D., NAVID, H. 1967 Correlating diseases, causes and practitioners. Transactions of the Royal Society of Tropical Medicine and Hygiene 61: 553-588
Ein theoretisches Modell wird vorgestellt, das ätiologische Krankheitskonzepte, Klassifikation von Krankheiten und Heilkundige beinhaltet, die in drei Gesellschaften getestet wurden: traditionelles Ätiopien, eine "moderne" Gruppe von Freiwilligen der US Friedenstruppe in Äthiopien und eine mittel-östliche jüdische Gemeinde in Israel (T.M. 1976: 25)

PRINCE, Raymond 1960 The use of Rauwolfia for the treatment of psychoses by Nigerian native doctors. American Journal of Psychiatry 117: 147-149

PRINCE, Raymond 1961 Some notes on Yoruba native doctors and their management of mental illness. In: LAMBO, T. Adeoye (Ed) First pan-African psychiatric conference report. Western State Government. Ibadan: 279-283

PRINCE, Raymond 1964 Indigenous Yoruba psychiatry. In: KIEV, ARI (Ed) Magic Faith and Healing. Free Press. New York

PRINCE, Raymond 1966 Possession cults and social cybernetics. In: PRINCE, Raymond (Ed) Trance and possession states. R.M. Bucke Canada: 157-165

PRINCE, Raymond 1966 Pellagra. Its recognition and treatment by the Yoruba healers of West Africa. Verhandlungen des XX Internationalen Kongresses für Geschichte der Medizin, Berlin. G. Olms Verlagsbuchhandlung. Hildesheim.

PRINZ, Armin 1982 Das Phänomen spiritueller Operationen auf den Philippinen. curare 5: 81-84

QUINAN, C. 1938 The American medicine man and the Asiatic shaman. A comparison. Ann. med. Hist. 10: 508

RAEISAENEN, L., RAEISAENEN, S. 1983 Saamelaiset kansanparantajat (Witch doctors among the Lapps) Duodecim 97: 703-708

RAJ PRAMUKH, K.E. 1976 A note on the shaman among the Jatapu of Andhra Pradesh. Folklore 17: 379-381
Die Stellung, Erscheinung und Beziehung zum Übernatürlichen sowie die Behandlungsmethoden der Schamanen bei den Jatepus werden besprochen.

REICHARD, Gladys A 1977 Navajo medicine men sandpaintings. Dover Publication Inc. New York
Die Sandgemälde des Navajo Medizinmannes Miguelito wurden rekonsturiert und photographiert. Die Autorin erklärt sie auch anhand schematischer Zeichnungen und zeigt ihre Beziehung zu einigen Medizinmanngesängen.

REICHEL-DOLMATOFF, Gerardo 1975 The shaman and the jaguar. A study of narcotic drugs among the indians of Columbia. Temple University Press. Philadelphia
Im Zentrum der anthropologischen Studie über Drogengebrauch und damit verbundenen Verhaltensweisen im ländlichen Kolumbien steht der Gebrauch von yaje (Banisteriopsis) bei den Desana Indianern des nordwestlichen Amazonasgebietes. Die halluzinogene Pflanze wird für rituelle und medizinisch-schamanistische Zwecke verwendet. (T.M. 1984: 1041)

RISSE, G. 1972 Shamanism. The dawn of a healing profession. Wisconsin Medical Journal 71: 18-23
Die Relevanz von Schamanismus, eine Reihe von magisch-religiösen Zeremonien auch in ur- und frühgeschichtlichen Gesellschaften bis hin zur modernen medizinischen Praxis, in der die Patienten nicht mehr nach individuellen Werten gesehen werden, werden diskutiert. Der Autor nimmt an, daß Suggestionskraft, basierend auf Glaube und Geist des Schamanen oder der Arzt mit seiner Art und Weise der Medikation, die eine Komponente der Heilung darstellt, aus den religiösen und sozialen Vorstellungen der Gesellschaft resultieren. (T.M. 1976: 38)

ROBINSON, S. 1972 Shamanismo entre los Kofan. Actas y memorias del 39th Congreso Internacional de Americanistas 4: 89-93

RODRIGUEZ, Rouanet F. 1970 Práticas médicas tradicionales de los indigenos de Guatemala. Guatemala Indigéna 4: 52-86
62 indianische Heilerspezialisten aus verschiedenen Teilen Guatemalas wurden vom Insituto Indigensita Nacional untersucht. Eingeschlossen waren auch Hebammen, Knochenleger, Schamanen (Wahrsager) und Heiler. Jeder Untersucher bearbeitete ein eigenes Gebiet, in dem er die Heiler interviewte. Krankheiten, die benutzten Medizinen und Kräuter und weitere Formen der Behandlung wird aufgeführt. (T.M. 1976: 813)

ROGLER, Lloyd H., HOLLINGSHEAD, August B. 1961 The Puerto Rican spiritualist as a psychiatrist. American Journal of Sociology 67: 17-21

ROHEIM, Geza 1951 Hungarian shamanism. In: ROHEIM, Geza (Ed) Psychoanalysis and the Social Sciences VI. New York

ROMANO, V.O. 1965 Charismatic medicine, folk healing, and folk sainthood. American Anthropologist 67: 51-73

RUIZ, P. 1974 Psychiatrist and folk healers. A scientific dialogue. American Journal of Orthopsychiatry 44: 268-269

SALAN, Rudy, MARETZKI, Thomas 1983 Mental health services and traditional healing in Indonesia. Are the roles compatible? Culture Medicine and Psychiatry 7: 377-412

SALER, B. 1962 Unsuccessful practitioners in a bicultural Guatemalan community. Psychoanalysis and the Psychoanalytic Review 49: 103-118

SALOMON, Frank 1983 Shamanism and politics in late-colonial Ecuador. American Ethnologist 10: 413-428

SAMPAIO, Ines 1981 Chamanisme Bresilien. Perspectives Psychiatriques 5: 403-404

SARGANT, William 1967 Witch doctoring, zar and voodoo. Their relation to modern psychiatric treatments. Proceedings of the Royal Society of Medicine 60: 1055-1060

SCHADEWALDT, Hans 1968 Der Medizinmann bei den Naturvölkern. Fink. Stuttgart
Medizinmänner, ihre soziale Stellung, Berufung und Ausbildung werden beschrieben. Die Heilattribute und die Art der Behandlung werden dargestellt und verschiedenen medizinhistorischen Phasen zugeordnet.

SCHEPER-HUGHES, N., STEWART, D., 1983 Curanderismo in Taos County, New Mexico. A possible case of anthropological romanticism? Western Journal of Medicine 139: 875-88

SCHIEFENHÖVEL, Wulf 1969 Medizinmann, Magier und Arzt. Der Medizinalassistent 1 (2. Okt.) 20-24

SCHIEFENHÖVEL. Wulf 1971 Aspects of the medical system of the Kaluli and Waragu language-group. Southern Highlands District. Mankind 8: 141-145
Bei wenig akkulturierten Gruppen am Mt. Bosavi in Papua Neuguinea wurden ethnomedizinische Fedluntersuchungen durchgeführt. Zu den therapeutischen Maßnahmen zählen Transduktions- und Extraktionszauber. Es existieren drei Ebenen der traditionellen Therapie: a) Laienmedizin, vor allem unter Nutzung von Heilpflanzen, b) Behandlung durch Heilkundige (fofa bzw. gone), c) Wegnahme eines zuvor verhängten Kranheits-/Todeszaubers durch Zauberer (se bzw. henane)

SCHIEFENHÖVEL, Wulf 1971 Von Geistern und Menschen. Medass 3(9): 28-32; Medass 3(10): 28-30
Es wird von einer Begegnung mit dem alten, aber äußerst rüstigen Heilkundigen Koae Rabau aus dem Dorf Arabure, Ethnie der Roro, Central Province, Papua Neuguinea, berichtet, der den Autor einlud, an einer nächtlichen Divination für dessen einheimischen Bekannten teilzunehmen. Mit durch Pfeiftöne verstellter Stimme gab der Heiler Auskünfte über die familiäre Situation des Patienten, insbesondere über die Sterilität der Ehefrau.

SCHIEFENHÖVEL, Wulf 1974 Is the role of the sorcerer in Melanesian medicine outdated. Proceedings of the 23rd Congress of the history of medicine. Wellcome Insitute. London
Persönlichkeit, Ausbildungsmodus, Funktion im Dorfleben und mögliche Rolle der traditionellen Heilkundigen und Zauberer (Hiri Motu: meamea tauna, vada tauna; Tok Pisin: man bilong papait) im modernern Gesundheitssystem werden besprochen. Die den Heilern zugeschriebene, von Vertretern der naturwissenschaftlichen Medizin verneinte oder bekämpfte doppelte "Fähigkeit", Krankheit zu verursachen und zu nehmen, ist im juridischen System der Einheimischen wesentliches Element der Normenkontrolle: Androhung oder "Senden" von Krankheit und Tod erfüllen die Funktion einer Exekutive. Der Autor plädiert für eine vorsichtige Integration der Heiler in das offizielle Gesundheitssystem.

SCHMIDBAUER, Wolfgang 1969 Archaische Psychotherapie. Therapie der Gegenwart 108: 815-827
Die moderne Psychotherapie zeigt, daß Schamanismus z.T. auf wissenschaftlicher Grundlage erklärt werden kann.

SCHÖNFELD, Walther 1947 Frauen in der abendländischen Heilkunde vom klassischen Altertum bis zum Ausgang des 19. Jahrhunderts. Ferdinand Enke Verlag. Stuttgart
Das Auftreten von Frauen in der Heilkunde - zuerst wohl immer als Geburtshelferinnen, in verschiedenen Epochen mit erweitertem oder begrenztem Wirkungsgebiet - wird in diesem Buch vom klassischen Altertum bis ins 19. Jh. nachvollzogen.

SCHRÖDER, Ekkehard 1983 Beobachtungen und Gedanken zum Dialog mit den Vertretern der traditionellen Heilkunden. Ein Bericht. curare 6: 3-8

SCOTCH, Norman A. 1960 A preliminary report on the relation of sociocultural factors to hypertension among the Zulu. Annals of the New York Academy of Sciences. Culture, Society and Health 84: 783-1060

SEDA, Bonilla E., 1969 Spiritualism, psychoanalysis and psychodrama. American Anthropologist 71: 493-497

SEMPEBWA, J.W. 1983 Religiosity and Health behaviour in Africa. Social Science and Medicine 17: 2033-2038

SHAH, N.C. 1982 Herbal folk medicines in Northern India. Journal of Ethnopharmacology 6: 293-301

SHAMPO, M.A., KYLE, R.A. 1982 The Shaman. JAMA 247: 1308

SHARON, Douglas 1972 Eduardo, the healer. Natural History, Nov. 32-47

SHARON, Douglas 1973 A Peruvian Curandero's mesa. Paper presented at the American Anthropological Association. New Orleans.
Die Utensilien auf dem Tisch eines peruanischen Heilers haben eine sakrale Struktur. Die Objekte auf der rechten Seite sind positiv, die auf der linken negativ. In der Mitte sind die neutralen Objekte. Überlagert wird diese Anordnung durch eine Vierteilung. Der Heiler ist ein Mestizo, der hauptsächlich Stadtbewohner der unteren Schichten behandelt, aber auch einige besser gestellte Leute. Sogar aus Lima kommen seine Patienten (T.M. 1976: 835)

SICH, Dorothea 1980 Ein Beitrag zur Volksmedizin und zum Schamanismus in Korea. curare 3: 209-216

SIKANARTEY, T., EATON, W.W. (1984) Prevalence of shizophrenia in the Labadi District of Ghana. Acta Psychiatr. Scand. 69: 156-161

SILVA, M. et al. 1965 El curanderismo in Lima. Revista de Ciencias Psicologicas y Neurologicas.

SILVER, D. 1966 Zinacantan Shamanism. PhD Dissertation. Harvard University.

SILVERMAN, Julian 1967 Shamans and acute schizophrenia. American Anthropologist 69: 21-31
Schamanen werden unter dem Aspekt verschiedener Persönlichkeitsmerkmale eingeteilt und dargestellt.

SIMEON, George 1977 The Balinese native paractitioner. Current Anthropology 18: 356
Eine Untersuchung zu den bolian, traditionellen Heilern in Bali (Indonesien). Der Autor stellt die Unterschiede zwischen zwei bolian Typen dar.

SIMONS, H.J. 1957 Tribal medicine. Diviners and herbalists. African Studies 16: 85-92

SIMPSON, G.E. 1962 Folk medicine in Trinidad. Journal of American Folklore 75: 326-340

SINDELL, P., TENZEL, J. 1970 Shamanism and concepts of disease in a Mayan Indian community. Transculatural Psychiatric Research Review 7: 188-190

SINGER, Philip (Ed) 1977 Traditional healing. New science or new colonialism? Essays in critique of medical anthropology. Conch Magazine Ltd. Owerri.
Eine Aufsatzsammlung zu der u.a. Soziologen, Psychiater und traditionelle Heilkundige beigetragen haben. Insbesondere Probleme der Zusammenarbeit mit traditionellen Heilkundigen und der Integration ihres

Wissens in die westliche Medizin werden angesprochen.
SISKIND, Janet 1973 Visions and Curers among the Sharanahua. In: HARNER, Michael J. (Ed) Hallucinogens and shamanism. Oxford University Press. New York: 28-39
SOMMERFELT, K. 1959 The Bakonjo's idea of health and disease. In: One day symposium on attitudes to health and disease among some East African tribes. Makerere College. Kampala
Vorstellungen zu Gesundheit, Krankheit, der Rolle der Medizin, Ernährung, Schwangerschaftsproblemen sowie Kinderernährung bei den Bakonjo in Uganda werden besprochen. (T.M. 1976: 381)
SOONG, F.S. 1983 Role of the margidjbu (traditional healer) in western Arnhem Land. Medical Journal of Australia 1: 474-477
SRIPRAPHAI, Kathleen, SRIPRAPHAI, Phornchai 1982 The Gurardian Spirit Cult of PUU TAA. curare 5: 115-128
SPENCER, Robert F. 1977 Shamanism in Northwestern North America. In: FOGELSON, Raymond D., ADAMS, Richard N. (Eds) The Anthropology of Power. Ethnographic Studies from Asia, Oceania and the New World. Academic Press. New York: 351-374
SSEKAMWA, John, C. 1967 Witchcraft in Buganda today. Transition 6: 31-39
STERLY, Joachim 1965 "Heilige Männer" und Medizinmänner in Melanesien. Versuch einer phänomenologisch ausgerichteten Aufweisung des Zauberpriestertums im südwestlichen Pazifik. Inaugural Dissertation Universität Köln, Köln.
Die Verbreitung von Zauberpriestern, Zauberern und "Heiligen Männern", sakralen Häuptlingen und Medizinmännern im melanesischen Bereich wird beschrieben. Methoden der Ekstase und der Trance, der Traums, die Ausbildung, Ausstattung sowie Regelungen des Todes und der Nachfolge werden dargestellt.
STÖCKLIN, Werner H. 1982 Sakpata, ein Beitrag afrikanischer Medizinmänner zur Pockeneradikation. Gesnerus 39: 405-415
STOTT, Nigel C.H., BROWNE, W.M. 1973 Do witch doctors practice clinical pattern recognition? South African Medical Journal 47: 333-334
STUMPFE, Klaus-Dieter 1983 Die Heilmethode der Medizinmänner. curare 6: 25-31

TAIT, David 1952 The role of the diviner in Konkombe society. Man 52: 249
Wahrsager werden von toten Wahrsagern in die Welt geschickt. Mit 20 Jahren sind sie in der Prüfungsphase und mit etwa 50 erreichen sie ihren Höhepunkt. Es sind Männer, die geschickt worden sind, um Krankheit zu behandeln, Tod, Unglück, zweifelhafte Situationen und Unübliches abzuwenden. (T.M. 1976: 389)
TAIT, David 1954 Konkomba sorcery. The Journal of the Royal Anthropological Institute of Great Britain and Ireland 84: 66-74
TANNER, R.E.S. 1955 Hysteria in Sukuma medical practice. Africa 25: 274-279
Der Magier nutzt Hysterie und Suggestion als mächtige Therapie für Krankheiten und als Heilung für Krankheiten, die von bösartigen Ahnengeistern verursacht werden. (T.M. 1976: 391)
TANNER, R.E.S. 1956 The sorcerer in Northwestern Sukumaland, Tanganyika. Southwestern Journal of Anthropology 12: 437-443
TANNER, R.E.S. 1957 The magician in Northern Sukumaland, Tanganyika. Southwestern Journal of Anthropology 13: 344-351
Eine Arbeit über Sozialisation, Methoden und Rolle des Magiers in der Gemeinschaft. Der Magier ist neutraler Ritualleiter, der von den Ahnen ausgesucht wurde, um die Ausgewogenheit der Lineage und ihre Einheit zu gewährleisten. Er kann Farmer sein oder "Vollzeit"-Magier. Er wird weder gefürchtet, noch wird er mit besonderem Respekt behandelt. Er wird bei Krankheit, Tod, Unglück und Armut konsultiert. (T.M. 1976: 393)

TANNER, R.E.S. 1969 The theory practice of Sukume spirit mediumship. In: BEATTIE, J.B. & MIDDLETON, John (Eds) Spirit mediumship and society in Africa. African Publishing Corporation. New York

TAYLOR, Carl E. 1976 The role of indigenous medical practitioners in the modernization of Health Services. In: LESLIE, Charles (Ed) Asian medical systems. A comparative study. University of California Press. Berkeley: 285-299

TENZEL, J.H. 1970 Shamanism and concepts of disease in a Mayan Indian community. Psychiatry 33: 372-380

TOBIN, J.J., FRIEDMAN, J. 1983 Spirits, shamans, and nightmare death survivor stress in a Hmong refugee. Am. J. Orthop. 53: 439-448

TODD, D.M. 1977 Herbalists, Diviners and Shamans in Dinam. PAIDEUMA 23: 189-204
Der Artikel diskutiert das erst neuere Auftauchen und die Rolle des Schamanismus in Dinam, Äthiopien und wie die schamanistische Heilung sich von der Heilung durch Kräuterheiler und Wahrsager unterscheidet, da sie den Schamanen erlaubt, viele Rollen zu übernehmen. (T.M. 1984: 387)

TOPLEY, Marjorie 1976 Chinese Traditional Etiology and Methods of Cure in Hong Kong. In: LESLIE, Charles (Ed) Asian medical systems. A comparative study. University of California Press. Berkeley: 243-265

TORREY, E.F. 1969 The case for the indigenous therapist. Archives of General Psychiatry 20: 365-373

TORREY, E.F. 1971 The mind of game: witchdoctors and psychiatrists. Emerson Hall. New York

TORREY, E.F. 1972 What Western psychotherapists can learn from witch doctors. American Journal of Orthopsychiatry 42: 69-76

TURNER, Victor W. 1964 A Ndembu doctor in practice. In: KIEV, ARI (Ed) Magic Faith and Healing. Free Press. New York: 230-263

TWUMASI, Patrick A. 1972 Scientific medicine. The Ghanaian experience. International Journal of Nursing 9: 63-75

TWUMASI, Patrick A. 1972 Ashanti traditional medicine and its relation to present-day psychiatry. Transition 41: 5063

ULIN, Priscilla R. 1974/1975 The traditional healer of Botswana in a changing society. Rural Africana 26: 123-130
Darstellung traditioneller Heiler, traditioneller tswana Krankheiten und des Einflusses der Industrialisation auf den Ersatz traditioneller Heiler, sowie die Organisation der dingaka (traditioneller Heiler). (T.M. 1976: 403)

ULIN, Priscilla R. 1979 The traditional healer of Botswana in a changing Society. In: ADEMUWAGUN, Zacchaeus, AYOADE, John, HARRISON, Ira & WARREN, Dennis (Eds) African therapeutic systems. Crossroads Press. Waltham: 243-246 (1975 Rural Africana 26: 123-130)
Neun Geistheiler von Südost Botswana wurden befragt und in ihrer Anwendung traditioneller Medizin beobachtet. Sie vertrauen vornehmlich auf Knochenorakel und Naturheilkunde und tendieren dazu, sich auf Symptome zu beschränken, die sie innerhalb einer traditionellen Taxonomie definieren. Diese Krankheiten differieren in moralischer und übernatürlicher Aetiologie von solchen, die die Heiler als Aufgabe der wissenschaftlichen Medizin ansehen. Ein großer Teil der Praxis traditioneller Heiler beschränkte sich auf die Beratung von Personen deren persönliche Probleme Ausdruck des schnellen sozialen und ökonomischen Wandels waren, der in dieser Gegend stattfand (T.M. 1984: 389)

UYANGA, Joseph 1979 The characteristics of patients of spirtual healing homes and traditional doctors in south eastern Nigeria. Social Science and Medicine 13a: 323-329

VALABREGA, J.P. 1962 La relation thérapeutique. Malade et Médecin. Flamurion. Paris
VAN NIEUWENHUIJEN, J.W. 1968 The witch doctor institution in a Zulu tribe. In: The village trust annual report. Botha's Hill: 15-22
VILLANUEVA, Maria 1978 Curanderismo. In: VIESCA TREVINO, Carlos (Ed) Estudios sobre ethnobotanica y antropologia medica III. Imeplam. Mexico
Erklärung der Bedeutung von "curanderismo", seiner Entwicklung und seines Einflusses auf die heutige Gesellschaft, eine Analyse der wichtigsten Punkte, die seine Beständigkeit in der Gegenwart erklären sowie ein Vergleich mit der Medizin in Mexiko. (T.M. 1984: 888)
VILLIERS, D.M. 1979 Witchdoctor or which doctor. South African Medical Journal 55: 153
VELIMIROVIC, Helga 1982 Some traditional practioners maynot be usable or trainable. World Health Forum 3: 24-26

WALLIS, Roy, MORLEY, Peter (Eds) 1976 Marginal Medicine. The Free Press. New York
WALKER, John 1934 Folk medicine in modern Egypt. Being the relevant parts of the TIBB AL-RUKKA or OLD WIVES MEDICINE of 'ABD AL-RAHMAN ISMAIL. Luzac & Co. London.
Auch im modernen Ägypten spielt die Volksmedizin eine große Rolle. Neben einer Reihe volksmedizinischer Praktiken beschreibt der Autor verschiedene Heilertypen, deren Aktivitäten er aber eher als Schwindel und Quacksalberei einstuft.
WARREN, Dennis M. 1974/1975 Bono traditional healers. Rural Africana 26: 25-39
Der Autor beschreibt das Phänomen, daß es einen Pateintenfluß vom traditionellen Heiler zur medizinischen Station sowie in entgegengesetzter Richtung gibt.
WARREN, Dennis M. 1979 Bono traditional healers. In: ADEMUWAGUN, Zacchaeus, AYOADE, John, HARRISON, Ira & WARREN, Dennis (Eds) African therapeutic systems. Crossroads Press. Waltham: 120-124
Die Bono-Kategorien traditioneller Heiler werden aufgelistet und anhand von behandelten Kranheitstypen beschrieben. Als Klassifikationsmerkmale dienen auch die rituellen Pflichten der Heiler.
WARREN, Dennis M., BOVA, G.S. TREGONING, M.A., KLIEWER, M. 1982 Ghanaian national policy toward indigenous healers. The case of the primary health training for indigenous healers (PRHETIH) program. Social Science and Medicine 16: 1873-1881
WARREN, Dennis M., TREGONING, M.A. 1979 Indigenous healers and primary health care in Ghana. Medical Anthropology Newsletter 11: 11-13
Ein Untersuchungsbericht über Fortschritt und Vorgang der Ausbildung von TBA und anderen traditionellen Heilern sowie Psychiatern im Primary Health Training for Indigenous Healers Programm des Gesundheitsministeriums. Der Inhalt der Trainingskurse und die Modalitäten der Zusammenarbeit zwischen Krankenhaus, öffentlicher Gesundheit und einheimischem Personal werden diskutiert. (T.M. 1984: 615)
WASSÉN, Henry S. 1972 A medicine man's impelement and plants in a Tiahuanacoid tomb in Highland Bolivia. El anders Boktrykeri Göteborg: 8-114
Die Ausrüstung eines Medizinmannes bestehend aus zahlreichen Behältern, Spateln, Klistierspritze, Schnupftabak, einem künstlich deformierten und trepanierten Schädel u.v.m. wird in Wort und Bild dargestellt.
WEAKLAND, J.H. 1968 Shamanism, schizophrenia and scientific unity. American Anthropologist 70: 356
WEINBERT, S.K. 1972 Culture and communication in mental disorder and psychotherapy in West Africa. Rural Africana 17: 95-103

WEISBERG, D.H. 1984 The practice of 'Dr' Paep: Continuity and change in morthern Thailand. Social Science and Medicine 18: 117-128
Fallstudie über einen einheimischen Heiler in Nord-Thailand.
WEISS, Gerald 1973 Shamanism and priesthood in the light of the Campa Ayahuasca ceremony. In: HARNER, Michael J. (Ed) Hallucinogens and shamansim. Oxford University Press. New York: 40-47
Der Autor analysiert eine schamanistische Zeremonie bei den Campo, Ost-Peru, bei der auch Ayahuasca benutzt wird. Seiner Meinung nach könnte die Rolle des Schamanen als Leiter ein Beispiel sein für die Art der Übergangssituation, die eine Umwandlung des Schamanen zum Priester im evolutiven Sinn bedeuten würde. (T.M. 1976: 990)
WESTERMEYER, Joseph 1977 Collaboration with traditional healers. New colonialism and new science. In SINGER, Philip (Ed) Traditional healing. New science or new colonialism? Essays in critique of medical anthropology. Conch Magazine Ltd. Owerri: 96-107
WHO 1975 Health manpower development. Training and utilization of traditional healers and their collaboration with health care delivery systems. Executive Board Publications 57/21
WIESSNER, Pauline, LARSEN, Flemming 1979 "Mother! Sing loudly for me. The annotated Dialogue of a Basarwa Healer in Trance. Botswana Notes and Records 11: 25-31
WILBERT, Johannes 1973 The calabash of ruffled feathers. Paper presented at the American Anthropological Association New Orleans
WILLIAMS, Charles Harrison 1970 Pediatric perceptions. Witchdoctors. Pediatrics 46: 448-455
WILLIAMS, Charles Harrison 1977 Utilization of persisting cultural values of Mexican-Americans by western practitioners. In SINGER, Philip (Ed) Traditional healing. New science or new colonialism? Essays in critique of medical anthropology. Conch Magazine Ltd. Owerri: 108-122
WINANS, E.V., EDGERTON, R.B. 1964 Hehe magical justice. American Anthropologist 66: 745-764
Der mbombwe, Zauberer, Heiler oder Magier, hat die Aufgabe, die Gründe von letego (individuelles Unglück bzw. Unglück der Gruppe) zu diagnostizieren und Vorschläge für das Bekenntnis und die Kompensation in der Bußfeier zu machen. (T.M. 1976: 421)
WOODS, Clyde M., GRAVES, Theodore 1973 The process of medical change in a highland Guatemala town. University of California. Latin American Center. Los Angeles.
WRIGHT, E.J. 1960 Medicine Men. Papua Medical Journal 4
WRIGHT, H. 1958 Zauberer und Medizinmänner. Orrell Füssli, Zürich

YARROW, I. 1971 Enfoque del curanderismo en el departamento de Lambayeque, Peru. Folklore Americano 19/20: 241-248
Eine genaue Beschreibung von krisenorientierten magischen Ritualen und Praktiken von Lambayeque. Magische Praktiken und Pflanzen werden aufgelistet. Ein Heilritual wird beschrieben und persönliche Eigenheiten des Heilers werden diskutiert (T.M. 1976: 866)
YOUNG, Allan 1975 Why Amhara get kureyuyu: sickness and possession in an Ethiopian Zar cult. American Ethnologist 2: 567-584
Im Amhara Zar Kult bildet die durch Geister hervorgerufene Krankheit eine wichtige Beziehung zwischen den Mitgliedern und den Geistern des Kultes. Der Artikel stellt verschiedene Heilertypen und ihre Heilungsmöglichkeiten dar.
YOUNG, Allan 1983 The relevance of traditional medical cultures to modern primary health care. Social Science and Medicine 17: 1205-1211

ZARETSKY, Irving 1966 Bibliography in spirit possession and spirit mediumship. Northwestern University Press. Evanston
ZELDINE, G. 1981 Note sur l'ethno-medicine canaque. Med. Trop. 41: 315-325
In Neukaledonen ist die Welt der lebenden und die Welt der Toten ein und dieselbe unter verschiedenen Aspekten. Dennoch gibt es ständig Konfrontationen: Hexen können auf Geheiß von Toten jemanden behexen und u.a. Verrücktheit hervorrufen. Medizinmänner können - bei rechtzeitigem Eingreifen - die Menschen schützen oder heilen. Zur Heilung von Geisteskrankheit wird zunächst der Medizinmann und erst in zweiter Linie ein Psychiater konsultiert. Eine enge Zusammenarbeit zwischen beiden Gruppen wäre wünschenswert.
ZELLER, Diane 1974/1975 Traditional and Western medicine in Buganda: co-existence and complement. Rural Africana 26: 91-103
Eine Darstellung von Gründen für das Überleben von traditionellen Heilern, medizinischen Vorstellungen und Praktiken während der Kolonialzeit. Die Zusammenarbeit zwischen traditionellen Heilern und westlichen Schulmedizinern wird beschrieben. (T.M. 1976: 429)
ZENKOVSKY, S. 1950 Zar and Tumbura as practiced by women of Omdurman. Sudan Notes and Records No. 31
ZETHELIUS, M., BALICK M.J. 1982 Modern medicine and shamanistic ritual: a case of positive synergistic response in the treatment of a snakebite. Journal of Ethnopharmacology 5: 181-185
Vor dem Kontakt mit Fremden entwickelten die Buganda ein komplexes und effektives medizinisches System, in dem Magie, Medizin und Religion miteinander verwoben waren und große Bedeutung besaßen. Die Aufgabe der traditionellen Heiler war die Ursache der Krankheit heruaszufinden (Götter, Ahnen, Hexen, Zauberer oder Tabuübertretung). Die Heiler nutzten die Kräfte, die ihnen von den Ahnen übertragen worden waren und behandelten die Kranken nur, wenn die Wünsche der Götter und Ahnen erfüllt waren. (T.M. 1984: 398)
ZUCKER, K. 1934 Psychologie des Schamanisierens. Z. ges. Neurol. Psychiat. 150: 693-714

Die Autoren dieses Sonderbandes

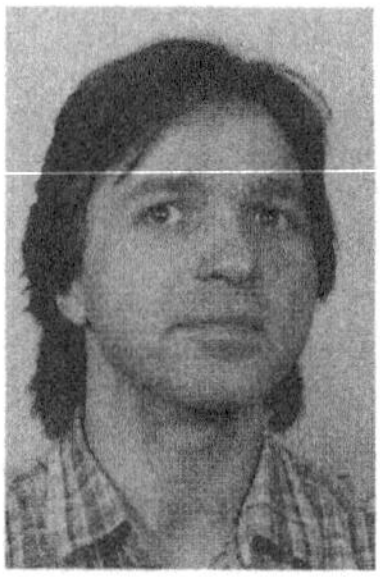

Reinhard Ablaßmeier *14.4.1956

Dr. med., Arzt. Ethnomedizinische Feldforschung in Peru

Brühlsteige 2
7900 Ulm-Eggingen

S. 111–124

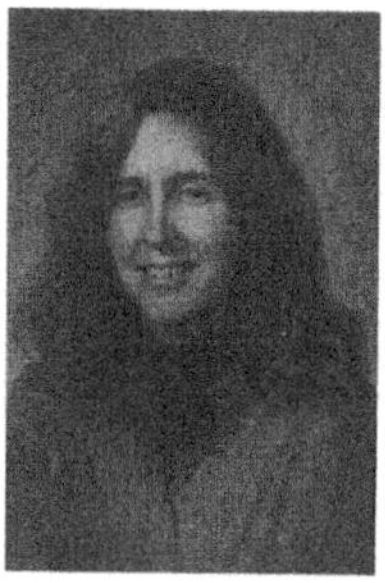

Marguerite Biesele

Ph. D., Ethnologin. 3jährige Felduntersuchungen bei den !Kung San in Botswana

Anthropology Department
Rice University
Houston, Texas 77001

S. 205–217

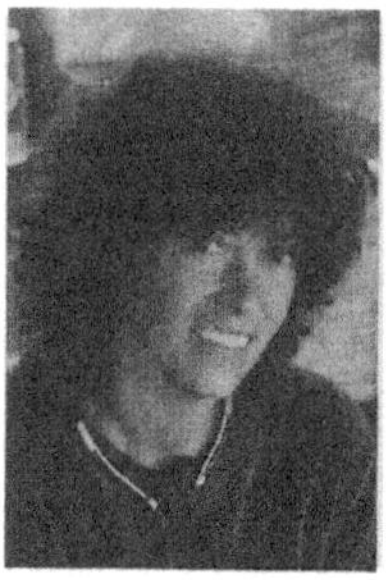

Maria Susana Cipolletti *1.5.1947

Dr. phil., Ethnologin. Religionsethnologie, Feldforschungen in den Südanden (Nordwest-Argentinien) und bei den Tukano-Indianern Ekuadors.

Seminar für Völkerkunde der Universität Bonn
Regina Pacis Weg 7
5300 Bonn 1

S. 93–110

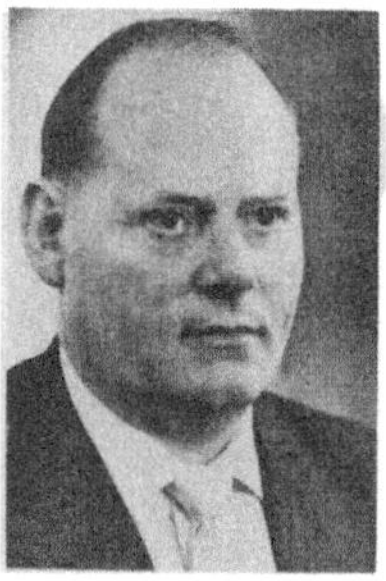

Alfred Dieck *4.4.1906

Dr. phil., Kulturhistoriker und Moorarchäologe, wissenschaftliche Erforschung vorgeschichtlicher Moorfunde in Europa, Museologe (Moormuseum). Zahlreiche Fachpubl., Ehrenmitglied der Arbeitsgemeinschaft Ethnomedizin.

Parkstr. 39
D-2800 Bremen 1

S. 71–74

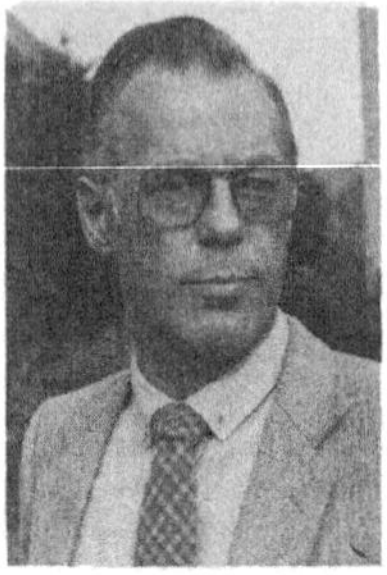

Horst H. Figge *1932

Prof. Dr. phil., Psychologe, Arb.-geb.: Bewußtseinsphänomene, insb. unter kulturellem und sozialpsychologischem Aspekt, ausgedehnte Studien zur Umbandareligion und zur Kulturgeschichte in Brasilien, Lehrtätigkeit.

Burgerstr. 23
7815 Kirchzarten

S. 387–398

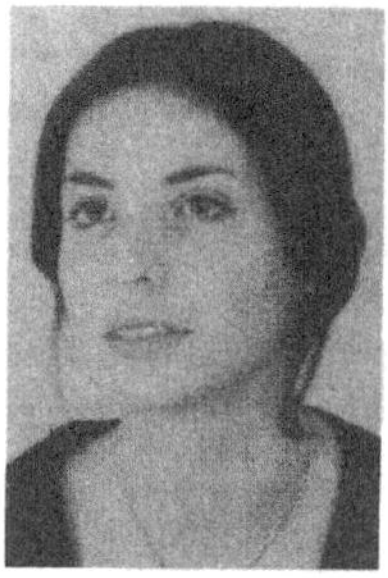

Helga Fink *7.4.1951

Dipl. Päd., Ethnologin. Religionsethnologische und ethnomedizinische Feldforschung in Ghana.

van Gentstr. 38
NL-6524 BD Nijmegen

Koautor: M. Schutgens (s. d.)

S. 219–238

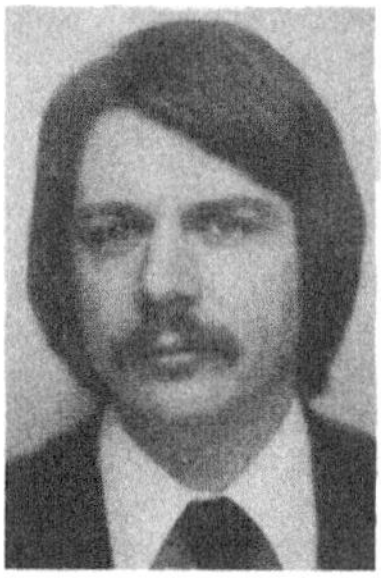

Jacques Fleurentin *27.3.1950

Botaniker. Ethnopharmakologie, ethnobotanische und phytopharmakologische Studien im Yemen

Centre des Sciences de l'Environment
1 rue des Recollets
F-57000 Metz

Koautoren: C. Myntti, J. M. Pelt (s. d.)

S. 133–144

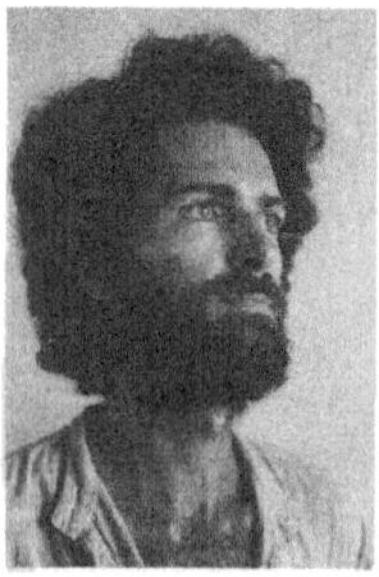

Daniel Fraiberg *19.5.1955

B. A. Studium der Ethnologie, Soziologie und Psychologie. Forschung über Missionsarbeit (Shuar). Feldforschungspraktikum in Nigeria.

Am Weidenbach 27
5000 Köln 1

S. 171–198

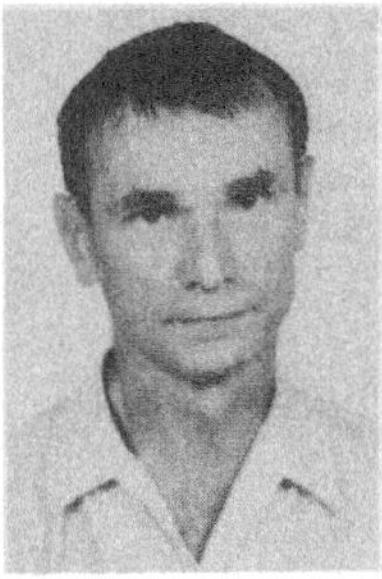

Tamás Grynaeus *26.9.1931
Dr. med. Psychiater, Neurologe, Ethnologie, Arbeitstherapeutische und ärztliche Tätigkeit (jetzt Klinik Hl. Johannis Khaus, Budap.); Forsch. und Publ. in Ethnomedizin, -botanik, Medizingeschichte, Paläopathologie, Psychiatrie
Széhér ut. 76
H-1021 Budapest
S. 61–70

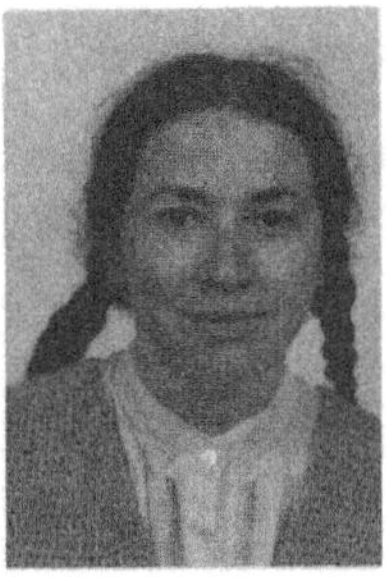

Rebecca Hagey
BScN, Ph. D. Ethnologin, Assistenzprofessorin Feldforschung in den Philippinen. Derzeit im Diabetesprojekt bei den Ojibway und Cree. Praxis Award der Washington Association of Professional Anthropologists.
Faculty of Nursing, University of Toronto, 50 St. George Street, Toronto, Ontario M5S 1A1, Canada
S. 343–352

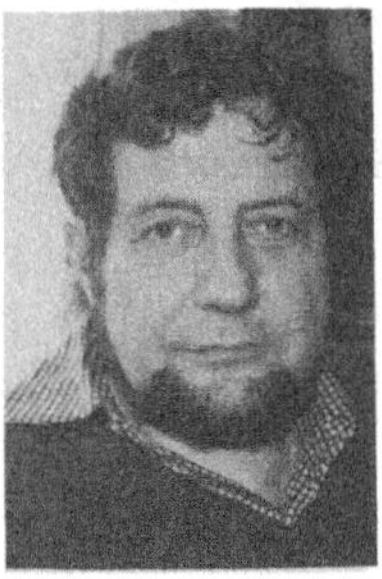

Paul Hinderling *11.7.1926
Dr. phil., Ethnologe. Ausb. in Basel, Feldforschungen in Thailand, Kamerun (Mafa), Lehre in Singapur, Forschungen u.a. über Arzt-Patienten-Beziehungen.
Sozialpsychologische Forschungsstelle für Entwicklungsplanung der Universität des Saarlandes
D-6600 Saarbrücken 11
S. 249–266

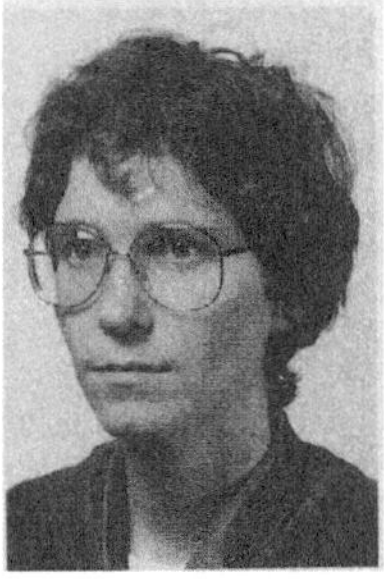

Lisbeth van der Hoogte *5.4.1952
Drs., Biologie. Studien in traditioneller Medizin und Pädagogik. Seit 1981 am Centro de Medicina Andina (früher Equipo Coordinador en Medicina Natural Popular)
Jr. José Mariátegui B11
Santa Monica
Cusco Peru
Apartado 711
S. 125–132

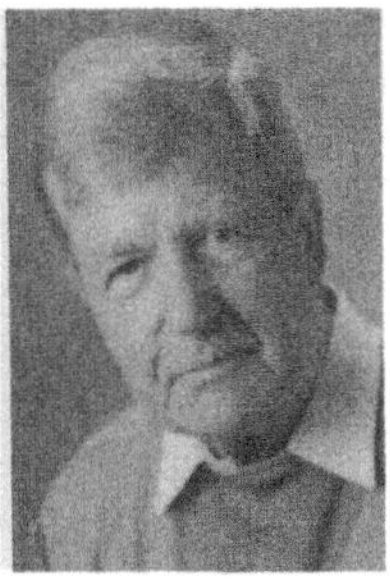

Nils Kaiser *10.3.1921
Dr. med., Laborarzt
Germeringer Str. 36
8035 Gauting
S. 339–342

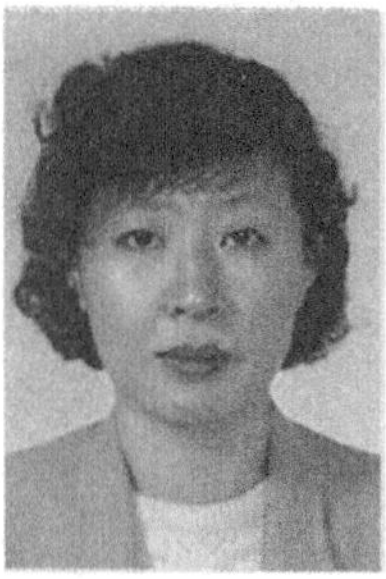

Duk Hee Kang *8.3.1949
M. A., Ethnologin. Ethnomedizinische Feldforschungen und Arbeiten zur Basisgesundheitsversorgung in Korea
Soonchunhyang University
P. O. Box 97
Onyang, Korea
S. 239–248

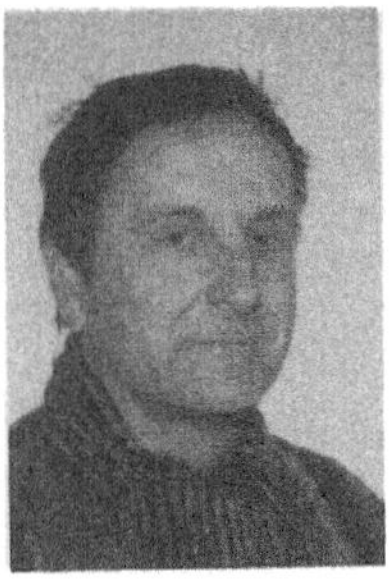

Bernhard Kirfel *9.2.1936
Prof. Dr. phil., Soziologe, Theologe, Tätigk.: Kaplan, Bildungsplanung, Landeskrankenhaus, seit 1980 Prof. an der heilpädag. Fakultät der Univ. Köln. Seit 1982 Forschungen über paranormale Heilweisen.
Lehrgebiet f. Soz. der Behinderten, Universität
Frangenheimstr. 4
D-5000 Köln 41
S. 55–60

Walter Landolt
z. Zt. freischaffender Fotograf in Peking, China
Jian Guo Men Wai 7-1-154
Beijing, China
S. 311–324

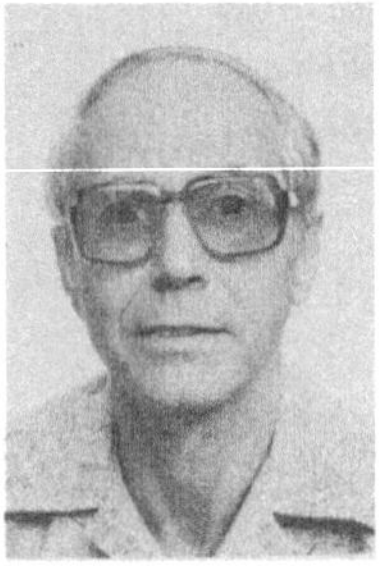

Thomas W. Maretzki *3.9.1921
Prof. Dr. phil., Ethnologe. Spez. Arbeitsgebiete: Medical Anthropology, clinical applied anthrop., Forsch. auf Hawaii, in Indonesien und der BRD.
Dept. of Anthropology, University of Hawaii, 2424 Maile Way
Honolulu, Hawai 96822, USA
S. 283–298

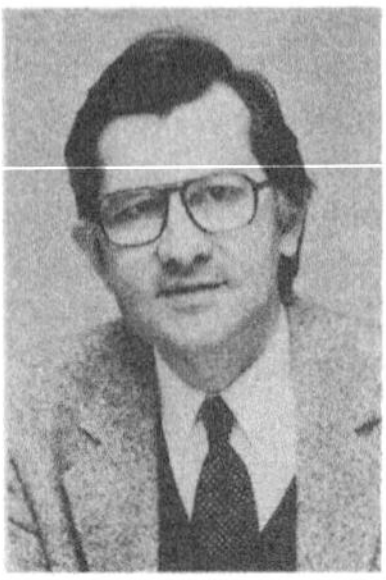

Jean Marie Pelt *24.10.1933
Professeur de biologie végétale, Pharmazeut. Untersuchungen zu leberaktiven Phytopharmaka, zahlreiche Publ., Lehrtätigkeit, Direktor am
Institut Européen d'écologie
1, rue des Recollets
F-57000 Metz
S. 133–144

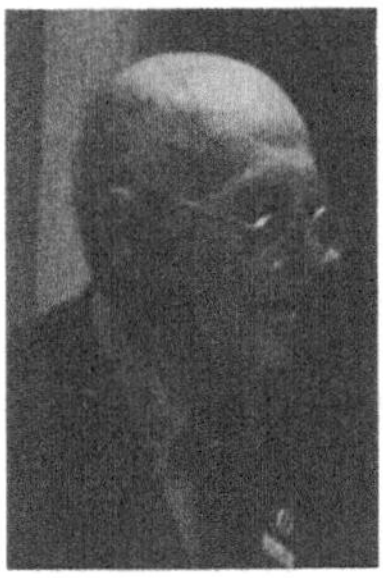

G. „Müller" *um 1900
Gebetsheiler aus dem Allgäu
S. 33–44

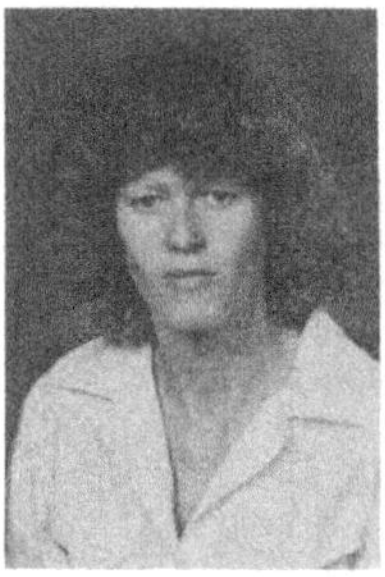

Beatrix Pfleiderer *29.7.1941
Prof. Dr. phil., Ethnologin, NF: Psychologie und Prähistorie. Feldforschungen in Tunesien (soz. Wandel) und Nordindien (trad. Heiler, Besessenheit). derz.: Psychologische Anthropologie und transkulturelle Krankheitsforschung.
Seminar für Völkerkunde
Rothenbaumchaussee 64a
2000 Hamburg 13
S. 267–278

Kaviraj Purushottam Dev Multani
*1919, †21.7.1983
Arzt, Ayurvedic Consultant. Bis 1974 Direktor des International Institute of Ayurveda, Hyderabad und Mitglied verschiedener Kommissionen der indischen Zentralregierung zur ayurvedischen Medizin
S. 279–282

Angelina Pollak-Eltz *24.4.1932
Dr. phil., Ethnologin, NF: vgl. Relwiss., afroamer. Studien, synkret. Kulte, ethnomed. Stud. zu Magie und Zauberei, zahlr. Veröff., seit 1970 Prof. Univ. Catol. A. Bello, Caracas u. Dir. Inst. f. vgl. Rel.forsch., Hrsg. von Montalban
Apartado 70623
Caracas / Venezuela
S. 75–80

Mark Münzel *29.3.1943
Ethnologe und Lateinamerikanist; tätig in der Amerika-Abteilung des Museums für Völkerkunde der Stadt Frankfurt am Main und an der Johann Wolfgang Goethe-Universität Frankfurt. Befaßt sich mit den Kulturen der Waldindianer Südamerikas.
Fritz-von Leonhardi-Str. 48
6369 Nidderau-Heldenbergen
S. 81–92

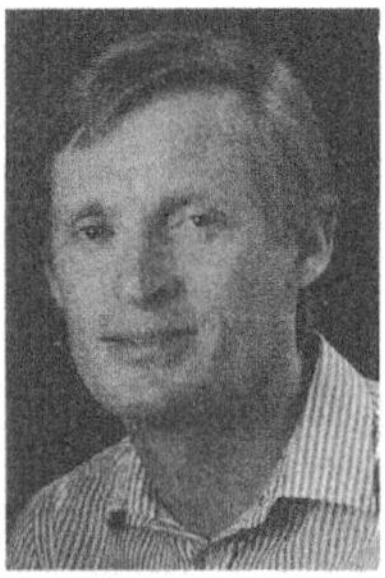

Rupert Pöschl *18.1.1953
Dr. med., z. Zt. Weiterbildung zum A. f. Anaesthesie, Studium d. Ethnologie, Psychologie und Soziologie. Ethnomedizinische Feldforschungen in Malawi (ASA-Stipendiat 1982) u. in Papua Neuguinea (DAAD-Stipendiat 1983).
Herrenstr. 15
8052 Moosburg
Mitherausgeber

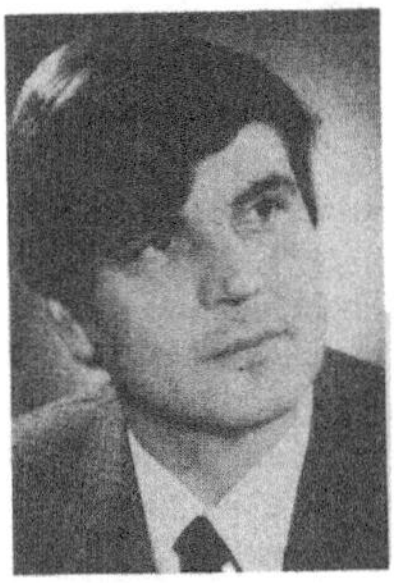

Armin Prinz *29.7.1945

Dr. phil. et med., Ethnologe und praktischer Arzt, Lehrauftr. Ethnomedizin Uni. Wien, ethnomed. Feldforsch. bei den Azande 1972, 74, 75, 83/4; Geschäftsf. der Österr. Ethnomed. Gesellschaft, Filmdokumente beim IWF Göttingen.

S. 373–386

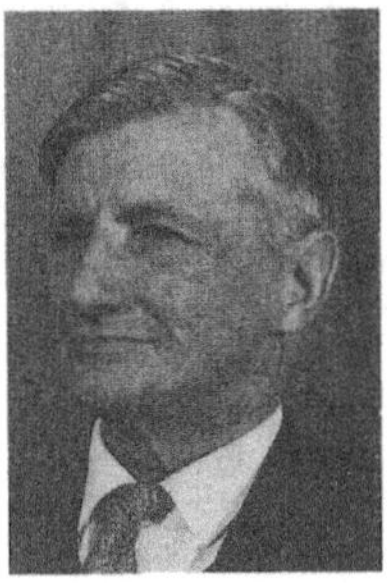

O. F. Raum *1903 in Tansania

Prof., Ph. D., Ethnologe. 1949–1968 Lehrstuhl für Völkerkunde der Univ. Fort Hare, Kap-Provinz

Freisingerstr. 30
8051 Langenbach

S. 145–170

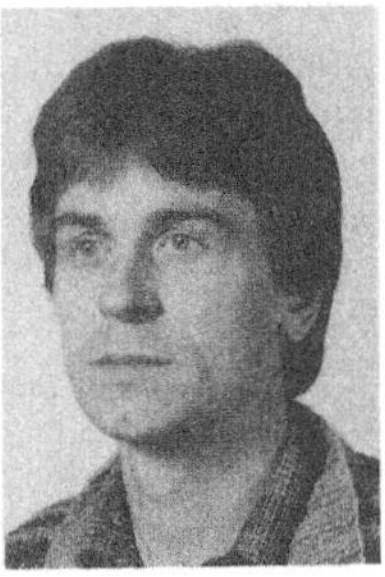

Carles Roersch *24.7.1954

Drs., Pharmakochemie. Studien in traditioneller Medizin, Pharmakognosie und Medikamentenproblematik. Seit 1981 am Centro de Medicina Andina (früher Equipo Coordinador en Medicina Natural Popular)

Jr. José Carlos Mariátegui B11
Santa Monica, Cusco Peru,
Apartado 711, Koautorin:
L. van der Hoogte

S. 125–132

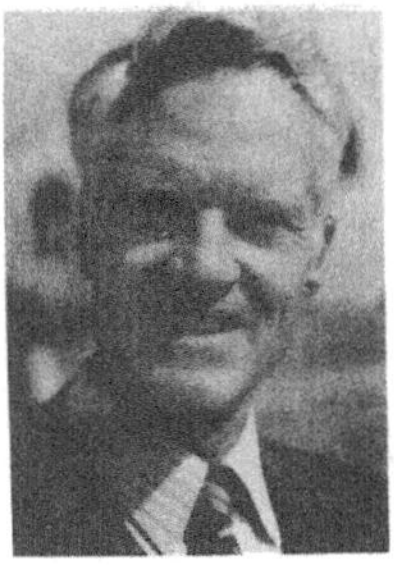

Ebermut Rudolph *23.7.1931

Dr. theol. et phil., Theologe und Volkskundler. Religionssoziologische Feldforschung bei deutschsprachigen Gesundbetern u. Spruchheilern, okkulter Phänomene in den Philippinen u.a., ev. Pfarrer der Gemeinde

D-8852 Rain/Lech
Klausenbrunnenweg 16

S. 33–44

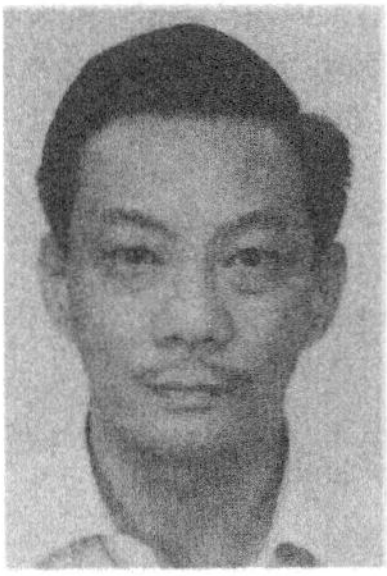

Rudy Salan *3.7.1933

Psychiater, Subdirector Epidemiology and Psychopharmacology

Ministry of Health,
Directorate of Mental Health
Jl. Percetakan Negara 23
Jakarta 10560
Indonesia

S. 299–310

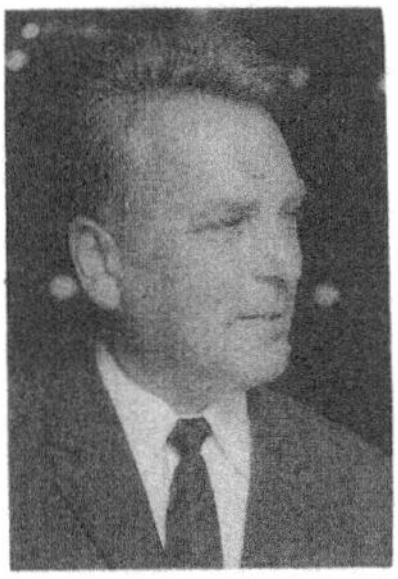

Hans Schadewaldt *7.5.1923

Prof. Dr. med., Medizingeschichte, Gesch. der Allergie, Pädiatrie, Schiffahrts- und Tropenkrankheiten.

Inst. f. Gesch. der Medizin, Univ.,
Moorenstr. 5
D-4000 Düsseldorf

S. 13–18

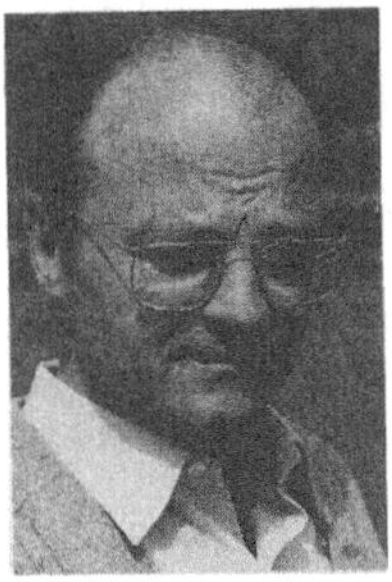

Christian Scharfetter *3.10.1936

Prof. Dr. med., Psychiater. Arb.-Geb.: Psychopathologie (hier spez. Publ.), Bewußtseinsforschung, Schizophrenie, Ich-Bewußtsein, Transkulturelle Psychiatrie, Ethnomedizin des Heilers, Meditation. Indien, Ceylon, Argentinien.

Psychiatrische Univ. Klinik,
Forschungsdir., Postfach 68,
CH-8029 Zürich

S. 399–412

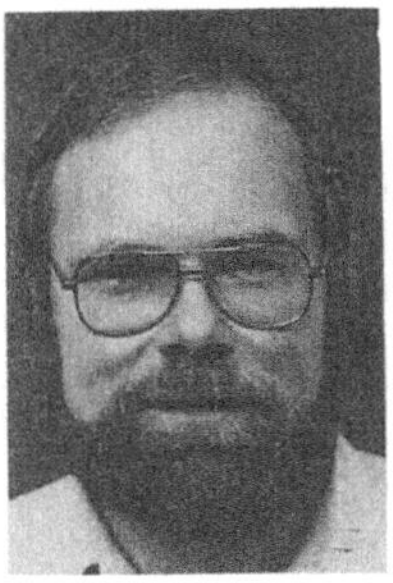

Wulf Schiefenhövel *2.10.1943

Dr. med., Priv.-Doz. für Med. Psychologie u. Ethnomedizin an der Universität München. Ethnomedizinische (seit 1965) und humanethologische (seit 1975) Feldforschung und wiss. Filmdokumentation v.a. in Melanesien und Indonesien

Forschungsstelle für Humanethologie am Max-Planck-Institut
8131 Seewiesen

S. 7–12, 353–372

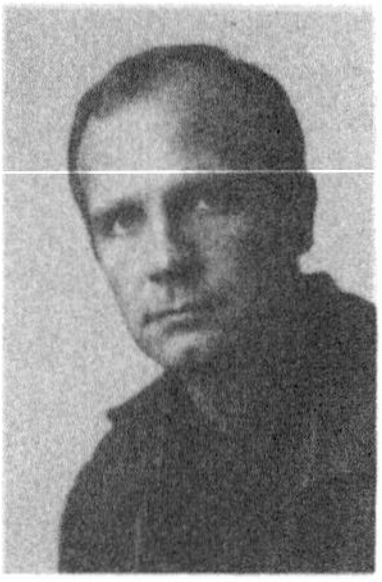

Ekkehard Schröder *24.3.1944

Studium: Ethnologie, Philosophie, Medizin, z. Zt. Weiterbildung zum A. f. Psychiatrie und Neurologie. Interessengeb.: Religions- und Musikethnologie, Ethnomedizin, Wissenschaftstheorie. Schriftleiter der Ztschr. curare

Fasanenweg 6
6601 Saarbrücken-Scheidt

S. 19–32

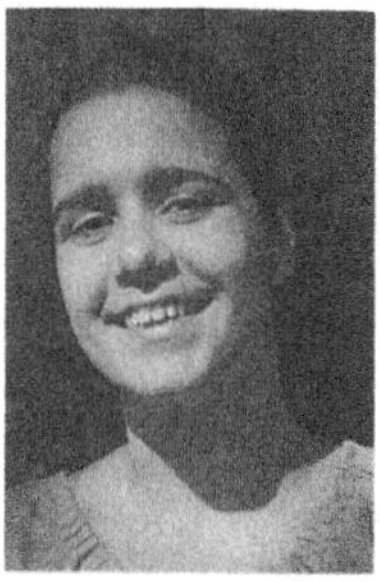

Judith Schuler *13.3.1958

Biologisch-Technische-Assistentin, Studentin der Völkerkunde (München, Basel, Göttingen), Interessenschwerpunkt: Ethnomedizin

Hagenweg 20/209
3400 Göttingen

S. 7–12, 45–54, 413–453

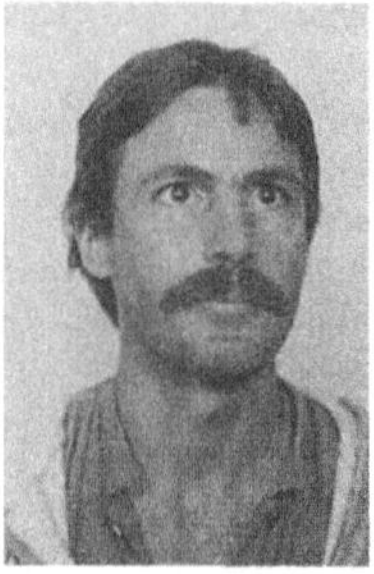

Marcel Schutgens *3.10.1949

Pädiater. 4jährige Tätigkeit als Arzt für Allgemeinmedizin in Ghana

van Gentstr. 38
NL-6524 BD Nijmegen

S. 219–238

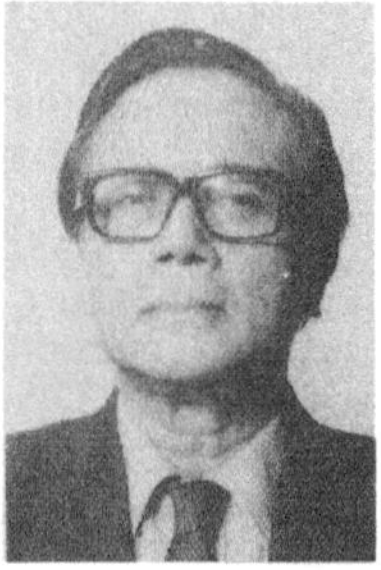

R. Kusumanto Setyonegoro *3.10.1924

Prof. Dr. med., Psychiater

Ministry of Health,
Director of Mental Health
Jl. Percetakan Negara 23
Jakarta 10560
Indonesia

Koautor: R. Salan (s. d.)
S. 299–310

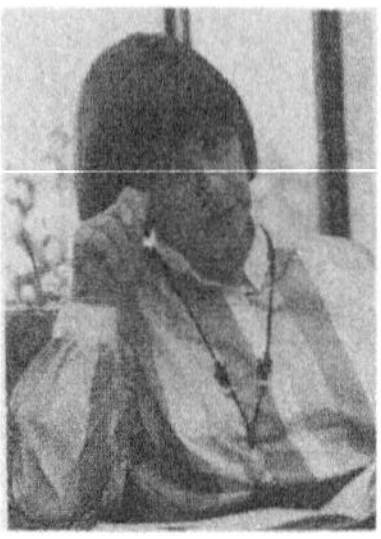

Dorothea Sich *18.9.1934

Dr. med., Ärztin für Gynäkologie und Geburtshilfe, 12 Jahre ärztl. tätig in Korea, Gesundheitserz., Feldstudien und Lehre (Yonsei Univ., Seoul), Privatdoz. für Ethnomedizin, Tropenhygiene u. öff. Gesundheitswesen am Institut für Tropenhygiene und öffentliches Gesundheitswesen
Im Neuenheimer Feld 324
D-6900 Heidelberg
S. 239–248

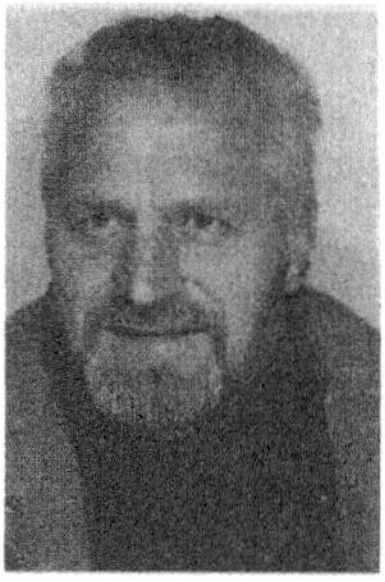

Werner H. Stöcklin *1.3.1932

Dr. med., Arzt für Kinderheilkunde und Tropenmedizin, Ethnologe. 1962–64 Med. Officer in Papua Neuguinea, 1969–70 Ltd. Arzt des Maprik Hosp., Sepik Distr., Papua Neuguinea. Veröffentl. über Feldforschungen im Sepikdistrikt. (Kuru, Abelam u.a.), seit 1973 Facharztpraxis.
Rössligasse 32
CH-4125 Riehen bei Basel
S. 199–204

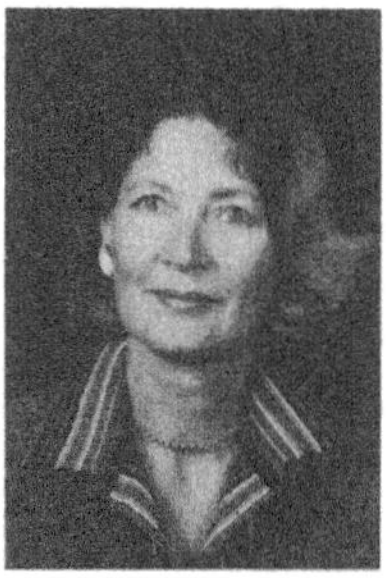

Helga Velimirovic *9.11.1923

Dr. phil., Ethnologin (Nebenf.: Altamerikanistik). Ethnomed. Forschungen auf den Philippinen (5 Jahre), in Zaire, Peru, Türkei, Nigeria u.a.; mehrere med-anthrop. Publikationen.

Billrothgasse 23/3/9
A-8010 Graz

S. 325–338

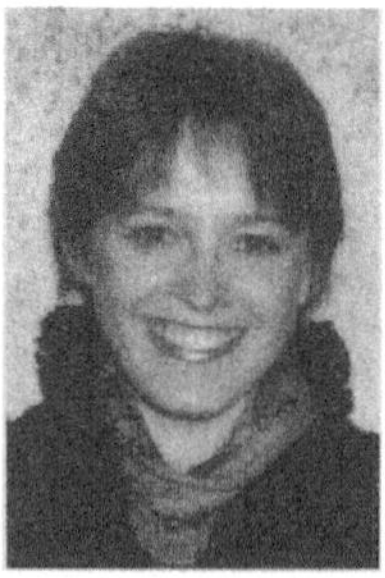

Hannelore Vögele *12.7.1954

Buchhändlerin, Ethnologin. Feldforschungspraktika in Algerien und Nigeria zum Thema ‚Interkultureller Umgang in der Entwicklungshilfe'

Am Weidenbach 27
5000 Köln 1

Koautor: D. Fraiberg (s. d.)
S. 171–198

Sonderbände curare

Band 1/1983 — Die Geburt aus ethnomedizinischer Sicht
Beiträge und Nachträge zur IV. Internationalen Fachtagung der Arbeitsgemeinschaft Ethnomedizin über traditionelle Geburtshilfe und Gynäkologie in Göttingen 8.–10.12.1978. Herausgegeben von Wulf Schiefenhövel und Dorothea Sich. 2., berichtigte Auflage 1985.

Band 2/1984 — George Devereux zum 75. Geburtstag. Eine Festschrift
Herausgegeben im Auftrag der Arbeitsgemeinschaft Ethnomedizin von Ekkehard Schröder und Dieter H. Frießem

Band 3/1985 — Ethnobotanik – Ethnobotany
Beiträge und Nachträge zur 5. Internationalen Fachkonferenz Ethnomedizin in Freiburg 30.11.–3.12.1980. Herausgegeben von Ekkehard Schröder

Band 4/1985 — Sterben und Tod – eine kulturvergleichende Analyse
Beiträge zur VII. Internationalen Fachkonferenz Ethnomedizin in Heidelberg 5.–8.4.1984, mit einem Vorwort von Christian von Ferber. Herausgegeben von Dorothea Sich, Horst H. Figge und Paul Hinderling

Band 5/1986 — Heilkundige, ärztliche Persönlichkeiten im Vergleich der Kulturen und medizinischen Systeme
Beiträge und Nachträge zur 6. Internationalen Fachkonferenz Ethnomedizin in Erlangen 30.9.–3.10.1982. Herausgegeben von W. Schiefenhövel, J. Schuler und R. Pöschl